Textbook of Psychiatry for Nursing

ナースの精神医学

改訂5版

［編著］

国際医療福祉大学教授 **上島国利**
大正大学客員教授 **渡辺雅幸**
神奈川県立保健福祉大学教授 **榊　惠子**

中外医学社

◆執筆者（執筆順）

柴 田 恭 亮　元宝塚大学看護学部長/副学長

榊　　惠 子　神奈川県立保健福祉大学保健福祉学部看護学科教授

坂 井 俊 之　坂井メンタルクリニック院長

小山田静枝　さいたま市保健福祉局保健部こころの健康センター所長

高 橋 裕 秀　みどり野リハビリテーション病院神経内科パーキンソン病治療センターセンター長

中 島 香 澄　東海大学文化社会学部心理・社会学科教授

渡 辺 雅 幸　大正大学客員教授

松 倉 素 子　ホヅミひもろぎクリニック

吉 野 文 浩　防衛医科大学校病院精神科学内講師

渡 邉 弘 美　浴風会病院神経内科

峯 岸 玄 心　昭和大学保健医療学部作業療法学科

尾鷲登志美　牧田総合病院精神科部長

太 田 有 光　あつぎ心療クリニック院長

村松公美子　新潟青陵大学大学院臨床心理学研究科教授

巽　　雅 彦　横浜心療クリニック院長

成 瀬 暢 也　埼玉県立精神医療センター副病院長

稲 本 淳 子　昭和大学横浜市北部病院メンタルケアセンター教授

磯 野　　浩　埼玉森林病院院長

笠 原 麻 里　駒木野病院児童精神科診療部長

平島奈津子　国際医療福祉大学三田病院精神科病院教授

岡 島 由 佳　昭和大学病院附属東病院精神神経科准教授

八田耕太郎　順天堂大学医学部附属練馬病院メンタルクリニック教授

岡 田 佳 詠　国際医療福祉大学成田看護学部教授

神 宮 京 子　群馬病院. DMT Lab

水 野 高 昌　帝京平成大学健康医療スポーツ学部作業療法学科准教授

原 田 雅 美　精神保健福祉士

大河内敦子　いわき明星大学看護学部看護学科

柴 田 真 紀　神奈川工科大学看護学部看護学科准教授

宮 本 有 紀　東京大学大学院医学系研究科精神看護学分野准教授

高 橋 祥 友　筑波大学医学医療系臨床医学域災害・地域精神医学教授

石橋 通江　純真学園大学保健医療学部看護学科教授

河野 伸子　横須賀共済病院看護部精神看護専門看護師

篁　宗一　静岡県立大学看護学部看護学科教授

曽根原純子　日本赤十字社医療センター看護部/精神看護専門看護師

秋山 美紀　東京医療保健大学医療保健学部看護学科准教授
　　　　　　慶應義塾大学大学院システムデザイン・マネジメント研究所研究員

田中　直　昭和大学横浜市北部病院精神看護専門看護師（リエゾンCNS）

船越 明子　兵庫県立大学看護学部准教授

佐々木千幸　国立がん研究センター中央病院看護部

岩﨑 壮登　群馬病院精神看護専門看護師

渡辺 純子　昭和大学保健医療学部看護学科准教授

野村 賢一　昭和大学保健医療学部看護学科講師

藤城 久嗣　ハートフル川崎病院師長

北原 佳代　日本医療科学大学保健医療学部看護学科講師

平井 尚子　昭和大学附属烏山病院看護部

河口 良登　昭和大学保健医療学部看護学科講師

成瀬　治　東海大学医学部付属病院看護部

林　みつる　関西医科大学看護学部・大学院看護学研究科

河野 由理　京都光華女子大学健康科学部看護学科教授

瀬野 佳代　恵友会三惠病院看護部

山田 浩雅　愛知県立大学看護学部准教授

髙野 幸子　昭和大学保健医療学部看護学科講師

今泉 亜子　西武文理大学看護学部専任講師

細谷　陽　神奈川県立保健福祉大学保健福祉学部看護学科

新納 美美　育ちの支援オフィスかんごの木代表

阿保真由美　精神医学研究所附属東京武蔵野病院

白石 弘巳　埼玉県済生会なでしこクリニック院長

三木 良子　帝京科学大学医療科学部医療福祉学科専任講師

伊藤 千尋　淑徳大学総合福祉学部社会福祉学科准教授

若林ちひろ　清和大学短期大学部准教授

5版の序

　本書の初版が2003年に出版されてから，すでに15年の歳月が経過した．本書の特色としては，数年ごとに改訂を繰り返し，その時々の新しい知見を取り入れることを試みてきたことにある．また当初は上島，渡辺の精神科医による編集であったが，「ナースの精神医学」の書名にふさわしいように精神疾患についての基礎知識から精神看護の実践に至るまでの幅広い内容が含まれるように企画することに努めてきた．この理念は精神看護の専門家である榊が編集者に加わってからさらに強められ，その結果，内容豊富でかつ質の高い精神看護のテキストになったものと考えている．本書が精神領域のみならず，すべての臨床現場で，患者さんのメンタルな問題に取り組んでいる多くの看護師の皆さん方のお役にたつことを願っている．

2018年11月

編集者一同

初版の序

　精神医学は他の臨床医学と比較し理解が難しいといわれる．その理由は，対象とする精神現象を客観的に捉えたり，計量することが困難なことによるが，それに加えて精神医学で使われる用語も難解なものが多い．それゆえ，なにかとっつきにくい分野とみなされてきた．ところが最近，医療や看護の現場において，それらの担い手と受け手の心の触れ合い，信頼関係の重要性が多くの人々に認識されるに及んで，病人の心に関心をもち配慮する学問領域が，クローズアップされてきている．医療関係者は，自らの一挙手一投足が病人の心に影響しその病状をも左右することは幾度となく体験していることと思われる．精神医学は今や精神科医や精神科関係の人々だけのものではなく医療関係者総てにとりきわめて重要な領域といえよう．

　昨今，精神医学や精神医療を取り巻く環境の変化は著しく，時代とともに変遷している．新しい疾病概念が生まれ，ある病態は増加し，あるものは減少している．疾患の分類体系も次第に整備され，診断システムも進歩している．看護も病院のみならず各種施設，さらに地域，家庭へと広がりをみている．ナースも保健，医療，福祉にたずさわる多くの人々と共同してチーム医療を実践する時代となってきている．チームの他の仲間と共通の疾病に対する知識と理解をもち，各疾患に最適な看護を行うためにも専門知識が要求される．

　将来看護の仕事にたずさわる方々に最低必要と思われる精神医学ならびに精神科看護の知識を提供するのが本書である．これらの基礎知識をもとに科学性を失わず，広い視野と豊かな人間性をもち，激変する社会の要請に充分対応した質のよい医療の実践に役立つことを願っている．なお本書の執筆は，精神疾患については主として精神科医が，看護に関しては看護専門家が担当した．

2003 年 2 月

上島国利
渡辺雅幸

目 次

1. 総 論

1 精神医学，精神医療とは
〈柴田恭亮，榊　惠子〉 2

- 1．精神の健康 2
- 2．精神障害の概念 3
- 3．精神医学・医療の歴史 3
  - a．欧米における精神医療の歴史 3
  - b．日本における精神医療の歴史 5

2 精神障害の病因・分類
〈坂井俊之〉 10

- A．原因論 10
  - 1．内因，身体因（外因），心因 10
- B．分類 11
  - 1．ICD 分類 12
  - 2．DSM 分類 12

3 診断と検査
14

- A．精神科診療の特徴 ....〈小山田静枝〉 14
  - 1．治療者-患者関係 14
  - 2．治療契約 14
  - 3．インフォームド・コンセント 15
    - a．外来 15
    - b．入院 15
- B．精神科的診察 ....〈小山田静枝〉 16
  - 1．病歴聴取 17
    - a．現病歴 17
    - b．家族歴 17
    - c．生活歴，生育歴，教育歴および一般的背景 17

	d．性格		17
	e．既往歴，合併症		17
2．	現症の把握		17
	a．身体的現症		18
	b．精神的現症		18
3．	表情，ふるまい，しぐさ（観察所見）		24
	a．表情		25
	b．ふるまい，しぐさ，態度など		25

C．身体的検査 〈高橋裕秀〉 25
  1．内科学的身体所見 25
  2．一般内科的検査 26
  3．神経学的検査 26
    a．神経学的所見 26
    b．神経学的補助検査 28

D．心理検査 〈中島香澄〉 32
  1．知能検査 32
    a．ビネー検査法 32
    b．ウェクスラー式知能検査 32
    c．コース立法体組み合わせテスト 33
    d．老人用知能検査 33
  2．認知機能検査 33
    a．記銘力検査 33
    b．遂行機能検査 34
  3．性格検査/人格検査 34
    a．投影法検査 34
    b．質問紙法 36
    c．作業検査法：内田・クレペリン精神作業検査 36
  4．テスト・バッテリー 36

4 精神症状の把握
37

A．知覚の障害 〈渡辺雅幸〉 37
  1．錯覚 37
  2．幻覚 37
    a．幻視 37
    b．幻聴 37
    c．幻嗅 38
    d．幻味 38
    e．幻触 38

	f．体感幻覚	38
	g．幻（影）肢	38
3．	その他の知覚障害	38

B．思考の障害 〈渡辺雅幸〉 39
- 1．思考の進み方の異常 39
  - a．観念奔逸 39
  - b．思考制止 39
  - c．迂遠 39
  - d．保続 39
  - e．思考途絶 39
  - f．思考滅裂 39
- 2．思考体験の異常 40
  - a．思考の被影響−作為体験 40
  - b．強迫観念 40
  - c．恐怖（症） 41
  - d．支配観念 41
- 3．思考内容の障害：妄想 41
  - a．妄想の生じ方による分類 41
  - b．妄想の内容による分類 42

C．自我意識の障害 〈松倉素子〉 43
- 1．離人症 43
- 2．被影響体験，作為体験 43
- 3．憑依妄想 43
- 4．多重人格障害 44

D．感情の障害 〈松倉素子〉 44
- 1．不安 44
- 2．抑うつ 44
- 3．気分高揚 44
- 4．上機嫌（多幸） 45
- 5．感情失禁 45
- 6．感情鈍麻 45

E．意欲・行動の障害 〈松倉素子〉 45
- 1．精神運動興奮 45
  - a．躁病性興奮 46
  - b．緊張病性興奮 46
- 2．精神運動制止 46
- 3．昏迷 46
- 4．個々の欲動の障害 46
  - a．食欲の異常 46
  - b．性欲の異常 47

c．自殺念慮，自殺企図 ……………………………………… 47

F．意識障害 ………………………………………………〈吉野文浩〉 48

1．意識混濁 …………………………………………………… 48

3-3-9 度方式 ……………………………………………… 48

2．意識変容 …………………………………………………… 49

a．せん妄 ……………………………………………… 49

b．もうろう状態 ……………………………………… 49

c．アメンチア ………………………………………… 50

G．知能の障害 …………………………………………〈吉野文浩〉 50

1．精神遅滞 …………………………………………………… 50

2．認知症 ……………………………………………………… 50

a．診断基準 …………………………………………… 50

b．評価 ………………………………………………… 50

c．類型化 ……………………………………………… 51

d．脳血管性認知症 …………………………………… 51

e．治療可能な認知症 ………………………………… 52

3．仮性認知症 ………………………………………………… 52

うつ病性仮性認知症 ……………………………………… 52

4．軽度認知障害 ……………………………………………… 52

H．記憶の障害 …………………………………………〈吉野文浩〉 52

1．記銘力障害 ………………………………………………… 52

2．健忘 ………………………………………………………… 53

a．全生活史健忘 ……………………………………… 53

b．一過性全健忘 ……………………………………… 53

3．見当識障害 ………………………………………………… 53

4．コルサコフ症候群 ………………………………………… 54

I．病識の障害 …………………………………………〈吉野文浩〉 54

a．アントン症候群 …………………………………… 55

b．疾病無認知 ………………………………………… 55

c．コルサコフ症候群 ………………………………… 55

d．幻覚が非現実であることの認識 ………………… 55

e．統合失調症における病識 ………………………… 55

f．躁うつ病における病識 …………………………… 55

5 脳科学と精神医学

〈渡辺雅幸〉 57

1．神経伝達物質と精神機能 ………………………………… 57

a．神経細胞の構造と機能 …………………………… 57

b．向精神薬の作用と精神障害の病態 ……………… 59

２．免疫機能と精神機能 ································· 60
　　　ａ．精神神経系（脳)-内分泌系とホメオスタシスならびに
　　　　　ストレスとの関係 ································· 60
　　　ｂ．うつ病と内分泌系 ································· 62
　　　ｃ．免疫系の精神神経系（脳）および内分泌系への作用 ···· 62
　　　ｄ．サイコオンコロジー（精神腫瘍学）················· 63
３．睡眠と概日リズム ································· 65
　　　ａ．睡眠および概日リズムとは何か ················· 65
　　　ｂ．睡眠を生じるメカニズム ················· 66
　　　ｃ．睡眠と精神医学的問題 ································· 69
４．脆弱性-ストレスモデル ································· 71

6 神経心理学　　　　　　　　　　〈渡邉弘美〉 73

１．大脳半球の優位性 ································· 73
２．失語 ································· 73
　　　ａ．失語症 ································· 73
　　　ｂ．失語症のリハビリテーションの看護上のポイント ······ 75
３．失認 ································· 75
　　　ａ．物体失認 ································· 75
　　　ｂ．相貌失認 ································· 75
　　　ｃ．視空間失認 ································· 75
　　　ｄ．身体失認 ································· 76
４．失行 ································· 76
　　　ａ．肢節運動失行 ································· 77
　　　ｂ．観念運動失行 ································· 77
　　　ｃ．観念失行 ································· 77
　　　ｄ．構成失行 ································· 77
　　　ｅ．着衣失行 ································· 78
５．脳局在症候群 ································· 78
　　　ａ．前頭葉症候群 ································· 78
　　　ｂ．側頭葉症候群 ································· 78

2. 各 論

1 内因性精神障害 　　　　　80

A．統合失調症 ………………………………………〈峯岸玄心〉 80
　1．概念と歴史 …………………………………………………… 81
　2．疫学 …………………………………………………………… 81
　3．成因 …………………………………………………………… 82
　　a．発病に関係する因子 …………………………………… 82
　　b．脳内の生化学的変化と大脳の構造的特徴 …………… 82
　　c．症状悪化や再発に影響する要因 ……………………… 83
　4．症状 …………………………………………………………… 83
　　a．歴史的な分類 …………………………………………… 83
　　b．内容による分類 ………………………………………… 83
　5．病型 …………………………………………………………… 86
　6．経過と予後 …………………………………………………… 87
　7．治療 …………………………………………………………… 88
　　a．薬物療法 ………………………………………………… 88
　　b．精神療法（心理的治療） ……………………………… 89
　　c．精神科的リハビリテーション ………………………… 90
　　d．その他の特殊療法 ……………………………………… 90
B．統合失調症の類縁疾患 …………………………〈峯岸玄心〉 91
　　a．妄想性障害 ……………………………………………… 91
　　b．非定型精神病 …………………………………………… 91
　　c．統合失調型障害 ………………………………………… 91
C．気分障害 ………………………………………〈尾鷲登志美〉 92
　1．概念 …………………………………………………………… 92
　2．病因 …………………………………………………………… 92
　　a．モノアミン仮説 ………………………………………… 93
　　b．神経伝達物質受容体仮説 ……………………………… 94
　　c．モノアミン以外による病態説 ………………………… 94
　3．病前性格 ……………………………………………………… 94
　4．症状 …………………………………………………………… 94
　　a．うつ状態 ………………………………………………… 94
　　b．躁状態 …………………………………………………… 95
　5．鑑別疾患 ……………………………………………………… 96
　6．治療 …………………………………………………………… 96
　　a．サイコエデュケーション ……………………………… 96
　　b．治療計画 ………………………………………………… 97

2 心因性精神障害 101

A．神経症とストレス関連障害 〈太田有光〉101
1．概念，病因，治療 101
2．各論 103
  a．不安症群/不安障害群 103
  b．強迫症および関連症群/強迫性障害および関連障害群 106
  c．心的外傷およびストレス因関連障害群 107
  d．身体症状症および関連症群 109
  e．解離症群/解離性障害群 111
  f．その他の神経症 112
B．心身症 〈村松公美子〉113
1．心身症 113
2．心身症の定義 113
3．心身医学 113
4．主な心身症 113
5．ICD-10 の分類 114
6．DSM-5 の分類 114
7．心身症の診断 114
  a．面接 114
  b．身体的検索 115
  c．補助的手段 115
8．心身症の治療 115
9．各種の心身医学的治療 115
  a．自律訓練法 115
  b．筋弛緩法 115
  c．交流分析 116
  d．ゲシュタルト療法 116
  e．行動療法 116
  f．認知療法 116
  g．バイオフィードバック療法 116
10．東洋医学の治療 116
  a．絶食療法 116
  b．森田療法 117
  c．内観療法 117
  d．ヨーガ療法 117
11．摂食障害 117
  a．神経性無食欲症 117
  b．神経性過食症 118
12．過換気症候群 118

3 身体因性精神障害　120

A. 器質性精神障害および症状性精神障害 ……………………〈巽　雅彦〉120
　1. 疾患の概念 ……………………………………………………………… 120
　2. 原因 …………………………………………………………………… 120
　3. 臨床症状 ……………………………………………………………… 120
　　　a. せん妄 ……………………………………………………………… 121
　　　b. 器質性健忘症候群 ………………………………………………… 123
　　　c. 器質性気分障害 …………………………………………………… 123
　　　d. 器質性統合失調症様障害 ………………………………………… 123
　　　e. 器質性パーソナリティ（人格）障害 …………………………… 123
　4. 各論 …………………………………………………………………… 124
　　　a. 器質性精神障害 …………………………………………………… 124
　　　b. 症状性精神障害 …………………………………………………… 125
　5. 診断と治療 …………………………………………………………… 127
　　　a. 原因疾患と精神症状の把握 ……………………………………… 127
　　　b. 治療歴の聴取 ……………………………………………………… 127
　　　c. 環境の整備 ………………………………………………………… 127
　　　d. 精神科薬物療法 …………………………………………………… 128
B. 物質依存，ギャンブル障害（病的賭博）…………………〈成瀬暢也〉128
　1. 物質依存 ……………………………………………………………… 128
　　　a. 概念 ………………………………………………………………… 128
　　　b. 病因 ………………………………………………………………… 128
　　　c. 症状 ………………………………………………………………… 129
　　　d. 診断 ………………………………………………………………… 131
　　　e. 治療 ………………………………………………………………… 132
　2. ギャンブル障害（病的賭博）……………………………………… 134
　　　a. 概念 ………………………………………………………………… 134
　　　b. 病因 ………………………………………………………………… 135
　　　c. 診断 ………………………………………………………………… 135
　　　d. 症状 ………………………………………………………………… 135
　　　e. 治療 ………………………………………………………………… 136
C. てんかん ……………………………………………………〈稲本淳子〉136
　1. 概念 …………………………………………………………………… 136
　2. 原因 …………………………………………………………………… 136
　3. 分類 …………………………………………………………………… 137
　4. 症状 …………………………………………………………………… 137
　　　a. てんかん発作 ……………………………………………………… 137
　　　b. てんかんに伴う精神障害 ………………………………………… 141
　5. 治療 …………………………………………………………………… 141

目　次　ix

a. 診断		141
b. 治療		142

4　老年期精神障害　〈磯野　浩〉143

A. 器質性精神障害 143
　1. 定義 143
　2. 症状 144
　　a. 中核症状 144
　　b. 行動と心理症状 144
　3. 原因疾患と分類 144
　　a. アルツハイマー型認知症 144
　　b. レビー小体型認知症 145
　　c. 前頭側頭型認知症 148
　　d. 血管性認知症 149
B. 機能性精神障害 150
　1. うつ病 150
　2. 幻覚妄想状態 151
　3. その他 151

5　知的障害　〈磯野　浩〉152

　1. 概念 152
　2. 原因，分類 152
　3. 症状 153
　4. 治療 153

6　児童・青年期精神医学　〈笠原麻里〉155

A. 心理発達の障害 155
　1. 自閉スペクトラム症/自閉症スペクトラム障害 155
　　a. 概念 155
　　b. 原因 155
　　c. 症状 156
　　d. 治療と介入 157
B. 行為および情緒の障害 158
　1. 注意欠如・多動症/注意欠如・多動性障害 158

a．概念 ………………………………………………………………… 158

b．原因 ………………………………………………………………… 158

c．症状 ………………………………………………………………… 158

d．治療 ………………………………………………………………… 160

2．素行症/素行障害 ……………………………………………………… 161

a．概念 ………………………………………………………………… 161

b．原因 ………………………………………………………………… 161

c．治療 ………………………………………………………………… 161

3．チック症/チック障害 ………………………………………………… 162

a．概念 ………………………………………………………………… 162

b．原因 ………………………………………………………………… 162

c．症状 ………………………………………………………………… 162

d．治療 ………………………………………………………………… 162

4．抜毛症 ………………………………………………………………… 162

a．概念 ………………………………………………………………… 162

b．症状 ………………………………………………………………… 163

c．治療 ………………………………………………………………… 163

5．選択性緘黙 …………………………………………………………… 163

a．概念 ………………………………………………………………… 163

b．症状 ………………………………………………………………… 163

c．治療 ………………………………………………………………… 163

C．思春期・青年期に特有な精神医学的問題 ……………………………… 163

1．不登校・ひきこもり ………………………………………………… 163

a．概念 ………………………………………………………………… 163

b．症状 ………………………………………………………………… 164

c．治療 ………………………………………………………………… 164

2．いじめ ………………………………………………………………… 164

a．概念 ………………………………………………………………… 164

b．最近のいじめの特徴 ……………………………………………… 165

c．大人は何をすべきか ……………………………………………… 165

3．家庭内暴力 …………………………………………………………… 165

a．概念 ………………………………………………………………… 165

b．対象 ………………………………………………………………… 165

c．発現要因 …………………………………………………………… 165

d．治療 ………………………………………………………………… 166

7　パーソナリティ障害

〈平島奈津子〉167

1．概念 ……………………………………………………………………… 167

2．病因 ······ 167
3．分類 ······ 167
    a．クレッチマーの分類 ······ 167
    b．「精神疾患の診断・統計マニュアル第 5 版（DSM-5）」
    （2013）による分類 ······ 168
4．治療 ······ 171

8 睡眠障害
〈岡島由佳〉172

1．不眠 ······ 172
    a．種類 ······ 172
    b．原因 ······ 172
2．過眠 ······ 174
    a．原因と疾患 ······ 174
    b．検査法 ······ 174
3．睡眠-覚醒スケジュール障害 ······ 175
    a．原因と疾患 ······ 175
    b．検査法 ······ 176
4．睡眠時随伴症 ······ 176
    a．夜驚症 ······ 176
    b．睡眠時遊行症 ······ 176
    c．レム睡眠行動異常 ······ 176
    d．悪夢 ······ 176

9 性をめぐる問題
〈平島奈津子〉177

1．概念 ······ 177
2．病因 ······ 177
3．分類 ······ 177
    a．性別違和（性同一性障害） ······ 177
    b．性機能不全 ······ 179
    c．パラフィリア障害（性倒錯） ······ 179
4．治療 ······ 179

10 リエゾン精神医学
〈八田耕太郎〉180

1．概念と現況 ······ 180

xii　目　次

　　　2．精神科リエゾン診療で扱う代表的な疾患・症状 ······················ 180
　　　　　a．ICU や一般病棟にて：せん妄，興奮 ······························· 180
　　　　　b．救急室，救命救急センターにて：自殺未遂 ························· 183
　　　　　c．がん患者の精神症状：正常範囲の反応と病的な症状 ··· 183
　　　　　d．各種身体疾患と精神症状 ··· 184
　　　3．精神科リエゾン診療の実際 ··· 185

3．治療と予防

1 精神療法（心理療法） 190

　A．精神療法とは ··〈中島香澄〉190
　B．精神分析療法/精神分析的精神療法 ·················〈中島香澄〉191
　　　1．理論 ··· 191
　　　　　a．こころの構造と相互作用 ·················· 191
　　　　　b．こころの発達：フロイトの心理性的発達理論 ············· 193
　　　2．方法 ··· 193
　C．来談者中心療法 ······································〈中島香澄〉195
　D．森田療法 ··〈中島香澄〉195
　E．内観療法 ··〈中島香澄〉196
　F．認知行動療法 ··〈岡田佳詠〉196
　　　1．認知行動療法とは ····································· 196
　　　2．認知行動理論（認知行動モデル） ····················· 197
　　　3．認知の2つのレベル ··································· 198
　　　4．認知のアンバランス（歪み） ························· 198
　　　5．協同関係 ··· 198
　　　6．認知行動療法の進め方 ································· 200
　　　7．認知行動療法の技法 ··································· 201
　　　　　a．認知のスキル ································· 201
　　　　　b．行動のスキル ································· 203
　G．自律訓練法 ··〈中島香澄〉205
　　　1．具体的な実施手順 ····································· 206
　　　2．自律訓練法の効果と適用領域 ························· 206
　H．催眠療法 ··〈中島香澄〉207
　I．遊戯療法 ··〈中島香澄〉207
　J．サイコドラマ ··〈中島香澄〉207
　K．グループワーク，集団療法 ·························〈神宮京子〉208
　　　1．グループ/集団の意味 ································· 208

目次　*xiii*

　　2．集団精神療法とは？ ……………………………………………… 209
　　3．集団精神療法の実際 ……………………………………………… 209
　　　　a．コミュニティミーティング …………………………………… 209
　　　　b．小集団精神療法 ………………………………………………… 210
　　4．集団精神療法的なグループワークの様々 ……………………… 212
　L．芸術療法 …………………………………………………〈神宮京子〉213
　　1．芸術療法とは ……………………………………………………… 213
　　2．芸術療法の実際 …………………………………………………… 213
　　　　a．ダンス/ムーブメントセラピー ……………………………… 213
　　　　b．ミュージックセラピー ………………………………………… 214
　　　　c．アートセラピー ………………………………………………… 215

2　薬物療法　〈渡辺雅幸〉216

　　1．向精神薬 …………………………………………………………… 216
　　2．抗精神病薬 ………………………………………………………… 216
　　　　a．臨床効果 ………………………………………………………… 216
　　　　b．抗精神病薬の種類 ……………………………………………… 217
　　　　c．抗精神病薬治療の特徴 ………………………………………… 218
　　　　d．抗精神病薬の副作用 …………………………………………… 219
　　　　e．抗精神病薬の生化学的作用メカニズム ……………………… 220
　　3．抗うつ薬 …………………………………………………………… 221
　　　　a．抗うつ薬の臨床効果 …………………………………………… 221
　　　　b．抗うつ薬の種類 ………………………………………………… 221
　　　　c．抗うつ薬の作用機序と，抗うつ効果や副作用との関連
　　　　　　………………………………………………………………… 221
　　　　d．抗うつ薬治療の特徴 …………………………………………… 223
　　4．気分安定薬 ………………………………………………………… 223
　　　　a．気分安定薬の臨床効果 ………………………………………… 223
　　　　b．気分安定薬の種類 ……………………………………………… 223
　　　　c．気分安定薬治療の特徴 ………………………………………… 223
　　5．抗不安薬 …………………………………………………………… 224
　　　　a．抗不安薬の臨床効果 …………………………………………… 224
　　　　b．抗不安薬の作用機序 …………………………………………… 225
　　　　c．抗不安薬の副作用 ……………………………………………… 225
　　6．睡眠薬 ……………………………………………………………… 225
　　　　a．睡眠薬とは ……………………………………………………… 225
　　　　b．ベンゾジアゼピン系睡眠薬の種類 …………………………… 225
　　　　c．副作用 …………………………………………………………… 225

7．抗てんかん薬 ……………………………………………… 226
8．精神刺激薬（覚せい剤）と関連薬 ………………………… 227
　　ａ．統合失調症と覚せい剤精神病との関連 … 228
9．抗酒薬 …………………………………………………………… 228
10．抗認知症薬 …………………………………………………… 228

3　電気けいれん療法
〈渡辺雅幸〉229

1．電気けいれん療法とは …………………………………… 229
2．適応 ……………………………………………………………… 229
3．旧来型 ECT 施行の実際―特に看護との関連において― ……… 229
4．修正型 ECT について ……………………………………… 230
5．反復経頭蓋磁気刺激法 …………………………………… 231

4　精神科リハビリテーション
232

A．精神障害者リハビリテーションの歴史と概念 ……………〈榊　惠子〉232
1．精神障害者リハビリテーションの概念と特徴 ………… 232
　　ａ．リハビリテーションと社会復帰 …………… 232
　　ｂ．精神障害者リハビリテーションと支持的環境 …………… 232
2．精神障害者リハビリテーションの歴史 ………………… 232
　　ａ．モラル療法と人権擁護 ……………………… 232
　　ｂ．環境療法と治療共同体 ……………………… 233
　　ｃ．施設病と全体施設 …………………………… 233
　　ｄ．日本の精神障害者リハビリテーション …………… 233
　　ｅ．レジリエンスとストレングス ……………… 234
　　ｆ．当事者中心の動き …………………………… 234
3．精神障害者リハビリテーションと国際生活機能分類 …… 234
　　ａ．国際障害分類 ………………………………… 234
　　ｂ．国際生活機能分類と精神障害者リハビリテーション … 235
　　ｃ．ICF と生活機能 ……………………………… 235
4．脱施設化とコミュニティケア …………………………… 235
　　ａ．世界の精神病床数の変化と日本の脱施設化の遅れ ……… 235
　　ｂ．精神障害者の退院支援とコミュニティ・ケア ………… 237
　　ｃ．精神障害者リハビリテーションと精神保健福祉の今後
　　………………………………………………………………… 237
B．環境療法（社会療法） ……………………………………〈水野高昌〉238
1．環境療法（社会療法）とは ……………………………… 238

2．作業療法とは ………………………………………………………… 239
　　　　　a．「伝統的な作業療法」と新たな「作業療法 Occupational
　　　　　　 Therapy」 ……………………………………………………… 239
　　　　　b．環境と作業療法 ……………………………………………… 240
　　　3．社会療法とは ………………………………………………………… 241
　　　　　a．コミュニティミーティング ………………………………… 241
　　　4．人的環境としてのスタッフ（医療保健福祉従事者） …………… 241
C．家族療法 ……………………………………………………〈榊　惠子〉243
　　　1．システムとしての家族 ……………………………………………… 243
　　　　　a．ダブルバインド ……………………………………………… 243
　　　　　b．偽相互性と偽敵対性 ………………………………………… 244
　　　　　c．紛らかす ……………………………………………………… 244
　　　　　d．一般システム理論 …………………………………………… 244
　　　　　e．家族成員の役割と IP ………………………………………… 245
　　　2．円環的因果関係 ……………………………………………………… 245
　　　3．家族と感情表出 ……………………………………………………… 245
　　　4．家族関係と個人の自己分化度 ……………………………………… 245
　　　5．家族の多世代的理解 ………………………………………………… 246
　　　6．物語としての家族 …………………………………………………… 246
　　　7．家族の対処能力とサポート ………………………………………… 247
　　　8．家族療法の理論の発展 ……………………………………………… 247
D．地域生活支援 …………………………………………………………… 248
　　　1．地域生活をサポートするサービス（地域生活支援サービス）
　　　　　　　　　　　　　　　　　　　　　　　　　　〈原田雅美〉248
　　　　　a．暮らしの場 …………………………………………………… 248
　　　　　b．日中活動の場 ………………………………………………… 250
　　　2．医療 ……………………………………………〈大河内敦子〉251
　　　　　a．ACT …………………………………………………………… 251
　　　　　b．精神科デイケア ……………………………………………… 252
　　　　　c．オープンダイアローグ ……………………………………… 253
　　　3．精神科訪問看護 ………………………………………〈柴田真紀〉254
　　　　　a．精神科訪問看護の概要 ……………………………………… 254
　　　　　b．訪問看護における基本的心構え …………………………… 254
　　　　　c．精神科訪問看護の具体的内容 ……………………………… 255
E．当事者活動とピアサポート …………………………………〈宮本有紀〉257
　　　1．当事者活動 …………………………………………………………… 257
　　　　　a．患者会 ………………………………………………………… 257
　　　2．ピアサポート ………………………………………………………… 258
　　　3．ピアサポートの効果 ………………………………………………… 258
　　　4．ピアサポートの提供される形 ……………………………………… 258

xvi　目　次

　　　　　　a．セルフヘルプグループ（自助グループ）･････････････････････ 258
　　　　　　b．疾患や障害を経験した人がピアサポートを
　　　　　　　提供する人として雇用される ･･･････････････････････････････ 259
　　　5．医療者の関わり ･･･ 259

5　自殺対策　　　　　　　　　　　　　　　　　　　　〈高橋祥友〉260

　　A．自殺の危険因子 ･･･ 260
　　　1．自殺未遂歴 ･･･ 260
　　　　　　a．選ばれた手段の致死性 ･･･････････････････････････････････ 261
　　　　　　b．自殺未遂直後の感情 ･････････････････････････････････････ 261
　　　2．精神疾患 ･･･ 262
　　　3．サポートの不足 ･･･ 263
　　　4．性別 ･･･ 263
　　　5．年齢 ･･･ 263
　　　6．喪失体験 ･･･ 264
　　　7．他者の死の影響 ･･･ 264
　　　8．事故傾性 ･･･ 264
　　　9．虐待 ･･･ 265
　　B．自殺の危険の高い患者への対応の原則 ･･･････････････････････････ 266
　　C．演習 ･･ 266

4．精神保健看護

1　精神科看護の特徴　　　　　　　　　　　　　　　　〈榊　惠子〉270

　　A．精神医学と看護ケア ･･･ 270
　　　1．精神医学の知識 ･･･ 270
　　　2．個別看護の知識 ･･･ 270
　　　3．精神医学と看護ケアの接点 ･･･････････････････････････････････ 270

2　精神保健とライフサイクル　　　　　　　　　　　　　　　　　272

　　A．精神保健と危機 ･･････････････････････････････････〈石橋通江〉272
　　　1．ストレスと危機 ･･･ 272
　　　　　　a．ストレスの定義 ･･･････････････････････････････････････ 272

　　　　b．ストレスの種類 ……………………………………………… 272

　　　　c．ストレスによる反応

　　　　　（セリエによる一般適応症候群の段階）…………………… 272

　　　　d．ストレスへの対処 …………………………………………… 272

　　　　e．危機の定義 …………………………………………………… 273

　　　　f．危機の種類 …………………………………………………… 274

　　　　g．危機の特徴 …………………………………………………… 274

　　　　h．危機への対処 ………………………………………………… 274

　　2．ライフサイクルと危機 ……………………………………………… 274

　　　　a．ライフサイクル（人生周期）……………………………… 274

　　　　b．エリクソンの漸成的発達論 ………………………………… 275

　　　　c．危機を乗り越える力 ………………………………………… 279

B．死にゆく人とケア ……………………………………………〈河野伸子〉280

　　1．死にゆく人の理解 …………………………………………………… 280

　　　　a．全人的苦痛の理解 …………………………………………… 280

　　　　b．死にゆく人の心理的プロセス ……………………………… 280

　　　　c．老いの先に迎える死 ………………………………………… 280

　　2．死にゆく人へのケア ………………………………………………… 281

　　　　a．患者の体験に寄り添い続ける ……………………………… 281

　　　　b．患者の意思決定を支援する ………………………………… 281

　　　　c．今を生きることを支える …………………………………… 281

　　　　d．家族へのケア ………………………………………………… 281

　　3．患者の死を悼み，専門職としてケアを振り返る ……………… 282

C．学校のメンタルヘルス ………………………………………〈筺　宗一〉282

　　1．学校とは何か ………………………………………………………… 282

　　2．学校をめぐるメンタルヘルスの状況 …………………………… 283

　　3．学校のメンタルヘルスの特徴と対策 …………………………… 283

　　4．集団および個人で対策を考えるべき事例 ……………………… 283

　　　　a．いじめ ………………………………………………………… 283

　　　　b．事件・事故 …………………………………………………… 284

　　　　c．不登校 ………………………………………………………… 284

　　5．主に個人で対策を考えるべきこと ……………………………… 284

　　6．教育のなかの心の健康の位置づけ ……………………………… 284

　　7．子どもを支援する体制 …………………………………………… 285

D．災害時の精神保健医療活動 …………………………………〈曽根原純子〉286

　　1．災害によるストレス ……………………………………………… 286

　　2．急性ストレス反応：災害後から1カ月位まで ………………… 287

　　3．心的外傷後ストレス障害（PTSD）：1カ月以上 …………… 287

　　4．喪失体験による反応：災害における死別の特徴 ……………… 288

5．生活上のストレスを緩和する：支援者間の連携と支援の継続 ……………………………………………………… 288

6．救援者のこころのケア：影の被災者にならないために ……… 288

E．看護職とメンタルヘルス ………………………〈榊　惠子〉289

1．感情を包む容器として機能する看護師 …………………… 289

2．共感ストレスと二次的外傷性ストレス …………………… 290

3．看護師の共感疲労とサポートの必要性 …………………… 290

a．共感疲労とは ……………………………………… 290

b．共感疲労の症状 …………………………………… 291

c．表層演技と深層演技 ……………………………… 291

d．看護師のサポートの必要性 ……………………… 291

3　精神看護プロセスと援助的人間関係　　　　　〈榊　惠子〉292

A．個別看護のプロセス ………………………………………… 292

1．感情を通して他者を理解する ……………………………… 292

2．患者のストーリーを理解する ……………………………… 293

3．看護過程における問題解決と相互作用 …………………… 293

a．問題解決方法としてのプロセス ………………… 294

b．対人的な相互作用のプロセス …………………… 294

4．援助的人間関係とプロセスレコード ……………………… 294

a．ペプロウのプロセスレコード …………………… 295

b．オーランドの自己一致 …………………………… 295

c．ウィーデンバックの再構成 ……………………… 296

d．プロセスレコードの実際 ………………………… 296

B．看護ケアとグループ ………………………………………… 298

1．グループの雰囲気 …………………………………………… 298

2．グループ内の役割と現象 …………………………………… 298

3．グループダイナミクス ……………………………………… 299

4．看護師が参加するグループ ………………………………… 299

5．看護師グループの特徴 ……………………………………… 300

6．グループの力 ………………………………………………… 300

4　病院における精神看護　　　　　　　　　　　　　　　302

A．病院における精神看護 ……………………………………… 302

1．入院ケアとタイダルモデル …………………〈秋山美紀〉302

a．タイダルモデルとは ……………………………… 302

　　　　　　b．タイダルモデル 10 のコミットメント ……………………… 302
　　　　　　c．タイダルモデルの 4 つのポイント ……………………… 302
　　　　　　d．日本におけるタイダルモデルの状況 ……………………… 303
　　　　2．回復段階の看護 ……………………………………〈田中　直〉304
　　　　　　a．急性期の看護 ……………………………………………… 304
　　　　　　b．慢性期（回復期）の看護 ………………………………… 306
　　　　3．精神科病棟と看護管理 ……………………………〈柴田真紀〉307
　　　　　　a．安全管理（セーフティマネジメント） ………………… 307
　　　　　　b．患者の権利擁護（アドボカシー） ……………………… 309
　　B．児童思春期精神科看護 …………………………………〈船越明子〉309
　　　　　　a．子どもへの個別の関わり ………………………………… 310
　　　　　　b．暴力・暴言への対応 ……………………………………… 310
　　　　　　c．子どもを知る ……………………………………………… 311
　　　　　　d．外泊・就学への支援 ……………………………………… 311
　　　　　　e．家族への支援 ……………………………………………… 311
　　　　　　f．集団への関わり …………………………………………… 311
　　　　　　g．医療チームの一員としての関わり ……………………… 312
　　C．リエゾン精神看護 ……………………………………〈佐々木千幸〉312
　　　　1．患者とその家族へのケア ……………………………………… 312
　　　　　　a．包括的アセスメント ……………………………………… 312
　　　　　　b．対応 ………………………………………………………… 313
　　　　2．患者・家族を取り巻く医療チームがよりよいケアを
　　　　　　提供できるように支援していく ……………………………… 313
　　　　3．メンタルヘルス支援 …………………………………………… 314
　　D．チーム医療と看護 ……………………………………〈岩﨑壮登〉315
　　　　1．チーム医療とは ………………………………………………… 315
　　　　2．精神科におけるチーム医療の必要性 ………………………… 315
　　　　　　a．それぞれの専門性を発揮できるチームを目指す ……… 316
　　　　　　b．地域の精神保健福祉を含めたチームを目指す ………… 316
　　　　3．チームづくりに大切なこと …………………………………… 316
　　　　4．精神科看護師にとってのチーム医療の有用性 ……………… 317

5　症状と精神看護
318

　　A．睡眠障害 ……………………………………………………〈渡辺純子〉318
　　B．不安状態 ……………………………………………………〈渡辺純子〉320
　　C．ひきこもり状態 ……………………………………………〈野村賢一〉323
　　D．拒否（拒食，拒薬） ………………………………………〈野村賢一〉325
　　E．攻撃的行動 …………………………………………………〈藤城久嗣〉327

F．強迫行動 ……………………………………………〈藤城久嗣〉328
　　G．操作・試し行動 ………………………………………〈北原佳代〉329
　　H．自傷・自殺企図 ………………………………………〈北原佳代〉331
　　Ｉ．幻覚・妄想 ……………………………………………〈平井尚子〉334
　　J．抑うつ状態 ……………………………………………〈河口良登〉337
　　K．躁状態 …………………………………………………〈河口良登〉341
　　L．昏迷状態 ………………………………………………〈平井尚子〉343
　　M．衝動行動 ………………………………………………〈成瀬　治〉344
　　N．せん妄，もうろう状態，アメンチア ………………〈成瀬　治〉345
　　O．離脱状態（退薬症候群） ……………………………〈成瀬　治〉348
　　P．認知症 …………………………………………………〈林みつる〉349
　　Q．発達障害 ………………………………………………〈河野由理〉351

6　身体合併症の看護　〈瀬野佳代〉353

　　1．麻痺性イレウス …………………………………………………… 353
　　2．嚥下性肺炎 ………………………………………………………… 353
　　3．糖尿病 ……………………………………………………………… 354
　　4．肺動脈血栓塞栓症 ………………………………………………… 355
　　5．多飲症，水中毒 …………………………………………………… 356
　　6．精神科における身体合併症のケア ……………………………… 357

7　性（セクシュアリティ）をめぐる問題と看護　〈山田浩雅〉358

　　1．セクシュアリティの6要素 ……………………………………… 358
　　2．性をめぐる健康問題について …………………………………… 359
　　　　a．制度と治療 …………………………………………………… 359
　　　　b．DSM-5（アメリカ精神医学会診断）による疾患分類 ‥ 359
　　　　c．性別違和とは ………………………………………………… 359
　　　　d．セクシュアリティに関連した生きにくさ ………………… 359
　　3．看護師としての自己認識 ………………………………………… 360

8　身体療法と看護　361

　　A．薬物療法を受ける患者の看護 ………………………〈高野幸子〉361
　　　　1．精神科における薬物療法の概観 ……………………………… 361
　　　　　　a．ストレス-脆弱性-保護因子モデル ……………………… 361

b．精神科における薬物療法の位置づけ・治療効果 ………… 362
　　　c．精神科における治療法の比較 …………………………… 362
　　2．薬物療法とアドヒアランス ……………………………………… 362
　　　a．アドヒアランスが重要な精神科 ………………………… 362
　　　b．アドヒアランスに影響する要因 ………………………… 362
　　3．精神科における薬物療法の看護の特徴 ……………………… 363
　　　a．心理教育 …………………………………………………… 363
　　　b．精神科における与薬 ……………………………………… 364
　　　c．服薬自己管理 ……………………………………………… 364
　B．電気けいれん療法を受ける患者の看護 …………〈髙野幸子，榊　惠子〉365
　　1．インフォームド・コンセントのサポート ………………… 365
　　2．実施時および実施後の看護援助 ……………………………… 365
　　3．患者，家族の意思決定への援助 ……………………………… 365

9　地域生活における精神看護　　367

　A．「入院医療中心から地域生活中心」に向けた動き …………〈今泉亜子〉367
　　1．長期入院による弊害 ……………………………………………… 367
　　2．地域生活への移行に向けての考え方の転換 ……………… 367
　　3．リカバリーとは …………………………………………………… 368
　B．リカバリーを支える力－レジリエンス …………………〈今泉亜子〉368
　　1．レジリエンスとは ………………………………………………… 368
　　2．レジリエンスを育む …………………………………………… 369
　C．病院-地域連携 ………………………………………………〈細谷　陽〉369
　　1．病院-地域連携が求められている理由 …………………… 369
　　2．精神科デイケアとは …………………………………………… 370
　　3．デイケアにおける看護師の役割と多職種連携 ………… 370
　　4．事例：Mさんの入退院とその後の生活 ………………… 370
　　5．多職種連携に求められるもの ……………………………… 371
　D．精神障害者を支える家族 ……………………………………〈新納美美〉372
　　1．精神障害者と家族 ……………………………………………… 372
　　2．家族の当事者性 ………………………………………………… 373
　　3．家族支援の目的 ………………………………………………… 373
　　4．アセスメントの視点 …………………………………………… 374
　　5．支援者としての関わり方 ……………………………………… 374
　　　a．支援関係の構築 …………………………………………… 374
　　　b．家族全体の自律を支える支援と危機を想定した支援 … 375

10 精神看護専門看護師と精神医療

〈阿保真由美〉376

1. 精神看護専門看護師の歴史 ……………………………………………… 376
   - a. 米国 ……………………………………………………………………… 376
   - b. 日本 ……………………………………………………………………… 376
2. 精神看護専門看護師の役割と実践 ……………………………………… 377
   - a. 専門看護師の6つの役割 …………………………………………… 377
   - b. 精神看護専門看護師の役割 ………………………………………… 377
   - c. 精神看護専門看護師の活動と実践 ……………………………… 377
   - d. 精神看護専門看護師の活動によってもたらされる効果
     ………………………………………………………………………………… 378
3. 今後の高度看護実践と医療 ……………………………………………… 378
   - a. 実践能力の向上 ………………………………………………………… 378
   - b. 活動の可視化 …………………………………………………………… 378
   - c. 役割拡大 ………………………………………………………………… 379

5. 法と精神医療

1 精神保健医療と法制度

382

- A. 精神保健ケアに関する国際的な原則 ……………………〈白石弘巳〉382
  1. 精神疾患を有する者の保護およびメンタルヘルスケアの
     改善のための原則（いわゆる国連原則）……………………… 382
  2. 精神保健ケアに関する法：基本10原則 ……………………… 382
  3. 精神保健に関する法制度の世界的状況と日本の法制度 ……… 382
- B. 精神保健及び精神障害者福祉に関する法律 ……………〈三木良子〉383
  1. 法律の沿革 ……………………………………………………………… 383
  2. 精神保健福祉法の基本理念としての人権の尊重 ……………… 383
  3. 精神保健指定医 ……………………………………………………… 384
  4. 精神科入院形態 ……………………………………………………… 385
     - a. 任意入院 …………………………………………………………… 385
     - b. 医療保護入院 …………………………………………………… 385
     - c. 応急入院 …………………………………………………………… 385
     - d. 措置入院 …………………………………………………………… 385
     - e. 移送制度 …………………………………………………………… 386
  5. 入院中の行動制限, 隔離, 身体的拘束について ……………… 386
  6. 精神障害者の人権擁護のための制度など ……………………… 387
     - a. 保護者制度の廃止と今後に向けた取り組み ……………… 387

　　　　　　ｂ．精神医療審査会 ……………………………………… 387
　　　　　　ｃ．実地指導と実施審査 …………………………………… 388
　　　7．精神障害者保健福祉手帳 ………………………………………… 388
　　　8．精神保健福祉法改正案についての追加事項 ………………… 388
Ｃ．障害者総合支援法（障害者の日常生活及び社会生活を総合的に
　　支援するための法律）………………………………〈伊藤千尋〉388
　　　1．法律の沿革 ………………………………………………………… 388
　　　2．障害者総合支援法の概要 ……………………………………… 389
　　　3．サービスの種類と利用手続き ………………………………… 389
　　　4．その他障害者に関連する法規 ………………………………… 390
　　　　　　ａ．障害者基本法 …………………………………………… 390
　　　　　　ｂ．障害者雇用促進法
　　　　　　　　（障害者の雇用の促進等に関する法律）………………… 390
　　　　　　ｃ．発達障害者支援法 ……………………………………… 390
　　　　　　ｄ．障害者虐待防止法（障害者虐待の防止,
　　　　　　　　障害者の養護者に対する支援等に関する法律）………… 391
　　　　　　ｅ．障害者差別解消法
　　　　　　　　（障害を理由とする差別の解消の推進に関する法律）…… 391
Ｄ．医療観察法（心神喪失の状態で重大な他害行為を行った者の
　　医療及び観察等に関する法律）………………………〈三木良子〉391
　　　1．法律の沿革 ………………………………………………………… 391
　　　2．医療観察法の概要 ……………………………………………… 391
　　　3．医療観察法による医療の実績 ………………………………… 392
Ｅ．その他の関連法規 …………………………………………〈若林ちひろ〉392
　　　1．自殺対策基本法 …………………………………………………… 392
　　　2．犯罪被害者等基本法 …………………………………………… 393
　　　3．児童虐待の防止等に関する法律 ……………………………… 393
　　　4．高齢者虐待の防止，高齢者の養護者に対する支援等に関する
　　　　法律 …………………………………………………………………… 393
　　　5．配偶者からの暴力の防止及び被害者の保護に関する法律
　　　　（DV法）………………………………………………………………… 394
　　　6．健康増進法 ………………………………………………………… 394

索引 …………………………………………………………………………… 395

1

総　論

精神医学，精神医療とは

_1_

1. 精神の健康

　WHO（World Health Organization: 世界保健機関）の憲章前文に，健康とは「肉体的，精神的及び社会的に完全に良好な状態であり，単に疾病または病弱の存在しないことではない」と定義されている．

　精神（心）は脳の働き，身体の状態，さらには自我意識や思考，感情，意欲などとも深い関係がある．精神の健康（心の健康）とは，これらが正常に機能している状態といえる．

　一般的に，健康と不健康あるいは正常と異常を区別する規準には，平均規準，価値規準，医学的規準の3つがある．

　平均規準は，全体の平均値の周辺を正常とする見方である．多数者正常の原則ともいうが，多数者の判断が正常とは限らない．

　価値規準は，その社会の常識や理念と合致すれば正常，合致しなければ異常ということになる．当然，個人，国，文化，風俗習慣によって正常と異常の規準が異なってくる．また価値規準は，時代によっても異なる．

　医学的規準は，医学的見地から正常と異常の判断をするので，裁判などでは重要な意味をもってくる．しかし，精神の健康状態を判断する場合には，埼玉の幼女連続殺人事件（1988〜89）や大阪池田小児童連続殺傷事件（2001）のように鑑定あるいは診察する医師により微妙な判断の違いが生ずることがある．精神障害がないから精神の健康が保たれているということではない．不安・恐怖や苦悩が強くないこと，所属する社会や集団へ適応できること，自分の役割を果たす努力ができること，自己実現を目指して主体的，創造的に生きる努力ができることなどが，精神の健康を保つために必要である．

　したがって，精神の健康と不健康あるいは正常と異常については，1つの規準だけで判断するのではなく，さまざまな角度から慎重に検討することが大切である．

　21世紀に入ると，急速に進む高齢化社会，生活習慣病の増加，心の健康問題などは，喫緊の課題として国の重要政策になった．

　1978年の第1次国民健康づくり対策，1988年の第2次国民健康づくり対策によって，健康づくりの基盤整備が推進された．2000年3月には，第3次国民健康づくり対策の健康日本21（21世紀における国民の健康づくり運動）がスタートした．この運動の基本は，第一次予防によって生活習慣病（がん，心臓病，脳卒中，糖尿病など）を予防するために，食生活，運動のみならず，こころの健康づくりにも目標設定を行い，国民の健康増進を図ることである．

　2004年3月に厚生労働省は，「心の健康問題の正しい理解のための普及啓発研究会」

§ 1. 精神医学，精神医療とは　*3*

報告書と，「こころのバリアフリー宣言　〜精神疾患を正しく理解し，新しい一歩を踏み出すための指針〜」を発表した．さらに「こころのバリアフリー宣言」の内容を周知するためにポスターを作成・配布した．その他，「うつ対策推進方策マニュアル」「うつ対応マニュアル」の提供など，うつ病をはじめとする精神疾患の啓発普及活動に力を注ぐようになった．

2007年4月には，2005年から始まった健康フロンティア戦略に続き，10年間（2005〜2014）で国民の健康寿命を2年程度伸ばすための新健康フロンティア戦略が策定された．こころの健康づくりについても，認知症やストレス，うつへの対策が取り上げられている．この戦略は，健康寿命延伸の具体的な数値目標と，重点的に政策を進めるための4つの作戦で構成されている．

2. 精神障害の概念

精神障害とは，平均規準からある程度偏った精神状態を包括した幅広い概念である．その境界は漠然としており，国や学説によって異なる．

精神障害として国際的に合意されているのは，ICD-10（国際疾病分類）第V章「精神及び行動の障害」に分類されている精神疾患である．しかし，精神疾患という概念と精神障害の関係については，専門家の間でも一致していない．

ちなみに，わが国では精神保健及び精神障害者福祉に関する法律（精神保健福祉法）第5条に，「精神障害者とは統合失調症，精神作用物質による急性中毒またはその依存症，知的障害，精神病質その他の精神疾患を有する者をいう」と定義されている．ここでも，精神疾患と精神障害の関係はあいまいである．

精神障害は，平均規準からある程度偏った精神状態で，かつ医学的治療を要する精神疾患を包括した概念と考えるのが常識的である．

3. 精神医学・医療の歴史

a. 欧米における精神医療の歴史

学問としての精神医学の起原は，19世紀後半頃である．精神障害はそれ以前にも存在したはずである．大切なことは，精神障害に対する見方や考え方は時代によって異なり，それに伴って処遇も大きな変遷を経てきたという事実である．

1）古代

ギリシャの医学者ヒポクラテス Hippocrates（BC460〜375）は，精神病は身体疾患，すなわち脳の病気であると，従来の「悪霊説」を否定した．

ヒポクラテスの影響で，ローマ時代には「仕事は最良の医師である」という観点で，現在の作業療法のような働きかけも試みられている．少なくともこの時代には，精神病も他の病気と同じに扱われ，極端な差別や偏見はなかったと考えてよいだろう．

2）中世

ローマ帝国滅亡から，ルネッサンスに至るまでのヨーロッパ社会は，社会的文化的に暗黒時代とよばれている．

この時代には，精神障害を流行病や天変地異などの災害とともに悪魔のしわざと考えられるようになる．悪魔を発見するための診断法や診断用器具があみ出された．この方

法で「魔女狩り」が行われ，発見された魔女や魔法使いの多くが，精神障害者だったといわれている．

「魔女狩り」は 15 世紀ごろがピークで，少なくとも 15 万人の精神障害者が魔女裁判にかけられ，虐殺されたといわれている．集団殺戮の道具になったのが，魔女狩りのマニュアルとしてドミニコ派の僧侶クレーマーとシュプレンガーによって書かれ，ローマ法王の承認まで得た「魔女の槌」である．

16 世紀から 17 世紀にかけて，精神病の研究も始まり，ヨーロッパ各地には精神病院が設けられるようになった．しかし，入院患者への処遇は，非人道的なものだった．

3) 近代

18 世紀に入ると，啓蒙思想の影響で，精神病に対する今までの考え方が取り除かれ，精神病者を人道的に処遇しようとする実践家が現れるようになった．

イギリスのウィリアム テューク Tuke W（1732 〜 1822）は，ヨーク救護所を設立，患者に休息と自由労働の場を提供した．

フランスのフィリップ ピネル Pinel P（1745 〜 1826）は，パリのビセトール病院で精神病者を鎖から開放し，道徳的，人間的処遇 moral management を提唱した．

イギリスのジョン コノリー Conolly J（1794 〜 1864）は，無拘束治療運動を推進した．

アメリカのドロシア リンド ディックス Dix DL（1802 〜 1887）は，州立病院の改革運動を展開した．

一方，19 世紀は精神病を科学的に解明しようとする動きが，イギリス，フランス，ドイツなどで活発になり，精神医学の黎明期ともいわれている．

4) 現代

19 世紀末から 20 世紀初頭にかけて精神医学史上で重要な存在は，クレペリン Kraepelin E（1856 〜 1926）とフロイト Freud S（1856 〜 1939）である．

クレペリンは，疾患の経過，転帰，治療上の経験などを参考にして，早発性痴呆（後の統合失調症）と躁うつ病の概念を明らかにした．彼の考え方や方法論は記述精神医学とよばれ，ドイツを中心にヨーロッパの精神医学の発展に大きく寄与する．

この時代には，現在は使用されることはなくなったが，マラリヤ療法（1887），インスリンショック療法（1933），カルジアゾールけいれん療法（1935），電気けいれん療法（1938）などの身体的治療法が開発され，治療面では新しい発展がみられた．

フロイトは，自由連想法を考案して精神分析を始めた．フロイトの精神分析は，アメリカでアドルフ マイヤー Meyer A（1866 〜 1950）の精神生物学と結びつき，力動精神医学へと発展していく．

力動精神医学を土壌にしてアメリカで生れたのが，ビアーズ Beers CW（1876 〜 1943）による精神保健運動である．精神科病院改革から始まったビアーズの運動は，やがて全国的な精神保健運動となり，国際精神保健会議として結実することになる．

その後，フロイトの精神分析は，新フロイト派（サリヴァン Sullivan HS，ホルナイ Horney K，フロム Fromm E ら）によって社会科学と結びつき，社会精神医学の発展やマックスウェル ジョーンズ Jones M の治療共同体活動に大きな影響を与える．

20 世紀の後半になると，向精神薬クロルプロマジンや地域精神医療の登場により，

精神医療の新たな展開が始まる.

向精神薬クロルプロマジンは，1952 年にフランスのドゥレイ Delay J とドゥニケル Deniker P によって発見された．これをきっかけに，現在に至るまで次々と新しい抗精神病薬，抗うつ薬，抗不安薬が開発されている．電気けいれん療法を除く身体的治療法は姿を消した.

精神科病院の雰囲気は開放的になり，現在では薬物療法と，精神療法，作業療法，レクリエーション療法などとの組み合わせ，さらには外来治療が精神科治療の主役となってきている．地域精神医療は，第二次世界大戦後に台頭した精神医学の新しい分野で，代表的なのがキャプラン Caplan G の予防精神医学である.

キャプランは，環境条件の改善により精神障害や情緒障害の発生を予防する一次予防，早期発見と早期治療の二次予防，慢性患者の社会復帰と再発防止の三次予防の必要性を強調した.

アメリカの地域精神医療は，まず情緒障害児や神経症に対する一次予防から始まり，統合失調症患者の大部分は，州立精神病院で長年放置されたままだった．1963 年に当時のケネディ大統領が，《精神病及び精神薄弱に関する教書》を発表，入院中心から地域中心の医療への転換を図った.

ところが，退院患者が増えたが，ホームレスや入退院の繰り返しなどで，結果的には問題が残されている.

一方，ヨーロッパでは，インスティテューショナリズムの原因は長期入院との観点から，原因不明の内因性精神病患者の二次，三次予防を中心にした地域精神医療に力が注がれた.

代表的なのが，ジョーンズによる社会復帰病棟の全開放（1947），ビエラ Bierer J が設立したデイホスピタル（1953）などである．その後，デイケアセンター，ナイトホスピタル，保護工場などの中間施設が数多くつくられ，入院中心の医療から地域中心の医療へと移った．またフランスでは，早期発見，早期治療，社会復帰のネットワークづくりがすすめられた.

b. 日本における精神医療の歴史（精神科看護の歴史を含む）

1）古代

わが国においても，古代から精神障害が存在したことは間違いないが詳しいことはわからない．わずかに，大宝律令（702）に精神病の記載があるだけである.

当時の状況から，社会的な差別や偏見はなかったと思われる．特別な収容施設はなく，どのような処遇を受けていたかも不明である.

2）中世

この時代になると，精神障害者は，「狐つき」「犬神つき」などの迷信的な見方をされるようになり，「物狂い」「癲狂」とよばれていた．反面，ヨーロッパ諸国のような組織的な差別や迫害は受けていなかった.

治療は宗教的な加持祈祷，灌水が中心で，お灸や漢方薬も用いられていた．東京の高尾山薬王寺，新潟の慈光寺，千葉の厚木妙行寺，京都岩倉村の大雲寺は，治療や祈祷のために多くの精神障害者が集まったので有名である．病院とよべるようなものはなく，収容施設としては，応永時代（1394 〜 1428）に，三河羽栗の灸寺，泉州七山の浄見寺

などが創設されたぐらいである．大部分の精神障害者は，そのまま自宅に放置されていた．

江戸時代には，精神障害者の犯罪を乱心として軽減される時期もあった．しかし，その後は，牢獄への「入牢」，自宅での「檻入」，非人溜りへの「溜預け」などの処置が取られるようになった．幕府が公認した座敷牢の始まりである．

19世紀になっても，公立の収容施設は，京都府癲狂院（1875 〜 1882）と東京府癲狂院（1879）だけである．前者は，7年後に廃院となり民間に移管，現在の岩倉病院の前身である私立京都府癲狂院に引き継がれる．後者は，現在の都立松沢病院である．

民間では，安芸の武田癲狂院（1808）くらいで，大部分の精神障害者が放置されていた実態には変わりがない．

3）近代

1900年には精神病者監護法が施行される．この主旨は，私宅監置の合法化と治安的な意味合いが強く，むしろ私宅監置される精神障害者の数は増加していく．

1900年にドイツに留学していた東京大学教授 呉　秀三（1866 〜 1932）が帰朝した．この時期よりわが国の精神医学は，ドイツ精神医学によって統一されることになる．

呉らは私宅監置の全国的な実態調査を行い，1918年にその結果を「精神病者私宅監置の実況及びその統計的観察」として公表した．

彼の努力により，1919年に精神病院法が制定される．この法律で都道府県立精神科病院の設立が可能になった．しかし，当時の日本は，莫大な国防予算で財政的ゆとりがなく，鹿児島（1924），大阪（1926），神奈川（1929），福岡（1931），愛知（1932）の5カ所に公立精神科病院が設立されたにすぎない．したがって，最盛期には5万床程度まで増加した病床も，その大部分は民間に依存していた．

1938年に厚生省が設置されるが，精神科病院は内務省（警察）の管轄下に置かれ，治療より治安維持が重視されていた．

わが国の精神医療体制は，質量ともに未整備なまま第二次世界大戦に突入することになる．精神科病院の大部分は，軍病院として接収されたので，終戦時には4,000床程度まで減少する．

こうした意味で，本格的なわが国の精神医療・看護の歴史は，終戦後の1945年から始まるといってもよいだろう．

4）現代

第二次世界大戦の終結とともに，わが国の精神医療は，民主主義の根幹である人権思想とともに，米国で発展した力動精神医学の影響を受けることになる．同時に，心の健康の予防と向上のための精神衛生思想も取り込まれていく．

1947年に精神医療行政は，内務省（警察）の手を離れ厚生省に移される．1950年には，精神病者監護法ならびに精神病院法に代わる精神衛生法が施行される．

精神衛生法では，私宅監置は禁止され，都道府県に公立の精神科病院と精神衛生センターの設置が義務づけられた．反面，措置入院や同意入院などの実質的な強制入院制度が創設される．したがって，本質的には精神病者監護法や精神病院法の治安的側面と，入院中心主義の思想は引き継がれることになる．

§ 1. 精神医学, 精神医療とは　7

精神衛生法の施行により, 終戦時にはわずか4,000床足らずの精神病床は, 10年後には44,250床と年ごとに増加し, 入院患者の処遇という新たな問題の遠因になる.

この頃の看護は, 入院患者の世話と監視, 当時の治療法だった身体的治療の介助が主な役割だった.

1955年に薬価基準で承認された向精神薬クロルプロマジンの登場は, 精神科病院の開放化を可能にした. 同時に, 入院患者への働きかけの手段として, 生活療法が脚光を浴びることになる. 看護には, 生活療法の実践者としての新たな役割が加わってくる.

米国では1963年のケネディ教書により, 精神医療が入院中心から地域中心へ変換を目指していた. わが国では, 依然として入院中心で精神病床は増え続け, 1965年には172,950床に達する.

1969年には, WHOから派遣されたクラークClark D博士が, 報告書（日本における地域精神衛生）で日本の精神医療が, 社会復帰対策に無為無策であることを厳しく指摘した.

1969年代以降は, 精神科病院の不祥事件が表面化, 入院患者の人権や生活療法のあり方について内外の批判が高まってくる.

精神科病院不祥事件として表面化したのは氷山の一角に過ぎない. その背景に存在するのは, 病院が明治以来担ってきた社会防衛上の隔離施設としての役割と, 医療従事者の人権意識の希薄さなど, わが国の精神医療が抱えている構造的な問題である.

不祥事件は経営者や医師だけの責任ではない. 多くの事件になんらかの形で看護者が関わり, 時には重要な役割を演じていた.

1974年になると, 作業療法とデイケアが点数化され, 診療報酬が設定された. コメディカルスタッフ（作業療法士, 精神科ケースワーカー, 臨床心理士など）が脚光を浴びてくる. 微かにではあるが, 地域精神医療への兆しがみえてくる.

表 1-1　病床の種類別にみた病床数の推移　　　　　　　　　　　　　　（各年10月1日現在）

	平成11年 ('99)	14 ('02)	17 ('05)	20 ('08)	23 ('11)	26 ('14)
総　数	1,872,518	1,839,376	1,798,637	1,756,115	1,712,539	1,680,712
病　院	1,648,217	1,642,593	1,631,473	1,609,403	1,583,073	1,568,261
精神病床	358,449	355,966	354,296	349,320	344,047	338,174
感染症病床	3,321	1,854	1,799	1,785	1,793	1,778
結核病床	24,773	17,558	11,949	9,502	7,681	5,949
療養病床	167,106	300,851	359,230	339,358	330,167	328,144
一般病床	1,094,568	966,364	904,199	909,437	899,385	894,216
一般病院（再掲）	1,387,315	1,381,053	1,370,804	1,350,796	1,326,834	
一般診療所	224,134	196,596	167,000	146,568	129,366	112,364
療養病床（再掲）	16,452	24,880	24,681	17,519	14,150	11,410
歯科診療所	167	187	164	144	100	87

資料　厚生労働省「医療施設調査」
注: 1)「療養病床」は, 平成11年は「療養型病床群」であり, 平成14年は「療養病床」および「経過的旧療養型病床群」である.
　　2)「一般病床」は, 平成11年は「その他の病床」のうち「療養型病床群」を除いたもの, 平成14年は「一般病床」および「経過的旧療養型病床群を除く経過的旧その他の病床（平成15年8月までの経過措置）」である.

JCOPY 498-17502

8 1. 総論

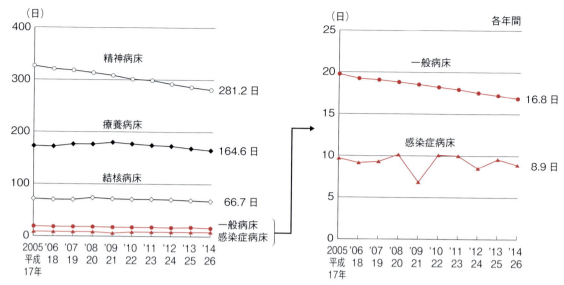

図 1-1 病院の病床の種類別にみた平均在院日数の年次推移

注: 1)「一般病床」は，平成 14, 15 年は「一般病床」および「経過的旧その他の病床（経過的旧療養型病床群を除く）」である．
2)「療養病床」は，平成 14, 15 年は「療養病床」および「経過的旧療養型病床群」である．
3) 東日本大震災の影響により，平成 23 年 3 月分の報告において，病院の合計 11 施設（岩手県気仙医療圏 1 施設，岩手県宮古医療圏 1 施設，宮城県石巻医療圏 2 施設，宮城県気仙沼医療圏 2 施設，福島県相双医療圏 5 施設）は，報告のあった患者数のみ集計した．

　増加を続けた精神科病床も，2002 年を境に減少に転じたが減少幅はわずかである．各医療機関の努力で平均在院日数も減ってきたが，それでも他の病床に比べると突出した数値である（表 1-1，図 1-1）．
　看護も従来の生活療法を主体にした集団的関わりから，患者の人権と個別性を重視した個別な関わりへと変わっていく．
　こうした全体の動きにも関わらず，1984 年に発覚した宇都宮病院事件は，わが国の精神医療が抱える問題の根の深さを再認識させられることになる．この事件は，入院患者の告発で看護者による「患者のリンチ殺人事件」が発覚．その後の調査で，暴力による患者管理，無資格者の医療行為，強制労働，不当入院や不当な長期入院，患者資産の流用などの入院患者への差別や虐待の実態が明らかになった事件である．
　この事件は国際的な批判を浴び，翌 1985 年に国際法律家委員会と国際医療従事者委員会の合同調査団が調査に来日した．その報告書「日本における人権と精神病患者」で，精神医療の後進性を厳しく指摘した．この年に厚生省は，精神病院に通達（通信・面会に関するガイドライン）で，閉鎖病棟に公衆電話を設置するよう求めた．
　国際的な世論を背景に，1987 年に厚生省は，精神衛生法を改正，任意入院制度と不十分だが精神障害者社会復帰施設の法定化や精神障害者社会復帰促進センターの創設などの社会復帰対策を盛り込んだ精神保健法が成立する．

1995 年には，精神保健法の一部が改正，『精神保健及び精神障害者の福祉に関する法律』となり，精神障害者手帳の創設，精神障害者社会適応訓練事業の法定化など社会復帰対策の充実が図られた．2006 年に成立した障害者自立支援法では，3 障害の制度間格差はとりあえず解消された．入院中心主義から地域中心への転換の必要性が叫ばれてから久しい．しかるに歩みは緩慢である．OECD 諸国中平均在院日数最高，10 万人当たりの病床数最多，これがわが国の精神医療の実態である．

2004 年 9 月に厚生労働省精神保健福祉対策本部が，『精神保健医療福祉の改革ビジョン』を策定．10 月には「改革のグランドデザイン案」が公表された．その後 2008 年 4 月にスタートした『今後の精神保健医療福祉の在り方に関する検討会』の報告書で今後の課題と方向性が示された．さらに 2010 年 5 月には『新たな地域精神保健医療体制の構築に向けた検討チーム』が設置され，精神保健福祉法の改正を含め今後の課題と方向性が検討された．

一方，2011 年 8 月に『障がい者制度改革推進会議総合福祉部会』の提言がまとめられた．この提言は地域精神医療への移行，強制入院と行動制限，患者の権利擁護，精神医療の質の向上および保護者制度などの重要な事項が含まれている．こうした周囲の状況を受けて『新たな地域精神保健医療体制の構築に向けた検討チーム』は，精神障害者への地域生活支援，保護者制度と医療保護入院制度の見直しなどの提言を行った．

検討チームや総合福祉部会の提言，そして精神保健福祉法の改正は，わが国の精神医療が入院中心主義から地域ケア型の精神医療に大転換するための第 1 歩である．これからの精神医療に求められるのは，退院時リハビリテーションと社会復帰施設の充実，多様なアウトリーチによる包括型地域生活支援活動である．

2014 年 2 月に診療報酬が改定された．退院促進や在宅医療を充実させる方向が打ち出された．2014 年 4 月から施行された改正精神保健福祉法では，保護者制度が廃止され医療保護入院の見直しがなされた．さらには，2016 年に障害者差別解消法の施行，2018 年 4 月からは障害者雇用促進法改正によって法定雇用率が 2.0％から 2.2％に引き上げられ，精神障害者雇用が義務化された．法制面では地域中心への追い風になっている．

一方で，拘束が原因と思われる死亡事例，法的根拠に欠く入院であると国連恣意的拘禁作業会が意見書を採択した事例など，国内の措置入院中の患者についての課題が続いている．

精神看護学は，狭義のメンタルヘルスからリエゾンや，精神障害者の看護まで包括した幅広い領域である．今後は地域で生活する精神障害者の福祉まで含まれるのだから守備範囲はますます広がってくる．さらに精神科看護師には，患者の権利擁護者（アドボケーター）としての役割も期待されている．

〈柴田恭亮，榊 惠子〉

精神障害の病因・分類

2

A 原因論

　身体医学と同様に，精神障害の診断，分類は，その原因により行われるのが合理的であると考えられてきた．身体医学における疾患単位は，ある1つの原因で起こるならば，症状，経過，転帰，病理解剖所見も同一で，治療反応性も予測できるものが想定されている．これをモデルとして精神障害にも疾患単位が追及され，可能な限り病因に迫るべく，これまで様々な学説が想定されてきた．脳そのものの疾患により精神障害が生じるという立場，心理社会的，環境の問題により精神障害が生じるという立場など様々である．諸説はあるが，病因については従来より，内因・身体因（外因）・心因に大別されてきた．しかし，実際には，多くの精神障害の病因は，現在においても原因の明らかでないものが多く，さらに病因は単一でなく，いくつかの病因が関与することが知られている．

1. 内因，身体因（外因），心因

　従来より，精神障害の原因は，内因と外因（広義の外因）に分けられ，さらに外因は身体因（狭義の外因）と心因に分けて考えられてきた．

a. 身体因　somatogenic cause　（外因　exogenouse cause）

　身体疾患あるいは薬物や中毒性物質の，直接的な中枢神経系への侵襲や影響で起こる精神障害をいう．身体因性精神障害は，病因が明らかであり，疾患単位の条件を満たすものがあるといえる．

　身体因性精神障害はさらに，脳器質性精神病，症状性精神病，中毒性精神病に分けられる．

　脳器質性精神障害：中枢神経系に直接病変をもつ身体疾患によるものをいう．脳腫瘍，脳血管障害，脳炎などがある．

　症状性精神障害：中枢神経以外の身体疾患が二次的に中枢神経系に影響を与えて起こるものをいう．内分泌疾患，膠原病，尿毒症，肝障害などによるものがある．

　中毒性精神障害：アルコールその他の精神作用物質の中枢神経系への影響により起こるものをいう．

b. 心因　psychogenic cause

　心理的，環境的な出来事（たとえば肉親の死，災害，経済的問題，失恋など）のために起こる精神障害をいう．同じ出来事によっても，精神障害が起こる人と起こらない人がいる．そのため，それを受ける個体側の要因も重要であり，環境と性格の兼ね合いで

§ 2. 精神障害の病因・分類　　*11*

発症が決まる．ある出来事が精神障害の発生原因として，観察者に了解可能であると判断される場合を心因とするが，その概念や判断の基準は必ずしも一定ではないところは問題となる．その意味では心因の概念は仮説といえる．

c. 内因　endogenous cause

さしたる身体因も心因もなく，ひとりでに自然に精神障害が生じたようにみえる，すなわち，精神障害が起こりやすい素質，体質が原因であると位置付けられたものが内因である．統合失調症（精神分裂病）や躁うつ病が含まれる．内因は，本態性ともよぶべき精神科固有の重要な概念であり，はっきりとした身体的基盤（素因）の上に成り立ち，原因はまだ解明されていないがいずれは明らかになるであろうと想定されていた仮説である．しかし，現在では，身体因でも心因でもない，原因不明の，という意味で使用されており，内因という用語は曖昧で使用されにくくなっている．

器質性の異常がみつからないものを機能性 functional とよぶ立場もある．器質性精神障害に対し，内因性精神障害と心因性精神障害をあわせて機能性精神障害とよぶ．近年，機能性精神障害に分類されているもののなかに生物学的基盤が示唆されるものも増え，この用語も使用されにくくなっている．

表 1-2　精神障害の原因

身体因（狭義の外因）	内因	心因
症状性精神障害	統合失調症	神経症
中毒性精神障害	躁うつ病	（人格障害）
脳器質性精神障害		（心因反応）

B 分 類

病因が明らかなものは病因により分類可能である．しかし，実際には精神障害の原因は不明なものが多いので，精神障害の分類は病因による分類だけで統一することができない．したがって，多くの分類は病因によるものと，症状の組み合わせやその経過によるものを便宜的に組み合わせたものになっている．

精神障害の分類は，各国や学派により様々なものがあり，同じ土俵に立っての理解が必ずしも進まない弊害があった．国際的に正確な情報の交換や共通の認識がすすみ，精神医学や精神保健が発展するために，国際的にも共通の認識に立つ，統一された分類が求められ，議論が重ねられてきた．今日，代表的なものに ICD（International Classification of Disease）分類と DSM（Diagnostic and Statistical Manual）分類がある．ICD 分類と DSM 分類はその目的や性格は若干異なるが，現在では互いに影響を受け，用語などなるべく共通部分を持つよう，改訂時に相互に交流が図られている．

現在の分類では後に述べるように 1980 年の DSM-III 以降，操作的診断基準が主流になり，構造化面接により，評価者の間で診断が分かれることが少なくなった．しかし，この分類が疾患を本当に代表しているのか，治療や予後を十分反映するものになっているかなど，現在もさらに議論されており，知見の集積が待たれている．

1. ICD 分類

　ICD は精神障害のみならずすべての疾患，傷害を対象としている．元来は国際死因分類のためにまとめられたものであり，19 世紀末にさかのぼることができる．約 10 年ごとに改訂，拡張され，障害や疾病の分類にも用いられるようになった．ICD-6 から世界保健機関 WHO によってまとめられ，直接死に至らない疾患にも拡大されて，初めて精神障害が独立した章となった．

　現在は第 10 回目の改訂版 ICD-10 が使用されている．わが国では厚生労働省の統計，健康保険，精神障害者保健福祉手帳などの福祉制度での診断書・意見書，医学教育などに広く用いられている．ICD-10 では，使用者に応じた異なる版が用意されている．また，人種，文化，言語，地域の差を越えて共通の使用ができるよう努力工夫されている．そのため DSM と比べるとどこの国でも比較できるよう，複雑になりすぎぬようになっている．第 V 章が精神および行動の障害の章である．なお，約 30 年ぶりの改訂となる ICD-11 は WHO から 2018 年 6 月に公表された．2019 年に世界保健総会へ提出され 2022 年に発行の予定であるという．わが国での適応も今後準備されることとなろう．

表 1-3　ICD-10 の第 V 章の大項目

F0	症状性を含む器質性精神障害
F1	精神作用物質使用による精神および行動の障害
F2	統合失調症，統合失調型障害および妄想性障害
F3	気分〈感情〉障害
F4	神経症性障害，ストレス関連障害および身体表現性障害
F5	生理的障害および身体的要因に関連した行動症候群
F6	成人の人格および行動の障害
F7	精神遅滞
F8	心理発達の障害
F9	小児期および青年期に通常発症する行動および情緒の障害および特定不能の精神障害

2. DSM 分類

　米国精神医学会（American Psychiatric Association: APA）がまとめた精神障害の分類と診断のマニュアルである．元来は第二次世界大戦後の軍人の精神障害への対応を目的として作られた診断基準から始まっている．米国での日常臨床における精神障害の診断基準ガイドラインをまとめたもので，学問的研究への使用も推奨されている．

　現在第 5 版である DSM-5（第 5 版からローマ数字ではなくアラビア数字に）が 2013 年に発表，出版された．第 4 版からの大幅な改訂は約 20 年ぶりである．日本精神神経学会による翻訳が 2014 年に出版された．

　第 3 版である DSM-III からは，病因論を廃し，症状の組み合わせや経過によっての診断および分類が重視され，神経症，内因の概念が消えた．操作的診断基準が採用され，観察可能な症状を扱い，基準を明確にしている．ICD に比しても細かく断定的に定義されている．このことは，評価者の間で診断分類の結果がずれることを避けること

に貢献し，均質の集団の抽出を可能にした．しかし細かい分類は，辺縁群ともよばれる特定不能群を多く生むことになった．

DSM-5 では DSM-III 以降のもう 1 つの特徴である多軸診断が廃止され，ICD と統一が図られた．第 2 軸での人格障害と精神遅滞は主診断にまとめられた．第 5 軸で用いられていた機能の全体的評定尺度（GAF）は使われなくなり，WHO の国際生活機能分類（ICF）を用いてよいことになった．

表 1-4　DSM-IV 多軸評定

第 1 軸	臨床疾患，臨床的関与の対象となることのある他の状態
第 2 軸	人格障害と精神遅滞
第 3 軸	一般身体疾患
第 4 軸	心理社会的および環境的問題
第 5 軸	機能の全体的評定

DSM-IV から DSM-5 への大項目では以下の変更がみられる．気分障害が Bipolar and related disorders と Depressive disorders の 2 つに分かれた．通常，幼児期，小児期，または青年期にはじめて診断される障害が Neurodevelopmental disorders にまとめなおされた．一般身体疾患による精神障害の大項目がなくなった，などである．米国の診断分類ではあるものの，DSM-III 以降，この診断分類の研究・臨床やその他の領域に対する世界的なインパクトは年々大きくなっており，DSM-5 も ICD-10 やわが国への影響も少なくないと思われる．

表 1-5　DSM-5 分類

1.	神経発達症群 / 神経発達障害群
2.	統合失調症スペクトラム障害群および他の精神病性障害群
3.	双極性障害および関連障害群
4.	抑うつ障害群
5.	不安症群 / 不安障害群
6.	強迫症および関連症群 / 強迫性障害および関連障害群
7.	心的外傷およびストレス因関連障害群
8.	解離症群 / 解離性障害群
9.	身体症状症および関連症群
10.	食行動障害および摂食障害群
11.	排泄症群
12.	睡眠−覚醒障害群
13.	性機能不全群
14.	性別違和
15.	秩序破壊的・衝動制御・素行症群
16.	物質関連障害および嗜癖性障害群
17.	神経認知障害群
18.	パーソナリティ障害群
19.	パラフィリア障害群
20.	他の精神疾患群
21.	医薬品誘発性運動症群および他の医薬品有害作用
22.	臨床的関与の対象となることのある他の状態

〈坂井俊之〉

診断と検査

A 精神科診療の特徴

1. 治療者-患者関係

看護師と患者の関係は看護活動の基盤となるもので，治療者と患者との相互作用を介して援助関係を確立・発展させていく．

1）看護目的

患者の自立を援助することが看護師-患者関係の1つの目的である．

2）専門職としての看護師のアプローチ

看護師は法律で定められた責任と役割をもつ専門職「看護師」として，健康上の問題をかかえ，他の人からの援助を必要としている患者に対してより適切な対応ができるようになる必要がある．看護師は患者の示す言動，ふるまい，しぐさ，態度，表情他，患者の家族や治療環境などから患者の抱える問題や置かれている状況を把握し，必要とされる援助を行い，それにより患者との関係を成立・発展させていく．

3）患者との関係成立・発展の過程

日常生活場面で，課題をみいだし，発展させていく．

看護では，焦らず，見守ることも時に大切になる．

4）看護ケアと人間関係

看護師-患者関係の基本は，人間関係である．

看護師は患者と個別的，継続的な関わりをもっていく過程で対人関係がどのように成り立ち，発展していくかを学ぶことができる．

さらに，看護師は，医師，精神保健福祉士，ソーシャルワーカー，各種療法士，薬剤師，栄養士，あるいは事務職員など多くの人々との相互作用を通して，最良の看護ケアを提供できるよう努めることも求められる．

2. 治療契約

医療の主体は患者であるから，治療を開始するにあたっては，患者が治療者と治療関係を結んではじめて治療が成立する．

契約とは「知らされたことを十分に理解した上での同意」という意味をもち，決して簡単な内容ではない．

治療者は患者の自己決定権を尊重し，必要かつ適切な専門医療サービスを提供するよう努めなければならない．また，精神科医療においては本人および家族に情報を提供し，それに基づいて適切な判断ができる状況にあるか，あるいは情報を提供するだけではな

§3. 診断と検査　　*15*

く，それを適切に利用するためには，どのような援助をすればよいのか等，十分に考慮されなければならない．

　また，お互いを知ることも必要になるし，治療者は患者のためにどのような治療が最適なのかを考えなければならないと同時に，患者も治療のなかで何をするべきか，ということを判断しなければならない．

　この治療契約は，次に述べる「インフォームド・コンセント」と密接に関係してくる．

3. インフォームド・コンセント

　医療の主体である患者の権利として「インフォームド・コンセント」は重要なものとなっている．

　インフォームド・コンセントは「知らされた上での同意」であるが，精神科治療の場合，病状によっては，どこまで知らせることができるかという問題を含んでいる場合がある．特に病名の告知については慎重に行わなければならない．本人に直接告知することが難しい場合は，家族等に対して，きちんと説明を行う必要がある．

a. 外来

　向精神薬の開発・普及に伴い，通院患者は増えている．外来患者は情報量も多く，それだけ自己の受ける医療サービスについても自己決定の機会が多くなる（しかし，初診患者や急性期患者では必ずしもそうではない）．

　同伴した家族がいる場合は，治療方針の説明や治療法の選択などを患者だけではなく，同伴した家族に対しても行う．

　また精神科初診時には「誰が診察を申し込んだのか」が，重要になる．当事者という主体者不在では治療契約が成り立たないのであるが，精神科の場合は家族など同居するものが相談を申し込むことも少なくない．その場合は診察はできないので，医療相談となり，一般的な話をすることになる．

b. 入院

　精神科病棟への入院は「精神保健及び精神障害者福祉に関する法律（精神保健福祉法）」に基づき行われ，任意入院，医療保護入院，措置入院，応急入院，緊急措置入院の5つの入院形態がある．どの入院形態でも，書面（入院のお知らせ）で告知を行う．

1）任意入院

　本人の同意に基づいた入院であり，患者本人から退院の申し出があれば退院となる．入院については本人に書面で告知し同意を得る．

　しかし，本人から退院の申し出があっても本人の医療および保護のため入院を継続する必要があると精神保健指定医（以下，指定医）が認めた場合は72時間の間だけ退院を制限する場合がある．ここが，他の科の自由入院と異なる．72時間の間に指定医が診察し，さらに入院が必要と診断されれば，下記に述べる医療保護入院へ切り替える手続きをとる．任意入院にあたっては退院制限を行う場合があることも含めて病院の管理者は書面で説明を行い，本人から入院同意を受けなければならない．

2）医療保護入院

　医療および保護のために入院の必要があるのに病識がなく必要な治療の理解が得られない場合に，家族等（配偶者，親権者，扶養義務者，後見人または保佐人．該当者がい

ない場合等は市町村長あるいは特別区の区長が同意の判断を行う）の同意と指定医1名の判定を要件として，本人の同意を得ることなく精神科病棟に入院させる入院形態である．後述する措置入院と同様に，本人の同意によらない入院（非自発的入院，強制入院）の1つである．家族等の同意を書面で得るが，書面による申告により当該家族等の氏名，続柄等を確認し，その際には可能な範囲で運転免許証や保険証等の提示による本人確認を行う．

2013年6月に成立した改正精神保健福祉法（改正法）では保護者制度が廃止され，2014年4月から施行された．保護者には精神障害者に治療を受けさせる義務等が課せられていたが，家族が保護者となることが多く，家族の高齢化が進み，その負担が大きくなってきたことなどを理由に，改正法では保護者に関する規定が削除された．

この改正法では，医療保護入院における保護者の同意要件を外して，家族等のうちのいずれかの者の同意を要件としたほか，精神科病院の管理者には，医療保護入院者の「退院後生活環境相談員（精神保健福祉士等）の設置」「地域援助事業者（入院者本人や家族からの相談に応じ必要な情報提供等を行う相談支援事業者等）との連携」を義務付けるなど医療保護入院の見直しが行われた．

3）措置入院

都道府県知事による入院措置であり，2名以上の指定医の診察の結果，入院させなければ精神障害のために自身を傷つけ，あるいは他人に害を及ぼす（自傷他害のおそれ）と判断が一致した場合，国公立病院あるいは指定病院に入院させることができる．措置入院は都道府県知事の権限により強制的に入院させる入院形態であり，家族等の同意は必要ない．診察結果は本人に説明され，入院が決定した場合は書面で告知が行われる．措置入院も医療保護入院と同じく非自発的入院（強制入院）である．

2018（平成30）年3月，措置入院の適切な運用が行われるよう，厚生労働省から「措置入院の運用に関するガイドライン」が通知された．

4）精神科病院における処遇

精神科病院では，治療上，隔離室への収容や身体拘束が行われることがある．隔離は12時間を超えない場合は，指定医以外の医師による判断でも行えるが，身体の拘束と12時間以上の隔離を行う場合は指定医が必ず診察を行う必要がある．これらの行動制限は必要がなくなりしだい速やかに解除される．特に身体拘束は制限の程度が強く，早期に他の方法に切り替える努力をしなければならない．

なお，信書の発受制限，人権を擁護する行政機関の職員ならびに患者代理人である弁護士との電話・面会や，代理人になろうとする弁護士との面会は絶対に制限してはならない．

精神保健福祉法では，精神医療審査会が患者の人権を守るための独立審査機関として設置され，非自発的入院を行うことや退院請求，処遇改善請求，医療保護入院の届出，医療保護入院・措置入院の定期病状報告書などについて審査を行っている．

B 精神科的診察

横断面的だけではなく縦断面的なとらえ方をすることが現在の精神状態を把握するう

§3. 診断と検査　　*17*

えで大切になり，総合的な判断が必要になる．

　ただし，必要な情報を集めるために次々と質問するようなことはせず，患者・家族の訴え，悩みをきく姿勢が大切で，患者・家族が常に主体者であることを忘れないようにする．

1. 病歴聴取

　現在に至るまでの背景を本人や家族から聴取する．患者と家族の話が異なることもあり，相違点については，それぞれに確認する．

　初診の場合は，必要な情報を収集するだけではなく，治療者と患者の出会いの最初の場面であり，診断・治療の基盤を作っていく第一段階となることを留意する．

　一般的には，全体を把握するために，まず，主訴とその出現状況および経過をきき，ついで家族歴，生育歴，学歴，社会歴などを時間経過に従って聴取し，問題がある点については，詳しくきいていく．問診には特にルールや順番があるわけではなく，患者の状態によって臨機応変に行えばよい．

　まず，氏名，性別，年齢，住所をきくことから始まり，以下についてきいていく．

a. 現病歴

　主訴をきき，現在の症状の始まりとその後の経過や治療歴をきく．治療が行われていれば，その内容と経過をなるべく詳しくきく．

b. 家族歴

　身体疾患以外に精神・神経疾患の遺伝負因についてきく．祖父母，両親，同胞，子どもや孫，それに，おじ・おば，従兄弟など広く親戚も含めて，精神科に通院歴や入院歴をもつ人がいないか，わかれば病名や治療法などもきく．

c. 生活歴，生育歴，教育歴および一般的背景

　同居者家族，居住状況，発達・発育状況，教育歴，職歴，通勤・通学の状況，婚姻歴などをきく．紹介受診の場合は，紹介者をきく．精神科外来では公費負担制度についてきかれることもあるので，精神通院医療費の公費負担（障害者総合支援法の自立支援医療）の使用状況や医療保険事項もきくとよい．

d. 性格

　病前の性格や，性格の変化の有無をきく．発症時に性格変化がみられることがあるので，変化がみられた時期や年齢もきくとよい．

e. 既往歴，合併症

　以前の心身疾病，現在もつ合併症について聴取し，治療歴があれば，その経過をきく．

　また，飲酒，喫煙，嗜好品，常用薬，薬物（有機溶剤，覚せい剤，大麻など）使用歴についてもきき，女性の場合は月経について聴取する．最終月経，周期，月経前後での精神変調の有無などの情報は大切である．

　なお，過去の問題行動や自殺企図，自傷行為があればきき，必要があれば具体的な内容をきく．

2. 現症の把握

　現症の把握は，患者が診察室に入室したときから始まる．

18   1. 総　論

　まず，患者の全体像をみて客観的症状を観察し，ついで問診を行い患者の主観的症状を把握し，最終的に得られた所見から患者の全体的な状態像を判断する．病歴聴取と同様に厳密な順序が決まっているわけではない．会話の流れの中で不自然でなければ，ある程度，主観的症状，客観的症状，全体像の観察が前後してもよい．問診中の会話でみられた感情の動きや，説明の仕方の特徴（話しすぎる，避けようとしている等）なども重要な情報となる．また，問診の際は，知的な問題はないか，気分はどうか，背後に意識障害はないか等を考えながら会話をすすめるようにする．

　患者の訴えを正確に把握するには，訴えをそのまま記載することも大事なのだが，さらに1つずつ確認しながら，専門用語に置きかえたり，解釈を加えたりしていくことも必要である．ただし，置きかえた用語が不適切だったり，解釈が誤っていたりすると，全体像の把握の際，誤りを招くことがあるので慎重に行う．

　また，現在の状態を正確に把握するためには，情報源が偏らないように，できるだけ公平な情報を集める必要がある．つまり，いろいろな側面から情報を収集し，そこから診断や治療方針を判断することになるわけであるが，前提として症状について正確な定義や内容を知っていなければならない．それから，患者は本来の悩みをいわずに隠したり，実際の悩みと異なることを訴えたりする場合があるので，それに気づく力も養わなければならない．よって病状を的確に把握できるようになるためには実際の経験を積むことが必要になる．

a.　身体的現症

　最初にバイタルサインを測定する．呼吸，脈拍，血圧，体温などの測定や心・肺，腹部の聴診，触診などの身体的診察は，大きな身体的疾患の存在を見逃さないために重要であり，また，精神科では向精神薬の副作用として自律神経症状が比較的生じやすいので，そのためにも，これらの情報は必要になる．

　体型は，やせ型か，太り型か，など観察し，体重や身長を測定する．

　神経学的な所見，たとえば振戦やチックなどの不随意運動がみられる場合は，どの部位で，なにがみられるか，歩行はどうか（小刻み，跛行等）など気づいたことがあれば注意して観察する．

b.　精神的現症

1）観察的所見（外的特徴）

　病状を把握するために質問をしながら，同時に外観を含めた全体的な印象をとらえ，行動を観察していく．具体的には外観，表現，動作，話し方，ふるまい，体型や栄養状態，態度や姿勢，着衣，頭髪，身だしなみ，清潔さ，化粧の仕方が派手かどうかなどを観察する．外観がだらしないとか，奇妙にみえる場合，精神症状と関連する場合があるので，理由をきいてみるのもよい．また，年齢の割に幼いとか，若い，子どもっぽい，逆に年齢より上にみえる，などの受けた印象も1つの所見である．これらについては，次の「3. 表情，ふるまい，しぐさ（観察所見）」のところで詳しく説明する（24頁）．

　身体に傷や傷跡（手術痕，刺青・文身，リストカットなど自傷行為と思われる傷，火傷，皮下出血など）がないか，注射痕（覚せい剤の使用を疑うなど）がないか，もみる．診断に役立つ情報となることがある．注射痕や文身を認めた場合はウイルス性肝炎など感染症の検査を検討する．

§ 3. 診断と検査　*19*

皮膚の色，出血傾向，浮腫などにも注意し，全身状態との関連も考慮していく.

2）問診所見（内的所見）

a）話し方

口数が少ない，よくしゃべる，寡言，無口，話題が飛ぶ，途中で止まってしまう，脈絡がない，スピードが速い，スピードが遅い，流暢（りゅうちょう），口ごもる，不明瞭，どもる，呂律（ろれつ）がよく回っていない，声が大きい，声が小さい，声が高い，単調，ひとりごと（独語）がみられるなど気づいたことをとどめておく. また，自発的に話をするかどうか，質問には答えるが自分からは話をしない，質問に全く答えず緘黙（かんもく）状態か，などにも注意する.

b）気分・感情

憂うつ，もの悲しい，絶望的，心気的，困惑，イライラする，不安，不機嫌，上機嫌，朗らか，陽気，誇大的，多幸的など，症状から全体を占めている気分を把握する. うつ病では，希死念慮の有無は治療方針に関連する.

感情は適切さも大事である. 会話の内容に一致した感情が表出されないときや，場面にそぐわない了解できない感情をみせたりすることがある.

同じ人に対して愛と憎しみが同時に存在していることがあるが，同一の対象に対して相反する感情が同時に生じている場合を両価性といい，統合失調症などにみられる.

感情反応もよく観察する. 感情は，表出が少ない，平坦，無感情，抑圧された，鈍いなどとも表現することがある.

統合失調症の慢性期では感情鈍麻が特徴的である. 感情鈍麻とは外界からの刺激に対する感受性が低下し，正常の感情反応が起こらず，他者との感情的交流も欠如している状態をいう. 進行すると周囲の出来事にも，自分自身の生活にも関心を示さなくなる. 他の人のことは気にせず，身だしなみはだらしなく，不潔になる. また，痛みや暑さ・寒さ，飢えや渇きといった自分自身の身体的なことにも無関心になる.

感情の調節障害としては感情失禁がある. 情動の発現を抑制できず，些細なことで，すぐに泣いたり，怒ったり，笑ったりし，大きな情動反応をみせる. 脳動脈硬化症などで特徴的である.

c）知覚

知覚障害で問題になるのは，主に妄覚，つまり錯覚と幻覚である.

錯覚とは，実在する対象を誤って知覚することである. 意識障害時などきちんと対象を知覚できないときなどにみられる. たとえば，壁のシミを人の顔とみたり（錯視），犬のなきごえを人の声とききたり（錯聴）する.

幻覚とは実在しない対象を存在するかのように知覚するもので，エスキロールEsquirol JED は幻覚を「対象なき知覚への確信」と定義している.

幻聴は聴覚性の幻覚で，要素幻聴と複雑幻聴に分類される. 要素幻聴は単純な音（物音やざわめきなど）の幻聴であり，複雑幻聴はさらに言語性幻聴（幻声，人声）と音楽性幻聴（メロディなど）に分けられる. 言語性幻聴には短い単語だけ（名前や「バカ」など）の場合から長い会話まで様々である.

統合失調症では幻聴の頻度が高い. 統合失調症では言語性幻聴が主体で，特に，複数の声が患者のことを噂しあっているのがきこえる「話しかけと応答の形の幻聴（シュナ

JCOPY　498-17502

イダー Schneider K の一級症状）」が診断上重要な症状となる．統合失調症の幻聴には悪口，批評，命令，干渉など被害的な内容のものが多いが，ほめ言葉など患者に好意的な内容の幻聴もときに混じることがある．また，統合失調症では幻聴に近い体験として，考えが声になるという思考化声がみられ，これはシュナイダーの一級症状に含まれている．また，被害的な幻聴と妄想が互いに密接に結びついていることが少なくない．これを幻覚妄想状態とよぶ．

　覚せい剤精神病でも幻聴の頻度は高い．統合失調症と類似した病像を示すが，統合失調症と比べると自分の体験に対して病感や病識をもち，疎通性も比較的保たれていることが多い．

　アルコール幻覚症は，振戦せん妄と異なって意識障害を伴わず，主に幻聴が出現する．

　幻視は視覚性の幻覚である．幻視は，色や模様といった単純性幻視と，人物や動物などの複雑性幻視に分けられる．通常，幻視はせん妄やてんかんのもうろう状態など意識障害に伴って出現することが多い．

　アルコール離脱時の振戦せん妄では，小動物幻視（アリやクモ等の小さな虫やヘビ，ネズミなど）や，人物や動物などが色彩を伴って，ありありとみえる情景的幻視が出現する．

　幻覚薬の1つである LSD 使用時の精神症状のうち視覚障害は重要で，意識障害を背景に錯視や幻視が出現する．

　てんかんでは，後頭葉起源の発作の場合には閃光や星，虹といった比較的明確な形状をとった単純な内容の幻視が出現する．側頭葉てんかんでは，ぼんやりと人の姿や景色がみえるというような，より複雑でやや不明瞭な内容の幻視が出現することがある．

　幻視のなかで，特殊なものとしてシャルル ボネ症候群 Charles Bonnet syndrome がある．精神障害や知的障害のない視力障害者に伴う幻視をシャルル ボネ症候群とよぶ．一般に複雑性幻視が多い．視覚刺激は幻視の発現を抑制しているが，視路障害によりその抑制がなくなると幻視が現れると考えられている．

　体感幻覚（セネストパチー）は体感異常あるいは臓器幻覚ともよばれる身体感覚の異常である．「頭蓋内を虫が動いている」「脳が動いている」「唾液がネバネバして口の中がおかしい，痛い」といった訴えがみられる．

　幻嗅は腐敗臭，便臭，ガス臭，屍の臭いなど不快な臭いの幻覚が統合失調症や薬物中毒，てんかん，うつ病などでみられる．自分の体から不快な臭いを出し，他人に迷惑をかけたり，嫌われていると確信しているものを自己臭症あるいは自己臭妄想という．自分自身が臭いを知覚していない場合は幻嗅よりも妄想ととらえたほうが妥当であろう．腋臭や口臭，便臭などが多い．

　幻触は触覚の幻覚で，皮膚の表面を虫が這っている感じがする，体に電気をかけられびりびり感じるといったものである．統合失調症患者でみられるほか，入眠時幻覚などのように意識障害に伴って幻覚が出現することもある．

　幻味は味覚の幻覚で，変な味がするといった訴えがみられる．

　前述したように統合失調症では幻聴が多いが，幻聴以外の幻覚では，「脳が溶けて流れ出す」「腸が腐っている」「お腹のなかで人が動きまわっている」などという奇異，奇妙な内容の体感幻覚がみられることがある．また，被害妄想，被毒妄想に伴って幻嗅や幻味が生じることがある．

d）思考

思考障害は思路障害つまり思考の流れの異常と，思考内容の異常に分けられる．

思路障害としては，観念奔逸，思考制止，思考途絶，滅裂思考，保続，迂遠，冗長などがある．

観念奔逸は躁病でよくみられ，話題が飛び，話に一貫性を欠き，全体としてまとまらない．それとは逆に**思考制止**は，考えが浮かばず，話の進みも遅く，本人は話そうと努めても，なかなか目的に達しないもので，うつ病にみられる．

思考途絶は，統合失調症で多くみられる．途中で，突然考えが途絶えてしまい黙り込んでしまう．**滅裂思考**も統合失調症でよくみられる．話題が変わるが，前後の関連性を欠き，何を話しているのか理解できない．極端な場合は，関連のない単語だけが続き，**言葉のサラダ**といわれる．また，滅裂思考ほどではないが，考えの結びつきがはっきりせず，話の理解が難しい場合を**連合弛緩**という．

保続とは，一度浮かんだ考えを切りかえることができず，異なるものを示しても同じ答えを繰り返すなど，思考が先に進まなくなってしまった状態をいう．アルツハイマー Alzheimer 病など器質疾患でみられる．

考えの目標は見失われていないが，1つ1つにこだわって詳しく説明するため要領が悪く目標に達することができない場合を**迂遠**という．思考の目標を見失うことなく，細かなことにこだわることもないが，話の要領が悪いため長ったらしくなる場合を**冗長**という．

思考内容の異常には強迫観念や妄想がある．

強迫観念は，内容の馬鹿らしさを認識しているが，考えが浮かんでくると，考えないようにしようと思っても，考えてしまう状態である．ガス栓をきちんと締めたか，玄関の鍵を締めたか，など不安になったり，道を歩くとき看板の数を数えなくては気がすまなくなったりする．また，強迫観念に基づいて行動する場合を**強迫行為**という．鍵の締め忘れはないか何度も確認するため結局外出できなくなったり，手を洗っても不潔だと感じるため何時間も手が荒れても手を洗いつづけたりする．

妄想とは，訂正不可能な誤った確信である．妄想は一次妄想と二次妄想とに分けられる．一次妄想は真性妄想ともよばれ，了解不能な不合理な思考である．これに対して，二次妄想は妄想様観念とよばれるもので，心理的に了解されるものである．妄想は内容によって，大きく，1）被害妄想（関係妄想，注察妄想，追跡妄想，被毒妄想，嫉妬妄想，好訴妄想，憑依妄想など），2）微小妄想（貧困妄想，罪業妄想，心気妄想など），3）誇大妄想（血統妄想，恋愛妄想，宗教妄想など）の3つに分けられる．

① 統合失調症の妄想

まず**妄想気分**が起こり，周囲が何となく変わった，何かが起こりそうだと感じられる．これが強まると，世界没落体験へ発展する．その後**妄想知覚**が出現する．知覚は正常だが了解不能な意味づけがなされ（「いま箸が折れたのは，我が家に不幸が訪れることを意味している」など），強く確信される．体験構造上この妄想知覚は2分節からなるもので，シュナイダーは統合失調症の一級症状にあげている．現実にはあり得ない考えが浮かんできて確信される1分節性の**妄想着想**（「自分は王家の子供だ」など）とは区別される．統合失調症に特有なこの妄想形成（妄想気分，妄想知覚，妄想着想）は了解不

可能な「一次妄想」である．妄想型統合失調症では経過とともに過去や現在の出来事が妄想のなかに取り込まれ，だんだんと妄想が発展し1つのまとまった体系を形成する．統合失調症の妄想は「他人が自分を見ている」「嫌がらせをされている」など被害的な内容のものが多いが，なかには自分自身を過大評価し，発明妄想や血統妄想，宗教妄想，恋愛妄想など誇大妄想を生むこともある．

統合失調症では外部から操られている（させられる），支配されているといった訴えがみられることがあるが，これを作為（させられ）体験という．作為体験は，従来は後述する自我意識の障害に含まれていたが，被影響の妄想ととらえられることもある．作為体験として，「自分の考えが誰かに抜き取られてしまう（思考奪取）」「外から考えを吹き込まれる（思考吹入）」「自分の考えが他の人にわかってしまう（思考察知）」「自分の考えが他の人に伝わってしまう（思考伝播）」などの訴えが統合失調症ではよくみられる．

② 統合失調症以外の妄想

妄想は，統合失調症以外では，躁うつ病，中毒性精神病，老人性認知症などでみられる．

躁病では，爽快気分や自我感情の高揚から誇大妄想が生じ，うつ病では抑うつ気分や自我感情の低下から微小妄想（心気妄想・罪業妄想・貧困妄想）が生じる．これらは，感情の変調による二次妄想であり，気分に一致した精神病症状といわれている．単極性うつ病の中で妄想・幻覚などの精神病像を伴う一群は「精神病（あるいは妄想）性うつ病」とよばれる．

中毒性精神病のなかでは，アルコール依存患者でみられる嫉妬妄想がよく知られている．長期の飲酒によって通常の社会生活が保てなくなり，配偶者から見離されてしまっている状況から了解できるものが少なくない．

老人性認知症では，記憶障害，見当識障害，判断能力の低下などを背景に妄想が形成されやすい．自分がしまい忘れたものを盗られたと曲解するなど，了解し難い被害妄想等が出現することがある．

このほか，長期にわたる妄想だけが唯一あるいは最もめだつ臨床的特徴である持続性妄想性障害とよばれる病態がある．クレッチマー Kretschmer E（1918）の提唱した敏感関係妄想や，クレペリン Kraepelin E（1904）の名づけたパラノイア（妄想症），パラフレニーなどがこれに含まれる．パラノイアでは好訴妄想がよくみられる．また，難聴者の迫害妄想，拘禁者の救免妄想，祈祷性精神病の憑依妄想，感応性精神病など心因反応としても妄想が生じることがある．

e）自我障害

自分で感じ，考え，行動する自分自身を認識する意識を自我意識という．自我意識は，1）能動性の意識，2）単一性の意識，3）同一性の意識，4）外界と他人に対して区別する意識の4つを特徴とする．

自我意識が障害されると，自分が自分でなく，周囲に対する実感がない（離人症）などの訴えがみられる．自我意識の障害は，神経症，うつ病，統合失調症などで広くみられる．

統合失調症でみられる作為体験も自我意識の障害に含まれる．

また，自生思考は自分の考えであるという感じが失われ，考えが勝手に次々と浮かんでくる体験であるが，これも自我意識の障害である．

f) 意欲・行動

① 意欲・行動の亢進

意欲の発動が過度になると，興奮状態を呈する．興奮は，大きく，躁病性のものと，緊張病性のものとに分けられる．

躁病性興奮は，躁病の主症状であり，爽快気分，多弁・多動がみられる．行動には目的はあるが，次から次へと実行しようとするため，全体としてはまとまりを欠いてしまう．社会的逸脱行為に至ったり，他者への攻撃性がみられたりすることもある．緊張病性興奮は，躁病と異なって爽快感は伴わず，意味不明の言動や目的のない突発的な行動や衝動行為がみられる．多くは統合失調症でみられ，幻覚妄想に支配されている場合がある．

② 意欲・行動の低下

制止は自分では何かをしなければならないという意志はあっても，思うように行動できない状態で，うつ病でよくみられる．一方，無為は何かをしようとする意志もなく，終日何もせず，ゴロゴロしている状態であるが，そのような生活に苦痛や疑問をもたないことも少なくない．統合失調症では感情鈍麻とともに意欲の障害が生じ，能動性，自発性が低下する．対人交流は減り，仕事もせずに1日中臥床して無為・自閉な生活を送るようになる．

慢性の統合失調症でよくみられる意欲減退は意欲が低下し，行動に駆り立てることが妨げられている状態を指す．感情鈍麻に意欲・行動の障害が伴うこともしばしばで，これらを合わせて情意鈍麻とよぶ．

自発行動がなく外界の刺激に全く反応しなくなる「昏迷」は，欲動の発現が障害されたものである．意志表出が乏しいか欠如している状態で，意識の障害は伴わない．外界の状況は認識できているが，それに反応する意志の発動が欠如している．外界の刺激にいくらか反応がみられる状態を「亜昏迷」といい，実際はこちらのほうが多くみられる．

g) 意識

意識とは自分のことや周囲の状況をはっきりと認識できる能力で，了解はよく，注意を集中することができ，記憶や計算に問題なく，後でそのときのことを覚えていれば，その能力は保たれている状態であり意識清明という．脳炎や脳出血など脳器質的疾患や，身体機能の障害による二次的な脳機能障害では，意識障害が出現することがある．意識障害には段階があり刺激に全く反応しない昏睡から，いまひとつはっきりしない状態である．

意識障害の程度を示すスケールとしてJCS（日本昏睡スケール，3-3-9度方式）やGCS（Glasgow Coma Scale）がよく使われる．

意識障害の特殊型としてせん妄状態ともうろう状態がある．せん妄では，精神運動興奮や幻視などがみられ，アルコール依存症の離脱時に現れる振戦せん妄や，老人によくみられる夜間せん妄などがある．もうろう状態は言動にまとまりがあるようにみえても，無目的で不自然な行動をとり，後で全く覚えていない．てんかん発作のあとや，心因性，

脳器質性の疾患などでみられる．アメンチアはせん妄より軽い意識の混濁で，まとまった考えができず（思考散乱），本人にある程度の自覚があるため当惑状態を伴う．症状精神病にみられることが多い．せん妄状態，もうろう状態，アメンチアなど意識混濁に精神運動興奮，幻覚などを伴う複雑な意識障害を総称して錯乱状態という．

h）見当識

時間，場所，人物についての見当識を失っている場合，失見当あるいは見当識障害といい，意識障害，記憶障害，知能障害があるときなどにみられる．

i）知能

心身の発育期に，種々の原因で脳機能が障害され，知能の発育が普通以下にとどまり，生活適応能力が障害されている場合，mental retardation（MR）: 知的障害という．一方，いったん獲得された知能が，脳の器質的障害により低下した場合を dementia: 認知症という．

簡単な計算や数字の復唱・逆唱，一般的常識について聞き出す．必要であれば知能検査が施行される．

感情障害（うつ病），解離性障害，中毒性・代謝性障害などでも認知症様状態がみられることがある．これらを仮性認知症 pseudodementia とよんでいるが，適切な治療によって改善するので，可逆性の認知症 reversible dementia あるいは治療可能な認知症 treatable dementia などといったりもする．老年期のうつ病では制止が強い場合は認知症様にみえることがあり，認知症との鑑別が必要になることがある．

j）記憶

記憶は，記銘，保持，追想（再生），再認の要素によって構成され，これらのどこかに障害が起これば記憶障害が生じる．

記憶障害は，近時記憶，即時記憶，遠隔記憶に分けられる．

近時記憶は，今日の朝食内容，病院までの道のりなどである．即時記憶は数字の復唱，逆唱などである．遠隔記憶は幼少時代のことなどである．

認知症では最近の記憶が障害され，古い出来事は覚えていることがある．この場合，新しい経験を記銘することはできないが，保持力や追想力は保たれていることになる．新しい経験の記銘には側頭葉の海馬が関与していると考えられている．

k）病識

病識とは，患者の自分の病気についての認識や理解をいうが，これは患者の病状を把握するのに重要なものになる．実際の臨床の場では，疾患の判断は医師が行い，患者が医師の説明をきいて理解できる場合を病識がある，理解できない場合を病識がない，あるいは病識欠如という．

治療前に病識が欠如していた患者では病識の有無は治療効果を判断する指標になる．

また，「病識はないが，病感は認められる」という場合がある．病気であるという感じ，自分が何となく変わったという感じを病感といい病識と区別する．

3. 表情，ふるまい，しぐさ（観察所見）

問診のなかで，患者の訴え方自体を客観的な精神症状としてとらえることも重要である．問診をとりながら，ことばで表さないものを観察し，その外的特徴をとらえ，精神

§3. 診断と検査　　*25*

症状をみいだす．また，同居する家族から日常生活状況を聴くことも大事である．

a. 表情

穏やか，朗らかな，爽快な，生気に欠ける，不安そうな，緊張している，険しい，硬い，乏しい，無表情，冷たい，悲しそう，しかめ面，空笑がある，など記載する．気分を反映していることもあれば，薬物などの影響や，神経疾患の症状であることもあるのでよく観察する．

b. ふるまい，しぐさ，態度など

診察場面での行動観察は限定されるが，ふるまいやしぐさ，あるいは行動に精神内界がよく現れるものである．

診察室の椅子にじっと座っていられず，立ったり座ったりして落ち着きを欠く，ひとりごとが目立つ，慌しい，多動である，機敏，行動に乏しい，動作緩慢，意味不明の行動，常同行為，奇妙なしぐさ，衝動行為，反響動作などを観察し精神症状としてとらえる．統合失調症では，奇妙でわざとらしい動作に衒奇（げんき）という表現が使われる．また，患者と面接したときの印象から受ける独特な感じとして「プレコックス感（統合失調症らしい感じ）」がある．

治療者に対する態度は患者によってさまざまであり，家族に無理やり連れてこられた，など患者自身の受診動機にも関係する．協調的，協力的，ひとなつっこい，子どもっぽい，児戯的，攻撃的，反抗的，用心深い，猜疑的，拒絶的，ひねくれた，奇妙な，緊張している，警戒している，礼儀正しい，慇懃，無作法，だらしない，媚びるような，わざとらしい，表面的，ふざけている，など診察者に対する態度を観察する．

また，不随意運動や，患者の癖などにも気をつける．

病歴の上，現症を把握し，最終的に得られた所見から患者の全体的な状態像（不安状態，躁状態，うつ状態，幻覚妄想状態，精神運動興奮状態，昏迷状態，せん妄状態，もうろう状態など）を判断する．そして，必要な身体的・心理的検査を行い，その結果より，診断や治療方針を決定する．

なお，紙面の関係で詳しい説明ができなかった部分は成書で確認して欲しい．

〈小山田静枝〉

C　身体的検査

精神科の診察においても，最低限の内科学的身体所見 physical findings，神経学的所見 neurological findings をとり，また検査を行わなければならない．なぜなら，さまざまな内科疾患や神経疾患に伴って，認知症，幻覚，妄想などの精神症状も出現しうるからである．

1. 内科学的身体所見

血圧，脈拍，呼吸数などのバイタルサインについで，体格，栄養状態，貧血，黄疸，脱水，皮膚の色素沈着の有無などに注意しながら全身状態の観察を行う．特殊な精神発達遅滞を疑うときには皮膚・骨格の奇形の有無などを，麻薬中毒を疑うときには上・下肢の注射痕などにも注意して視診する必要がある．

26　1. 総　論

2. 一般内科的検査

　　心電図，胸部 X 線および最低限の血液・尿のスクリーニング検査を行い，電解質異常，肝機能障害，腎機能障害の有無などをチェックする．呼吸状態が悪い場合は，必要に応じて動脈血液中の酸素と炭酸ガス分圧を測定し，CO_2 ナルコーシスなどを除外する．自発性低下があり，うつ状態や認知症が疑われる場合は，甲状腺ホルモン検査も行う．

3. 神経学的検査

　　神経学的診察では，患者のもつ病気の原因は何か（病因診断），患者の症状がどの部位の病変によるものか（病巣診断）を明らかしなければならない．前者は，発病とその後の経過様式が重要な手がかりを与えてくれる．後者については，ある特定の部位が障害を受けたときに，その部位に対応して出現する神経学的所見（巣症状）を見つけることが重要である．

a. 神経学的所見

　　意識状態が清明であることを確認した後に，下記の項目について系統的に調べる．

1）脳神経領域 cranial nerves

　　脳神経については，おおまかに下記の要領で調べる．

a）視神経

① 視力

身近にある書物の字を読ませて視力を確認する．

② 視野

患者と検者が対座し，片側の眼を患者の手で覆わせ，患者に検者の鼻を注視させる．つぎに患者と検者の間で検者が自分の指を上下左右に動かして患者にその指が見えるのか聞く．反対側の眼でも同じことを行い，視野欠損（半盲，1/4 盲など），視野狭窄などの有無を調べる．

b）動眼・滑車・外転神経

① 眼球運動の状態

自然状態での眼球の位置が正中にあるか調べた後，検者の指の動きに合わせて被験者に眼球を水平方向と垂直方向に追視してもらう．その際に，眼球運動に制限がないか，眼振がないかについて調べ，また，自覚的に複視（物が二重にみえる）がないかを問う．

② 瞳孔の状態

瞳孔の大きさ（散瞳：5 mm 以上，縮瞳：2 mm 以下），左右差（瞳孔不同）の有無を観察した後に，ライトを一側の瞳孔に当て，その瞳孔が迅速に縮瞳（対光反射）するのか観察する．次に反対側の瞳孔にもライトをあて，対光反射を確認する．

③ 眼瞼下垂の有無

眼を大きく開かせても眼瞼が下がっている（眼瞼下垂）ことがないかを調べる．

c）三叉神経

楊子，ピン車などで 三叉神経第 1 枝（額），第 2 枝（頬），第 3 枝（顎）に知覚障害

§3. 診断と検査　　27

がないかを調べる．さらに，しっかり歯で咬むことができるか調べる．

d）顔面神経

顔面の表情筋の状態をしらべる．具体的には，閉眼が十分に可能か，「イー」と口唇を横に引いた際に，鼻唇溝，口角に非対称性がないか，上方を見た際に額のしわに左右差がないかなどについて調べる．

e）聴神経

音叉を振動させて耳に近寄せて，聞こえるか調べる．

f）舌咽・迷走神経

嚥下がうまくできるか，液体を飲むときにむせないかを問う．また，大きく開口させ「アー」と声を出した際に，軟口蓋が左右対称性に十分挙上するかを調べる．

g）舌下神経

開口した際に舌の萎縮の有無について，また舌の突出時に左右いずれかの方向への偏位がないかについて調べる．

2）四肢の筋力 muscle strength

上肢の挙上，しゃがんだ位置からの起立によって体幹に近い筋（近位筋）の，爪先立ち，握力，かかと立ちなどによって体幹から遠い筋（遠位筋）の粗大筋力を調べる．

3）筋トーヌス muscle tone

四肢の力を抜いた状態で関節（肘，手，膝，足）を他動的に動かし，筋の抵抗を調べる．正常では，わずかな抵抗を感じるだけである．初めから終わりまで抵抗がある，または，ごつごつと歯車様の抵抗がある筋トーヌス亢進状態は固縮と呼ばれ，パーキンソン病などの錐体外路障害で出現する．初めは抵抗があるものの筋の伸展にともない「すー」と抵抗が消失する筋トーヌス亢進状態は痙縮と呼ばれ，脳卒中などの錐体路障害で出現する．逆に小脳障害や筋疾患では筋トーヌスは低下状態となることが多い．

4）筋萎縮 muscle atrophy

筋萎縮があるのか視診と触診で確かめる．筋萎縮があれば，それが四肢遠位部優位（末梢神経障害が多い），肩や腰帯部優位（筋疾患に多い）であるのか，それとも全身のびまん性の萎縮なのか調べる．

5）深部腱反射 deep tendon reflexes

打鍵器で腱（上腕二頭筋，上腕三頭筋，橈骨筋，膝蓋腱，アキレス腱など）を叩き，腱反射が亢進していないか，減弱していないか，また左右差がないかについて調べる．亢進している場合は，錐体路障害の存在が示唆され，また低下している場合は，末梢神経の異常，筋自体の異常の存在などが示唆される．

6）病的反射 pathological reflexes

正常では出現しない反射をいう．手では，ホフマン Hoffmann 反射，足ではバビンスキー Babinski 反射などが出現しないか調べる．錐体路障害で陽性となる．

7）小脳失調 cerebellar ataxia

指鼻試験，膝踵試験などで四肢の失調をみる．指鼻試験は，上肢を完全に伸展して，そこから第2指で自分の鼻のあたまを触るように指示し，繰り返して行う．正常では正確に鼻のあたまに到達でき，また動作自体がスムーズで拙劣さがない．膝踵試験では，一方の踵を対側の膝につけ，そのまますねに沿って末梢にすべらす．正常ではすね

JCOPY 498-17502

の上を一直線にスムーズにすべらせることが可能である．体幹失調は，座位での体幹の動揺性の有無，一直線上のつぎ足歩行が拙劣でないかで判断する．

8）歩行状態 gait

通常歩行時に，まっすぐ歩けるのか，足を引きずることはないか，十分に手を振って歩くのか，開脚歩行でないか，歩幅はどうか，姿勢はどうかなどに注意して観察する．

9）不随意運動 involuntary movements

振戦（ふるえ），舞踏様運動など，無意識に出現する異常運動の有無をチェックする．

10）知覚 sensation

筆や楊子を使って触覚，痛覚などの「表在知覚」を，音叉を使って振動覚などの「深部知覚」について，知覚の減弱がないか，または異常感覚がないか，体幹と四肢について調べる．

11）大脳皮質高次機能 higher cerebral functions

失語（声帯・口蓋・舌・頬筋などの発語器官と聴覚に異常がないのにもかかわらず，言葉が話せなくなったり，他人の言葉を理解できなくなったりする状態），失行（運動機能と感覚機能に異常がなく，行うべき動作の内容を十分に理解しているにもかかわらず，目的の動作が正しくできない状態），失認（視覚，触覚，聴覚などの知覚に障害がないにもかかわらず，対象を認識できない状態）など，人間固有の高度の大脳皮質機能障害の有無を調べる．

b．神経学的補助検査

1）画像診断

脳の形態的な変化を調べるためには，その簡便さと非侵襲性から，脳の CT，MRI がよく行われる．一方，皮質の血流などを調べるためには，核医学検査の SPECT が使用される．

a）CT（computed tomography）（図 1-2）

X 線吸収度の変化をコンピュータで処理し画像化したもので，検査時間が短く簡便なために最も多用される．脳萎縮の程度，脳室拡大の程度の判定に有用である．X 線吸収度の強いところ（高吸収域）は，画像では白色となる．骨，石灰化した部分，新しい出血などは白色となる．逆に，空気，髄液，梗塞は黒く（低吸収域）なる．造影剤を静脈注射すると血流が多い腫瘍，動脈瘤，動静脈奇形などは白色化（造影効果）する．放射線の被曝があることと，骨のアーチファクトのために脳幹部，小脳の評価が困難などの欠点がある．

b）MRI（magnetic resonance imaging）

強い均一の磁場の中で体内の水素原子核が特定の周波数の電磁波に共振する現象を利用し，コンピュータで画像化したものである．放射線は利用せず，骨によるアーチファクトもなく，前額断や矢状断など断層面を自由に選択できることなどが利点である．一方，心臓ペースメーカー，手術に使用したクリップなどの金属が体内にあると検査が禁忌であるなどの制約がある．

MRI を用いた MRA: MR angiography（図 1-3）では，脳内の太い血管の狭窄，閉塞，脳動脈瘤の有無などを調べることが可能である．

§3. 診断と検査　29

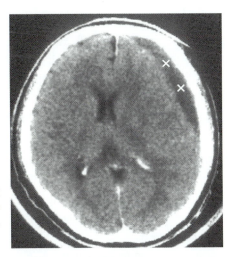

図 1-2　慢性硬膜下血腫症例の頭部 CT
60歳女性．頭部外傷後数カ月で徐々に精神が緩慢化し，認知症と間違えられていた．血腫（xx）によって前頭葉が圧迫され精神症状だけが出現していたが，脳外科的に血腫を取り除き後遺症もなく治癒した．

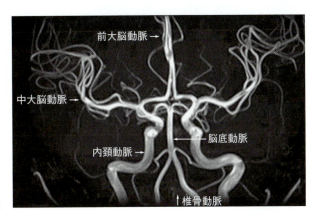

図 1-3　正常 MRA

　c）**SPECT**（single photon emission computed tomography）
　　　核医学的手法を用いて，局所脳血流の増加や減少を画像化できる．最近は，統計学的手法を用いて被験者と正常者との血流の差を評価することが可能となり，客観性が増している．アルツハイマー病，前頭側頭葉型認知症，レビー小体型認知症などではそれぞれ特有の血流低下パターンがあり，診断上有益な情報が得られる．

　d）**PET**（positron emission tomography）
　　　陽電子放出核種で標識されたブドウ糖などを投与することによって体内のブドウ糖代謝評価が可能となる．がん検診などに利用されているが，脳内のブドウ糖代謝の評価も可能である．近年では，異なる核種を用いてアルツハイマー病などで脳内に蓄積するアミロイドを画像化することも可能となっている．

2）**脳波** electroencephalogram（EEG）
　　　大脳皮質に存在する神経細胞の電気活動を，頭皮上の電極から導出したのが脳波である．脳波は，てんかんなどの脳神経細胞の過剰電気発射状態や意識障害などの脳機能低下状態の診断や評価に必須である．また，**睡眠ステージ**の判定にも不可欠である．記録された脳波の波形から振幅，周期，周波数を測定する．この中では，臨床上は周波数が

最も重要である．周波数によって，α 波（8 〜 13Hz），β 波（14Hz 以上），θ 波（4 〜 7Hz），δ 波（3Hz 以下）に分類される．α 波より速い波を速波 fast wave，遅い波を徐波 slow wave とよぶ．平坦な脳波（頭皮上から脳波の検出が不可能な状態）は，脳死判定にも用いられる．

　近年では，睡眠時無呼吸症候群，レム睡眠行動障害（レム睡眠期に夢と一致して出現する激しい異常行動）の診断のために終夜脳波（睡眠ポリグラフ）での解析も行われている．

a）導出法

　頭皮上におかれた活性電極と耳朶におかれた不関電極間の電位差を記録する単極誘導 monopolar recording と，活性電極間の電位差を記録する双極誘導 bipolar recording があり，通常両者を併用する．

b）脳波の賦活

　異常脳波を出現しやすくするために，下記のような賦活条件を加える．

① 過呼吸 hyperventilation

過呼吸を 3 分間続けさせる．正常人でも脳波はやや徐波化し，振幅も増大する（build-up）が，過呼吸中止後 10 〜 20 秒以内で消失するのが正常であり，30 〜 60 秒以上にわたり持続するのは異常と考えられる．build-up は若年者に著明である．

② 睡眠 sleep activation

睡眠の浅い段階で異常波（特にてんかん性放電）が出現しやすいため，必要に応じて，自然睡眠あるいは薬物負荷で睡眠を誘発する．

③ 閃光刺激 photic stimulation

種々の周波数の閃光刺激を与える．光源性てんかん（いわゆるテレビてんかん）の異常放電の検出に有効である．

c）正常脳波

　脳波は年齢によって大きく周波数が異なるので，判読の際には注意が必要である．幼小児では，高振幅の徐波が主体で，成長とともに徐波は減少し，14 〜 18 歳で成人の脳波となる．以下は，成人の脳波について述べる．

i）安静覚醒時脳波

　正常成人の覚醒・安静・閉眼時には，α 波が後頭-頭頂葉優位に認められ，数秒の周期で振幅の増減（waxing and waning）がみられる．開眼すると，α 波は抑制される（α-blocking）．不安・緊張が強いと，前頭・中心部にかけて β 波が混在する．ベンゾジアゼピン系の薬物は，律動的な β 波を出現させることで知られる．

ii）睡眠時脳波

　正常成人の睡眠時の脳波は，睡眠の深さによって変化する．

① ノン・レム non-REM 睡眠

第 1 期（入眠期）：α 活動が次第に消失し，全体としてさざ波のような脳波（漣波期）となる．

第 2 期（軽睡眠期）：中心から頭頂部に瘤波（hump）や紡錘波（spindle）が出現する．

第 3 期（中等度睡眠期）：背景活動が高振幅化と徐波化を示す．

§3. 診断と検査　*31*

第4期（深睡眠期）：2Hz 以下の δ 波が 50% 以上を示す.

② レム　REM 睡眠

通常は深睡眠期の後に出現し，一過性の急速眼球運動 rapid eye movement（REM）の出現とともに体の筋緊張が低下する．この時期に夢を見ていることが多い.

d）異常脳波

非突発性 non-paroxysmal 異常と突発性 paroxysmal 異常がある．前者は基礎律動 basic rhythm（脳波の大部分を占める持続性の背景脳波）の異常，後者は基礎律動からきわだった突発性の，一過性の異常である.

① 非突発性異常

重要なのは徐波である．徐波化した 8Hz の α 波が後頭優位性を失い広汎性に出現する広汎性 α 波（diffuse alpha activity），θ 波，δ 波などの徐波が散発性あるいは持続性に，また局在性あるいは広汎性に出現する状態などがある.

② 突発性異常

突発性に一過性に出現する棘波 spike wave（持続が 1/12 秒以下の先鋭な波形をもつ波），鋭波 sharp wave（持続が 1/12 ～ 1/5 秒の先鋭な波形をもつ波）と棘徐波結合 spike and wave complex（棘波に続いて徐波が出現），鋭徐波結合 sharp and wave complex（鋭波に続いて徐波が出現），徐波群発 slow wave burst（連続した高振幅徐波が群発状に出現）などがてんかんの診断上，有用である.

3）髄液検査

髄膜炎，脳炎などの中枢神経の感染症を疑うときには，必須の検査となる．一般的には，腰椎穿刺（ルンバール lumbar puncture）によって髄液を採取し，その外観，細胞数とその種類，蛋白濃度，糖濃度などを調べる．必要に応じて病原体の抗体価を調べたり，培養を行ったりする．脳ヘルニアを起こすほどの脳圧亢進がない（眼底でうっ血乳頭がない）こと，穿刺部位に感染症がないことを確認した後に腰椎穿刺を行う.

a）外観

正常では水様透明であるが，髄液蛋白濃度が著明に高いとき，陳旧性出血などでは黄色（キサントクロミー）を呈し，著明な細胞増多があるときには混濁する.

b）細胞

中枢神経の感染症では細胞増多が認められるが，その原因が，細菌性（化膿性）では好中球が，ウイルス性，結核性，真菌性，梅毒性の場合はリンパ球が増多する．ただし，前者でも抗生物質投与後ではリンパ球優位に，後者では病初期に好中球優位になることがある.

c）蛋白濃度

中枢神経の感染症，髄液の通過障害が存在するときに増加する.

d）糖濃度

中枢神経の感染症の原因が，細菌性，結核性，真菌性，梅毒性では髄液中の糖濃度は血清糖濃度の 2/3 以下に低下し，ウイルス性では，特殊なウイルスを除いて低下しない.

〈高橋裕秀〉

D 心理検査

　心理検査は，何を測るか，どのような測り方かによって分類することができる．何を測るかについては，大きく分けて 1. 知能，2. 認知機能，3. 性格（人格）を測るものに分けることができる．測り方については，a. 質問紙法，b. 投影法，c. 作業検査法などに分類される．

　心理検査は，実施への導入とその結果をいかにフィードバックするかを慎重に行う必要がある．一般に心理検査は，「自分でも気づかない，恐ろしい自分があばかれる」といった印象をもたれていることが多く，また心理検査を受けるように勧められる事態が，自分に何か問題があると指摘されているように感じる人も多い．

　このように必ずしも積極的に受ける人ばかりではないことを前提に，心理検査を実施する際には，受検者の心境と実施目的等を十分に話し合うことが重要である．

1. 知能検査

　知能検査は知能を測る検査であるが，知能についての定義は研究者の数ほどあるといわれている．そのため検査によって，測る能力にも違いがある．

a. ビネー検査法

　フランスのビネー Binnet A がシモン Simon T と協力して開発した検査法である．日本ではビネーの検査をもとに，鈴木治太郎によって鈴木・ビネー知能検査が，さらに田中寛一による田中・ビネー検査が開発された．わが国でビネー検査というと，田中・ビネー検査が代表的である．

　検査では難易度が段階的に上がり，学校の学習に関連したタスクで構成されている．主に判断，理論，推論を検査する．検査課題のレベルはある年齢の 50 % が正解できるレベルのものであり，年齢のレベルがあがるにつれ，抽象的推論を扱う課題が多くなる．ビネー検査法では，能力を IQ（intelligence quotient，知能指数）で表し，IQ は精神年齢を生活年齢（生まれてからの年齢）で割り，100 をかけたものである．精神年齢と生活年齢が一致していれば，IQ は 100 となる．IQ70 未満を知的障害（精神遅滞）とする．

　開発されて以来，改訂を繰り返し，田中・ビネー検査の最新版は田中・ビネー検査 V（ファイブ）である．

　検査対象は 2 歳から成人と幅広く，問題が年齢尺度によって構成されている．実施の手順は，被検査者の生活年齢と等しい年齢級の問題から取り組み，1 つでもパスできない課題があった場合に年齢級を下げることで，全課題をパスできる年齢級の下限を特定する．全課題をパスできた場合には，上の年齢級に進んで上限を特定する．

　実施の手順が簡便で，受検者に精神的・身体的負担がかからないことが特徴として指摘されている．ただし繰り返し検査を実施する場合には，1 年以上間をあけることが望ましいとされている．

b. ウェクスラー式知能検査

　当初は，アメリカのウェクスラー Wechsler D が成人用に開発した検査（Wechsler-

Bellvue intelligence test）であった．その後，学齢児用の WISC（Wechsler-Bellvue intelligence scale for children）が開発され，次に元の検査を改良した WAIS（Wechsler adult intelligence scale），さらに就学前児用の WPPSI（Wechsler preschool and primary scale of intelligence）が発表された．その後，改訂が繰り返され，最新の成人用検査は WAIS-Ⅲ成人知能検査，学齢児用の検査は WISC-Ⅳである．

WAIS-Ⅲ（ウェイス・スリー）は 14 の下位検査からなり，言語性 IQ と動作性 IQ，全検査 IQ が算出される．さらに「言語理解」「知覚統合」「作動記憶」「処理速度」の 4 つの群指数も測定でき，多面的に知能を把握することができる．

WISC-Ⅳ（ウィスク・フォー）は 10 種の基本検査と 5 種の補助検査からなり，基本検査をすることで 5 つの合成得点（全検査 IQ，言語理解，知覚推理，ワーキングメモリー，処理速度）が算出される．こうした下位検査間のディスクレパンシー（差）から，個人内の強い能力と弱い能力が把握でき，積み木模様，数唱，絵の抹消課題から算出するプロセス得点から，プロセスレベル（情報の処理過程）でのディスクレパンシー（差）を把握することができる．

c. コース立法体組み合わせテスト

コース Kohs SC が開発した検査である．赤，白，青，黄の 4 色のブロックを用いる．模様図を見て，それと同じように 4 個のブロックを並べさせる積み木構成課題からなっており，手先の器用さにあまり影響されない．また 2 問続けて失敗すると検査は終了するため，知能の低い受検者にそれほど負担をかけないことも特徴である．

視覚構成能力を測るのに適しており，近年は軽度認知機能障害（MCI：mild cognitive impairment）のスクリーニング検査としても活用されている．

d. 老人用知能検査

老年期の患者は，身体機能が低下し，疲れやすいため，成人用の検査をそのまま実施できないことも多い．また老年期の場合，知能の低下が認知症と異質のものであるかどうかを鑑別する必要がある．そこで開発されたのが，改訂長谷川式簡易知能評価スケール（HDS-R）や MMSE（Mini-Mental State Examination）である．

測定内容には，見当識（今日の日付，曜日，自分のいる場所など），記銘（提示された物や名前をしばらくして想起する），そして計算（100 から 7 を引く）などが含まれる．いずれの検査も得点が低いほど，認知症の可能性が高く，重症度（軽度，中度，重度）も高くなる．5 分から 10 分程度で実施可能である．

2. 認知機能検査

a. 記銘力検査

1）視覚記銘力検査

代表的なものは，ベントン視覚記銘力検査（Benton visual retention test）である．幾何学図形をある一定時間提示した後，記銘した図形を実際に描かせる．

この検査では，視覚認知，視覚記銘，視覚構成能力を評価し，大脳損傷，大脳疾患の有無，頭部外傷，脳血管障害，脳腫瘍などを把握する．こうした形式の検査は，記銘力を総合的に評価するウェクスラー記銘検査（Wechsler memory scale：WMS）にも含まれる．

2) 聴覚記銘力検査

検査者の話した言葉を記銘，想起させる検査である．三宅式記銘検査（東大脳研式記銘力検査）のほか，WAIS や WISC の中にも課題として含まれている．

具体的には，数唱問題（順唱：いわれた順に数字をくりかえす，逆唱：言われた順とは逆に数字をくりかえす）や対語課題（言葉を対にして記銘させ，しばらくしてから対の1語のみを呈示し，それに対応する語を想起させる）がある．

b. 遂行機能検査

遂行機能とは，行動の見通しを立て，順序立てて実行する機能である．特に脳の前頭葉がこの機能と関連があるとされる．

代表的な遂行機能検査は，トレイル・メイキング・テスト（Trail Making Test）である．このテストは画面上に描かれた①から㉕の番号を順に結ぶパート（Part A）と数字とひらがなを交互に結ぶパート（Part B）からなる．「注意の持続と注意の選択」「視覚探索・視覚運動協調性」などを測る．

そのほかには，BADS（Behavioral Assessment of the Dysexecutive Syndrome）がある．この検査は，実生活に類似した下位検査（行為計画検査，鍵探し検査，動物園地図検査など）が用意されている．

3. 性格検査 / 人格検査

性格検査あるいは人格検査は，インクのしみや曖昧な場面の画等を刺激として用い，無意識の欲求や感情，興味等を捉えようとする a. 投影法検査と，「ちょっとしたことで思い悩むことがある」といった質問項目に回答させて人格の特徴を捉えようとする b. 質問紙法検査とがある．

投影法検査は，受検者の回答を分析する際の判断が難しく，また実施者の主観的な判断に頼らざるを得ないという欠点がある．一方で，質問紙法検査は，結果の解釈が比較的簡便であるが，受検者が自身の回答がどのように解釈されうるかをある程度予測できることから，回答に歪みが生じる危険性がある．

さらに上記2つの検査法以外に，作業を与えてその作業への取り組み方や正確さなどから，人格特徴を把握する c. 作業検査法がある．

a. 投影法検査

1) ロールシャッハテスト（図 1-4）

ロールシャッハ Rorshach H が開発した検査である．偶然にできたインクのしみを刺激として用い，それが何に見えるかを回答させる検査である．

実施の手順は，①教示（検査や回答の仕方について），②自由反応段階（刺激に対して自由に反応する），③質疑段階（自由反応段階で得られた反応について，その根拠となる特徴を述べさせる），④限界吟味段階（被験者の態度や発言から，反応の背景を探る．必要なときのみ実施）である．

解釈は，反応を記号化し，各記号の数や比率などから検討する量的分析，図版から図版，あるいは反応から反応への反応の変化を分析する継列分析，反応内容を分析する内容分析などがある．

こうした分析によって，知的な豊かさや感情の安定性，対人関係など，人格の特徴を

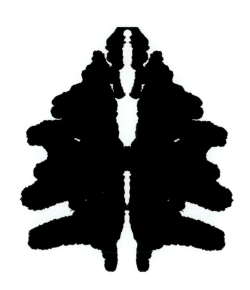

図 1-4　ロールシャッハテスト図版の 1 例
（Kolba 作）

把握する．分析の際の理論的な立場は，さまざまある．

2）**文章完成テスト（SCT: Sentence Completion Test）**

「私の母は…」「私が気になるのは…」などの刺激語が呈示され，自由に文章を完成させる検査である．わが国では「精研式文章完成テスト」をはじめ，複数の方式がある．

SCT の刺激語は家族関係や対人関係，自分に関する認識・評価など幅広く情報を引き出すよう設定されている．分析や解釈に際しては，反応する際の態度，反応のカテゴリー，反応内容などをもとに行われる．

3）**主題統覚検査（TAT: Thematic Apperception Test）**

モルガン Morgan C とマレー Murray H が作成した．人物，事物，風景を描いた 30 枚の絵から，受検者の年齢や性によって 20 枚選び，それぞれについて物語を作成させる．

マレーは，物語の内容から物語の主人公の欲求と環境からの圧力との関係性を精神分析的に解釈する方法をとったが，TAT の解釈法はさまざまある．

4）**絵画-欲求不満テスト（PF スタディ）: Picture Frustration study**

ローゼンツヴァイク Rosenzweig S が作成した検査である．欲求不満場面を描いた 24 枚の線画を用い，その場面で欲求不満にある人が話すと思う言葉を受検者が記入する．

その反応を攻撃の方向（外罰・内罰・無罰）と型（障害優位・自我防衛・要求固執）に分類し，欲求不満に対する反応の仕方を把握する．

5）**描画テスト**

受検者に鉛筆やクレヨン，画用紙などを渡し，何かを描かせる検査である．一定の課題を与え描画させる検査と自由画による検査とがある．

一定の課題を与える検査として，「木」を描かせるバウムテスト，「家 house・木 tree・人 person」を描かせる HTP テスト，「風景」を描かせる風景構成法などがある．

いずれのテストも描画後に絵について話し合い，絵の解釈は全体的な印象と形式分析（絵のサイズ，位置など）や内容分析（何がどのように描かれているか）を総合して行われる．

b．質問紙法

1）矢田部-ギルフォード性格検査（Y-G 性格検査）

ギルフォード Guilford JP が作成した検査を，矢田部と辻岡が日本人用に標準化した検査である．抑うつ性，劣等感，のんきさなど12尺度の得点を採点し，それをプロフィールとして折線グラフに表すことで性格の特徴を判定する．

プロフィールの傾向（中央寄り，右寄り，左寄り，右下がり，左下がり）によって適応状態の判定も可能である．

2）MMPI（Minnesota multiphasic personality inventory，ミネソタ多面人格テスト）

ハサウェイ Hathaway SR とマッキンレー Mckinley JC が作成し，日本人用に標準化された検査である．550 項目からなる．

基礎尺度は，臨床尺度と妥当性尺度からなる．10 個の臨床尺度があり，プロフィールとして尺度の相互関係から人格の特徴を分析する．妥当性尺度は，「どちらでもない」という回答の多さや通常の回答傾向とは異なる回答パターンの多さなどから，回答する際に受検者が自分をよく見せようとしていないか，不正直に回答していないかなどの受検態度をチェックし，結果の信頼性を検討する．

さらに臨床尺度を補足する尺度として，追加尺度がある．

c．作業検査法：内田・クレペリン精神作業検査

受検者は不規則に並んだ1桁の数字を順に加算する作業が与えられる．前半15分，休憩5分，後半15分のスケジュールで作業を行い，1分ごとの作業量から作業曲線の型を検討する．

分析にあたっては，作業量と誤謬量（不正確さ）と作業曲線の型（時間の経過による作業の変化）から，興奮や集中，練習効果，疲労などの人格特徴を把握する．

作業への取り組み方や作業の正確さなどを把握できることから，産業界での新規採用者の選抜や適性配置などに用いられることも多い．

4．テスト・バッテリー

1つの心理検査では，クライアントあるいは患者のあらゆる側面を把握できない．そのため臨床場面では，テスト・バッテリーとしていくつかの心理検査を組み合わせて用いる．

その際，①査定の目的や，②受検者の状況（心理的・身体的な状況など），③検査に使用可能な時間，④何を測る検査であるかなどを考慮に入れながら，どの検査を組みあわせるか検討する．

なお，心理検査の実施順序も重要であり，通常，①不安や緊張を生じないものから，②投影法よりも質問紙法検査から，③言語を用いる検査よりも作業検査法（動作的な検査）から行う．

〈中島香澄〉

精神症状の把握

A 知覚の障害

外界からの刺激が五感（視覚，聴覚，嗅覚，味覚，触覚）に関する感覚器を通して脳に至り，外界の対象やときには自分自身の内部で生じていることを意識し，知るという精神活動を知覚 perception という．

精神医学における知覚の異常とは目や耳など末梢感覚器や神経伝導路の異常にはよらず，大脳における知覚の統合過程の障害に起因すると推測されるような異常をいう．

1. 錯覚 illusion

実際に存在するものを誤って，別のものとして知覚することを錯覚という．

壁のシミが幽霊にみえるといった現象は，視覚領域の錯覚である．錯覚は意識障害のあるようなときに出現しやすいが，正常でも生じることがある．

2. 幻覚 hallucination

実際には全く存在しないものを，存在するものとして知覚することを幻覚という．幻覚は感覚の種類によって，幻視，幻聴，幻嗅，幻味，幻触などに分けられる．

a. 幻視 visual hallucination

実際には存在しないものがみえること．意識障害（せん妄）に伴って出現することが多い．アルコール依存の離脱症状で生じる振戦せん妄では，現実には存在しない小さい人間や動物が動くのがみえる．レビー小体型認知症では，いきいきとした幻視が出現することが特徴である．

幻視は行動の異常として第三者に気づかれることがあり，何かがみえるといって壁や廊下などを探ったり，追いかけるような動作や，何もない床の上で物をつかむような仕草として観察されることがある．

「幻のようなものがみえることはないですか？」，「小さい動物などがみえることはありませんか？」などと質問をして，幻視の存在を確かめてもよい．

b. 幻聴 auditory hallucination

実際には存在しない音がきこえること．雑音などの単純な音がきこえる場合（これを要素性幻聴という）もあるが，意味のある人の声がきこえてくるという場合が多くこれを幻声という．何かいっているような気がするといった程度のものから，はっきりと意味のある声がきこえてくる場合までさまざまである．知っている人の声であるときもあるし，未知の人や神様の声であるという場合もある．多くは自分に対する，噂，悪口，

非難，あざけりであり，自分への命令のこともある．命令の場合はそれに従って行動してしまう場合もあり，これを作為（させられ）体験といい，自我（意識）の異常でもある．また自分の行為に注意や批判をする声がきこえることも多い．他方で，自分をほめたり，親切な忠告をしてくれる場合もある．第三者同士がお互いに話し合っていたり，あるいはきこえてくる声と患者とが対話をしたりすることもある．声のきこえる場所も耳にきこえる場合もあれば，それ以外の場合もある．

患者がきき耳をたてるような仕草をしたり，誰もいないのに誰かと会話をするかのように独語をしたりすることから幻聴の存在が明らかになることがある．耳栓をして幻聴を防ごうとする患者もいる．

「周りに誰もいないのに物音や，人の声がきこえてくることがありますか？」と具体的に質問をして，幻聴の存在を確かめてもよい．

統合失調症で多いが，器質性精神障害などでも出現する．幻聴のある場合は思考の項目で述べる妄想を伴うことが多いので幻聴のみならず，妄想の有無について注目することも必要になる．

c. 幻嗅 olfactory hallucination

ガスや尿などの異様なにおいがするなどと訴える．

てんかんの鉤回発作の場合，発作的幻嗅を生じることがある．

思春期に「自分の身体からいやな臭いが出ているので，他の人が自分を避ける」という関係妄想を伴った幻嗅体験を訴える患者がおり，これを自己臭恐怖という．これには本人にも臭うという場合と，本人には臭わないが他の人の素振りからわかるという場合とがある．

d. 幻味 gustatory hallucination

異常な味がする，毒をもられたに違いないとの，被害妄想（被毒妄想）に発展することがある．

幻嗅，幻味の存在を確かめるため，「最近，変な臭いや味がして困ることはありませんか？」などときいてみてもよい．

e. 幻触 tactile hallucination

触覚に関する幻覚で，「皮膚に虫がはっている」，「性器を触られる」などの感じを体験する．統合失調症で多いが，「皮膚の中を虫が動き回っている」という異常感覚のみを症状として訴える患者がおり，これを皮膚寄生虫妄想という．

f. 体感幻覚 cenesthetic hallucination

体感は運動感覚，臓器感覚などで普通は意識にのぼらない．体感幻覚とは身体の奇妙な異常感を実感するもので，「脳が溶けて流れ出す感じがする」，「腸が腐っている」などの訴えをする．上記の幻触と区別しにくい場合もある．

g. 幻（影）肢 phantom limb

四肢が切断された後，実在しない四肢が存在しているかのように感じること．疼痛を伴うことがある．

3. その他の知覚障害

かすかな音が非常に大きな音として感じられたり，普通の光が異常にまぶしく感じら

§ 4. 精神症状の把握 *39*

れたりするのが知覚過敏であり，反対に知覚作用が減退すれば知覚不全である．

　性質が変わって知覚される場合もあり，視覚については小視症（物が小さくみえる），大視症（物が大きくみえる），変型視症（物が変型してみえる）などがある．これらはてんかんの発作症状として出現することがある．

　また初めてみる風景なのに以前にみたことがあると感じるのを既視感，逆に普段みなれている風景を初めてみるように感じる場合を未視感といい，これも，てんかんの発作症状で出現するが正常者でも経験することがある．

　知覚されるものに現実感が乏しく，まるでベールをかぶったように感じられるとき，知覚の疎隔といい，離人神経症などでみられる．

B　思考の障害

　ふだん人間の頭の中には，いろいろな思いが現れては消え，一定の結論に達したり，あるいはまとまらないまま，次のテーマへと移っていく．これを思考という．

　思考の障害には大きく，思考の進み方の異常，思考体験の異常，思考の内容の異常がある．

1. 思考の進み方の異常

a. 観念奔逸 flight of ideas

　次から次へと考えが浮かび，その進み方も早い状態．1つ1つの観念の間には意味のつながりはあるが，全体としてのまとまりが悪い．躁病，酩酊で生じる．

b. 思考制止 inhibition of thought

　考えが頭にうかばず，進み方も遅い．言葉数も少なくなる．うつ病で生じる．

c. 迂遠 circumstantiality

　考えの目標は失わないが，細部にとらわれて，重要なことを要領よく話すことができない．最終的には話しが目的に到達する．高齢者にはこの傾向がある．てんかん，知的障害に現われる．

d. 保続 perseveration

　一度うかんだ考えが繰り返し機械的に現われ先に進まない．新たな質問をしても最初の質問への答えを繰り返す．

　例）年齢は？：77歳です．

　　　ここはどこですか？：77歳です．

　老年期認知症のような器質性精神障害で現われる．

e. 思考途絶 thought blocking

　途中で考えがとだえて患者の会話が突然停止し黙りこんでしまう．そのような時に患者が「自分の考えが奪い取られる」と訴えることがあるが，これを思考奪取という．

　統合失調症でみられる．

f. 思考滅裂 incoherence

　1つ1つの考えがバラバラで結びつきがなく，全体としても全くまとまりがなく，何を言おうとしているのか理解できない状態．

意識清明時の思考滅裂は統合失調症で生じる．意識障害時の類似の状態を思考散乱という．

軽度の思考滅裂で話しが何となくまとまらない程度の状態を連合弛緩 loosening of association とよぶ．他方，思考滅裂が重症となって相互関連の全くない単語の羅列となった場合を言葉のサラダ word salad とよぶ．

2. 思考体験の異常

思考とは本来個人の頭の中で生じ，その人によってまとめられコントロールされる性質のものであるが，思考が自分の意志によってコントロールできず，一人歩きするような現象が存在する．それを思考体験の異常という．

a. 思考の被影響-作為体験

自分の思考が自分で考えるのではなく，外部からの力で考えさせられているという体験．

思考吹入：外から考えを吹き込まれる．

思考奪取：自分の考えが誰かに抜き取られる．

思考伝播：自分の考えが他人に伝わる．

このような外部からさせられる（あやつられる）という体験は思考だけでなく，感情や行動の面にもみられ，作為体験とよばれる．このような症状は自我（意識）障害ともいわれ，統合失調症に特徴的である．

b. 強迫観念 obsessive idea

ある考えが自分の意志に反してわき起こり，それが重要ではなく不合理でばかばかしいとわかっていても，はらいのけることができない状態．考えないようにと努力すればするほど，よけいに強く出現する傾向がある．

例として次のようなものがある．

「ガス栓をしめたか，鍵をかけたかなどが気になり，何回も確認する」，「不潔なことが気になり，電車の吊り革や公衆トイレのドアにさわれない」，「自動車を運転していて，他人をひいてしまったのではないかと絶えず気になる」，「厳粛な場所で不適切な言葉を発してしまうのではないかと心配する」など．

その他，「1＋1はなぜ2なのか？」などと考えてしまう疑惑癖，「空はなぜソラというのか？」など物事の理由に疑問が起こる詮索癖，道の電柱などすべての物の数を数えないと気がすまない計算癖などがある．

強迫観念に基づいて行動が起こる場合を強迫行為 compulsive act という．たとえば外出するとき，何回も実際に戸締まりを確認したり，不潔なことが気になって1日中手を洗い続けたりする（洗浄強迫という）．就眠前に一定の儀式をしないと眠りにつけないこともある．

強迫性障害で典型的にみられる．軽度のものであれば正常者にも出現する．統合失調症やうつ病でも出現することがある．

「自分でもばからしいと思いながら，何かの考えにとらわれ悩んでしまうことはありませんか？」「戸締まり，火の元などが気になり何回も確認することはありませんか？」「不潔なことが気になって，手を何回も洗うようなことはありませんか？」などの質問をして強迫症状の有無を調べてみてもよい．洗浄強迫のある人は過度の洗浄の結果，手が赤くはれているようなこともある．

§ 4. 精神症状の把握　　*41*

　　　強迫観念は自分でもばかばかしいと思っている点が妄想とは異なるが，ときにはそのような観念に完全にとらわれていて，ばからしいと感じなくなっている例もある．

c. 恐怖（症）phobia

　　　強迫観念が一定の対象に結び付いてそのことを恐れる状態．恐怖とは対象の明らかな不安である．その種類によって多くの恐怖がある．

　　　社交不安障害（社交恐怖，対人恐怖）：対人場面での人からの注目や失敗を恐れる．人前に出ると顔が赤くなることを恐れる赤面恐怖などが含まれる．

　　　広場恐怖：混んだ電車の中のようなのがれることが困難な場所，状況への恐怖．

　　　限局性恐怖：特定の対象への恐怖．高所恐怖，尖鋭恐怖，動物恐怖などが含まれる．

d. 支配観念

　　　ある観念が長期にわたって意識され消えない状態．

　　　たとえば恥辱を受けた場合，強い感情をもってそのことが繰り返し思い出されるなど．

3. 思考内容の障害：妄想　delusion

　　　明らかに誤った思考の内容を，それが正しいと確信しており，訂正不可能であるものを妄想という．迷信も非現実的で誤った思考内容であるが，ある社会集団で共有されているもので，特定の個人にしか存在しない妄想に比較するとその確信度は弱く論理的に反証すれば訂正も可能な点で妄想とは異なる．

a. 妄想の生じ方による分類

1）一次妄想（真性妄想）primary delusion

　　　その生じ方が基盤にある感情状態や心的体験から了解できないもの（了解不能）である．多くの場合，統合失調症で生じる．身体因性精神障害でもみられる．

　　　妄想気分：なんとなく不気味でただならぬことが起きそうだという気分．世界が破滅するような感じである世界没落体験もその1つである．統合失調症の発病初期に現れることが多い．

　　　妄想知覚：実際に知覚されたものに対して，直観的に独特の意味づけをすること．たとえば，「今，犬が吠えているのがきこえた．あれは自分が妻と離婚しなければならないということを意味している」など．

　　　このように実際に知覚されたものに対して論理的にも感情的にも関連がないにもかかわらず，意味を感じとり確信する．統合失調症に特徴的である．

　　　妄想着想：ある思いが突然浮かび，それを直観的に事実だと確信すること．たとえば，「突然，自分は全能の神だと思いつく」．

2）二次妄想 secondary delusion

　　　患者の性格，過去の体験，感情状態や幻覚などから心理的に了解できる発生の仕方をするもの．

　　　たとえば，実際に犯罪を行った人が，街角に立っている人を刑事であると確信するような場合である．

　　　またうつ病の場合，抑うつ感情がもとになって，「皆に迷惑をかけて申しわけない，自分は罪深い人間だ」という罪業妄想，「財産をなくしてしまった」という貧困妄想などが生じる．躁病では爽快な気分がもとになって，「自分は天才である」などの誇大妄

想を生じる．敏感な性格の人が関係妄想を生じる．

b. 妄想の内容による分類

1）被害的な内容の妄想

被害（迫害）妄想：他人から危害を加えられる，いじめられると考える被害的内容の妄想の総称．「暴力団などにねらわれている」，「殺されそうな気がする」，「悪口をいいふらされている」など．

関係妄想：周囲の人々の言動や動作を自分に関係づけるもの．たとえば，「道ですれちがった人の咳払いを自分へのあてこすりと思う」，「テレビをみていたら自分のことを放送されたように感じた」など．

注察妄想：道を歩いていて皆が自分をジロジロみている．

追跡妄想：何者かに後をつけられている．

被毒妄想：食べ物や薬に毒を入れられた．

好訴妄想：他人が自分の権利を侵したと確信し，執拗に訴訟を起こす．

憑衣（ひょうい）妄想：狐，神霊などが自分にのりうつったとする妄想．

嫉妬妄想：配偶者が浮気をしていると確信する．

2）自己を過小評価する妄想

微小妄想：自分の能力などを過小に評価する．

罪業妄想：過去の些細なことを気にかけて，自分は罪深い人間だと悩む．

貧困妄想：「経済的にいきづまってしまった」「財産をなくした」と思い込む．

虚無妄想：すべての存在の実在性を否定している状態．「自分が存在しない，生きていない，世界が存在しない，何もない」と思い込む．

心気妄想：身体的病気はないにもかかわらず，何か重大な身体の病気にかかっていると思い込む．

以上はうつ病の二次妄想としてよくみられる．

3）自己を過大評価する妄想

誇大妄想：自分の能力，地位，財産などを過大に評価する．「自分は天才だ」，「自分は大金もちである」などと思い込む．

血統妄想：自分は皇室の一員である．

宗教妄想：自分は世界の救世主である．

恋愛妄想：異性が自分を愛していると思う．

躁病で多い．統合失調症などでも生じる．

妄想（特に被害的内容の妄想）については語りたがらないことが多いので，次のように妄想の内容について質問してみてもよい．

「最近何か気になることはありませんか？」，「周囲の人がいやがらせや，あてこすりをしたり，悪口をいったりすることはありませんか？」，「テレビで自分のことが放送されていると思うことはありませんか？」，「盗聴器や監視カメラが仕掛けられていることはありませんか？」，「食べ物に毒が入っていると思うことはありませんか？」など．

あるといった場合には，「どのように困っているのかできたらもう少し詳しくきかせて欲しい」ともちかけ患者に自分から話しをしてもらうように誘ってみる．途中で「そ

§4. 精神症状の把握　　*43*

んなことはあり得ないのでは」などと介入せず最後まで話しをしてもらうとよい.

しかし患者が拒否的態度を示すときには，話すことを強要しないほうがよい.

〈渡辺雅幸〉

C 自我意識の障害

自我意識とは，自分自身を認識する意識であり，対象意識に対立するものである.

自我意識は能動性（自分が考え，感じ，行動している），限界性（自分が外界，他人と区別されている），単一性（自分は1人だけであり，1人しかいない），同一性（自分は過去も現在も同一人物）の4つに分けられる.

1. 離人症　depersonalization

自分が自分でないような気がしたり，自分がしていることに実感がもてないなど，自分自身の存在や行動などに対する違和感をいう．また，「喜怒哀楽の感情がなくなった」「周囲との間を，ベールで隔てられているような感じ」「ものをみてもピンとこない」などと表現されるように，自分の感情や思考が現実と隔たりがある場合も含まれる.

離人症を体験の内容に従って分類すると，自己精神の離人症（自分の行動であるという感覚がない），身体精神の離人症（自分の身体が，他人のように感じられる），外界精神の離人症（外界の実在感が薄れ，生き生きとした感情がなくなる）に分けられる.

離人症は自我の能動性が減退あるいは喪失した状態であり，離人神経症，統合失調症（特に初期），うつ病などの精神障害のほか，脳器質性疾患，正常人の疲労時などにも起きることがある.

2. 被影響体験，作為体験　experience of influence

させられ体験ともいう．離人症と同じように自我の能動性の障害で，自分の思考，感情，行動などが，他人の影響によってあやつられていると感ずる病的体験である．たとえば「電気をかけられる」「身体をしびれさせられる」というように，自分の意志ではなく「誰かもしくは何かの力にあやつられている」と感じる体験であり，一般に患者はこれに抵抗できないと感じていることが多い.

感情面での作為体験を作為感情，思考面では作為思考という．なお，作為思考には思考奪取（自分の考えが誰かに抜き取られる），思考吹入（外から他人の考えが入れられる），思考干渉（自分の考えが，他人に干渉される）などが含まれる.

作為体験は統合失調症に特有な症状であり，特にシュナイダー Schneider K の一級症状として統合失調症の診断に重視されている.

3. 憑依妄想　delusion of possession

つきもの妄想ともよばれ，自分の中に別の人物や霊，神仏，悪魔，動物などがとりつき，身体を動かされたり命令されていると確信する状態をいう.

自我の単一性の障害で，祈祷性精神病，統合失調症などでみられる．祈祷性精神病は加持祈祷などを契機に起こる心因反応で，霊や動物（狐や犬）にとりつかれた状態にな

44 1. 総 論

り，興奮，錯乱，昏迷などの症状を呈する．暗示にかかりやすい人に起こる人格の変換
状態といわれる．

4. 多重人格障害　multiple personality

一人の人間の中に，複数の全く別人のようにふるまう人格が，時間の経過とともに交
代に現れる現象をいう．普通，元の人格に戻ったとき，以前の人格状態の言動を憶えて
いない．自我の同一性（連続性）の障害であり，ヒステリー性もうろう状態でみられる
ことが多い．

多重人格障害は，従来ヒステリーの解離現象（深刻な葛藤を経験したとき，耐えきれ
ないダメージから自己を守るため，無意識のうちに知覚，記憶，感情などの一部が欠け
ること）として論じられることが多かったが，最近は解離現象について様々なトラウマ
（心的外傷）と関連した報告が多くなり，解離性同一性障害 dissociative identity disorder
という概念として注目されている．

D 感情の障害

感情とは，快，不快として感じられる状態性の精神機能をいう．抑うつ，爽快といっ
た持続的な感情である気分と，比較的急激に起こる喜び，怒りなどの情動に分けられる．

1. 不安　anxiety

明確な対象をもたない漠然とした恐れを指す．特定の対象を恐れる恐怖 phobia と区
別される．不安は誰もが感ずるものであるが，自己コントロールができない過度の持続
的な不安は病的な不安と考えられる．

不安は神経症の基本症状であり，またうつ病，心身症，統合失調症などの精神障害で
も認められる．さらに不安は急性不安（不安発作，パニック発作）と慢性不安に分けら
れ，急性不安では動悸，ふるえ，発汗などの自律神経症状を伴うことが多い．また，起
きて欲しくないことが起きるのではないかと心配して生ずる不安を予期不安という．

2. 抑うつ　depression

何も動機がなくあるいはごく些細なことで気分が落ち込んだり，悲観的になる状態を
いう．内因性うつ病のほか，統合失調症，脳器質性疾患や症状精神病のうつ状態などで
もみられる．

程度の差はあるが，「晴れ晴れとしない」「気が滅入る」「寂しい」「悲しい」「重苦し
い」「感動することがない」などの症状が認められる．表情も乏しくなり，周囲に対す
る興味，関心も失われる．

これらは内因性うつ病の基本症状として認められ，朝が最も悪く，午後から夕方にか
けて改善することが多い（日内変動）．

3. 気分高揚　hyperthymia

爽快感に満ちた，活動的で高揚した精神状態をいう．物事を楽天的に考え，陽気で多

弁，多動となり，自信にあふれ，幸福感，万能感に満たされ，疲労感を感じない．軽躁とほぼ同じ意味である．

4. 上機嫌（多幸） euphoria

内容の伴わない，表面的な幸福感をいう．現実認識やそれに関連した不安が乏しくなり，いつも上機嫌であるが，その内容が乏しいのが特徴である．

多幸症は，老年認知症のほか進行麻痺などの脳器質性疾患（特に前頭葉障害），アルコール精神病などでみられる．進行麻痺はスピロヘータによる慢性髄膜脳炎（神経梅毒）で，現在は治療の進歩により激減しているが認知症症状とともに気分高揚，精神運動興奮などの躁状態を呈する．

なお，モリア moria はふざけ症ともよばれ，脳腫瘍などの脳の局所性病変で前頭葉の底面（眼窩野）が障害された場合にみられる感情障害である．多幸的，楽天的となり軽率な冗談を飛ばしたり，抑制が欠如し無軌道となる．

5. 感情失禁 emotional incontinence

脳血管性認知症に多くみられる感情表出の調整障害である．情動を抑制，調節することができず，わずかな刺激に対して泣いたり笑ったりする．情動は，普通意志の力で統制されているが，この統制力が低下した結果，情動が過度に現われた状態である．

6. 感情鈍麻 blunted affect

外部からの刺激に対する感受性が鈍くなり，感情の荒廃が進んだ結果，周囲に対して無関心，冷淡となった状態をいう．

統合失調症の場合，発病の前駆期あるいは急性期には幻覚妄想などによる不安や恐れ，怒りなどの情動の動きがみられる．しかし次第に感情のこまやかさや起伏が失われ，慢性化するうちに周囲の出来事に対する反応が鈍くなっていく．行動面では無為の状態となり，対人関係においても喜怒哀楽の感情が薄れ，倫理感，美的感情などの高等感情が鈍くなり，身だしなみも不潔でだらしなくなることが多い．重症になると，空腹感や痛みさえ感じなくなる．これらは統合失調症（特に慢性期）や認知症などの器質精神病で観察される症状であるが，統合失調症では人格変化を反映する症状として早期より認められる場合もある．

E 意欲・行動の障害

意欲 volition とは，行動の原動力のことである．意欲は，欲動（食欲，性欲，運動欲，睡眠欲など）とそれをコントロールする意志とからなる．欲動が強すぎたり，弱すぎたり，あるいは意志によるコントロールが不十分だったりすると行動の障害となって現れる．

1. 精神運動興奮 psychomotor excitement

意欲が著しく亢進し，急速に運動が過剰となった状態をいう．主に躁病，緊張型統合

失調症で認められる.

a. 躁病性興奮 manic excitement

躁病における興奮状態をいう．気が大きくなったり，抑制がきかなくなったりし，気分は爽快で，多弁，多動となる．会話の内容も誇大的になり，高価な買い物をしたり軽率な行為がみられるが，病識や疲労感に乏しく，夜も眠らず何かをしようとしたり，じっとしていられないことが多い（行為心迫）．

なお躁病性興奮では，興奮がひどくても周囲との接触が保たれているのが特徴である．

b. 緊張病性興奮 catatonic excitement

多くは緊張型統合失調症の始まりにみられる興奮状態で，緊張病症候群の一症状である．躁病性興奮と異なり，理由もなく急に激しく興奮したり，物を壊したり，意味なく動きまわる（運動心迫）．同じ言葉，動作を繰り返す常同症や，相手からの指示や他人の動作をおうむ返しに真似る反響症状などの他の緊張病症状の後に現れることもある．言動内容も支離滅裂で了解しにくく，背後に幻覚や被害妄想などの症状がみられる場合もある．また対照的な病像である緊張病性昏迷（後述）の症状と，交代に現れることが多い．

緊張病性興奮は比較的短期間で改善するが，最近では典型的な症状がみられることは少なくなってきている．

2. 精神運動制止 psychomotor inhibition

うつ病にみられる活動性の減退した状態である．何をするにも意欲がわかず，口数が少なく動作も緩慢となる．起床，食事，着替えなど日常的な簡単なことも億劫となり，家事をしようとしてもなかなかできないことが多い．さらには，仕事の面でも支障をきたす場合がでてくる．重症になると，外界の刺激に対して全く無反応，無動となる抑うつ性昏迷状態を呈する．

3. 昏迷 stupor

意識がはっきりしているにもかかわらず，一切の自発的行動がなくなる状態をいう．外部からの働きかけに対して反応がなく，答えたり行動したりすることはないが，後になってみるとその間の出来事を憶えていることが多い．程度の軽い場合は，亜昏迷substupor という．

昏迷は統合失調症（緊張病性昏迷），うつ病（抑うつ性昏迷），ヒステリー（ヒステリー性昏迷）などの精神障害でみられる．緊張病性昏迷では緊張病症候群の一症状として認められ，突然興奮状態に移行したり，カタレプシー（外的に与えられた姿勢をとり続ける，ろう屈症）や拒絶症（拒食，無言）などの症状を伴うことがある．

4. 個々の欲動の障害

a. 食欲の異常

食欲の異常は，大きく量的異常と質的異常に分けられる．

食行動の量的異常には，食欲亢進と食欲減退がある．食欲亢進には，神経性大食症bulimia nervosa があり，若い女性に多く，気晴らし食い binge eating を繰り返す．また，

§ 4. 精神症状の把握　　*47*

躁病では食欲は一般に亢進する．食欲減退は，視床下部などの食欲中枢の異常のほか，うつ病や神経性やせ症 anorexia nervosa などの精神障害を原因とすることがある．うつ病では食欲がなく，空腹感を感じず，味覚が乏しくなる場合もある．神経性やせ症は，拒食による高度のやせ，体重増加に対する強い恐怖，無月経を主症状とし，体重減少にもかかわらず過剰な運動がみられることが特徴である．

食欲があるのに摂食を拒否することを拒食という．統合失調症では，被毒妄想や幻聴による命令が拒食の原因となる場合がある．

質的異常としては，異食症 pica がある．土，草，ごみ，便など，本来食欲の対象でないものを食べることをいう．知的障害，認知症，統合失調症などでみられる．アルツハイマー病などの認知症では，両側側頭葉が障害された場合，クリューバー-ビューシー Klüver-Bucy 症候群として口唇傾向が認められ，手に触れるものを何でも口にする．

b. 性欲の異常

性行動の異常には，量的異常と質的異常がある．量的異常は，性欲亢進と性欲低下に分けられ，性欲亢進は躁病，老年認知症，進行麻痺などの精神障害でみられる．性欲低下は，うつ病，アルコール症などで認められ，男性ではインポテンツ，女性では冷感症として現れることが多い．

一方，質的異常は性倒錯とよばれ，性対象の異常（小児愛，老人愛，獣姦，屍姦など）と手段の異常（服装倒錯，サディズム，マゾヒズム，露出症など）に分けられる．

性同一性障害 gender identity disorder は，生物学的には男性（女性）でありながら心理，社会的に異性としてふるまうことを望み，本来の性やその役割について持続的な嫌悪感をもつことをいう．1998 年 10 月，わが国でも最初の性転換手術が行われ注目された．

c. 自殺念慮，自殺企図

自殺 suicide は，自らの意志で自身の生命を断つ行為をいう．自殺念慮 suicide idea とは死にたいと思いつめることで，一般的には心の底にある不安感，絶望感から，自殺企図 suicide attempt となって行動に現れる．

自殺は社会一般にみられる病理現象であるが，精神障害の自殺率は一般人口に比較して高く，全自殺者の 10 ～ 20% にうつ病や統合失調症などの精神障害が認められるとも指摘されている．このように，自殺は生活環境の変化や人間関係の葛藤などの心理社会学的要因とともに精神障害の関与が重視されており，早期に適切な治療をすることが望まれる．

精神障害による自殺には，うつ病の微小妄想，罪業妄想による自殺，統合失調症の幻聴や被害妄想による自殺や，アルコール精神病による自殺などがある．この他，境界型パーソナリティ障害 borderline personality disorder は性格的に不安定で，頻回に手首自傷や大量服薬などの自傷行為を繰り返す傾向が認められる．うつ病は精神疾患の中で最も自殺が多く，特に病初期と回復期に自殺企図が行われやすいことが指摘され，十分な注意が必要である．

なお，統計によるとわが国の自殺者数は 1950 年以降は年間 2 万人前後で推移していたが，1998 年には 32,863 人と急増した．その後も 3 万人を超える自殺者数が 1998 年

48   1. 総　論

以降14年連続する異常事態となっていたが，さまざまな自殺予防対策が実施された結果，2012年にようやく27,858人と減少した．以降は減少を続けており，2017年は21,302人と6年連続で3万人を下回る状況となっている．

〈松倉素子〉

F　意識障害

"ヒトの精神活動とは一種の演劇である"と仮定するならば，意識障害とは演劇を行うために必要な舞台照明の異常と考えることができる．この舞台照明の異常には2種類ある．1つは照明の強さ，すなわち明るさの異常である．この明るさの異常（低下）が「意識混濁」に相当するものである．そして，もう1つは照明の当て方の異常であり，これが「意識変容」とよばれるものに相当する．「意識変容」の中には，せん妄の他，もうろう状態，アメンチアが含まれるが，もうろう状態やアメンチアの病態を正しく理解するには，さらに「意識狭窄」という概念の理解が必要である．「意識狭窄」とは意識の広がりの障害であり，照明が当たる光の範囲が縮小した状態にたとえられる．

1. 意識混濁

3-3-9度方式（表1-6）

主に脳神経外科領域における意識障害の分類法として日本で広く用いられている．表1-6に示したように，本スケールは一次元のスケールであり，刺激に対する反応に従って意識レベルが段階的に並べられている．評価者は患者の意識状態がいずれの段階に相当するか臨床的に評価し，そのレベルを数値で表現する．意識レベルを表現する用語にはさまざまなものがあるが，それらの用語を使用せずに意識障害の程度が数値で簡潔に表現される．したがって，意識レベルの推移をグラフ化することも容易である．

表 1-6　急性期意識障害レベルの分類法（"3-3-9度方式"）

III. 刺激で覚醒しない（3桁の意識障害）	2. 大きな声または体をゆさぶることにより開眼する
（deep coma, coma, semicoma）	（20）
3. 痛み刺激に全く反応せず　　　　　（300）	1. 普通のよびかけで容易に開眼する　　（10）
2. 少し手足を動かしたり，顔をしかめる（200）	I. 覚醒している（1桁の意識障害）
1. はらいのける動作をする　　　　　（100）	（delirium, confusion, senselessness）
II. 刺激で覚醒する（2桁の意識障害）	3. 自分の名前，生年月日がいえない　　（3）
（stupor, lethargy, hypersomnia, somnolence,	2. 見当識障害がある　　　　　　　　　（2）
drowsiness）	1. 大体意識清明だが，今1つはっきりしない（1）
3. 痛み刺激を加えつつよびかけを繰り返すと	
辛うじて開眼する　　　　　　　　（30）	

注）R: restlessness, I: incontinence　　例）20RI，3I，1R

（太田富雄. 意識障害の臨床評価―脳神経外科的側面より―. 臨床精神医学. 1977; 6: 359-68.）

本スケールは段階的に分けられた3つの群から構成されている．すなわち，刺激をしなくとも覚醒しているI群，刺激により一時的に覚醒するII群，どのような刺激にも覚

醒しないIII群である．さらに，I群は質問に対する応答により，II群は呼名や命令，刺激，痛み刺激に対する反応により，III群は痛み刺激に対する反応により，それぞれ3群ずつに細分化されている．したがって，意識が清明の段階を含めると本スケールは計10段階に分類される．そして，意識レベルは大分類とその中の小分類の組み合わせ，あるいはそれぞれに対応する最大3桁の数字で表現される．たとえば，刺激により覚醒しない状態で，痛み刺激にもまったく反応しない場合は，IIIの3あるいは300と表現される．

なお，不穏状態がみられればR（restlessnessの略），失禁がみられればInc（incontinenceの略），無動性無言がみられればA（akinetic mutism, apallic stateの略）を数字の後に付記することになっている．

2. 意識変容

「意識変容」にはせん妄，もうろう状態，アメンチアがある．意識障害を照明の異常にたとえるならば，せん妄では明るさの低下（意識混濁）も存在するが，照明フィルターの異常により色彩の異常がよりめだつことが特徴である．一方，もうろう状態とアメンチアは意識野が狭くなった状態であり，スポットライトのように光の当たる範囲が著しく限定された状態にたとえられる．

a. せん妄 delirium

せん妄とは軽度の意識混濁を基盤として生じる意識変容の1つであり，認知機能の低下，思考の散乱，幻視などの幻覚，錯視などの錯覚，錯乱などを伴う急性あるいは亜急性に経過する症状群である．DSM-5では，神経認知障害群の中に位置づけられている．せん妄は精神科より，むしろ内科や外科など他の診療科に入院している患者にみられることが多い．

せん妄が起こる要因は加齢や中枢神経疾患などの基礎的要因と，身体的侵襲，電解質や代謝異常，薬剤の影響などの直接的要因に分けられる．せん妄の診断では，横断面において意識混濁の存在を，縦断面において急性の発症形式と動揺性の経過を確認することが重要である．せん妄は夜間に増悪することが多いので日中の診察では見逃されやすい．また，活動性低下型のせん妄も見落とされやすいこと，しばしば認知症にせん妄が合併することにも注意が必要である．

特に，高齢者においては，明らかな器質的脳障害がなくとも，脳機能の予備力低下があり，意識レベルに多少なりとも影響を与えるような要因が加わればせん妄は容易に生じる．また，高齢者では視聴覚障害を合併していることが多く，感覚刺激が減少したり，単調な感覚刺激のみの入力になりやすいことも，せん妄が誘発されやすい要因の1つである．

b. もうろう状態 twilight state

もうろう状態とは「意識混濁」よりも「意識狭窄」がめだつ意識変容である．意識混濁を意識がもつ明度の低下とすれば，「意識狭窄」は意識が広がる範囲の障害である．その発病と消退形式は急激で，正常な意識の時間経過中に，突然挿入された異なる意識状態として現れる．

もうろう状態は心因性，てんかん性，病的酩酊，頭部外傷などによって生じる．心理

的原因の場合は「意識混濁」の関与は稀薄であるが，頭部外傷など器質的異常が背景にある場合では「意識混濁」も強い．もうろう状態の診断は「意識狭窄」の存在を見抜くことにある．一見行動がまとまっているかのようにみえても，その言動・行動は外界から隔絶されたものである．急激な発症・消退形式は診断の有力な手掛かりとなる．もうろう状態は健忘を残すため，家族などから病歴を聴取することも必要である．また，もうろう状態では，興奮や不安を伴い，外界の誤認から衝動的な行動を示すことが多いので，身体的な安全を確保することも重要である．

c. アメンチア Amentia（独）

アメンチアもまた「意識混濁」よりも「意識狭窄」がめだつ意識変容である．アメンチアの特徴は「意識混濁」の程度は軽く，思考のまとまりのなさ（思考散乱 incoherence）と困惑がめだつことである．患者は一見不思議そうな顔つきをしながら当惑し，情動面の不安定を示す．アメンチアは中毒や身体疾患においてもみられるが，産褥期にみられることが多い．産褥期のアメンチアには，出産後に生じた急激な内分泌など身体的な機能の変化や環境変化，サーカディアンリズムの変調などが関係しているとされる．

G　知能の障害

1. 精神遅滞　mental retardation

精神遅滞とはそれまで医学的な概念により精神薄弱と呼称されていたものが，社会適応の観点，あるいはリハビリテーションや障害者教育の取り組みが推進される中で，徐々に置換されてきた概念である．DSM-5 では，神経発達症群の中の知的発達障害に相当する．先天性，周産期あるいは成育早期における何らかの原因により知的機能の低下がみられるだけでなく，適応行動の障害を伴っていることが重要である．

2. 認知症　dementia

認知症とは一般に「後天的な脳器質障害を原因とする慢性的な知的機能障害によって日常生活における自立が阻害されるようになった状態」と定義される．高齢者にみられやすいため，記憶障害が重視されやすいが，注意や視覚認知など種々の認知機能の障害，行為や行動の障害，さらにそれらの障害に対する患者自身の認識について，幅広く障害を評価することが重要である．

a. 診断基準

これまでは米国精神医学会の DSM-IV（表 1-7）によるものが代表的であった．しかし，2013 年に発表された DSM-5 では，神経認知障害群の中の major neurocognitive disorders として位置づけられ，これを認知症と訳している．記憶障害は必須項目ではなくなり，認知障害としては，1 つ以上の認知領域（複雑性注意，実行機能，学習および記憶・言語，知覚-運動，社会的認知）を含んでいればよいことになった．

DSM-5 を用いることにより，前頭側頭葉変性症のような記憶以外の認知領域から進行がはじまりやすい認知症疾患の診断が容易になった．

b. 評価

認知症の評価では，テスト式の知能評価尺度を用いて客観的な評価が試みられてい

§ 4. 精神症状の把握　　*51*

表 1-7　DSM-IV にみる認知症の診断基準

A. 多彩な認知欠損の発現で，それは以下の両方により明らかにされる.
　1）記憶障害（新しい情報を学習したり，以前に学習した情報を想起する能力の障害）
　2）以下の認知障害の 1 つ（またはそれ以上）
　　　a）失語（言語の障害）
　　　b）失行（運動機能が損なわれていないにもかかわらず動作を遂行する能力の障害）
　　　c）失認（感覚機能が損なわれていないにもかかわらず対象を認識または同定できないこと）
　　　d）実行機能（すなわち，計画をたてる，組織化する，順序立てる，抽象化する）の障害
B. 基準 A1 および A2 の認知欠損は，そのおのおのが，社会的または職業的機能の著しい障害を引き
　起こし，病前の機能水準からの著しい低下を示す.
C. その欠損はせん妄の経過中にのみ現れるものではない.

American Psychiatric Association. Diagnostic and Statistical Manual of Mental Disorders 4th ed
(DSM-IV). Washington DC: American Psychiatric Association; 1994. （日本精神神経学会，監修.
高橋三郎，大野　裕，染矢俊幸，訳. DSM-IV 精神疾患の診断・統計マニュアル. 東京: 医学書院;
1996. p.155-6 より抜粋）

る. しかし，それらのスコアが何点以下であるから，認知症であると判断することはできない. たとえば，失語症の患者は言語性のテストだけで評価されれば，認知症としてあつかわれてしまう危険がある. あるいは，うつ病や軽度の意識障害があれば，意欲や注意力の低下から結果的に記憶テストの成績は低下する.

　一方，スコアが何点以上であるから，認知症がないということにもならない. たとえば，ピック Pick 病のように人格変化から始まりやすい認知症疾患では，テスト成績があまり低下していないことがある. あるいは社会生活に重度の支障が生じている前頭葉損傷者に対して，代表的な知能テストであるウェクスラー成人知能検査を施行したとしても，この検査は後部脳損傷により鋭敏なテストであるため，検査成績は良好であったりする.

　"コミュニケーション"，"計画性"，"自発性"，"病識" などと表現され単純に数値化されにくい要素も判断に入れて，"臨床的に" 認知症は理解されるべきである.

c. 類型化

　認知症の類型化は種々の視点から行われてきたが，認知症の原因となる脳の主病変に基づく認知症の類型は，その代表である. この類型では，大脳皮質に主病変のある皮質認知症と，基底核，中脳，間脳を含む皮質下構造に主病変のある皮質下認知症 subcortical dementia の 2 つのタイプに分けられる.

　前者の代表的疾患がアルツハイマー型認知症，ピック病を含む前頭側頭型認知症である. 後者の疾患としては，パーキンソン Parkinson・認知症症候群，進行性核上麻痺，視床性認知症，ハンチントン Huntington 舞踏病などが代表的である. 両者の間には認知症症状について違いがみられ，前者に比較して後者には，精神機能の緩徐化，感情の鈍麻，意欲の障害などが強くみられる点が特徴である.

　なお，両者の特徴を併せ持つ疾患もありレビー Lewy 小体型認知症が代表的である.

d. 脳血管性認知症

　脳血管性認知症とは脳血管性病変によって起こる認知症のことであり，その成因は多

様である．梗塞か出血か，病変がびまん性か限局性か，障害の起きた血管が主幹動脈か穿通枝か，あるいは病変が皮質か皮質下か，認知機能に重要な脳部位を巻き込んでいるか否かなどさまざまである．

e. 治療可能な認知症 treatable dementia

"治療可能な認知症"とは基礎疾患を治療することによって，認知症状態の改善が期待される認知症を意味する概念である．この中には正常圧水頭症や慢性硬膜下血腫など外科的治療の対象となるものや，内分泌疾患や代謝疾患など内科的治療の対象となるものが含まれる．

3. 仮性認知症　pseudodementia

仮性認知症とはウェルニッケ Wernicke C がはじめて用いたもので，その後，もっぱらガンザー症候群 Ganser's syndrome のようなヒステリー症状に対して用いられてきた概念である．ガンザー症候群による仮性認知症では，「的はずれ応答 Vorbeireden（独）」，意識混濁，妄覚，痛覚脱出，回復後の記憶欠損が特徴的である．「的はずれ応答」とは，患者が答えを選ぶときに，すぐわかるはずの答えを素通りして，すぐに間違いとわかるような"的はずし"ともいうべきわざとらしい答え方をいう．原因として拘禁反応が典型的であるが，頭部外傷などの器質疾患，あるいは統合失調症においても報告されている．

うつ病性仮性認知症

今日仮性認知症という用語は，ヒステリー症状に限らず認知症に類似したうつ病などの機能性精神障害に対して，認知症との鑑別のために使用される．

その中でうつ病性仮性認知症とは，老年期のうつ病では，注意力や思考制止などのために記憶や知的機能が表面上著しく障害されてみえるため，器質的な障害である認知症と誤診される可能性があるということを意味する．質問に対して即答することはできなくとも，時間をかけて返答を待ったり，返答のきっかけを作ることにより，思考内容は貧困でないこと，礼節など対人関係の側面も保持されていることを明らかにできれば，臨床的に真の認知症との鑑別は可能である．

なお，うつ病が認知症の発症に先行する場合があることや，認知症疾患の経過中にうつ病が合併する場合があることにも注意が必要である．

4. 軽度認知障害　mild cognitive impairment

認知症ではないが，認知機能が正常ともいえない状態を軽度認知障害（MCI）とよぶ．DSM-5 では，mild neurocognitive disorder という用語が付与されているが，認知症との鑑別点は，MCI では毎日の活動において，自立が阻害されていないことである．

H 記憶の障害

1. 記銘力障害

記憶には 3 つの過程が存在する．すなわち，記銘 memorization（登録 registration），把持 retention（保存 storage），想起 recall（回収 retrieval）である．正常な記憶過程に

§4. 精神症状の把握　　*53*

はこれらのすべてが必要である．いずれの過程が障害されても記憶の障害が生じる．記憶障害がみられた場合，これら3過程のどの障害によるのか判別する必要がある．たとえば，記銘あるいは把持の障害と想起の障害を区別する方法として再認という方法がある．これは記銘させた内容（記憶表象）を被験者にあらためて示し，被験者は内容の一致を判断するというものである．想起の障害だけであれば，再認は可能である．一方，再認ができなければ，記銘あるいは把持の障害が示唆される．さらに，記銘の障害と把持の障害を区別するためには，記憶表象の時間経過に伴う維持について検査しなければならない．

　記銘力障害とは記憶の3過程の中の記銘を行う能力の障害であるが，意識混濁やうつ状態など注意力が低下した状態でも，二次的に記銘力が障害されることに注意しておく必要がある．すなわち，正常な記銘が成立するためには，その前提として正常な知覚あるいは認知が必要である．記銘力障害を論じるには被験者の全般的な意識状態や精神機能も把握しておかなければならない．

2. 健忘　amnesia

　健忘とは限られた一定期間内の経験を想起することができない状態のことである．意識混濁や意識変容の後遺症状として現れる場合が典型的である．ある期間の出来事をまったく想起できないものは全健忘 total amnesia とよばれ，部分的に想起できるものは部分健忘 partial amnesia とよばれる．また，健忘は発病時点を基準として，前向健忘 anterograde amnesia と逆向健忘 retrograde amnesia の2つに分類される．前者は発病後の一定期間あらたな出来事を記憶することができないものであり，後者は発病前の一定期間にさかのぼり記銘・把持されていたはずの出来事が想起できないものである．

a. 全生活史健忘

　全生活史健忘は主に心理的な原因により生じる自己の姓名，年齢，住所，家族などを含む自己の全生活史にわたる健忘である．外傷や内因性精神病に伴うものの報告もまれにみられる．全生活史健忘を引き起こした心的ストレスの中には，複雑な家族関係や対人関係上の問題，時に自殺の危険をもたらすような問題が含まれていることがあり，患者の性格や生活歴，家庭環境などへの配慮が必須である．

b. 一過性全健忘 transient global amnesia

　一過性全健忘は一時的な健忘であり，発作開始から終了まで記銘力障害（前向健忘）が持続する．また，発作中は発作以前のエピソードに関する逆向健忘も認められる．一過性全健忘の原因としては海馬を含む側頭葉内側部のなんらかの障害が疑われている．中年以降の発症が多く，急激な発症形式をとるが，1日から2日程度続いて回復する．回復後は発作中のエピソードについての健忘が残る．

3. 見当識障害　disorientation

　見当識は特定の脳機能に担われるのではなく，意識，思考，記憶，種々の認知機能を基礎に自我が遂行する精神機能である．したがって，失見当識は意識障害，思考障害，種々の認知障害に伴って出現しうる．

　見当識には，"時間"，"場所"，"人物"の代表的な3つの見当識がある．さらに"状

況”に関する見当識がこれらに加えられることがある．これら4つの見当識の中では，“時間”の見当識が最も障害されやすく，次に“場所”と“状況”の見当識が障害されやすい．“人物”に関する見当識は比較的保たれやすい．

　ヤスパース Jaspers K によれば失見当識は，意識混濁時の失見当識，健忘性失見当識，妄想性失見当識，無感情性失見当識の4つのタイプに区別される．意識混濁時の失見当識は最も一般的な失見当識であり，“時間”と“場所”の失見当識が器質的な意識混濁の診断によく利用される．健忘性失見当識は，典型的にはコルサコフ症候群 Korsakoff's syndrome において，記銘力障害や作話とともに観察される．妄想性失見当識は統合失調症などにおいて妄想に基づいて生じるものである．妄想性失見当識を有する患者が一方で現実の正しい見当識も保持している場合があるが，このような現象は二重見当識とよばれる．無感情性失見当識は顕著な自発性低下や感情鈍麻から，見当識を把握しようとする精神作業そのものが停止したものである．

　失見当識は意識や認知あるいは精神機能の障害の存在を示唆するものである．しかし，当然のことであるが，見当識の保持はこれらの機能に障害がないことを保証するわけではない．

4. コルサコフ症候群　Korsakoff's syndrome

　コルサコフ症候群とは一般に，前向健忘である近時記憶 recent memory の障害，逆向健忘，見当識障害，作話 confabulation，記憶障害に対する病識の欠如により特徴づけられる症候群である．健忘症候群 amnestic syndrome とほぼ同義である．コルサコフ症候群の原因には，アルコール性あるいは前交通動脈瘤の破裂などによる脳血管性のものが多い．また，通過症候群　transit syndrome の1つとして本症候群がみられることがあるが，病状の回復に伴い作話はめだたなくなることが多い．

I　病識の障害

　病識 insight into disease とは自己の罹患している疾病の状況に関する患者自身の認識のことである．ヤスパースは患者自身が「個々の疾病症状の全部あるいは疾病全体に関して，その種類と重症度を正しく判断できる場合」と定義している．したがって，単なる病気であるという感じ，変化したという感じである“病感 Krankheitsgefühl（独）”あるいは“疾病意識 Krankheitsbewusstsein（独）”と病識は区別されなければならない．しかし，厳密にいえば，疾病の判断は医師が行うものであるから，病識として患者に要求されるものは疾病に対する謙虚な構えであり，症状に関する医師の説明を正しく理解する能力でもある．

　病識は患者の疾病に対する構えを通じて確認される．したがって，病識の確認には，患者に直接的な判断を要求するより，本人が現在の自己の状態をどのように考え，将来にどのような展望を有しているかなど，間接的に疾病をどう把握しているかを知ることが重要である．たとえば，診察を受けた動機を直接尋ねるだけでなく，「今のあなたの状態を，あなたとしてはこれからどのようにしていったらよいと思われますか？」「私やご家族は余計な心配をしていると思いますか？」などと，むしろ医療スタッフの方か

§ 4. 精神症状の把握　　55

ら対応のしかたについて患者に相談をもちかけるような形で間接的に問いかけるとよい．以下には，障害に対する患者の構えが問題となるいくつかの代表的疾患や症状について説明する．

a. **アントン症候群** Anton's syndrome における病態否認

両側後頭葉の損傷により皮質性視覚障害が生じるが，アントン症候群では，視覚障害の存在が意識されないだけでなく，それらの状態が否認される病態否認という現象が生じる．

b. **疾病無認知** anosognosia

アントン症候群の病態否認なども疾病無認知の1つであるが，疾病無認知という場合は，歴史的に片麻痺に対する否認をさすことが多い．片麻痺に対する疾病無認知は他の病態否認と区別するために，片麻痺無認知とよばれることもある．片麻痺無認知では患者は片麻痺に気づかず，麻痺側を動かすように指示すると"動いてます"などの返事がみられる．右半球病変による左片麻痺の場合がほとんどであるが，運動麻痺の程度とは必ずしも相関しない．

c. **コルサコフ症候群**

記憶障害の存在に対する自覚の欠如がコルサコフ症候群の特徴の1つである．これに対して，海馬を含む両側側頭葉内側部損傷により生じる純粋健忘症候群では，記憶障害に対する病識が存在する．

d. **幻覚が非現実であることの認識**

種々の原因により幻覚は生じるが，体験される幻覚が非現実的であるという認識の程度も疾患により異なる．たとえば，精神病や認知症疾患のない高齢者が眼疾患により視力障害を合併したことを契機に幻視をきたす**シャルル ボネ症候群** Charles Bonnet's syndrome においては，幻覚が非現実的であるという患者の自覚が存在する．また，中脳・間脳障害に基づく皮質下性幻覚の代表である**脳脚幻覚症** peduncular hallucinosis においては，幻覚に対して患者は傍観的な態度をとれることが多い．一方，一般にせん妄などの意識障害や内因性精神病，あるいは**レビー** Lewy **小体型認知症**など認知症疾患に伴う幻覚では，非現実性の認識は伴いにくい．

e. **統合失調症**における病識

前述のヤスパースによる病識の定義に従えば，統合失調症では病識が欠如することがほとんどである．しかし，"病感"あるいは"疾病意識"といったものは比較的多くの統合失調症に認められる．病感の程度は統合失調症の増悪と寛解の時期により変動することが多い．すなわち，増悪期では病感が失われやすいが寛解に伴って回復する傾向にある．慢性期の統合失調症における人格水準の低下を見極める際にも，病感の程度は重要な指標となる．また，統合失調症では幻聴がみられることが多いが，病状の改善とともに疎隔化され，それが非現実であると理解されることがある．なお，統合失調症などの精神病と神経症の鑑別に病識の有無が問題にされることがあるが，それだけで一概に両者を区別することはできない．

f. **躁うつ病における病識**

うつ病では自責念慮や微小念慮が生じることが多く，患者は仕事や家事ができないといった状態が疾病に由来するものではなく，自分の性格的な不甲斐なさや努力不足から

生じていると考えやすい．そのような場合，患者は一見病識があるようにみえても，個々の具体的な症状に対する構えをみると，病識が失われていることがある．躁状態においても，初期は病識が存在することが多いが，躁状態が強くなると病感を残すのみで病識は失われやすい．

〈吉野文浩〉

脳科学と精神医学 5

　最近の脳科学（神経科学）の進歩はめざましいものがあり，精神医学にも大きな影響を与えている．看護師などコメディカルの職種の人々もエビデンスに基づいたよりよい精神医療を実践するために，このような分野の知識習得に努めることが必要である．

1. 神経伝達物質と精神機能

a. 神経細胞の構造と機能

　脳の主な構成要素は神経細胞 neuron である．精神活動に重要な役割をになう大脳には約 140 億個の神経細胞が存在する．

　神経細胞の形は独特であり，細胞体には樹状突起という数多くの突起がある．さらに神経細胞の一端からは軸索（神経線維）が長く延びていき，さらにその軸索の末端がまた細かく枝分かれをしている．その枝分かれ部位を神経終末という．神経終末は隣接する他の神経細胞に接続する．図 1-5 に神経細胞の構造を示す．

　このように神経細胞同士が脳内で複雑なネットワーク（神経回路網）を形成している．神経細胞はその特徴として活動電位（action potential，インパルス）という電気信号を発生する（発火する）．脳内の神経細胞のネットワークを活動電位が行き交うことにより人間の複雑な思考や感情という心理現象まで営まれていると考えられる．

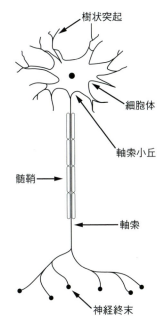

図 1-5　神経細胞の構造

1つの神経細胞の軸索神経終末と，それに隣接する神経細胞樹状突起との間には微細な隙間（ギリシャ語で結合を意味する**シナプス** synapse とよばれる）があり，電気信号はこの隙間を乗り越えることができない．

　図 1-6 にシナプスの構造を示す．刺激を与える軸索神経終末側をシナプス前といい，刺激を受け取る側をシナプス後という．神経終末には神経伝達物質で満たされたシナプス小胞が多く存在し，活動電位が神経終末に到達すると，シナプス小胞がシナプス前の細胞膜と接着し，そこから神経伝達物質がシナプス間隙に放出される．伝達物質は拡散して隣接するシナプス後神経細胞上の**受容体** receptor に結合し，このようにして神経細胞間の化学的な情報伝達が行われる．受容体に結合し情報伝達を終えた伝達物質は，多くの場合はシナプス前神経終末上の**トランスポーター**（運び屋）transporter とよばれる**再取り込み部位**を通って再びシナプス前神経細胞内へ再吸収され，さらにシナプス小胞内に貯えられて次の伝達のために利用されていく．しかし，アセチルコリンという伝達物質はシナプス間隙に存在するコリンエステラーゼという分解酵素によってその場で分解されて処理される．

　これまでに発見された神経伝達物質は数多いが，精神科治療薬（向精神薬）の作用やさまざまな精神障害の成り立ちと関連があると考えられている**神経伝達物質**には次のようなものがある．

　アセチルコリン，ノルアドレナリン，ドーパミン，セロトニン，グルタミン酸，ギャバ（GABA, ガンマアミノ酪酸）などである．

　グルタミン酸は隣接する神経細胞の電気的興奮を引き起こす興奮性伝達物質であり，反対にギャバは電気的興奮が生じないように作用する抑制性の伝達物質である．アセチ

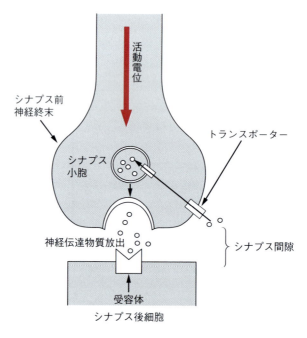

図 1-6　シナプスの構造

ルコリン，ノルアドレナリン，ドーパミン，セロトニンなどは結合する受容体の種類によって細胞機能に及ぼす効果が異なる．

受容体には上述したように，隣接する神経細胞から放出される神経伝達物質を受け取るシナプス後神経細胞に存在するものに加えて，自らが放出した神経伝達物質を受け取る自己受容体 autoreceptor がある．この自己受容体は伝達物質放出が多すぎた場合にそれを感じとって，自らの伝達物質放出に抑制をかける陰性フィードバック negative feedback の役割をはたしている．

向精神薬に限らず多くの薬剤は受容体に結合して作用するものが多い．受容体に結合して生理的伝達物質と同様の作用を発揮するものを作動薬 agonist（刺激薬）とよび，むしろ伝達物質の結合を妨げ，その働きを妨害するように働くものを拮抗薬 antagonist（遮断薬）という．

b. 向精神薬の作用と精神障害の病態

各精神障害の生化学的病態と向精神薬（精神障害の治療薬の総称）の作用メカニズムについては今日，多くの事柄が明らかにされている．

統合失調症の治療薬を抗精神病薬というが，多くの抗精神病薬は神経細胞間のシナプス部分でドーパミンという神経伝達物質を受けとる受容体に結合して，ドーパミンによる情報伝達を妨げるように作用する．つまり抗精神病薬はドーパミン拮抗薬である．しかし，アリピプラゾールという抗精神病薬はドーパミン受容体の部分作動薬であり，シナプス後ドーパミン受容体のようなドーパミン濃度が高い部位では拮抗薬的に作用し，シナプス前ドーパミン自己受容体では作動薬的に作用して，シナプス前ドーパミン神経細胞からのドーパミン放出を抑制する．

覚せい剤はナルコレプシーにおける睡眠発作のような眠気を起こす病気の治療薬であるが，乱用すると依存を生じ，さらに統合失調症に類似した幻覚妄想状態を引き起こすことが知られている．覚せい剤の作用機序はシナプス前ドーパミン神経細胞からのドーパミン放出促進作用である．

上記の事実から，統合失調症脳内ではドーパミンによる過剰な情報伝達が生じているとの統合失調症のドーパミン説が唱えられている．

なお神経内科疾患の特発性パーキンソン病は脳内ドーパミンが減少する病気であり，脳内のドーパミン機能を賦活する薬剤がその治療に使用されている．抗精神病薬のドーパミン受容体遮断作用が強すぎると，ドーパミンによる情報伝達を強く妨げ過ぎて，パーキンソン症状を副作用として生じることになる．

うつ病の治療薬を抗うつ薬というが，多くの抗うつ薬はノルアドレナリン（ノルエピネフリン）やセロトニンの再取り込み部位（トランスポーター）に結合してシナプス前神経終末へのノルアドレナリンとセロトニンの再取り込みを妨げる．するとシナプス間隙でのノルアドレナリンやセロトニンの量が増加し，そのことによってノルアドレナリンやセロトニンによる情報伝達を増加する方向に作用する．このことから，うつ病患者脳内ではノルアドレナリンやセロトニンによる情報伝達が減少している可能性が指摘されている．抗うつ薬の一種に SSRI（selective serotonin reuptake inhibitor，選択的セロトニン再取り込み阻害薬）がある．SSRI は文字通り，脳内のセロトニン再取り込み阻害作用を持ち，その結果，セロトニン機能亢進作用のみをもっている．SSRI は，抗う

つ作用に加えて，強迫性障害，パニック障害，社交恐怖（社交不安障害）など，いわゆる神経症圏内の障害にも有効性がある．このことから，セロトニン機能と不安との関連も指摘されている．

ベンゾジアゼピン系薬剤は脳内の抑制性の神経伝達物質ギャバの作用を増強し，神経細胞の発火を抑制する．ベンゾジアゼピン系薬剤は抗不安効果，睡眠効果を有しているので，抗不安薬，睡眠薬として使用されている．さらに，てんかん発作抑制にも使用される．

アルツハイマー病は大脳の進行性の萎縮を生じる器質性の病気であり，現時点では本疾患の進行を阻止する根本的治療薬はない．しかしアセチルコリンが認知機能と関係していることから，脳内アセチルコリンを分解するコリンエステラーゼという酵素機能を抑制して，アセチルコリン量を増加させる薬剤（ドネペジル）がアルツハイマー病に使用されており，認知機能障害の進行をある程度，遅らせる効果がある．

2. 免疫機能と精神機能

a. 精神神経系(脳)-内分泌系とホメオスタシスならびにストレスとの関係

生体には内部環境を一定に保つ働きがある．例えば，ヒトでは，体温は37℃（腋の下では36℃台）に保たれ，体液の pH は 7.4 が正常である．血圧，脈拍，呼吸数，血糖値なども一定に保たれている．このように生体の恒常性（ホメオスタシス homeostasis）を保つ働きは，脳内の視床下部でコントロールされている．視床下部には自律神経系と内分泌（ホルモン）系の中枢があり，視床下部はこれらのシステムを介して生体の恒常性を保っている．ストレス（心理的なものに加えて，騒音，寒冷などの物理的なもの，化学物質などの化学的なもの，細菌・ウイルスなどの生物学的なものすべて）が加わり，内部環境の恒常性が乱される事態になると，視床下部は自律神経系と内分泌系を作動して恒常性を保とうとする．ところが本来，防御的に作用するこれらのシステムの働きが過剰に作用すると，かえって心身の不調をきたすようになる．そのようにして，うつ病や心身症（心理的ストレスが身体的疾患を発症させたり，悪化させたりするもの）が発症すると考えられる．

自律神経系は自分の意思とは無関係に内臓を調節している神経系であり，交感神経系と副交感神経系がある．この2つの神経系は拮抗的な作用をもち生体はこのバランスの上に立っている．交感神経は身体が活性化する時に優位となり，血圧や心拍数を増加させ，気管支を拡張させ，血糖を増加させるが，消化器系には抑制的に作用する．他方，副交感神経は身体がリラックスする時に優位となり，血圧や心拍数を低下させ，気管支を収縮させる一方で，消化器系を活発にする．

ホルモンは血流で運ばれ，離れた場所で働き生理的機能をはたす物質である．体内のさまざまな内分泌腺から各種のホルモンが分泌されている．

ストレスとの関連では，自律神経系では交感神経系の関わりが大きく，内分泌系では特に，視床下部-下垂体-副腎皮質系 hypothalamic-pituitary-adrenal axis（HPA 系）の関与が重要である．

ストレスは通常，自律神経系の交感神経系の緊張を高め，血圧や血糖を上昇させる．交感神経系から放出される神経伝達物質のノルアドレナリンは免疫系を抑制する．

ストレスはまた，視床下部からのCRH（副腎皮質刺激ホルモン放出ホルモン）の分泌を促進する．CRHが脳下垂体前葉に作用すると，そこからACTH（副腎皮質刺激ホルモン）分泌を引き起こす．ACTHはさらに血流により副腎皮質に運ばれ，そこからグルココルチコイド（コルチゾール）という副腎皮質ホルモン分泌を増加させる．コルチゾールは，血圧や血糖を高め，炎症を抑制し，免疫機能を低下させる．

　太古の原始人のころ，人類にとっての最大の脅威（すなわち最大のストレス）は肉食獣に遭遇するなどの生命の危機に直結する緊急事態であった．そのような時，とっさに闘争か逃走 fight or flight の行動をとることによって，人類は生き延びてきたのである．そのような危機に際して，交感神経系と視床下部-下垂体-副腎皮質系が共に作動し，脈拍，血圧を上げ，血液の凝固性を高め，血糖を増加させて，闘争か逃走を行わせやすいように身体の状態を調節したのである．かつては，このような危機は急性のものであったので，危機が過ぎ去った後は上記の身体状況は速やかに回復していった．ところが，現代社会では生命の危機に直結するような急性の危機は減少した反面，慢性のストレス状況が長期間持続する状況が多くなっている．その結果，交感神経系と視床下部-下垂体-副腎皮質系の活性化が長期間，持続することになり，そのために，さまざまに有害な事象を心身に及ぼすようになったのである．心身症（高血圧，糖代謝異常，動脈硬化，胃潰瘍など）やうつ病の発症にはこのような状況が関連しているのであろう．

　また，前述のように，ストレスは，自律神経系と内分泌系を介して最終的に免疫系を抑制する．そのことがストレスを受けた人は風邪をひきやすいなどのデータの背景にあると考えられる．

　図1-7にストレスが自律神経系と内分泌系への影響を介して免疫系にも作用する状況

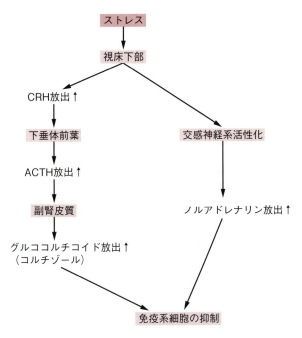

図1-7　ストレス，視床下部-下垂体-副腎皮質系ならびに交感神経系と免疫細胞との関連

を示す.

b. うつ病と内分泌系

通常，グルココルチコイドはその分泌が高まると視床下部に作用して，CRH分泌に抑制をかける陰性フィードバック機構を作動させる．また脳内の海馬は視床下部-下垂体-副腎皮質系に抑制をかけている．ところがストレスが過剰にかかり，グルココルチコイド分泌が多すぎると，かえって海馬を損傷してしまう．海馬が損傷されると，海馬から視床下部-下垂体-副腎皮質系への抑制が生じなくなり，グルココルチコイド分泌が高いままとなる．近年，それが，うつ病発症の背景になっているとの説が有力である．抗うつ薬は海馬におけるノルアドレナリンやセロトニンの機能を高めるが，増強されたノルアドレナリンやセロトニンは海馬の神経細胞傷害を修復する作用があり，海馬からの視床下部-下垂体-副腎皮質系の抑制を回復させ，正常化させる．そのことが抗うつ効果と関連しているとされる．

図1-8に，海馬からのコントロールが障害された場合の，内分泌系を介してのうつ病発症機序を示す．

c. 免疫系の精神神経系（脳）および内分泌系への作用

上述のように，精神神経系（脳）と内分泌の間には密接な関連性があり，それらが免疫系にも影響していることは，従来から指摘されていた．比較的最近になって，免疫系自体も精神神経系（脳）や内分泌に大きな影響を与えていることが明らかになりつつある．

免疫系は体外から侵入する異物を認識してこれを排除し，生体を防衛するという重要

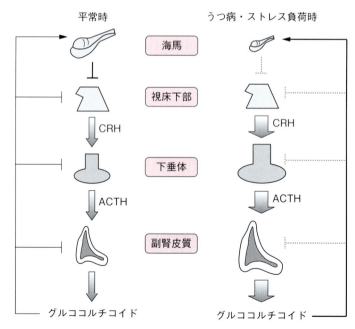

図1-8 海馬-視床下部-下垂体-副腎皮質系とうつ病
（神庭重信，他．抗うつ薬の薬理作用機序：最新の知見．第129回日本医学会シンポジウムより）

な機能を営んでいる．免疫応答には非特異的抗原に対して反応する自然免疫（先天免疫）と，特異的抗原に対して獲得される獲得免疫（後天免疫）の2種類がある．

自然免疫では細胞性因子（組織中のマクロファージ，血液内のマクロファージである単球，好中球など）が重要な役割を演じている．マクロファージ，単球，好中球は病原体を貪食し，殺滅する．マクロファージ，単球にはまた，後述のように，病原体の抗原情報をヘルパーT細胞に伝達する役割もある．

獲得免疫はリンパ球の働きによって行われる．リンパ球にはBリンパ球とTリンパ球とがある．Tリンパ球はさらに，ヘルパーT細胞，キラーT細胞などにわけられる．

またリンパ球には，BでもなくTでもない非T非Bリンパ球もあり，この中には抗原の提示がなくても，ある種の腫瘍細胞を殺すナチュラルキラー細胞（NK細胞）がある．

通常，細菌が感染すると上述のようにマクロファージや単球が貪食するが，その抗原の情報はヘルパーT細胞を介して，Bリンパ球に伝えられる．するとB細胞は変化して，IgM，IgGなどの抗体を産生するようになる．この抗体による免疫が液性免疫である．

また抗原の刺激を受けて変化したT細胞は，感作リンパ球と呼ばれ細胞性免疫を担う．感作リンパ球は抗原と特異的に結合して抗原を破壊したり，さまざまなサイトカインを産生したりする．

サイトカインにもさまざまな種類があり，インターフェロン，インターロイキンなどがある．サイトカインはT細胞のみならず，B細胞，NK細胞，マクロファージなどさまざまな免疫系の細胞から産生され，さまざまな生理機能を営み，相互に複雑なネットワークを形成して影響しあっている．サイトカインの機能としては，免疫の調整，炎症反応の惹起，ウイルス感染細胞や腫瘍細胞の傷害，細胞の増殖調節や分化誘導などがあげられる．サイトカインはこのように防御的役割を演ずると共に，炎症などの病態形成をも引き起こす．しかし，炎症は病的ではあるが，それ自体防御的役割を担う一面をもっている．このように，サイトカインネットワークの存在が，生体防御というホメオスタシスの面で重要な役割を演じている．

近年，そのサイトカインが脳や，内分泌臓器にも影響を与えていることが明らかになっている．例えば，感染症に罹患すると，免疫系細胞から各種のサイトカインが放出され，それらが（自律神経系および免疫系の中枢である）視床下部に作用すると，発熱，食欲低下，眠気を引き起こすのである．

こうして図1-9のように，精神神経系（脳）と内分泌系，免疫系との間には相互作用が存在する．すなわち，神経系からは神経伝達物質が放出されてそれが内分泌系や免疫系に影響を与える．免疫系から放出されるサイトカインは神経系や内分泌系に作用する．内分泌系から放出されるホルモンは神経系と内分泌系に作用するのである．

d. サイコオンコロジー（精神腫瘍学）psychooncology

サイコオンコロジーとは，がんとこころの関係を明らかにすることを目的とする比較的新しい学問領域である．近年，臓器や病気を診るだけで，病を抱えた人間全体を診ようとしない医療への疑問，反省がなされ，がん患者に対して包括的医療を提供する必要性が強調されている．

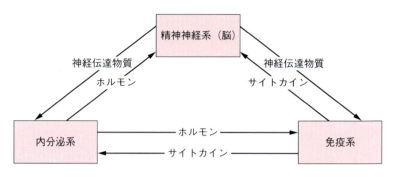

図1-9 精神神経系（脳），内分泌，免疫系の関連

サイコオンコロジーには次の2つの側面がある．

1つは，がんが，患者の心理面に与える影響を研究することである．

2つめは，心理的ストレスなどが，がんの発症や予後に与える影響を研究することである．

1）がんが，人間の心理に及ぼす影響

一部の例外を除いて，がんは放置すれば必ず患者の生命を奪う恐ろしい病気である．したがって，患者はがんが疑われた時から，検査，病名の告知，治療とそれに伴う副作用，再発と進行，終末期に至るまで，さまざまなストレスにさらされることになる．がん患者への心理的サポートの重要性が，近年認識されるようになっている．

a）通常の心理反応

がん患者の一般的な心理的反応と適応過程は以下のとおりである．

第1期：「悪い知らせ」を受けた後，強い衝撃を受けて，絶望感を生じる．これは1週間程度，続く．

第2期：抑うつ，不安，不眠を生じ，日常生活にも支障をきたす．

第3期：徐々に現実的に適応する努力が始まり，さまざまな対処方法が用いられることにより，2，3週間程度で2期の症状がおさまっていく．

b）精神科的問題

上記のように，どうにか，がんを受容する人がいる一方で，がん患者の半数近くは，うつ病や適応障害という精神科的障害を発症する．また，進行期や末期では，せん妄を生じることが多い．

その結果，患者のクオリティオブライフ（QOL，生活の質）の低下，適切に意思決定することの障害（治療への協力の拒否など），自殺の危険性の増大，家族の精神的負担の増大などさまざまな問題を生じることになる．

がん患者の適応障害やうつ病に対しては，精神（心理）療法や薬物療法（抗不安薬，睡眠薬，抗うつ薬）が必要となる．

精神療法には，個人精神療法と集団精神療法（グループ精神療法）とがある．グループ療法では，参加者同士がサポートしあうことが可能となる．

精神療法の技法としては，実存的精神療法と支持的精神療法を基盤とするものと，心理教育や認知行動療法を基盤とするものがある．支持的精神療法は最も一般的なアプ

ローチであり，感情の表出の促進，傾聴，受容，保証などを行う．心理教育では不確実な情報を整理し，がんという病気や治療法について適切な情報を提供し，無用な不安を軽減させる．

がんは，人はいずれ皆死ぬ存在であるとの実存的問題に目を向けさせる病である．患者や家族との関わりの中で，時には，このような事柄についても誠実かつ率直に話し合い，死と向き合い，人生をいかに完成させるかとのスピリチュアルな問題にも対応していく必要がある．

がん患者のせん妄に対しては，環境調整と薬物療法が行われるが，終末期のせん妄は改善しにくく，持続的な鎮静が必要になることが多い．

がん患者自身に加えて，患者の家族も大きな精神的負担を背負うことになる．家族が呈する抑うつの程度は，がん患者と同等とも言われており，医療者は家族の心理的問題にも対処する必要がある．

2）精神状態のがんに及ぼす影響

ストレス状況下では，（腫瘍細胞を殺す）ナチュラルキラー細胞の活性が低下するとの研究などもあり，精神状態や心理的ストレスが免疫系にも大きな影響を及ぼすことは，よく知られている．しかし，心理的ストレスがはたして，がんの発症や予後にまで関与しているかどうかについては十分に検討する必要がある．かつてストレスががんの発症を増加させるとの報告もあったが，今なお，ストレス状況が確実に発がんと関連しているとは言いきれない状況である．

また，がん患者が前向きな態度をとることが長期生存に結びつくとの報告や，精神療法ががん患者に延命効果を及ぼすとの報告も行われたことがあった．しかし，近年の実証性の高い研究ではこれらに対して否定的な報告が多い．例えば，がん患者への集団精神療法は心理的苦痛を軽減するなど患者の生活の質 QOL の向上には寄与するものの，生存期間には影響を与えなかったとの最近の報告もある．このように，心理的態度が，がん患者の余命に及ぼす影響については，いまだに明解な結論は得られておらず，この点に関して医療者は言動に慎重でなければならない．

3. 睡眠と概日リズム

a. 睡眠および概日リズムとは何か

生物がこの地球上に発生する以前から，地球は自転による 1 日 24 時間の昼夜の周期をもっていた．当然この 1 日 24 時間の昼夜の周期は生物にも大きな影響を及ぼし，多くの生物は地球の自転リズムに同調して，ほぼ 1 日周期（概日リズム：サーカディアンリズム）で繰り返される活動・休息のリズムをもっている．睡眠はその休息期にあたる．

睡眠はヒトや動物の内的な必要から発生する，意識水準の一時的・可逆的な低下であり，必ず覚醒可能な状態であると定義される．薬物による意識低下は内的必要性からではないという点で睡眠とは異なり，意識障害や冬眠といった特殊な不活動状態などは，覚醒するのが極めて困難であるという点で，睡眠の定義から除外される．

睡眠は，脳が脳自身のために生み出した能動的な生理機能である．ヒトを含む哺乳動物の大脳は，高次機能を営む精巧な器官であり，莫大なエネルギーを消費して活性酸素

などを多量に出すので壊れやすい．この疲労しやすい大脳を安定した状態に維持するために，脳を上手に休息（鎮静化）させる睡眠システムが発達したと考えられる．

ヒトの意識レベルは，覚醒している時，うとうとして眠くなった時，ぐっすりと寝込んでいる時などで異なってくる．これら脳の活動レベル（意識水準の程度）は脳波を測定することで客観的にとらえられる．脳波とは多数の神経細胞の電気的な総和を頭皮上に置いた電極で捉え，微弱な電位変化を記録したものである．脳波では，脳の活動度が高いと周波数の高い波（速波）が多く，活動度が低いと周波数の低い波（徐波）となる．睡眠研究では，脳波，眼球運動，筋電図などの身体状況を同時に記録する睡眠ポリグラフという検査方法が用いられている．

ヒトの睡眠はノンレム nonREM 睡眠とレム REM 睡眠に大きくわけられ，さらにノンレム睡眠は浅い眠り（S1：stage 1）から深い眠り（S4：stage 4）までの4段階にわけられる．通常，健康成人では入眠すると，S1，S2，S3，S4へとノンレム睡眠が深くなるように進行し，次いでレム睡眠に至る．これを睡眠の1周期というが，この1周期は約90分で，一晩にこの周期が4～5回繰り返される．この模様を図1-10に示した．

レム睡眠下では，瞼の下で眼球がきょろきょろと動く急速眼球運動 rapid eye movement を伴うため，この名がつけられた．レム期では，脳波上S1の浅い睡眠段階に類似しており，筋肉の緊張が完全に消失し，自律神経系は不安定となり，夢をみていることが多い．つまり，脳は比較的に活動しているが，身体は休息している状態である．他方，ノンレム睡眠は，レム睡眠ではない睡眠という意味であり，上記のように浅いまどろみの睡眠から熟睡まで（S1～S4段階）が含まれている．ノンレム睡眠下では，自律神経系の副交感神経系が優勢になっており，また主に脳が休息している状態である．

なお高齢者は若い時期と比較して，眠りが浅くなり，中途覚醒しやすくなり，睡眠時間も短くなるのが普通である．

b．睡眠を生じるメカニズム

脳には睡眠を引き起こす恒常性維持と体内時計の2つの機構があり，この2つが密接な相互作用を保ちながら睡眠覚醒のサイクルを作り出している．

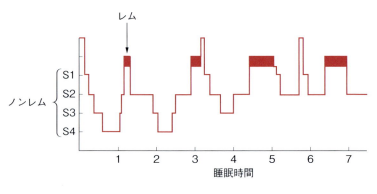

図 1-10 成人の睡眠図の例

§ 5. 脳科学と精神医学　　*67*

1）恒常性維持の機構

　　時刻と無関係に睡眠不足の度合いで決定されるメカニズムのことである．睡眠不足があると睡眠物質がたまり，これによって睡眠が生じる．これまでに多くの睡眠物質が発見されている．

　　さらに，さまざまな神経伝達物質と睡眠との関連が最近の神経科学的研究で明らかにされている．

　　ヒスタミンは，活性化すると覚醒を引き起こすが，ノンレム睡眠時には活動が低下し，レム睡眠時にはほとんど活動が停止する．ヒスタミンの機能を抑える抗ヒスタミン薬は眠気を起こすことがよく知られている．

　　覚醒時にはノルアドレナリンとセロトニンも広範な脳機能の調整を行っているが，ノンレム睡眠時にはその活動を半減させてしまい，さらにレム睡眠時には完全に活動を停止してしまう．

　　レム睡眠は脳幹部にあるアセチルコリンを伝達物質として使用している神経細胞の働きと関連している．アセチルコリン神経細胞はノンレム睡眠期には活動が低下するが，覚醒時とレム睡眠期には共に活性化し発火している．その結果，レム睡眠期では睡眠中でありながらも，脳波は覚醒レベルに近い状態となる．

　　レム睡眠期にノルアドレナリン系とセロトニン系が共に不活化した状況下でアセチルコリン系のみが活性化している状況が，レム睡眠期に夢を生じることと関係している可能性が高いとされる．

　　このような神経伝達物質系の活動性と睡眠覚醒との関連を表 1-8 に示す．

2）体内時計

　　睡眠不足とは無関係に，時刻に依存して夜一定の時刻が来ると眠くなる機構である．この体内時計は視床下部の視交叉上核に存在する．人間の体内時計は周囲からの刺激を遮断して隔離した環境では 25 時間の周期をもっており，1 日 24 時間の地球の自転に基づく昼夜のリズムとはズレがある．そこでさまざまな外的刺激である同調因子によって 1 日 24 時間の周期へと修復されるのである．同調因子には食事や運動，仕事などの社会的因子もある．同調因子のなかで最も強力なものは高照度の光刺激である．朝に高照度の太陽光を浴びることによって，網膜からの光の情報が視交叉上核に伝わり，その結果，25 時間の内因性リズムがリセットされ，1 日 24 時間の生活に適応できるようになっている．このようにして，朝，高照度光を浴びれば概日リズムの位相が前進し，夜の入眠時刻が早まる．しかし，夜寝る前に高照度光を浴びると逆に概日リズムが後退

表 1-8　睡眠覚醒と神経伝達物質との関連

	覚醒	ノンレム睡眠	レム睡眠
ヒスタミン	↑↑↑	↑	－
ノルアドレナリン	↑↑↑	↑	－
セロトニン	↑↑↑	↑	－
アセチルコリン	↑↑↑	↑	↑↑↑

↑↑↑：高活動　　↑：低活動　　－：活動停止

JCOPY 498-17502

し，入眠時刻が遅れるようになる．

　正常な体温リズムも睡眠と密接な関係にあることが知られている（図1-11）．夜間の睡眠は体温が下降すると起こりやすくなり，入眠が生じる．体温は明け方に最低点に達した後，徐々に上昇し，朝方あるレベルの体温に達すると覚醒する．体温はさらに上昇し続け，午後から夕方に最高値を示し，夜になるとまた下降していく．松果体から分泌されるメラトニンという睡眠物質は朝，光を浴びると分泌は抑制されるが，その14時間後には分泌量が増加し，夜間の眠気を引き起こす方向に作用する．メラトニンには体温下降作用があり，そのことがメラトニンの睡眠誘発作用と関連している可能性がある．しかし，夜間に光を浴びるとメラトニン分泌は抑制されてしまい，自然な体温下降が妨げられ，その結果，夜になっても入眠困難な状態を引き起こすことになる．

　ラメルテオン（商品名：ロゼレム）はメラトニン受容体刺激薬であり，副作用の少ない睡眠薬として用いられている．

3）概日リズムの乱れによる睡眠障害

　上述の概日リズム（体内時計のリズム）がずれる睡眠障害がいくつかある．

a) 交代勤務による睡眠障害

　近年，看護をはじめさまざまなサービスが24時間提供される必要性が高まり，その結果，夜間勤務者や交代勤務者が増加している．概日リズムを交代勤務の時間に合わせることに困難を生じる人は多く，交代勤務者の多くは心身の不調を生じている．

　ヒトの体内時計は24時間より長い周期を持ち，そのため生体リズムを遅らせる方が同調させやすい．つまり，早寝よりも夜更かしの方が容易である．したがって，シフトのローテーションは日勤→準夜勤→夜勤の方向が望ましい．朝型の人よりも夜型の人の方が交代勤務には向いている．加齢に伴い生体リズムの同調能力は低下するので，中年以降の人は交代勤務に適さなくなる．夜勤中の仮眠は勧められる．深夜に働いた人が仕事終了後，朝方睡眠をとる前に太陽光が目に入ると目覚めてしまうので，朝帰宅時には

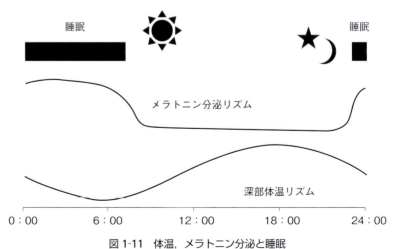

図1-11　体温，メラトニン分泌と睡眠
（白川修一郎，編．睡眠とメンタルヘルス—睡眠科学の理解を深める．ゆまに書房；2006. p.246）

§5. 脳科学と精神医学　　*69*

サングラスをかけて光が目に入らないようにするとよい．また，夜勤明けの日中は仮眠をとらずなるべく夜まで眠らない方がよいとの意見もある．

b) 睡眠相後退症候群

若い年代では概日リズムが後ろにずれやすい．それが極端になり，明け方にならないと眠れず，昼ごろでないと起床できなくなった場合を睡眠相後退症候群という．このような状態に対して，起床後に高照度光を浴びさせることで睡眠位相を前進させる治療法がある．

4）その他の概日リズム

睡眠覚醒のリズムだけでなく，呼吸，心拍，血圧などの自律神経系，内分泌ホルモン系，免疫・代謝系も体内時計によって1日のリズムが決まっている．

a) 睡眠と自律神経系

自律神経系は自分の意思とは無関係に内臓を調節している神経系であり，交感神経と副交感神経がある．交感神経は身体を活発にする作用がある．他方，副交感神経は身体をリラックスさせる時に優位となる．

睡眠中には副交感神経が優位となり心身を休息させる．すなわち入眠と共にノンレム睡眠に入り，睡眠が深くなるにつれ血圧は次第に下降し，夜中の2～4時ごろに最低値となるが，明け方覚醒に向けて高値をとるようになる．心拍数と呼吸数も睡眠が深くなるにつれ減少する．しかし，レム睡眠中には自律神経系が乱れ，心拍数，呼吸数，血圧が不安定に変動しやすく，心疾患や脳血管障害の誘引となる．

b) 内分泌系と睡眠

睡眠中にも体内の内分泌腺から各種のホルモンが分泌される．

睡眠前半のノンレム睡眠時に大量分泌される成長ホルモンは，子どもでは成長を引き起こす．「寝る子は育つ」との言葉はこのように科学的根拠をもっている．この成長ホルモンは，大人では身体の疲労回復や損傷の修復作業を行っている．

睡眠不足があると，食欲低下物質であるレプチンが減少し，食欲増加物質であるグレリンが増加するので，空腹感と食欲が増し肥満を誘引する．

女性ホルモンの1つの黄体ホルモンは，排卵後の月経開始前と妊娠中に多く分泌される．月経前や妊娠中に眠気を起こすことがあるのはこのホルモンの影響によるが，妊娠や出産に備えて眠気を起こさせることによって，女性の身体を休息させようとするメカニズムであると考えられる．

c) 免疫系と睡眠

細菌やウイルスに感染すると免疫系が活性化され，免疫系の細胞から分泌されるサイトカインが増加する．サイトカインは外来異物の増殖を抑制すると同時に，中枢神経に作用して病的な発熱作用を起こさせ，ノンレム睡眠を増加させる．ノンレム睡眠時には成長ホルモンなどが分泌され，身体の疲労回復が促進される．風邪をひいて発熱すると眠くなり，十分睡眠をとるとその回復が早まるのはこの理由による．

c. 睡眠と精神医学的問題

1）レム睡眠と夢

精神分析学者のフロイトは神経症の原因は幼児期の心的葛藤が無意識下に抑圧された結果であるとし，神経症の治療法として夢の内容などを資料にして，無意識下に抑圧さ

れた葛藤とその象徴的な意味を理解し，無意識の内容を意識化することが重要であると主張した．精神分析学では，夢の中に無意識下に抑圧された願望の充足が現れるが，その願望の充足はそのままの形で夢の中に現れることは許されず，さまざまに加工されるので一般に夢の内容は奇妙な内容のことが多いとされる．その後，レム睡眠時に夢を見ていることが明らかにされて後，夢の中に隠された深層心理を探るべく多くの精神医学者によってレム睡眠の研究が行われている．しかし，精神分析家は，例えば，「夢の中で見た尖塔は男根を意味する」などと解釈することがあり，このような解釈が真に妥当なものかどうか疑問視する見方も強い．最近の神経科学的見方では，夢は意識障害時に出現する幻覚と同様なものであるとし，夢の内容から人間の深層心理を探ることができるとの考えには否定的である．

2）睡眠と記憶

記憶と睡眠との間には関連があるとの説がある．新しいことを学習すると，新しい外部刺激によって神経細胞間を情報が伝わっていく．この回路は，初めは固定したものではないが，何回も同じ刺激が加わり，その結果，同じ回路を情報が何回も伝われば，やがて神経細胞と神経細胞との間の連結部分のシナプス結合に関与するタンパク質が合成され，固定したシナプス結合が生じる．このようにして当初のすぐ忘れてしまうような記憶である短期記憶が，何年経過しても覚えている長期記憶へと変わっていく．一定の学習をしたあと，すぐに他の学習をすると記憶回路の作成が妨害されて効率が悪くなる．睡眠時にはこのような妨害がないので記憶形成には有利に働く．特にレム睡眠時に記憶が固定される．

3）精神障害と睡眠との関係

さまざまな精神障害では睡眠の異常が出現しやすい．

統合失調症の急性期には不眠は必発である．心的外傷後ストレス障害 PTSD は，不眠や悪夢を生じることが多い．パニック障害や全般性不安障害でも不眠を伴うことが多い．

せん妄は夕方から夜間にかけて悪化することが多く，睡眠-覚醒リズムの障害をきたしやすい．

気分障害（躁うつ病）も睡眠の障害を伴いやすい．うつ病では不眠症状を生じることが極めて多い．持続する不眠を訴える人では，うつ病を発症している可能性がある．特に早朝覚醒はうつ病によく生じる．また慢性不眠を訴えた人は，不眠のない人と比較して，その後，うつ病を発症する可能性が高くなるとの報告がある．すなわち不眠はうつ病発症の危険因子である．このような事実から睡眠障害とうつ病を引き起こす神経機構には関連性があるとの説がある．躁病でも睡眠時間の減少を生じることが普通であるが，患者自身は，うつ病と異なり，そのことを苦にはしていない．

最も多い不眠症の原因は，心理的緊張によって生じる精神生理性不眠である．例えば，さまざまなライフイベントが心理的ストレスとなり一時的に不眠となることは通常多くの人が体験する．ストレスを受けると交感神経の働きが活性化して脳が緊張状態になり，不眠が起こる．大多数の人はストレスが解消すれば再び普通に眠れるようになるが，ささいな事柄にこだわる神経質な人は，ストレスが消失しても，また眠れないのではないかと心配し，眠ろうとすればするほどかえって眠れなくなる状態におちいる．

4. 脆弱性-ストレスモデル

　現在の統合失調症を早発性痴呆の病名のもとに，初めて記載したクレペリンは「慢性進行性でやがて人格荒廃に至る疾患である」と述べた．このように当初，統合失調症は明らかな外的誘因なしに発病する，慢性化して予後不良な疾患であるとの考えが有力であった．しかし，その後の長期予後の研究により，必ずしも全ての統合失調症患者に慢性化と予後不良が見られるわけではないことが認識されるようになり，その結果，現在，統合失調症の病因については，脆弱性-ストレスモデルが提唱されている．

　脆弱性とは個体に備わっている罹患しやすさ，ないし発病準備性のことである．その脆弱性の成立には生物学的因子と心理社会的因子とが関わっている．この脆弱性を持った個体に，非特異的ストレスが加わると，急性精神病状態を発症する．さらにこの精神病状態は生物学的・心理社会的諸因子の影響によって，完全寛解から残遺状態までさまざまな転帰をたどるとするのである．

　統合失調症の脆弱性を決定する因子としては遺伝的背景が重要である．今日，統合失調症発症の80％は遺伝的要因により決定されるとまで言われている．しかし，単一の遺伝子異常によるものではなく，それ1つでは発症させる力のない多くの遺伝子の異常が重なり合った多因子遺伝である可能性が指摘されている．

　またストレスとしては短期の急性ストレスと長期の慢性ストレスとがある．急性ストレスとしては，さまざまなライフイベント（家族内の役割の変化，健康上の変化，引っ越し，目的の達成・失敗など）があげられる．

　慢性ストレスとしては，家族から患者への批判的，陰性的な感情表出が高いことhigh Expressed Emotion（高EE）があげられている．

　また発病脆弱性は各個人によって異なっている．脆弱性の少ない人は大きなストレスがなければ発症せず，より多くの脆弱性を持った人は，ささいなストレスによっても発症することになる．

　このように，統合失調症の病因に関しては，現在，脆弱性-ストレスモデルにもとづき，生物学的アプローチと心理社会的アプローチの統合が模索され始めている．すなわち環境側から個人に及ぼすストレスと本人の発病脆弱性との相互作用が重視され，社会的支持と本人の対処能力からなる防御因子を超えるストレスがかかると代償不全におちいって発病や再発が生じるものとされている．したがって，統合失調症からの回復においては，社会的支持や本人の対処能力を向上させるための心理社会療法が重要なものとなってくる．現在，患者のストレスへの対処技能を訓練して身につけさせて，再発を防ぐ生活技能訓練の有効性が認められている．感情表出の高い家族（高EE）に対しては，心理教育を行い，患者へのストレスを減らすように指導することによって，再発を防ぐ努力もなされている．さらに薬物による維持療法はストレスに対する防御因子の1つとして作用し，再発防止に役立っている．ここに心理社会療法と薬物療法との統合が必要であるとの理論的根拠が存在する．生物学的アプローチと心理学的，社会学的アプローチは相互に排除しあうものではなく，それらを統合した生物-心理-社会的アプローチbio-psycho-social approachこそが重要であるとの認識が一般的なものとなっている．

このように，今日，脆弱性-ストレスモデルは，統合失調症発症を説明する理論として最も有力である．しかし，この理論の弱点もいくつか指摘されている．例えば，失業，失恋といったライフイベントが発病前に存在し，あたかも，それが病気を引き起こすストレスになったように見えたとしても，別の見かたもあるかもしれない．すなわち，患者の病気がすでに潜在的に発症しており，そのような潜在的な病気の結果として，上述のようなライフイベントを生じさせた可能性も考慮する必要がある．また，急性精神病エピソードを生じることなく徐々に発病し進行する単純型統合失調症の存在も脆弱性-ストレスモデルとは合致しない例である．これらは今後の研究課題であろう．

〈渡辺雅幸〉

6 神経心理学

　神経心理学は心理的検査などを用いて**高次大脳機能**のしくみと，その意味する解剖学的解釈を明らかにする学問である．高次大脳機能の多くが脳の特定の部位に局在していることが明らかにされているので，日常の臨床にあたっては，できることとできないことを評価し明確にして的確な援助へ結びつけることが重要である．

1. 大脳半球の優位性

　失語症患者の解剖所見の検討より，失語症が左半球の損傷で起こり右半球損傷では起こらないことが判明した．大脳左半球が右半球よりも言語機能において優位であることが示唆され，したがって一般に左半球は「**言語優位半球**」とよばれ，右半球は劣位半球とよばれる．**言語中枢**は，右利きの人では95％が左半球に，左利きの人でも70〜80％が左半球にあると考えられている．

2. 失語

a. 失語症 aphasia（図 1-12）

　言語は人間が日常のコミュニケーションをはかる大事な道具の1つであるが，様々な原因や発生のメカニズムの障害で生じるものを広く言語障害とよぶ．そのなかで，舌，声帯，喉頭など発語・構音（発声）に関係する器官は正常で聴覚も正常，さらに知能障

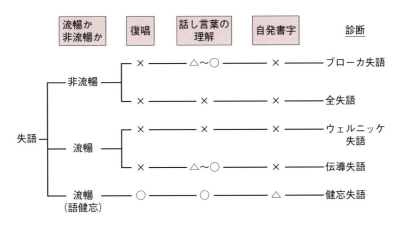

図 1-12　主な失語症診断のフローチャート

害や意識に障害がないにもかかわらず，脳血管障害や脳腫瘍，その他が原因となり大脳の言語領域が障害を受けた結果，言語機能に様々なタイプや程度の障害が生じる場合がある．すなわち「ことばを話す，聞いて理解する，文字を読んで理解する，書く」などの言語機能が選択的に失われた状態を失語症という．誰でも知っているような物をみせても名前が出てこないのは喚語障害であり，失語には必ずみられる．

1）運動失語
ブローカ Broca 失語
非流暢な話し方で，自発語や自発書字が障害される．発話量が少なく，つっかえながら，途切れ途切れに話す．復唱・音読・書字など表現すべてが障害される．話し言葉の理解は良好である．

病巣：優位（左）半球運動言語野（ブローカ領域：下前頭回弁蓋部に存在）の障害で起こる（図1-13）．

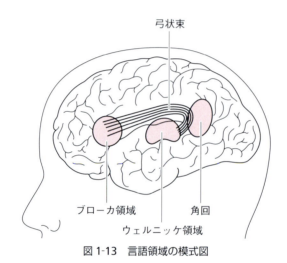

図1-13　言語領域の模式図

2）感覚失語
ウェルニッケ Wernicke 失語
流暢型の失語．話し言葉の理解が悪い．自発語は保たれており，発話量が多く抑揚も保たれているが，いい間違いや文法上の誤りなどの錯語が混じるために意味を伝えにくい．復唱・音読などもできず．

病巣：優位（左）半球感覚言語野（ウェルニッケ領域：上側頭回後部に存在）の障害で起こる（図1-13）．

3）健忘失語
一見，話し言葉の障害はないようにみえるが，日常知っているはずの物の名前がどうしても思い出せない（語健忘），「どわすれ」のような場合をいう．まわりくどいいい回しで補おうとするような迂回操作がみられることがある．

病変部位は明確でない．運動失語や感覚失語の回復期にもみられる．

§6. 神経心理学　75

4）超皮質性失語

言語野そのものは障害されていないが，その周辺が障害されて起こる失語をいう．

a）超皮質性運動失語

ブローカ領域の上方の障害．言語・文字了解は正常で，復唱・読字は可能である．
自発言語が障害されている．

b）超皮質性感覚失語

言語・文字了解ができず，書字・音読も障害されている．錯語を認めるが復唱は可能
である．

5）伝導失語

ウェルニッケ失語と同様の流暢性失語で復唱障害がめだち，理解障害は少ない．
病巣：左弓状束の損傷（図 1-13）．ウェルニッケ領域とブローカ領域の間が離断され
て生じる．

b. 失語症のリハビリテーションの看護上のポイント

失語症になったための患者の不安や，自信喪失に対する心理面での対応が大事であ
る．患者の症状，理解できること，できないこと，表出の障害のパターンを見極め，コ
ミュニケーションの方法を工夫することも患者の不安解消の一助になる．

3. 失認　agnosia

ある感覚（視覚・聴覚・触覚など）を通して対象物を認知できなくなった状態．
失認は，感覚系や認知する対象により分類されている．

a. 物体失認

物体をみたとき，それが何であるのかを認知できない．触ると何であるかがわかる．
病巣：両側後頭葉の障害．

b. 相貌失認

熟知したヒトの顔が視覚的に認知できない状態．声をきけば誰だかわかる．
鏡に映った自分の顔がわからない場合もある．
病巣：劣位（右）半球後頭葉の障害が重視されている．両側の障害のほうが症状が多
彩で重度，持続性である．

c. 視空間失認

空間的関係の認識ができなくなる．

1）半側空間無視

視野の左にあるものにぶつかったり，配膳されたものの左半分を食べ残したりする．
顔は右方向を向いていることが多い．主に右頭頂葉の損傷により，左側にある物に対す
る応答が低下する状態である．左同名半盲を伴うことが多いが，これは空間無視とは異
なるものである．
図形や絵を模写させると左半分の描写が不十分であったり省略されていたりする
（図 1-14）．
病巣：劣位（右）半球の頭頂葉を中心とした病変により左半側空間無視が出現する．

2）地誌的障害

よく知った土地や建物の中で迷う．場所や風景に対する一種の失認である街並失認と，

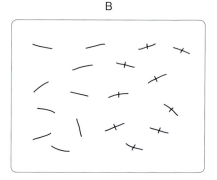

A. 文字盤，数字ともに時計の右半分しか描かない．

B. 線分の二等分を右半分しか行わない．

図 1-14　半側空間無視の検査

道順を思い出したり覚えたりする点に障害がある地誌的記憶障害の 2 つの要素が考えられる．

　病巣：劣位（右）頭頂-後頭葉病変によるとされるが，最近は海馬傍回が重要な役割を果たしていると考えられている．

d. 身体失認

1）ゲルストマン Gerstmann 症候群

　　手指失認（指の名前がわからない），左右識別障害（左右の区別がつかない），失算（計算ができない），失書（書くことができない）の四徴よりなる．
　　病巣：優位（左）半球頭頂葉（左角回とその後方の広い病変が考えられている）の障害により認められる（図 1-13）．

2）半側身体失認

　　身体半側（左半身が多い）を全く無視し，使わないという失認．身体の半分が全くないと認識している．麻痺がなくても左側の上肢を使おうとしない．
　　病巣：劣位（右）半球頭頂葉の障害による．

3）病態失認

　　半身（通常左片麻痺）が不自由なのを気づかなかったり，無視したりする．麻痺を指摘されても否定する．病巣は劣位（右）半球頭頂葉を含む広範な病変．

4. 失行　apraxia

　それほどの運動麻痺や失調，不随意運動などの運動障害がなく，しかも行うべき動作や行為も十分わかっているのに，目的にそって運動を遂行できない状態．
　失行を以下に解説するが，患者の ADL（activities of daily living：日常生活動作）を阻害するのは観念失行と着衣失行である．
　優位（左）半球の障害で出現することが多い．

a. 肢節運動失行

　　　高度の麻痺や失調症状がないにもかかわらず，ごく簡単な動作の遂行が全体としてのろく，不完全でぎこちなく，うまくできない状態．
　　　例）縫う，ボタンをかける，手袋をはめる，物をつまむなどの動作時にみられることが多い．
　　　病巣：症状がみられる反対側の中心領域（中心前回と中心後回）の障害で起こる．

b. 観念運動失行

　　　日常生活上の自発行為は可能であるが，同じ行為でも口頭で命じられた場合や模倣ではうまくできない．主として上肢の運動が障害される．
　　　例）「敬礼の動作」，「バイバイの動作を加えた挨拶」などが，自発的にはできるが命じられるとできない．
　　　病巣：優位（左）半球頭頂葉下部の障害で起こる．

c. 観念失行

　　　個々の肢節運動は可能であるが，道具を用いる複雑な一連の運動ができない状態．やや複雑な日常生活上の動作を遂行する際にも障害が出現する．
　　　例）「マッチをすってローソクに火をつける」などの行為にみられるように，日常用いる物品を使っての一連の動作を正常に行うことができない．
　　　病巣：優位（左）半球頭頂葉の障害で起こる．

d. 構成失行

　　　単一の運動や動作においては失行がないのに，物品の組立てや構成，絵を描く能力が障害されている状態．最近は「構成障害」とよぶ場合も多い．
　　　例）鉛筆で図形を描かせたりしてもうまく書けなかったり，マッチ棒で検者が組み立てたものを模倣できない．検査として，手本があって評価しやすい図形の模写が一般的に用いられる．障害をみる検査として，グリフィス Griffiths らは立方体が適当としている（図1-15A）．しかしより複雑な立方体透視図でも60歳代健常者でほとんど問題なく描写可能でありよく用いられる（図1-15B）．
　　　病巣：優位または劣位の頭頂葉の障害が重視されている．

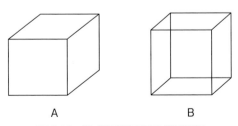

図1-15 構成障害検査用の模写図版
A. Griffithsら*の推奨する立方体　　B. 筆者らが用いている立方体透視図
（石合純夫．In: 高次神経機能障害．東京: 新興医学出版社；1997. p152）
(* Griffiths KM, Cook ML, Newcombe RLG. Cube copying after cerebral damage. J Clin Exp Neuropsychol. 1988; 10: 800-12)

78   1. 総　論

e. 着衣失行

　　　　他の失行がないにもかかわらず，着衣という動作に限って困難を生じる失行.

　　　　例）衣服をまえうしろに着たり，誤ったところに手を通したり，何枚も重ねて着たり
　　　　　　する．またネクタイを結ぶことができないなど.

　　　　病巣：劣位（右）半球頭頂葉を含む広範な病変で生じる.

5. 脳局在症候群

a. 前頭葉症候群

　　　　前頭葉は大脳皮質の約 1/3 を占める．前頭葉の病変・損傷により現われる一連の精神
神経症状を前頭葉症候群という．連合野としての働きは重要で，脳のあらゆる領域と関
連して，記憶や注意・行動などヒトとして最高の精神機能をつかさどるといわれている.
きわめて多くの症状が認められるがその一部で代表的なものは，①強制把握反射，②多
幸症，③自発性の低下，④脱抑制，⑤ふざけ症（モリア）などがあげられる.

　　　　前頭前野（前頭葉の前の部分）は，遂行機能（実行機能）との関連が指摘されてい
る．遂行機能とは，人が社会的，自立的，創造的活動を行うのに重要な機能であって，
以下の 4 要素から成り立っている．すなわち，①目標設定，②計画の立案，③目標に
向かい計画を実際に行うこと，④効果的に行動を行うことである.

　　　　この遂行機能を行うに際して，作業記憶（ワーキング・メモリー）の関与が重要とな
る．作業記憶とは，ある特定の場面で数分程度，能動的に記憶を貯え，用がすめば忘れ
てしまってよい記憶のことである．例えば，買い物時におつりの計算をする時に，一時
的に数字を記憶するようなことである.

　　　　前頭葉損傷の患者は，作業記憶や遂行機能の障害を生じることがある.

b. 側頭葉症候群

　　　　この部位は聴覚，嗅覚，感覚言語，記憶の機能に関わっている.

1）クリューヴァー - ビューシー Klüver-Bucy 症候群

　　　　両側側頭葉前部の破壊で生じ，下記のような症状を呈する.

　　　　①視覚失認（精神盲）……危険物にも平気で近づく.
　　　　②口唇傾向……あらゆる物を口にもっていく.
　　　　③すべての視覚刺激に注意し，反応する強い傾向がみられる.
　　　　④情動行動の変化……恐怖心がなくなり温和になる.
　　　　⑤性的行動の変化……性行動の亢進がみられる.
　　　　⑥異食・多食

　　　　ヘルペス脳炎後遺症あるいはアルツハイマー病などで出現することがある.

2）知覚障害や幻覚

　　　　側頭葉にある種々の感覚中枢の脱落ないし刺激症状として出現する.

　　　　要素的幻聴，幻視，幻嗅，既視，未視体験などがてんかんの精神発作として出現する.

3）パーソナリティ変化

　　　　側頭葉てんかんの患者で，鈍重，爆発性といった性格変化をきたす.

〈渡邉弘美〉

2

各 論

内因性精神障害

1

A 統合失調症　schizophrenia, Schizophrenie

はじめに（肩の力を抜いて）

　　　統合失調症は精神医学において中核となる疾患である．したがって，その歴史的背景や疾患概念の理解は大変重要である．しかしながら，統合失調症の初歩学習の段階で歴史や概念に重点を置いてしまうと，その奥深さゆえに「なんだか大変な疾患だな」という抵抗感を抱いてしまう．現に学生時代の私も統合失調症にはとても興味があったのに，統合失調症の教科書を読み始めると5分で熟睡していた．まず初めにカナ文字の人物がいろいろ出てきて，続いて見知らぬ四字熟語が子守唄のように襲ってくるのだ．

　　そこで，これから医療従事者としての資格を取ろうとする方々や現場に出て間もないコメディカルスタッフの方々に向けて，統合失調症の初歩的内容を簡潔に伝えたいという思いから本項をまとめた．臨床現場において不可欠な知識の習得と近年の国家試験出題傾向（主にNs・OT・PT）を意識した内容になるよう努めた．難しいと思う内容は【補足】として区分することで皆さんが読み飛ばすこともできるように工夫した．ぜひ肩の力を抜きながら読み進めていただきたい．

　　まず，統合失調症の教科書の構成によくあるサブタイトルについて，それぞれの要点を『学習のポイント』として列挙する．これらポイントを意識しつつ，統合失調症の特徴について詳説しよう．

☆学習のポイント！

- 概念と歴史　→脳の病気？　クレペリンさん？　ブロイラーさん？　シュナイダーさん？
- 疫学　→生涯発病率は？　発症（好発）年齢は？　死亡率は？
- 成因　→発症の要因は？　遺伝性はあるのか？　脳内で何が起きている？
- 症状　→陽性症状と陰性症状の違い？　幻覚や妄想の内容に特徴がある？
- 病型　→妄想型？　破瓜（はか）型？　緊張型？　単純型？
- 経過　→統合失調症の経過を大きい視点でとらえる
- 治療　→薬物療法が主流？　どんな副作用が？　精神療法も必要でしょ？　社会復帰まで見守る？
- 類縁疾患と鑑別疾患　→妄想性障害？　非定型精神病？　統合失調症みたいな性格？

§ 1. 内因性精神障害　　*81*

1. 概念と歴史

　統合失調症は，脳内の生化学的機能（神経伝達の物質）に異常が生じていると考えられている．その結果，自分と外界との識別が困難となり，幻覚や妄想に悩まされてしまう．また，感情の平板化や無為自閉といった精神活動が低下する状態も引き起こす．したがって，脳という1つの臓器に機能異常が生じて様々な精神症状が現れる疾患なのだと考えることができる．さらに，何らかの身体の病気によって引き起こされたものではないという前提がある．

　歴史的には，1896年にクレペリン Kraepelin E が早発痴呆 dementia praecox という疾患名で当時の医学書に記載したものが基礎となっている．思春期に発症し，慢性に進行して，やがて人格荒廃（痴呆）に至る，という特徴をとらえたものであった．1911年にはブロイラー Bleuler E が早発痴呆を統合失調症群と言い換え，より現代の疾患概念に近い病態としてまとめている．さらにブロイラーは，症状に注目してその分類も行った．1939年にはシュナイダー Schneider K が診断に重要な症状を「一級症状」として注目し，それ以外の「二級症状」と区別することで診断の補助とすることを提唱した．

■補足

- 統合失調症という呼称は，日本で2002年から使用されている．それまでは「精神分裂病」という呼称であり，「分裂」という表現が偏見を生じさせかねないものであったが，関係学会と家族会との話し合いを経て変更されたという画期的な経緯をもつものである．
- 現在，統合失調症とその類縁疾患の分類については議論の分かれるところである．ICD-10（国際疾病分類）に従えば，統合失調症自体に小分類が存在し，他の類縁疾患も分類されてそれぞれの呼称が存在する．一方でDSM-5（アメリカ精神医学会を中心とした分類）では統合失調症の小分類をなくし，類縁疾患における分類もせず「統合失調スペクトラム障害」として一括りにしている．どちらも関係学会の議論を経て確立したものではあるが，日本の現状としては医療者の国家試験の出題基準がICD-10を重視していることなどを踏まえると，ICD-10の疾患分類を重視して学習するのが望ましいと考える．

2. 疫学

　生涯発病率は約1%（0.8～0.85%）であり，1年間に新たに発症する年間発症率は約1万人に1人といわれる．発病率に男女差はない．発病年齢は30歳までに約80%が発症し，平均は22歳である．男性の方がやや発病が早い（男性平均21歳，女性26歳）とされる．死亡率は一般人口の約2倍とされる．統合失調症の患者が一生のうちに自殺を図る危険率は12%ともいわれている．

■補足

- 冬（北半球では1～3月）に生まれた方が発病率が高いという報告がある．
- 平均発病年齢については時代背景による変化も予想される．人生において教養や社会常識などを習得しながら脳は成熟してゆくと仮定すると，その成熟を終える年齢が概

ね40〜50歳頃ではなかろうか．それまでに幻覚や妄想を伴って発病するのが統合失調症といえるのかもしれない．したがって，多くの女性が社会進出を果たすような時代には，女性の平均発病年齢が男性に近付く可能性もある．一方で，男女ともに長寿や晩婚化が一般的となれば，人生の長期化に伴って脳の成熟も先延ばしになり，平均発病年齢も男女ともに高齢化することがあるかもしれない．

3. 成因

現在の医学的見解として，まず発病に関係する因子について説明する．次に発病した患者の脳内で生じている生化学的変化や脳の構造的特徴について説明する．さらに症状悪化や再発に影響する要因について触れる．

a. 発病に関係する因子

統合失調症の発病に関して「これが原因」という単一の因子は不明であるが，いくつかの因子が相互的に関与しているという多因子説が有力である．主たる因子として「生来の発病しやすさ（遺伝的脆弱性）」があり，そこに副たる因子となる生育や生活環境上の様々なストレスが作用することで発病するという考え方である．これを**ストレス-脆弱性モデル**という（図 2-1）．また「生来の発病しやすさ」については遺伝的素因のほかに，胎生期や生後早期のウイルス感染，出産時のアクシデントなどによってそのリスクが増すのではないかという**神経発達障害仮説**も示唆されている．

b. 脳内の生化学的変化と大脳の構造的特徴

統合失調症の脳内ではドパミンという神経伝達物質が過剰に放出されていると考えられている．これを**中枢ドパミン過剰仮説**という．また統合失調症患者の頭部 CT 画像や頭部 MRI 画像所見によると，側脳室や第三脳室の拡大や大脳皮質の萎縮が報告されている．発病後に進行したものではなく発病前からの構造的特徴であり，この特徴が目立つ患者は治療反応性が悪かったり社会生活への復帰が困難になったりするような「予後不良」の指標として有用ともいえる．

■補足
- 中枢ドパミン過剰仮説以外にも**グルタミン酸 NMDA 型受容体**の機能異常を示唆する仮説もある．後述する統合失調症の陰性症状における認知機能や遂行機能の低下に何らかの関与があることも指摘されている．
- ここであげた大脳の構造的特徴は統合失調症のみに特異的な所見ではなく，他の精神

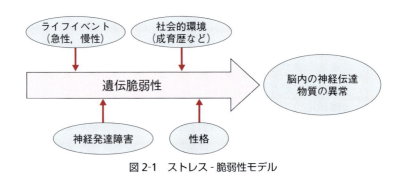

図 2-1　ストレス - 脆弱性モデル

§ 1. 内因性精神障害　　*83*

疾患でも指摘されることがある．そのため，あくまで脳の遺伝的脆弱性や治療予後を左右する指標として参考にすればよいだろう．

c. 症状悪化や再発に影響する要因

統合失調症の発病に生活上のストレスが大きく関与することは前述したが，回復過程や治療後の療養環境においてもストレスにさらされることは悪影響となる．特に自宅療養において患者と密接な関係にある家族の影響は無視できない．家族の感情表出（expressed emotion）が高い（high）ことや過干渉などによる再発率や再入院率の高さが指摘されており，患者の日常生活における慢性的なストレスが症状悪化の要因となることを裏付けている．

■補足

病前性格として定説となるものはない．しかし統合失調質パーソナリティ（乏しい感情表出・非社交的傾向・よそよそしさなど）が全体の25％にみられるという報告もある．

4. 症状

「歴史的に意義の深い分類」については国家試験などでも基本的知識を問われることが多いため，冒頭で簡単にふれておく．臨床的には「症状の内容による分類」を理解することが重要である．

a. 歴史的な分類

クレペリンは感情表出の欠如，意欲減退，自我障害などを主な症状としてあげていた．ブロイラーは臨床的な特徴を重視して基本症状と副次症状という分類を行ったが，その後アメリカの研究者を中心に，連合弛緩（associationの障害），感情障害（affectionの障害），両価性（ambivalence），自閉（autism），の4つを「ブロイラーの4A」と略称し，統合失調症の主たる症状として共通理解とした（表2-1）．シュナイダーは急性期や症状悪化時に目立つ症状を一級症状とし，それ以外を二級症状とした（表2-2）．現在もシュナイダーの一級症状は診断的意義の高いものとされている．ジャクソン Jackson JH は脳における正常な機能が障害された結果，活動的で目立った激しい変化を陽性症状，本来の機能が弱まったり失われたりする変化を陰性症状と区別した（表2-3）．この考え方は統合失調症の症状分類において現在も重要な考え方である．

b. 内容による分類

1）幻覚（知覚の異常）

統合失調症の幻覚は幻聴が多く幻視は少ない．幻聴は人の話し声（幻声）であること

表 2-1　ブロイラーの統合失調症症状

（独）	基本症状 4A	（英）
Assoziationsstörung	連合障害	associational disturbance / association
Affektstörung	情動障害	affective disturbance / affection
Ambivalenz	両価性	ambivalence
Autismus	自閉	autism

84　2. 各　論

表 2-2　シュナイダーの一級症状と二級症状

分類	内容
一級症状	思考化声
	対話形式の幻聴
	自分の行為を批判する幻聴
	身体への影響体験
	思考奪取および思考の被影響体験
	思考伝播
	妄想知覚
	感情・欲動・意志の分野における外からの作為体験
二級症状	一級症状以外の形式の幻覚
	妄想着想，抑うつと爽快気分，困惑，感情貧困化，

表 2-3　陽性症状と陰性症状

	陽性症状	陰性症状
主症状	幻覚，妄想	感情の鈍麻，平板化
	思考障害	意欲・自発性の低下，寡黙
	緊張病症状	思考の貧困
	衒奇的行為	快感喪失（アンヘドニア）
	シュナイダーの一級症状も陽性症状 に相当する	社会的引きこもり
発症形式	急性	緩徐
時期	発症初期に目立つ	発症後期から目立つ
抗精神病薬効果	大	小
脳との関連	側頭葉の代謝亢進 海馬-扁桃体の体積減少	前頭前野の血流・糖代謝の低下

が多く，悪口や批判的な内容が多い．自分の考えが声になって聞こえてくること（思考化声）や，複数の人が自分のことを話しているように聞こえる（対話性の幻聴）こともある．その他の幻覚としては，「電磁波でビリビリと肌を刺激される」といった体感幻覚や「毒ガスがまかれている」といった幻嗅などがみられる．

■補足

　幻覚のうち幻視については，せん妄や老年期の精神障害に伴って出現することが多い．統合失調症でもみられることはあるが頻度は少ない．

2) 妄想（思考内容の異常）

　妄想は「現実的にありえないことを確信し，訂正できない考え」である．統合失調症に生じる妄想のうち，突然に生じてしまう妄想を一次妄想（真正妄想），他の精神症状や幻聴の内容などから「その妄想が生じても仕方ないな」と思えるような妄想を二次妄想（続発性妄想）として分類する．一次妄想としては，妄想気分・妄想知覚・妄想着想がある．二次妄想はその内容によって様々な名称があるが，3つに分類すると，被害的妄想群（被害・迫害・追跡・注察・被毒・盗難など），誇大的妄想群（誇大・血統・宗

§1. 内因性精神障害　　*85*

教・発明など），微小的妄想群（罪業・貧困・心気など）があり，このうち統合失調症で最も多いのは被害的妄想群である．

■補足

　一次妄想と二次妄想の違いについて理解するのは難しい．そもそも妄想自体が「現実的にありえない考え」なのに，それが突然のものか続発的なものかで分類することは皆さんにとっては至難の業であろう．区別するポイントは「他人からみて，その妄想の発生理由が理解できるか否か」で分類している．

　たとえば，ある患者が「先生が先ほど扉を閉めた時に『バタン』という音がしましたね．あれは悪魔が降臨したサインですよ」と訴えたとしよう．「バタンという音」と「悪魔の降臨」には何のつながりもない（バタンとサタンの語が似ている，なんて言わないでほしい）．したがって，このケースは一次妄想の妄想知覚となる．一方で，ある患者が「以前から周囲の人が私の悪口を言っている気がする．最近になってそのうちの1人が私を付け狙っている気がしている」と訴えたとしよう．背景に被害妄想が生じていた経過があり，さらに症状が悪化して続発的に追跡妄想を生じたと考えられるため二次妄想である．ここで「サタンが降臨するという内容は被害的なものだから二次妄想ではないか」という疑問を持ってしまうと混乱してしまうが，あくまで一次か二次かは「妄想の生じ方」に着目して分類している点を忘れないでほしい．妄想の生じた流れが了解可能かどうかという視点が重要である．

3）思路障害（思考形式の異常）

　統合失調症の患者と話をしていると「何を言いたいのかわからない」という状況に遭遇することがあるが，その状態が思考形式（思考過程）の異常である．軽度であれば「話がなんとなくまとまらない」，中等度では「会話の内容がほとんどわからない」，重度になると「単語の羅列で意味をなさない」といった状態である．それぞれ，連合弛緩・滅裂思考・言葉のサラダと表現する．その他に，考えのつながりが突然途絶えてしまう思考途絶や，陰性症状としての思考の貧困化などがある．

4）自我意識の障害

　自分が自分であるという意識が揺らいでしまうことで生じる症状である．「周囲のことに現実感がない・ピンとこない」と訴えるのは離人症状である．「自分の行動が誰かに操られている」と感じてしまうのはさせられ体験（作為体験）という．前述の思考障害と複合的に現れる症状として，思考伝播・思考奪取・思考吹入があり，それぞれ「考えが他人に知られている・考えが抜きとられている・他人の考えが入ってくる」と訴える．また「自分以外の人物が身体の中に入ってくる」と訴えることもあり憑依体験（憑依妄想）という．

5）感情表出の障害

　陽性症状としてみられるのは，大声でわめいたり（精神運動興奮），怒りっぽくなったり（易怒性）という症状がある．反対に陰性症状としては，何に対しても無関心となって他人と情緒的な交流ができなくなる状態がある．これを無為や自閉，感情の平板化，感情鈍麻などと表現する．また，会話の中で深刻な内容に笑ってしまったり，共感する態度がとれずに表面的な対応がみられてしまったりすることがあり，これを疎通性（ラポール）の欠如という．好意と敵意の感情を同じ人物に抱いてしまうこともあり，

86　2. 各　論

表 2-4　緊張病症候群

① カタレプシー（強硬症）catalepsy
　他動的にとらせた姿勢をいつまでも保つ.
② 反響症状
　相手の動作, 言語のまねをする. 反響動作, 反響言語という.
③ 常同症　stereotypy
　同じ動作, 同じ姿勢, 同じ言葉をいつまでも繰り返す.
④ 衒奇　mannnerism
　奇妙なわざとらしい動作, 表情.
⑤ 拒絶症　negativism
　他人からある行為をすすめられても拒否すること. 拒食, 拒薬, 無言症 mutism（話しかけられて
　も言葉を発しない）を生じる.

（渡辺雅幸. 専門医がやさしく語るはじめての精神医学. 改訂 2 版. 東京: 中山書店; 2015. p.82）

これを両価性（アンビヴァレンス）という. 急性期の症状が収まった後に, 程なくして
急激な抑うつ症状を呈することがあり, これを精神病後の抑うつという.

6）その他

　精神症状に関連して奇異な言動がみられることもある. 衝動行為や昏迷, 奇異な言動
として常同症状やカタレプシー, 衒奇症状, 反響言語などがみられる. また, 慢性に経
過すると認知機能の低下が目立つようになる. ただし認知症のように物忘れを中心とし
た症状ではなく, 精神機能の停滞による作業能力や遂行能力の低下が主体である. さら
に慢性期には認知機能の低下と関連して, 年齢のわりに言動が幼くなったり精神年齢が
低いようにみえたりすることがあり, これを人格水準の低下や人格荒廃と表現する.

■補足

　いくつかの特徴的な症状をもつ統合失調症の一群を「緊張病症候群」という. 病状が
悪化すると急激な興奮や昏迷状態とカタレプシーなどの筋緊張による症状が繰り返しみ
られる. 一方で急性期の症状が軽快すると他の統合失調症に比べて社会機能の低下や陰
性症状などが目立ちにくいといった特徴がある（表 2-4）.

　臨床では緊張病症候群に分類するほど典型的ではなくとも, 昏迷がみられたり奇異な
姿勢をとったりする患者に対して「緊張病症状がみられる」と表現して医療者同士で情
報共有することもある. 緊張病症候群に関しては統合失調症と区別して考えようとする
学説もあるようだが, 現時点では ICD-10 でも緊張型統合失調症の中に含まれるため,
統合失調症の亜型としてとらえておく必要がある.

5. 病型

　かつて統合失調症の症状によってその病型を分類することが重要と考えられてきた
が, 最近はその根拠が乏しいとしてあまり重要視されなくなっている. しかし, 今後し
ばらくは医療者同士の情報共有においても一定の知識が必要とされるだろう. そのため
簡単に触れておく. なお, 診断基準についても念のため表 2-5 に示した.

①妄想型

　他の型に比べて好発年齢がやや遅い. 妄想や幻覚といった陽性症状は活発だが陰性症

§ 1. 内因性精神障害　*87*

表 2-5　国際分類による統合失調症の診断基準

ICD-10	DSM-5
下記のa〜dの少なくとも1つの症状，ないしe〜hの少なくとも2つの症状が1カ月以上存在．	A. 特徴的症状（少なくとも2つの症状がおのおの1カ月間存在） ・妄想 ・幻覚 ・まとまりのない会話 ・ひどくまとまりのないまたは緊張病性の行動 ・陰性症状（感情の平板化，意欲欠如）
a. 考想化声，考想吹入あるいは考想奪取，考想伝播 b. 被影響体験，被影響妄想，妄想知覚 c. 批判する，あるいは対話性幻聴 d. 奇異な妄想 e. 妄想と結びついている持続的な幻覚 f. 思考途絶，思考滅裂，言語新作 g. 緊張病症候群 h. 陰性症状（無気力，会話の貧困，感情鈍麻） i. 無為，社会的引きこもり	B. 社会的，職業的機能の低下 C. 持続期間：少なくとも6カ月，その6カ月の間に基準Aの症状が少なくとも1カ月存在

（渡辺雅幸. 専門医がやさしく語るはじめての精神医学. 改訂2版. 東京: 中山書店; 2015. p.83）

状は目立ちにくいため，回復後に社会生活への復帰がしやすく予後がよいとされる．

②破瓜（はか）型

　思春期からじわじわと発病する．自発性の低下や感情鈍麻といった陰性症状から始まることが多く，気付かれずに治療開始が遅れることもある．幻覚や妄想があってもあまり目立たない．治療反応がよくないため予後は不良とされる．

③緊張型（緊張病症候群を含む）

　好発年齢は妄想型より若い．急な発病で精神運動興奮や昏迷が目立ち，筋緊張による奇異な姿勢や奇妙な行動をとることもある．陰性症状や人格荒廃は少ないため，社会機能や認知機能は保たれるので予後はよいとされる．

④単純型

　陰性症状が主体で幻覚妄想はみられないが，社会適応能力は低い．統合失調症として気付かれずに経過してしまうケースも多い．

⑤鑑別不能型

　上記4つに分類できない症状があるもの．

⑥残遺型

　残遺欠陥状態ともいう．陽性症状の消失後に陰性症状が持続し，人格水準の低下や社会生活機能の低下が徐々に進行している状態である．病歴が長い患者が他の病型からこちらに移行して分類されることもある．

　その他に，頻度は少ないが小児統合失調症（8歳頃から発病したもの）や接枝統合失調症（精神発達遅滞患者に発病したもの）などもある．

6. 経過と予後

　これまで述べてきたように，患者によって発病における背景，発病年齢，症状，回復までの道のり，などは異なるだろう．しかし，個々の患者の症状や治療を議論する前に

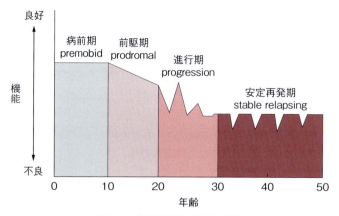

図 2-2　統合失調症の生涯の経過
(Lieberman JA. J Clin Psychiatry. 1996; 57 Supll 11: 68-71 より作成)

は，その病気を大きな視点でとらえておくこともまた重要である（木を見て森を見ず，とならぬよう）．したがって，ここでは統合失調症の一般的な経過を説明する．

　患者は前駆期に何らかの軽い陰性症状のような状態を呈しているが，気づかれないことも多い．したがってほとんどは急性期に陽性症状が活発となって医療機関を受診する．そこで薬物療法を中心とした治療が開始され，徐々に陽性症状が減ってゆく．しかし陰性症状はその後も持続（遷延）することが多く，慢性期（安定再発期）へ移行する．慢性期は精神科リハビリテーションなどを継続して，従来の生活技能や社会適応能力を回復させる．おおむねこのような経過をたどるが，その間に再発（再燃）や急性増悪といったリスクをなるべく避ける必要がある．なぜなら再発を繰り返すごとに，回復後の社会適応能力や人格水準が徐々に下がってゆくからである．また，どの経過過程においても自殺には注意が必要である．

　統合失調症の「予後」における指標を大まかに表現すると，病状が回復してゆくか，回復後に日常生活の支障はどうか，学校生活や就労に復帰できるか，といった点がポイントになるだろう．予後良好にかかわる因子としては，発病年齢が高い，病前の社会適応がよい，急性の発病，緊張型の病型である，わかりやすい誘因がある，遺伝的負因がない，などがあげられる．

7. 治療

　主に，薬物療法，精神療法（心理的治療），精神科的リハビリテーション，その他の特殊療法がある．

a. 薬物療法

　多くの患者に何らかの抗精神病薬が投与されており，統合失調症治療の基本である．ほぼすべての患者に実施されているという点では次に述べる精神療法の方が選択頻度は高いかもしれないが，治療反応性の高さや薬理作用を患者が理解しやすい，などの観点から第1選択となる治療法である．現在は中枢ドパミン過剰仮説に基づいた研究が進み，ドパミンだけでなくセロトニンやグルタミン酸といった脳内物質を調整する薬剤が

主に使用されている．近年は副作用の軽減を達成した新世代の治療薬が主流であり，非定型抗精神病薬とよばれる．治療効果の面では幻覚や妄想などの陽性症状に対しては効果が高いが，陰性症状に対しての効果はあまり期待できない．投与方法については経口の錠剤が一般的だが，口腔内で溶ける口腔内崩壊錠，舌下錠，液状の薬剤，などもある．注射剤については，緊急時に静脈内投与される薬剤のほかに筋肉注射剤がある．さらに同じ筋肉注射剤であるが「時効性注射剤」というものもあり，2週間や4週間に1度投与すればその間は血中の薬物濃度が維持される，というものもある．患者の飲み忘れの防止やQOLの向上にとっては重要な薬剤形態である．

　先ほど述べたように，非定型抗精神病薬が主流になり旧世代の定型抗精神病薬に比べて副作用が減っているとはいわれるが，いまだ多くの患者が副作用に悩んでおり，その予防と副作用症状の早期把握は臨床上も重要である．臨床的な副作用軽減の工夫としては，長期の投与や複数薬剤の併用投与などをしないことが重要であるといわれている．以下，副作用について簡単に整理する．

〈抗精神病薬の副作用〉

①錐体外路系症状

　ドパミン調節における副作用と考えられるもので，薬剤性パーキンソニズム（無動，筋のこわばり，安静時のふるえ，小刻み歩行，仮面様顔貌，よだれ，などがみられる），急性ジストニア（頸部や体幹，動眼神経系の筋群に突然生じる筋収縮の異常で，首が傾いたり眼球が上転したりするといった不随意運動），遅発性ジスキネジア（舌なめずり，口をもぐもぐさせる，顔をしかめる，などの不随意運動），アカシジア（足がむずむずしてじっとしていられない，と訴えて落ち着きなく動き回ってしまう）などがある．

②自律神経系症状

　アドレナリン系やアセチルコリン系の神経遮断作用によると考えられるもので，起立性低血圧，頻脈，動悸，口渇，鼻閉感，かすみ目，便秘，排尿障害などがある．

③内分泌系症状

　性腺ホルモンであるプロラクチンの分泌過剰によるものとして乳汁分泌や女性の無月経，男性における射精障害や女性化乳房などがある．また，ヒスタミン系の神経遮断作用によるものとして肥満や血糖異常などがある．

④その他

　口渇と関連するかもしれない多飲水による水中毒，白血球減少，日光過敏などがある．また重篤なものとして悪性症候群（高熱，筋強剛，発汗，意識障害，血中CK上昇など）には注意が必要である．

■補足

　向精神薬は脳の働きに作用するすべての薬の総称である．一方で，抗精神病薬は「幻覚や妄想などの精神病症状」に抗う（あらがう）ための薬である．したがって，向精神薬の中に抗精神病薬が含まれるということになる．

b. 精神療法（心理的治療）

　最も基本的な精神療法として支持的精神療法がある．患者は自我に不安定さを抱えストレスへの自己抗力（レジリエンス）が弱まっている．しかもそのような状況に陥っていることを正確に把握することも難しく，混乱している状態である．そのような患者に

対して，好転することへの保証や適度な励ましを与える治療法である．さらに症状そのものを否定も肯定もせず症状に苦しめられていること自体に共感を示すこと，病気の特徴や治療方針を丁寧に説明して不安を軽減させること，なども重要な要素である．さらに，回復過程においてはグループで行う集団精神療法も有用である

　また，家族に対する精神療法や心理教育（病気の特徴を説明すること）も大切である．特に家族の感情表出 expressed emotion（EE）が高いケースでは再発率が高いというデータもあり注意が必要である．high EE の家族は患者に対して攻撃的，批判的，過干渉，過保護などの特徴があるため，家族に巻き込まれないようにする具体的な方法を患者に助言したり，家族への心理教育を充実させることや家族会への参加を促したりすることで対応してゆく．

■補足

　統合失調症の治療において大きな壁の1つが「病識の欠如」である．これは「自分が精神の病気であるという意識を抱くことの欠如」という意味で用いられる用語である．統合失調症は脳の機能不全であり自我障害も伴っているため，患者はただでさえ混乱している中で「自分が病気である」ということを理解するのは本当に難しい．患者に理解しやすい工夫をしながら粘り強く病気の説明をすることが大切である．

c.　精神科的リハビリテーション

　統合失調症患者のリハビリテーションは，患者の日常生活におけるあらゆる場面を想定して様々なものがある．日常生活指導，生活技能訓練（SST），作業療法，芸術療法，グループワークなどが主なものとしてあげられる．また認知行動療法を取り入れることもある．たとえば頑固に残存する精神症状に対して「症状とうまく付き合う」という考え方を身に付けることで，症状に惑わされないようにすることを目標としたものなどである．外来患者への支援としては，デイケア（デイナイトケア），共同作業所，援護寮，グループホーム，訪問看護，リワークプログラム，などがある．また公的な社会資源の活用を促すために精神保健福祉士などが介入して経済的支援の充実を図ることもある．

　さらに，精神科病院やクリニックを中心とした地域医療システムも注目されている．医療機関が訪問看護，地域の保健師訪問，生活支援センター，グループホームなどと共同して24時間体制の患者支援を行うもので，ACT（Assertive Community Treatment：包括型地域生活支援プログラム）とよばれる．アメリカで始まったプログラムであり日本でも徐々に広がりつつあるが，保険医療制度との相関性の問題やマンパワー確保などの面で課題も多い．

d.　その他の特殊療法

　修正型電気けいれん療法がある．脳に通電することを目的としている．生理学的なメカニズムは解明されていないものの，臨床的に難治例や重症例に奏効する．以前は「けいれん」を生じることで骨折や打撲といった事故が多くみられたため，現在は全身麻酔管理のもとに「けいれん」を抑制して施術することが多い．このように「無けいれん」で行う場合を「修正型」とよんでいる．

§ 1. 内因性精神障害　　*91*

B　統合失調症の類縁疾患

　　代表的なものとして，妄想性障害，非定型精神病，統合失調型障害がある．ただし疾患概念や臨床的特徴などの面で研究者の間でも見解が分かれる部分があるため，国家試験的には細かく問われることは少ないだろう．あくまで精神科臨床における医療者同士の共通の理解として知っておく必要があると考えてほしい．

a. 妄想性障害

　　妄想が 3 カ月以上続いているが，その他の精神症状は目立たない．妄想の内容は患者の実生活に密接に関連するような被害的内容が多いとされる．統合失調症の好発年齢とは異なり，中高年以降に発症することが多いため認知症に伴う妄想との関連を指摘する学者もいる．退行期パラフレニーともよぶ．また加齢に伴って生じる皮膚の生理的変化を「異常な知覚」として妄想解釈してしまうものを皮膚寄生虫妄想という．

■補足

　　他にも妄想性障害と区別して考える疾患として，自己視線恐怖症（自分の視線が他人に不快ではないか），自己臭恐怖症（自分の臭いが他人に不快ではないか），醜形恐怖症（自分の容姿が他人に不快でないか）などの疾患があり，まとめて思春期妄想症とよぶ．

b. 非定型精神病

　　疾患概念や定義について様々な見解があるものの，多くはないが臨床で出会う機会もあるため知っておく必要がある．おおむね，統合失調症・躁うつ病・てんかんの中間的疾患なのではないかといわれている．特徴のみを下記に列挙する．

- 発病にきっかけを見出せる場合が多く，急激に始まる．
- 周期性の経過（時間とともに軽快と悪化を繰り返す）をとる．
- 陰性症状や残遺欠陥状態のような症状はほとんどみられない．
- 幻覚妄想の症状は多彩であり，加えて軽度の意識障害（夢幻様状態や錯乱状態）を伴うことがある．
- 脳波で徐波化傾向があり，てんかん異常波がみられることもある．
- 病前性格は几帳面や頑固なことが多い（統合失調症とは異なる）．

c. 統合失調型障害

　　「軽い統合失調症」というイメージの疾患である．奇妙な言動や信念を抱いて他者との交流に不自然な部分が多いものの，統合失調症の診断基準を満たすような明らかな幻覚や妄想，思考の障害などはみられない．20 ～ 30 歳頃までにそれらの特徴が目立つようになり長期間持続するが，仕事や近所付き合い程度の対人関係は続けることができることもある．やたらと疑い深かったり神秘的な考えに没頭していたり，とにかく「変わった人」に見える．

■補足

　　統合失調型障害は DSM-5 の診断基準ではパーソナリティ障害の分類となっている．

〈峯岸玄心〉

C 気分障害 mood disorders

1. 概念

　　現在気分障害とよばれる状態は古くから描かれており，旧約聖書サウル王の物語や紀元前古代ギリシャのヒポクラテスによるマニア メランコリアなどでうつの記載がみられる.

　　1851 年フランスのファルレ Falret JP の循環精神病，1854 年バイヤルジェ Baillarger J の重複型精神病の考えを引き継いで，1899 年ドイツのクレペリン Kraepelin E は，躁とうつの気分の周期的変動を繰り返すが，人格の変化はきたさない精神疾患を躁うつ病とよんだ. 彼の記載は現代の DSM-IV における双極Ⅰ型障害の診断基準とほぼ同じである.

　　診断基準は時代とともに変化している. 数十年前には統合失調症が広い範囲の病気を含み，うつ病，躁うつ病は比較的限られた存在であった. その境界線は国毎，医師毎に異なり，診断の食い違いがややもしてみられていた. ドイツ精神医学を基とする従来診断では，うつ病は病因論に基づいて「内因性」「神経症性」「反応性」に大別されて考えられていた. 1980 年の DSM-III（この中では感情障害 affective disorder と称され 9 個に分類されていた）から気分障害の範囲が広くなり，気分障害の自然経過や治療転帰が判明するにつれて細かな診断をつけることが可能になった. 気分障害 mood disorder という名称は 1987 年の DSM-III-R 以後のものである. 1994 年の DSM-IV での分類は 20 以上になり，さらに経過によって細分され，季節性気分障害やラピッドサイクラー（急速交代型），非定型性，双極Ⅱ型障害などの新しい疾患概念が加わってきた（表 2-6）.

　　2013 年に DSM-5 が出版され，気分障害の章は消失して「双極性障害および関連障害群」と「抑うつ障害群」に分割された. 日本精神神経学会精神科用語検討委員会により，depression の訳は「うつ病」ではなく「抑うつ」と統一されることになったが，DSM の major depressive disorder は古典的うつ病と完全に同一ではないことから「うつ病（DSM-5）」と訳されるに至った. DSM-IV では研究のための基準案とされていた月経前不快気分障害が抑うつ障害群に分類されることなり，新たに重篤気分調節症も抑うつ障害群に分類されている. また，それまでの気分変調症は持続性抑うつ障害に変更された. 双極性障害および関連障害群においては，「混合性エピソード」が削除され，代わりに「混合性の特徴を伴う」という特定用語が追加されている.

　　一般的に病相がうつ病エピソードのみの場合を単極性うつ病というが，これはDSM-5 にはない用語で，大うつ病性障害，大うつ病，内因性うつ病とほぼ同義で用いられる. それに対しうつ病エピソードと躁病エピソードの両病相をもつ場合を双極性（気分）障害といい，従来の躁うつ病を指す.

　　DSM-5 では双極性障害と抑うつ障害群とは異なった障害群とされている.

2. 病因

　　気分障害の原因はまだわかっていない. 血縁者に気分障害者がいると気分障害の発病危険率が高くなることは明らかで，遺伝的要因があることは確かである. 双極性障害では特にその傾向が強い（表 2-7）. 双極性障害の有病率は国を問わず同程度（0.3 ～

§1. 内因性精神障害　93

表 2-6　気分障害の概念の推移

ICD-10 気分（感情）障害 mood（affective）disorders	1992年	F30　躁病エピソード　manic episode F31　双極性感情障害　bipolar affective disorder F32　うつ病エピソード　depressive episode F33　反復性うつ病性障害　recurrent depressive disorder F34　持続性感情障害　persistent affective disorder 　F34.0　気分循環症　cyclothymia 　F34.1　気分変調症　dysthymia F38　その他の気分（感情）障害　other mood（affective）disorders F39　気分（感情）障害，特定不能　mood（affective）disorders, unspecified
DSM-IV 気分障害 mood disorders	1994年	DSM-III に比較して亜型が増加（季節性，非定型性，緊張病性，産後発症，ラピッドサイクラー）， 双極性障害に双極 II 型障害（軽躁病エピソードを伴う反復性大うつ病エピソード）の追加 その他の気分障害に一般身体疾患によるものと物質誘発性の追加
DSM-5 「双極性障害および関連障害群」と「抑うつ障害群」	2013年	DSM-IV の双極 I 型障害における混合性エピソードは削除し，混合性特徴へ． 気分変調性→持続性抑うつ障害 「重篤気分調節症」「月経前不快気分障害」が抑うつ障害群に追加

表 2-7　躁うつ病の発病危険率

血縁者	発病危険率（%）
同胞	3 〜 27
一卵性双生児	30 〜 75
二卵性双生児	0 〜 24
子供	6 〜 14
両親	3 〜 12
孫	2 〜 4
甥，姪	1 〜 3
従同胞	1 〜 3
躁うつ病同士の子供	20 〜 40

（米田　博. 精神疾患の遺伝(1)—精神疾患への遺伝と環境の関わり—
これからのメンタルヘルス. 2000 年 11 月放送分. http://www.nisseikyo.or.jp/
home/mental/2/m11/mental_11_02.html）

1.5%）である．一方，うつ病性障害は環境の影響を受けやすい．国によって有病率に 0.3 〜 19% という大きな差があるが，近年ではよく遭遇する疾患としての認識が高い．幼少期に両親と離別するなどの離別体験があるとうつ病のリスクが高くなること，一定の世代（第二次大戦前後に出生した世代）にうつ病が多くみられるなどのことから，うつ病については環境要因が大きいことが想定されている．

a. モノアミン仮説

　　既知の抗うつ薬である三環系抗うつ薬やモノアミン酸化酵素阻害薬の薬理作用から，ノルエピネフリンやセロトニンといったモノアミン系神経伝達物質の不足によってうつ

病が生じるという仮説が生じた．しかし，すべての抗うつ薬がモノアミン再取り込み阻害作用を有すわけではなく，抗うつ薬による臨床症状改善の時期との差異があるなどの矛盾点が指摘されている．

b. 神経伝達物質受容体仮説

抗うつ薬の慢性投与によるノルエピネフリンやセロトニン受容体のダウンレギュレーション（受容体数の減少）が生じることが明らかとなり受容体の感受性亢進仮説が生じた．しかし，すべての抗うつ薬でダウンレギュレーションが生じるのではなく，電気けいれん療法では逆にアップレギュレーションが生じることが知られている．

c. モノアミン以外による病態説

視床下部-下垂体-副腎系（HPA系）の機能亢進と副腎皮質刺激ホルモン放出ホルモンcorticotropin releasing hormone（CRH）との関連や，甲状腺刺激ホルモン放出ホルモンthyrotropin releasing hormone（TRH），成長ホルモン放出ホルモン growth hormone releasing factor（GHRH）との関連が知られている．

3. 病前性格

どのような性格でも気分障害を発症しうるが，特に生真面目で几帳面，律儀，執着性のある性格でうつ病になりやすいといわれる．下田光造（1941）が指摘した執着気質では徹底性，几帳面などの特徴があり，ストレスに対しても徹底的に努力して結果的に疲弊状態に陥り気分障害に至る．テレンバッハ Tellenbach H（1961）が指摘したメランコリー親和型性格では，秩序を重んじ，几帳面で完全主義的傾向が強く，他者のための存在など周囲の人や環境に一体化しやすい対人関係をとる．そのため，連続性や秩序が破綻する転職や転居・出産などの後にうつ病として発症しやすい．昇進や目標を達した際（荷下ろし）でも発症するのはこの性格で多いといわれる．近年では，特に若年層において従来の自責感が強いタイプではなく，他罰的で自己中心的なうつ病のタイプが散見されるようになった．これらは「逃避型」「未熟型」「ディスチミア親和型」「現代型」として検討されている．

一方，双極性障害（躁うつ病）の病前性格は，社交的・親切な性格傾向を基盤に，活発でユーモアがある側面と，寡黙で気が重い側面がみられる循環気質（クレッチマー）が多い．

4. 症状

様々な事柄に反応して気分が動くのは当然である．気分が変動するのを経験し，多種多様な感情表出をしても，ある程度制御できるのが健常人とされる．気分変動の制御が困難で，そのために主観的あるいは社会的苦悩を強いられ機能低下している臨床状態が，ある程度（うつ状態：2週間以上，躁状態：1週間以上/DSM-5）持続するとき気分障害という．

a. うつ状態

うつ状態はあくまで状態像であり，複数（DSM-5では9項目中5個以上）の症状を2週間以上持続した場合に「大うつ病エピソード」とする．

抑うつ気分と興味，喜びの喪失がうつ病の中核症状とされるが，高齢者ではむしろ焦

§1. 内因性精神障害　　95

燥や身体症状が前景となる場合も多い．初老期で多く認められる，苦悶，運動興奮を伴ううつ病を激越うつ病ともよぶ．

1）精神的症状

・抑うつ気分：気が滅入る，落ち込む，うっとうしい，悲しい，涙ぐむ，朝に気分が悪く夕方になると軽快する morning depression は単極性うつ病に特徴的とされるが，この日内変動を全例で認めるわけではない．

① 自責感，自己評価の低下
② 希死念慮，自殺念慮，自殺企図：うつ病患者の60%で自殺念慮があり，15%で自殺企図をするという報告がある．
③ 意欲の低下：何もする気がしない，億劫で面倒くさい，興味や関心がわかない．
④ 楽しみ，喜びを感じない．
⑤ 思考の抑制：集中できない，考えがまとまらない，判断できない．
⑥ 行動の抑制：表情，身振り，動作が少なくなる，声が小さくなる，会話量が減少する．
⑦ 不安，焦燥：イライラとして落ち着かない．
⑧ 妄想：貧困妄想，微小妄想，虚無妄想，罪業妄想，心気妄想がうつ病で特徴的とされる．抑うつ気分と一致する傾向があるが，気分に一致しない場合もある．

2）身体的症状

① 睡眠障害：入眠障害，中途覚醒，熟眠感の欠如，早朝覚醒いずれも生じ得るが特に早朝覚醒が内因性うつ病に特徴的とされる（非定型うつ病では過眠）．
② 食欲低下：味がしない，美味しくない．体重減少に至る場合も多い（非定型うつ病では食欲増加，体重増加）．
③ 性機能障害：性欲低下，インポテンス，オルガズム障害
④ 身体症状：心気的，易疲労感，便秘，動悸，種々の疼痛（うつ病では実際に身体疾患を併存している場合も多く，鑑別は重要である）

3）病識

通常は存在するが，十分でない場合もある．

b. 躁状態

1）精神的症状

① 爽快気分，気分の高揚
② 多弁，多動
③ 観念奔逸：考えがあちこちにいってまとまらない．
④ 誇大的，自己中心的，自信過剰
⑤ 易怒的，攻撃的
⑥ 注意転導性の亢進（注意散漫）
⑦ 制御のきかない買い物，投資，電話，手紙を書くなど
⑧ 妄想：誇大妄想，血統妄想，宗教妄想，発明妄想など

2）身体的症状

① 活動性が亢進，睡眠時間の減少

JCOPY 498-17502

96　2. 各　論

	単極性うつ病		双極性気分障害
症状	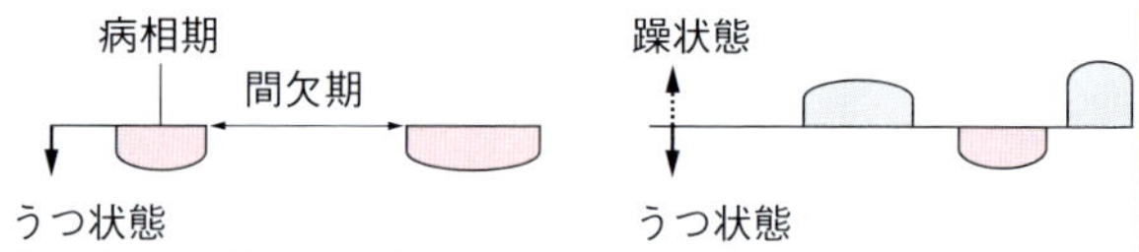 病相期／間欠期／うつ状態		躁状態／うつ状態
遺伝負因	より低い	<	高い
性差	女性が男性の2倍		女性＝男性
初発年齢（平均）	中年期～老年期（40歳）		青年期～中年期（30歳）
病前性格	執着気質 メランコリー親和型性格		循環気質
発病の誘因	あることが多い	>	より少ない
病相の反復性	より少ない	<	多い
精神病性症状の有無	より少ない	<	多い
気分安定薬の効果 （炭酸リチウム，カルバマゼピン）	より少ない	<	多い

図 2-3　単極性うつ病と双極性気分障害の差異

② 性欲亢進

3）病識

欠如している場合が多い.

高揚気分が1週間以上持続し，複数（DSM-5 では7項目中3個以上）の症状を満たした場合躁病エピソードと判断する. 4日以上症状が持続するが入院を要するほど重篤でなく，精神病性特徴を有さない場合は軽躁病エピソードとする.
　単極性うつ病（うつ病相のみ）と双極性気分障害（うつ病相と躁病相をもつ）との差異を図 2-3 に示す.

5. 鑑別疾患

表 2-8 に示す. 特に高齢者では認知症や低活動性せん妄と間違えられることもある.

6. 治療

治療法は症状の重症度や性質，併存障害，心理社会的ストレス，身体合併症など評価した上で選択され，病期にあわせて急性期治療，継続治療，維持治療が施行される. 治療者は気分障害患者の自殺の危険性を常に忘れないようにする必要がある.

a. サイコエデュケーション

気分障害が生物学的な要因と心理社会的な要因の組合わさったものであること，薬物療法が症状回復に大きな利益をもたらすこと，などを説明する. 病識がない場合もあり，気分障害患者のアドヒアランス・コンプライアンスがよいとは決していえず，患者教育は重要である.

§1. 内因性精神障害　*97*

表 2-8　気分障害と鑑別すべき疾患

身体疾患	神経疾患	脳血管障害，脳炎，脳腫瘍，認知症，パーキンソン病など
	内分泌疾患	甲状腺機能低下症，ACTH 欠損症，アジソン病など
	循環器系疾患	心筋梗塞などの虚血性心疾患，低血圧など
	消化器系疾患	膵臓疾患，過敏性腸症候群など
	呼吸器系疾患	慢性閉塞性疾患など
	自己免疫疾患	関節リウマチ，橋本病など
	悪性腫瘍	
	感染症	AIDS，結核など
	その他	低活動性せん妄，ビタミン欠乏症，睡眠時無呼吸症候群など
医療薬剤起因性		ステロイド，レセルピン，プロプラノロール，クロニジン，インターフェロン，抗パーキンソン薬，抗がん薬など
物質起因性		アルコール，マリファナ，覚醒剤，危険ドラッグなど
他の精神疾患		統合失調症など

b.　治療計画

1）うつ病

a）急性期治療

i）休養

　　軽症の場合には，休養だけで症状が軽快することもある．本人も周囲も「怠け」と誤解して自責感，焦燥が強まり悪循環することが多いため，まずうつ病という病気であることを明らかにした上でストレス要因や責任から解放することが大切である．休養するためには患者を叱咤激励しないように，本人のみならず身近な人への心理社会教育が早期から必要となる．転地，旅行などは避けた方がよい．症状が重症でない場合でも日常生活上で休養できない場合，休養のための入院治療も選択肢となる．

ii）精神療法

　　主に軽症〜中等症の患者が精神療法の対象となる．精神療法と薬物療法を併用した方が有効である．

　　支持的精神療法を中心に，短期精神療法，認知（行動）療法，対人関係療法がうつ病性障害に対して十分検討されている．

　　わが国では「小精神療法」として笠原のものが知られている．まず，うつ病は「病気」であって怠けではないことを本人およびその関係者に周知させることが必要で前述のように休息をとる重要性を説明する．うつ病は脳の病であるので必ず薬を服用するように勧める．また，治る過程でも症状は直線的ではなく波状に変動するので一気一憂しないように伝え，病気はおよそ数カ月間かかるが「必ず治る病気」であることを強調し，病気が治るまでは重大な決断をしないように約束させる．これはうつ病治療の基本的事項として有名である．

　　自殺念慮の有無を尋ね，自殺念慮があっても自殺企図をしないように行動を制御できるかを問い，自殺リスクの程度を評価する．自殺リスクが高いと判断される場合には，入院加療を含めた緊急介入を検討する必要がある．

iii）薬物療法

現在，気分障害治療の中心は薬物療法であるといっても過言ではない．前述のように薬物療法を行う際にも精神療法を併用するとより効果的である．

身体合併症のある患者では，特に副作用に注意して薬剤を選択する必要がある．

① 抗うつ薬

薬物療法の主体は抗うつ薬である．三環系抗うつ薬，四環系抗うつ薬に加え，SSRI（選択的セロトニン再取り込み阻害剤）やSNRI（セロトニン・ノルアドレナリン再取り込み阻害剤）が現在主に使用されており，うつ病の重症度や身体合併症，他の併用薬等を考慮して抗うつ薬を選択する．抗うつ薬の臨床的効果発現には1〜2週以上要することが多い．無効と判定するには十分量を使用して4〜6週間を要する．患者に抗うつ薬の効果発現が遅い旨をあらかじめ説明しておく必要がある．作用機序や副作用等について3-2-3．抗うつ薬の項，221頁を参照されたい．

② リチウム

リチウム付加は難治性うつ病へのaugmentation（強化療法）として最も確立した治療法である．自殺予防効果は本剤においてのみ報告されている．

③ 気分安定薬

抗けいれん薬でもあるカルバマゼピンは抗うつ薬抵抗性のうつ病に対して，単独投与もしくは抗うつ薬との併用で有効な場合がある．

④ 甲状腺ホルモン

甲状腺ホルモン値が正常範囲でも甲状腺ホルモン付加によって症状が軽快することがある．

⑤ 抗精神病薬

焦燥や妄想を伴う場合に，少量の抗精神病薬を抗うつ薬と併用する場合がある．また，抗うつ薬治療のみでは治療効果が不十分な場合に新規抗精神病薬をaugmentationとして使用し，アリピプラゾールとオランザピン，クエチアピンは保険適応も有する．

⑥ ベンゾジアゼピン系薬物

昏迷時には静脈内投与を行う．また，軽症うつ病や不安を伴う場合に少量のベンゾジアゼピン系薬物を投与する．依存形成に注意が必要であり，症状軽快後には他剤への変更がすすめられる．

iv）電気けいれん療法

電気けいれん療法 electroconvulsive therapy（ECT）は1938年に開発されて以来施行されている治療法で，最も速効性があり奏効率の高い治療である．大うつ病患者のうち20〜30％は抗うつ薬に反応しないが，ECTの奏効率は80〜90％に及び，薬物療法に反応しなかった患者の50％に効果がある．精神病像を伴っている場合や昏迷を伴う場合，身体的問題があり薬物療法施行が難しい場合，自殺の危険性が高い場合は電気けいれん療法が第1選択の治療法である．ECTの副作用としては逆行性健忘や記銘力低下，施行後の困惑があるが通常一過性である．現在は麻酔下で施行する修正型電気けいれん療法 modified ECT が多い．ECTで急性期治療をした後は，抗うつ薬やリチウムを用い

§ 1. 内因性精神障害　　*99*

た治療を継続する必要がある.

v）光療法

光療法は，特に**季節性うつ病**に有効である．症状の季節性変動を伴う慢性大うつ病や気分変調性障害にも有効である.

vi）断眠療法

本邦での実施例はまだ少ないがドイツや北欧では一般臨床で実施されている．有効例においては効果発現が早く，半日で出現する．効果持続は 1 〜 2 日と一過性で，薬物療法を併用する必要がある.

b）**継続療法**

寛解期に病状が悪化することを**再燃**といい，再燃を防ぐための寛解期における治療を**継続療法**という．症状が軽快し寛解した後も急性期治療と同様に十分量の抗うつ薬を 6 カ月以上使用し，臨床症状に注意しつつ漸減する．再燃のないことを確認して中止した後もさらに 6 カ月の経過観察が必要である.

c）**維持療法**

回復後に病相が再び出現することを**再発**といい，再発を防ぐための治療を**維持療法**という.

大うつ病の 50 〜 85% が，初発後に最低 1 回は再発するといわれる.

再発予防のため，継続療法からさらに長期的な維持療法に移行するかどうかは過去の再発頻度や病相発現時の障害の程度など，各症例により検討する．1989 年の WHO 報告では急性期症状の改善後 2 年間にわたり寛解が継続すれば維持療法を中止してもよいとされている.

2）双極性気分障害

躁状態で精神運動興奮が強度の場合には入院加療が必要である．軽症以外では入院を要することが多い．うつ病より躁うつ病患者の自殺が防ぎにくい（木村　敏）ともいわれ注意が必要である.

a）薬物療法

双極性障害では躁病急性期，うつ病急性期，再発防止期（維持期）にて使用する薬物が異なる.

i）躁病エピソード

躁症状は急速に悪化することが多く，早急な対応が必要である.

①　**気分安定薬**

リチウムは，躁病治療の第 1 選択薬といってよい．特に，多幸感や爽快気分を呈する典型的な躁病患者に有効である．しかし，リチウムの効果発現には 1 週間以上かかることが多い．血中濃度の中毒域と有効域が近接しているため，朝服薬前の血中リチウム濃度（トラフ値）を測定し，適切な血中濃度を維持するように努める．有害事象として，手指の振戦や甲状腺機能低下，腎機能障害などがある．有害事象が生じなければ，急性期では 1.0mEq/L まで目指す．リチウムは病相再発予防にも有効である.

バルプロ酸は抗てんかん薬であるが，抗躁効果を有する気分安定薬でもある．焦燥感の強い場合や混合状態，ラピッドサイクラーに奏効する場合がある．70 〜 110 μg/mL を目指して調節する.

カルバマゼピンも抗てんかん薬であるが，本邦の大熊らによって抗躁効果が確認された．まれであるがスティーブンス-ジョンソン Stevens-Johnson 症候群などの重篤な薬疹を生じることがある．

② 抗精神病薬

気分安定薬のみでは抗躁効果の即効性が期待しづらいため，気分安定薬に抗精神病薬を併用することが多い．躁状態に保険適応があるのは，従来型抗精神病薬ではハロペリドール，クロルプロマジン，レボメプロマジン，スルトプリド，チミペロンであり，非定型抗精神病薬ではオランザピン，アリピプラゾールである．保険適応外であるが，クエチアピンやリスペリドンが臨床上使用されることがある．

有害事象を考慮し，症状が落ち着けば，気分安定薬を残して抗精神病薬は漸減・中止を目指すことが多い．

ii) うつ病エピソード（抑うつエピソード）

双極性うつ病に対する保険適応のある薬剤は，新規抗精神病薬のオランザピンとクエチアピン（徐放剤）である．海外データに基づき，リチウムも使用されている．抗てんかん薬であるラモトリギンは，双極性障害における気分エピソードの再発・再燃抑制に対する適応を有しているが，特にうつ病相への再発抑制効果が期待されるため，急性期から使用することも多い．

臨床現場では，リチウムやバルプロ酸などの気分安定薬と，SSRI などの抗うつ薬を併用していることが多いが，そのエビデンスは不十分といわれている．抗うつ薬（特に三環系抗うつ薬）には躁転のリスクもあり，単剤で使用すべきではない．

iii) 維持療法

日本うつ病学会では，①重症の躁病エピソードが 1 度でもあった場合，② 2 回以上の躁病エピソードがあった場合，③重症のうつ状態を繰り返している場合，④家族例がある場合，などには維持療法開始を考慮するとしている．

維持療法の有効な薬剤として，躁病およびうつ病エピソードの再発予防にリチウム，ラモトリギン，オランザピン，クエチアピンが，躁病再発のみの予防にはアリピプラゾールが有効とされる．リチウムには，再発予防効果とは別に，自殺予防効果があることも示されている．

b) 精神療法

双極性気分障害は大うつ病よりも生物学的要素が強く，薬物療法を維持するための精神療法という側面をもつ．

〈尾鷲登志美〉

2 心因性精神障害

A 神経症とストレス関連障害 neurosis and stress-related disorders

1. 概念, 病因, 治療

　　神経症の代表的な症状は不安である. 不安とは, 対象のない恐れをさす. 対象のある恐れは恐怖という. 不安は精神症状としてばかりではなく, 身体症状としても出現する. また, 不安は精神疾患に特有のものではなく, 他の診療科の疾患にもみられる. 我々は周囲の環境からストレスをうけ続けているが, なんとかそのストレスを回避したりするなどの対処をしている. こころのバランスをとっている. しかし, その平衡がくずれると病的な不安を感じるようになり, 神経症となることがある.

　　内的な葛藤や欲求不満があって, 自我が破局を予想すると, その結果強い不安が生じてくる. それがそのまま意識されるのが不安神経症であるが, そのほかの神経症では, 不安は種々の防衛機制によって防衛される. たとえば不安が抑圧されるとヒステリーに, 置き換えや象徴化が行われると強迫神経症に, 身体症状だけが強く意識されると心気神経症に発展すると考えられている. 神経症は, 何らかの不愉快な体験, 近親者や知人の死, 不幸などといったライフイベントを契機として発症することがある.

　　神経症という概念は, 国際的な疾患分類である 1980 年のアメリカ精神医学会の「精神障害の診断と統計の手引き第 3 版 (DSM-III)」において廃止され, 改訂された DSM-IV-TR では不安障害〔パニック障害, 特定の恐怖症, 社交恐怖 (社交不安障害), 強迫性障害, 外傷後ストレス障害, 全般性不安障害など〕, 身体表現性障害 (身体化障害, 転換性障害, 疼痛性障害, 心気症など), 虚偽性障害, 解離性障害となった. これは, 神経症の生物学的側面の研究が進み, 神経症が必ずしも心因論だけでは説明しにくくなってきたことに端を発している. さらに, 生物学的研究に基づく薬物療法がパニック障害や強迫性障害において効を奏し, 神経症に対する薬物療法の重要性が認識されつつある.

　　2013 年 5 月, アメリカ精神医学会の「精神障害の診断と統計の手引き　第 5 版 (DSM-5)」が出版された. DSM-5 日本版を出版するにあたり, 診断名の日本語翻訳について日本精神神経学会によりガイドラインがつくられた. 今回出版された DSM-5 日本語版は, このガイドラインに準拠している. 基本的には「障害」を「症」にかえることとなった. ただし, DSM-IV の旧病名がある程度普及している場合は, 新たな病名の横にスラッシュで旧病名を併記 (例えば「パニック症/パニック障害」) することにした. DSM-IV の強迫性障害, 外傷後ストレス障害が, 不安障害から切り離され, 大項目として独立した. すなわち, 不安症群/不安障害群, 強迫症および関連症群/強迫

性障害および関連障害群，心的外傷およびストレス因関連障害群となった．また，パニック症／パニック障害から広場恐怖症が切り離され独立した．さらに，分離不安症／分離不安障害と選択的緘黙の中核症状が不安であることから，DSM-5では，不安症群／不安障害群に入った．以上より，不安症群／不安障害群は，広場恐怖症，パニック症／パニック障害，限局性恐怖症，社交不安症／社交不安障害，分離不安症／分離不安障害，選択的緘黙，全般性不安症／全般性不安障害，その他という分類となった．

DSM-IVの不安障害に含まれていた強迫性障害は独立し，強迫症および関連症群／強迫性障害および関連障害群として位置づけられた．その中には新たにいくつかの項目が加えられた．従来の強迫性障害は，強迫症および関連症群／強迫性障害および関連障害群の代表にはかわりないが，醜形恐怖症／身体醜形障害，抜毛症が他の大項目から移行され関連症群に含まれることとなった．醜形恐怖症／身体醜形障害は身体表現性障害から，抜毛症は他のどこにも分類されない衝動制御の障害から，それぞれ関連症群に移行された．そして，新たに，ためこみ症，皮膚むしり症という2つの新しい疾患が加えられた．以上より，強迫症および関連症群／強迫性障害および関連障害群は，強迫症／強迫性障害，醜形恐怖症／身体醜形障害，ためこみ症，抜毛症，皮膚むしり症，その他という下位分類をもつこととなった．

心的外傷後ストレス障害は，不安障害から独立し，心的外傷およびストレス因関連障害群の下位項目となった．DSM-IVの「通常，幼児期，小児期，または青年期に初めて診断される障害」にあった反応性愛着障害の抑制型と脱抑制型が，それぞれ独立して，反応性アタッチメント障害／反応性愛着障害と脱抑制型対人交流障害となった．適応障害は，従来は独立した項目であったが，DSM-5では，心的外傷およびストレス因関連障害群に加えられた．心的外傷およびストレス因関連障害群には，反応性アタッチメント障害／反応性愛着障害，脱抑制型対人交流障害，心的外傷後ストレス障害，急性ストレス障害，適応障害，その他がある．

DSM-IVの身体表現性障害は，大幅に分類を改編された．身体症状症および関連症群という新しいカテゴリーとなった．DSM-IVの身体表現性障害は，身体化障害，転換性障害，疼痛性障害，心気症などに分類されていたが，身体化障害，鑑別不能型身体表現性障害，疼痛性障害，心気症は統合され，身体症状症と病気不安症の2つの診断となった．作為症／虚偽性障害は，身体症状症および関連症群に入った．変換症／転換性障害（機能性神経症状）は，引き続き身体症状症および関連症群に残留となったが，診断基準が多少変更された．一方，DSM-IVで身体表現性障害に分類されていた身体醜形障害は，強迫症および関連症群／強迫性障害および関連障害群に移動となった．以上より，身体症状症および関連症群は，身体症状症，病気不安症，変換症／転換性障害（機能性神経症状），作為症／虚偽性障害，その他となった．

解離症群／解離性障害群は，DSM-5では，解離性同一症／解離性同一性障害，解離性健忘，離人感・現実感消失症／離人感・現実感消失障害，その他の分類となった．DSM-IVの解離性遁走が解離性健忘に含まれることになり，離人症に現実感消失症が加えられた．

神経症の主たる治療法は精神療法と薬物療法である．精神療法には，支持療法，洞察療法，精神分析療法，認知療法，行動療法などがある．好ましい医師-患者関係のもと

§2. 心因性精神障害　　*103*

で，主に言葉のやりとりによって，不安，焦燥，恐怖などの症状の改善をめざす．患者をとりまく環境の調整も必要なこともある．ときには，無意識のなかに原因があることもあり精神分析療法を用いることもある．しかし，精神療法だけでは，増悪した精神症状の早急な鎮静には不十分なことが多く，薬物療法をあわせて行うことが肝要である．

　薬物療法を併用する意義には次のことが考えられる．まず，第1に，薬物療法の併用は精神療法を導入しやすくする．急性期において，不安焦燥，強迫症状，恐怖症状，身体症状などが強いときは，治療者は患者の示す症状にふりまわされてしまうし，患者自身も症状により混乱してしまい，十分な面接ができないことが少なくない．このようなときには，まず，薬物療法を用い，ある程度の精神症状の安定化をはかり，しかる後に精神療法を開始したほうがよい．第2に，薬物療法を併用すると，治療者-患者関係がより良好な関係に推移しやすい．急性期の激しい症状が存在するなかで，あるいは，その後の慢性期においても，薬物療法なしでは安定した良好な治療者-患者関係を維持することが困難な場合がある．第3に，薬物療法を併用すると，患者が洞察しやすくなり現在の諸問題への対処法の考案を容易にすることができる．

　神経症の薬物療法の代表は，抗不安薬である．不安，焦燥，恐怖，強迫，抑うつ，各種の身体症状に対して効果がある．また，抗うつ薬，抗精神病薬，睡眠薬なども使用されることがある．抗不安薬のほとんどは，ベンゾジアゼピン系誘導体である．ベンゾジアゼピン系誘導体は，抗不安作用，催眠作用，抗てんかん作用があり，必要に応じた適切な使い分けが肝要である．抗不安薬は，その抗不安作用の強弱や血中濃度半減期により分類されている．また，薬物療法で忘れてならないのは副作用である．抗不安薬は，効果発現が迅速であり，高い有効性をもち，比較的安全性の高い薬物であり，他の薬物との相互作用が少なく，副作用も少ないという長所がある．短所としては，眠気，ふらつき，疲れやすくなるなどといった鎮静，失調作用がみられたり，薬物本来の効果以外を期待して乱用されたり，依存性もみられることがある．急激に服薬を中止したときに離脱症状（禁断症状）がみられることがある．アルコールとの相互作用がみられることがあり短期記憶の障害が報告されている．

　他に，それぞれの薬物の用法・用量，適応，効果，相互作用なども治療者は熟知することが必要であり，治療するにあたって患者に適時副作用などの情報を教示していくことも大切である．

2. 各論

a. 不安症群 / 不安障害群 anxiety disorders

　　不安症群 / 不安障害群は，パニック症 / パニック障害，社交不安症 / 社交不安障害（社交恐怖），全般性不安症 / 全般性不安障害など病的な不安を主症状とする疾病群をさす．不安症群 / 不安障害群の代表は，パニック症 / パニック障害 panic disorder である．

1）パニック症 / パニック障害 panic disorder

　　パニック症 / パニック障害は，パニック発作を特徴とする疾病である．パニック発作とは，特に引き金となる理由や出来事もなく突然に，このまま死んでしまうのではないか，心臓発作ではないかといった強い恐怖感に襲われ，同時に，激しい動悸，呼吸困難，めまい感などの身体症状を伴うものである．重篤な身体症状をきたすため，救急車

JCOPY 498-17502

で病院に運ばれるが, 検査上異常は認められずそのまま帰宅する. しかし, 再び発作を繰り返すようになり, 以前に経験した発作がいつ起きるのかと心配で, 思い悩むようになる. これを予期不安という. さらに, パニック発作を回避しようとする行動, 例えば, 運動や慣れていない状況を避けるようになる.

パニック発作は, 不安症群 / 不安障害群と同様に非不安症群 / 非不安障害群においても当てはまるかもしれないとある. 心的外傷後ストレス障害でパニック発作の特徴を伴うものや, 統合失調症でパニック発作の特徴を伴うものなどがそれにあたる. これはパニック発作をより非特異的症状として, 精神病性の障害ですら生じるものである点を強調したものと思われる. また, 強い恐怖または不快感が突然高まるパニック発作は, 落ち着いた状態からも不安な状態からも起こり得るとしている点も注目に値する. これは, 発作的にパニック発作が起きるばかりではなく, 状況依存性 (とある状況下) においてもパニック発作が起きる可能性があることを示している.

パニック発作は, パニック症 / パニック障害の他に心疾患, 甲状腺疾患などの内科疾患, 統合失調症, うつ病 (DSM-5) / 大うつ病性障害などの精神病, 限局性恐怖症などの神経症性疾患, さらに, 過呼吸症候群, 過敏性腸症候群, 嗜癖性のある薬物に認められるため併存診断ないし鑑別診断が必要である.

治療は, 抗うつ薬や抗不安薬による薬物療法を主体とするが, 患者に薬物療法を行う前に, パニック症 / パニック障害についての今日における考え方と今後の治療方針について話をしておくべきである. すなわち, パニック症 / パニック障害は心因性に何か引き金となる理由があって起きるものとは必ずしもいえず, 生物学的な理由があり, 薬物療法だけで多くは比較的短期に症状が消退していくこと, 治療方針としては, まずパニック発作の消失をめざすこと, 漸次予期不安の軽減をみるであろうこと, そして, 次の段階としてパニック発作を回避しようとする行動 (たとえば, 電車に乗らないなど) からの回復にあたることを説明する.

2) 広場恐怖症 agoraphobia

いつどこでパニック発作が起きるかもしれないので, 単独で外出したり, 乗り物に乗って遠出ができなくなる, あるいは, 以前にパニック発作が出現した状況に入ることを避けるようになる. これを DSM-IV では, 広場恐怖といった. パニック障害から広場恐怖が切り離され独立し, DSM-5 では, 広場恐怖症となった. これは, 広場恐怖症がパニック発作と関連してかならずしも起きるわけでない, という知見にたってのことである. 広場が怖いのではなく, 例えば, 1 人で外出したときに顕著な恐怖もしくは不安が起きて助けを得られず窮地に陥るのではないかといった予期不安に伴う回避行動, あるいは, 回避ができず顕著な恐怖もしくは不安が起きて耐え忍んでいることを意味している. たとえば, 公共の交通機関 (自動車, バス, 電車, 船, 飛行機での移動), 開けた空間 (駐車場, スーパーマーケット, 橋), 店, 劇場, もしくは映画館にいるときに生じる, あるいは, それらに行くこと (いること) を回避するのである.

3) 社交不安症 / 社交不安障害 (社交恐怖) social anxiety disorder: SAD (social phobia)

DSM-IV によると, SAD は, 他人の注視を浴びるかもしれない社会的状況または行為をする状況に対して, 顕著で持続的な恐怖を抱き, 自分が恥をかいたり, 恥ずかしい思いをするように行動すること (または不安症状を露呈したりすること) を恐れる状態

§ 2. 心因性精神障害　　105

であるとされている．人前での会話や書字，公共の場所での飲食，あまりよく知らない
人との面談などで，不安や恐怖といった症状が出現する．話をしているときに声が震え
たり，顔が引きつったりしていると他の人に気づかれて恥ずかしい思いをするのではな
いかと考えて非常に不安になる．手が震えていることに気づかれるのではないかと心配
になり，他の人がいるところでものを食べたり，何かを書いたりすることを避けること
もある．試験など他の人から評価される状況も苦手である．不安に伴う身体症状が現れ
やすく，紅潮，動悸，振戦，声の震え，発汗，胃腸の不快感，下痢などがみられやす
い．

　　DSM-5 においては，わが国で提唱された対人恐怖を SAD の基本症状の 1 つとして
いる．また，人前で話をしたり演技をしたりするという行為においてのみ，不安や恐怖
といった症状が出現するのかどうかを特定することが提案されている．自分が恥をかか
されたり，恥ずかしい思いをしたりすることを恐れることに加え，つまり，DSM-IV
の診断基準に加え，不安症状を呈し，他人に迷惑をかけることを恐れる，他人に不快な
感じを与えるのではないか，いやがられるのではないかと考え対人接触が苦痛になり，
できるだけ他人とは交わらないようになる状態となることが診断基準に盛りこまれてい
る．

4）限局性恐怖症 specific phobia
　　恐怖対象がほぼ限定された対象や状況であって，それ以外の社会不適応はほとんどな
い．高所恐怖，閉所恐怖，動物恐怖，尖鋭恐怖などが含まれる．
　　限局性恐怖症の治療には，支持療法，行動療法などの精神療法や抗不安薬による薬物
療法などがもちいられる．

5）分離不安症 / 分離不安障害 separation anxiety disorder
　　乳児期から学童期にかけて，母親などの依存対象者との物理的・心理的分離に伴う不
安が現れやすくなる．これを分離不安といい，どのようにこれを克服していくかが，こ
の時期の心の発達課題とさえいわれている．この克服が年齢相応になされていないと，
母親（依存対象者）などが不在の時に過剰な分離不安反応を起こし，いろいろな身体
的・精神的な症状を示すことになる．このような病的な状態を，分離不安症 / 分離不安
障害という．

6）選択性緘黙 selective mutism
　　言葉の理解や発達は正常であるにもかかわらず，特定の場面ではまったく話すことが
できない．一般的には 5 歳前後で発症することが多く，男女比では女児のほうがやや
多いことがわかっているが，その原因は不明である．家ではよく話すのに，学校や友達
と遊んでいる場面では沈黙を続けるという場合が多い．また，家族と楽しそうに話して
いる中に，家族以外の人がその中に入ってきた途端に話さなくなったり，重度の場合は
体の動作まで止まってしまう場合がある．この疾患によって，子どもは，学業上，職業
上の成績または社会的な交流の機会をもつことを，著しく阻害されている．何かに対し
ての不安・緊張が元になっており，社交不安症 / 社交不安障害を伴っていることが多く
ある．

JCOPY 498-17502

106 2. 各 論

b. 強迫症および関連症群 / 強迫性障害および関連障害群 obsessive-compulsive and related disorders
  1）強迫症 / 強迫性障害 obsessive-compulsive disorder： OCD

  　　従来，強迫症状を主症状とする神経症と考えられてきた強迫神経症は，生物学的研究やそれに基づく臨床の成果から，心因論だけではその病態が説明しきれなくなったため強迫症 / 強迫性障害とよばれるようになった．強迫症 / 強迫性障害は，強迫観念と強迫行為によって特徴づけられる精神疾患である．強迫観念は，たとえば，鍵をかけ忘れたのではないか，ガス栓を閉め忘れたのではないかといった考えが繰り返し頭に浮かび，無意味だ，不合理だと思いながらも，自分では抑えることができず不安になってしまう症状をいう．強迫行為は，繰り返し手を洗う，戸締りされているか何度となく確認する，あるいは，際限なく順番に並べるといった反復的な行動である．これは，強迫観念に対する行為で，駆りたてられるように感じながら行われる．これらは，苦痛を回避したり，苦痛にならぬように未然に防ぐことを目的としているが，現実的でなかったり，過剰であったりする．

  　　従来，強迫症 / 強迫性障害は，自己の内面の洞察ができ，その思考や行動に違和感や不合理性を抱いているという特徴があるとされてきた．つまり，病識があるとされてきた．しかし，この自己洞察には個人差がある．DSM-IV では，「洞察に乏しいもの」であるならば特定すること，との記載があった．こうした病識については，洞察を欠く患者がみられることから，DSM-5 では，これらの記述は削除された．DSM-5 では，この病識を 3 段階に分けており，「病識が十分または概ね十分」，「病識が不十分」，「病識が欠如した・妄想的な信念を伴う」としている．

  　　強迫症 / 強迫性障害はうつ病（DSM-5）/ 大うつ病性障害を高率に併存するほか，パニック症 / パニック障害などの他の精神障害もよく併存する．また，強迫症状は統合失調症，抑うつ障害群など他の精神障害にもみられるので鑑別を要する．

  　　元来，強迫症 / 強迫性障害は治療抵抗性といわれてきたが，近年，セロトニン再取り込み阻害薬（SRIs）（クロミプラミン，フルボキサミン）の強迫症 / 強迫性障害に対する有効性が報告されるようになってきた．薬物療法の際には，治療者は患者に副作用の情報を常に提示し，治療は長期を要すること，服薬遵守が大切であることを繰り返し指導教育するべきである．また，行動療法と組み合わせることでより良い改善が期待される．

  2）醜形恐怖症 / 身体醜形障害 body dysmorphic disorder

  　　自分の容姿がよくないと頑なに思い込み，社会生活に支障をきたすようになる．鏡を何度も見たり，外出できなくなったり，整形手術を繰り返したりする．外見についての想像上の欠陥へのとらわれが顕著であり，身体的異常が軽微であっても，その人の心配は著しく過剰である．

  3）抜毛症 trichotillomania（hair-pulling disorder）

  　　正常な毛を引き抜いてしまう性癖によって，脱毛斑が出現する精神疾患である．頭髪や体毛を抜く行為が頻発し，抜くことをやめようと何度も試みるが，やめることが難しい．不安を解消しようとする行為として抜毛してしまう．抜毛を行うと，一時的に不安が減少するが，再び，不安が増悪すると抜毛してしまうことを繰り返してしまう．

§2. 心因性精神障害　　107

4) ためこみ症 hoarding disorder

ためこみの症状は，①収集・獲得が過剰（物を大量に集めすぎる），②収集した物を整理できない，③捨てられない，という特徴がある．役に立たない，あまり価値がない，と思うものを大量に収集し，捨てることが困難である．物をためることが必要かどうかの認識や，物を捨てることに苦痛を感じる．集めたものの散らかり方が顕著であり，生活空間を本来の用途に使うことができない．物が散乱し，捨てることが困難であるために，著しい被害や苦痛が生じる．

5) 皮膚むしり症 excoriation（skin-picking）disorder

皮膚をむしる行為が頻発し，その行為は著しく過剰である．むしることを止めようと何度も試みるが，止めることは難しい．爪，かさぶたなどが対象となる．この行為は，強迫観念やとらわれでは誘発されない．不安や緊張などが先行する．皮膚を自傷することで，満足感や安心感が得られることがある．

c. 心的外傷およびストレス因関連障害群 trauma-and stressor-related disorders

1) 反応性アタッチメント障害 / 反応性愛着障害 reactive attachment disorder

DSM-IV では，反応性愛着障害は，抑制型と脱抑制型に分類されていた．DSM-5 では，それぞれが独立して，反応性アタッチメント障害 / 反応性愛着障害と脱抑制型対人交流障害となり，心的外傷およびストレス因関連障害群の下位項目となった．

子どもは感受性のある養育者との安全な愛着関係を繰り返し体験することにより，他者に対する安全感・安心感を獲得していくと考えられている．そのため主要な養育者との愛着の形成（愛着システムの健全な発達）は，子どもの最も重要な心理・社会的発達課題の1つとされている．

反応性アタッチメント障害 / 反応性愛着障害とは，愛着形成が何らかの理由により重度に障害された子どもに，愛着障害（attachment disorder）が発症すると考えられている．たとえば，極端な虐待やネグレクト，養育者が頻繁に変わる，戦争などにより孤児になること，などが原因となる．養育者に対して強い警戒心をもち，本当は甘えたくてたまらないのにそれが素直にできない．それを察した養育者が優しくすると嫌がって泣いたり，怒ったりといった相反する態度をとる．あるいは，子どもが周囲への関心をまったく失っているかにみえる病態である．鑑別診断に自閉症スペクトラムがあげられているが，臨床的には鑑別困難であることが多い．

愛着障害の治療の基本は，安心を与えることである．愛着障害の子どもは，世の中や人を信用していない．そのため，自分を自分で守るという傾向があり，他人をよせつけない．養育する側が一貫した躾をし，常識的なことを子どもに認識，理解させるようにする．そして，養育者が子どもの全面的な信頼を獲得し，安心させることが肝要である．自分の基地はここだと思わせることである．このように愛着障害の治療は常識的で単調な毎日を送ることであるが，現実の臨床では，治療は長期に及ぶ．

2) 脱抑制型対人交流障害 disinhibited social engagement disorder

DSM-IV の，反応性愛着障害脱抑制型のことを，DSM-5 では，脱抑制型対人交流障害とし，心的外傷およびストレス因関連障害群の下位項目とした．拡散した愛着で，それは適切に選択的な愛着を示す能力の著しい欠如を伴う無分別な社交性という形で明らかになる．例えば，あまりよく知らない人に対しての過度のなれなれしさを示したり，

愛着の対象人物選びにおいて，より適切な選択能力が欠如していたりする．初対面の人でも誰にでもなれなれしく近づき，まるで知り合いのように話しかける．すぐに人と親しくなれるが，親しくなると過剰にべたべたしてくる．そのため，相手からすると適度に距離をとって欲しいのに異様に近づいてくるので困惑してしまう．また，相手を選ばず，だれかれとなく接近するため，危険が伴う場合がある．鑑別診断に AD/HD（注意欠如・多動性障害）があげられているが，臨床的には鑑別困難であることが多い．

治療の基本は，反応性アタッチメント障害 / 反応性愛着障害に準ずる．

3）心的外傷後ストレス障害 posttraumatic stress disorder：PTSD

ICD-10 では，外傷後ストレス障害の特徴として，①外傷体験の先行，②外傷の再体験，③鈍麻反応，④亢進した覚醒の症状がみられるとある．②③④は，外傷体験の後に生じる症状である．外傷体験とは，通常に体験する範囲をはるかに越えた，誰にでも重大な苦悩を引き起こすような体験のことである．すなわち，自分や親族が死にそうになるような体験で，洪水や地震，自動車事故や飛行機事故，火事や爆発，戦時下での戦闘，収容所生活などの体験が対象となる．外傷の再体験とは，外傷として経験した出来事が，苦痛を伴いながら思い出されたり（フラッシュバック），夢にみたりすることである．鈍麻反応とは外界からの刺激に対する反応性が低下した状態をいう．外傷に関連したことがらを避ける，物事への興味が減退する，他人から疎遠になったと感じることなどをいう．亢進した覚醒の症状とは，不安焦燥，過剰な警戒心，極端な驚愕反応など知覚過敏状態をいう．

DSM-IV では，①外傷的な事件の曝露（自分が死にそうになる，他人が重傷を負うところを目撃する，性暴力などにあう，あるいは，あいそうになること），②反復的，侵入的，かつ苦痛な再体験（外傷的な体験が侵入的に想起されること），③外傷と関連した刺激の回避（トラウマ体験に関する，苦しみを伴う記憶，考え，感情などを回避すること），全般的反応性の麻痺（重要な活動への関心または参加の著しい減退），④持続的な覚醒亢進症状（攻撃的な行動や自己破壊的な行動，誇大な驚愕反応など）が診断基準であった．

DSM-5 では，基本的には DSM-IV と同様ではあるが，多少の変更があった．まず，全般的反応性の麻痺は除外された．これは，冷静に活動していた人でも PTSD が起きることがあるからである．また，外傷的な事件の曝露の診断基準項目に，直接的に外傷的な事件に曝露されなくても，遺体収容の前線の人や，児童虐待の詳細に繰り返し曝露される警察署職員などに PTSD が起きる可能性があることも記載された．

治療は薬物療法と精神療法の併用が原則である．急性期の不安焦燥，興奮状態には，ベンゾジアゼピン系の抗不安薬の経口投与あるいは静注が有効である．慢性期には，三環系の抗うつ薬，選択的セロトニン再取り込み阻害薬，抗てんかん薬，β 遮断薬，α_2 刺激薬などを使用する．精神療法としては，外傷体験について話を聞き共感することで永続的な症状を残すことを防ぐことができる．この介入の 1 つに，除反応がある．これは，十分に意識化されずにいる外傷記憶を想起することである．ただし，安全な治療環境を与えたうえで徐々に体験を想起し，それにまつわる情動を扱える量だけ表現，開放していくことが肝要である．

§ 2. 心因性精神障害　　*109*

4) 急性ストレス障害 acute stress disorder

極度のストレスが負荷された後，それが外傷体験（PTSD の項参照）となり，発症が
ストレス負荷後 4 週間以内で継続期間も 4 週間以内であるものを急性ストレス障害
（ASD）といい，より遅延した発症でより長期にわたる心的外傷後ストレス障害
（PTSD）と区別している．DSM-5 では，ASD は PTSD を予測するためではなく，ト
ラウマ体験後早期（1 カ月以内）の外傷性ストレス症状を診断し，早期介入につなげる
ことを意識している．DSM-5 の ASD の症状は，DSM-IV の ASD の症状とおおむね同
じであるが，診断基準は改訂された．項目数による診断カットオフをさだめた．侵入症
状 4 項目，陰性気分 1 項目，解離症状 2 項目，回避症状 2 項目，覚醒症状 5 項目の計
14 症状項目のうち，9 項目以上該当する場合に ASD と診断できるとしている．

最も有効な治療法は，できるだけ早く極度のストレスと折り合いをつけさせるべく，
治療者がいちはやく介入し極度のストレス体験について話を聞き共感することである．
そうすることで，PTSD への移行を防げることが多い．

5) 適応障害 adjustment disorders

精神的脆弱性や対処能力に特に問題のない人でも，脅威的，破局的な性質をもったス
トレス因（例えば，テロリズムや大災害や大事故などを身近に経験し，死の恐怖を感じ
るなどした場合）をこうむると多くの人は急性ストレス障害となり，一部は PTSD に
移行する．一方，軽度のストレス因を被っただけであるのに，対処能力の欠如や精神
的脆弱性といった個人的素質があると，情緒的障害や社会的機能の障害がみられること
がある．これを適応障害とよぶ．症状は，抑うつ気分，不安，心配，対処能の欠如感，
日課の遂行が困難であるなどである．

薬物療法や環境調整などの治療を行い，ストレス因への対処能力の回復をはかること
を目標とする．また，適応障害を不幸な結果としてみるだけでなく，人間は，適応障害
を経験すると，適応する手段を体得していくものであるということも考慮しておくべき
である．

d. 身体症状症および関連症群 somatic symptom and related disorders

DSM-IV における身体表現性障害のうち，身体化障害，鑑別不能型身体表現性障害，
疼痛性障害，心気症が統合され，DSM-5 では，身体症状症と病気不安症の 2 つの下位
分類にまとめられた．DSM-IV における身体表現性障害の大部分は，DSM-5 の身体症
状症と診断されることになろう．ただし，心気症の一部は，病気不安症となるであろ
う．

DSM-IV の身体表現性障害では，多彩な身体症状があっても，身体症状が医学的に
説明できないことが重要なポイントであった．検査結果には異常はなく器質性疾患は見
出せないので，心配はいらないと説明するのは，一見患者を安心させるように思える
が，これはかえって逆効果であることが多かった．患者の考えは単に気にしすぎだと説
明しているようなものだからである．DSM-5 の身体症状症および関連症群では，身体
症状が医学的に説明できないことを重要視していない．身体症状あるいは健康について
の過剰な考え，行動を評価することとなった．

治療としては，検査結果には異常は見出せなかったが，患者が苦しんでいるのは事実
であることを素直に認め，協力していく旨を何度となく話すべきである．そのうちに，

患者は身体の方へ過剰に目が向いた状態であったことを洞察していくと思われる．このような治療を導きやすくするために薬物療法も行う．抗不安薬が用いられることが多く，必要に応じて抗うつ薬，抗精神病薬を用いる．副作用に対して過敏であるため，さらなる病状の増悪をきたしやすいので注意を要する．また，投与した薬物の効果を否定されるかのような訴えがみられることもあり，容易に変薬したり，多剤併用となったり，投与量が増えすぎてしまうことがあることをこころがけておきたい．

1）身体症状症 somatic symptom disorder

身体症状があり，それにより苦痛であったり，あるいは，症状のために社会的機能が障害されがちで，日常生活が満足に行えない状況のことをいう．そして，身体症状あるいは健康について考えたり，心配したり，行動したりすることが過剰である．身体の方へ過剰に目が向いた状態といえる．この身体症状は，大変重篤な病状であるにちがいないと考えたり，そのため，強く不安をいだいたり，何カ月間もこの症状のことを考え続けたりする．身体症状は，嘔吐感，腹痛などの消化器症状をはじめとして，動悸，息切れ，歩行困難，健忘，性器痛，月経痛など多岐にわたる．さらに，頭が痛いとそれを脳出血であると，胃腸の調子が悪いとそれを胃癌であると感じたりするのである．顕著な痛みが持続することもある．

2）病気不安症 illness anxiety disorder

DSM-IV の心気症の一部は，病気不安症と診断されると考えられる．心気症のうち身体症状は認められないが，健康に対する強い不安を呈しているものは，病気不安症となる．ある重篤な病気になっている，あるいは，重い病気にかかる可能性が高いと信じて疑わない．健康が損なわれるのではないかと過剰に心配したり，おびえたりする．この状態は病気となるきざしなのではないかと繰り返しチェックし，病院をたびたび訪れ，検査や処置を受けるなどする．逆に，病院を受診しようとしなかったり，診察を受けることを拒絶したりすることもある．

3）変換症 / 転換性障害（機能性神経症状症）
conversion disorder（functional neurological symptom disorder）

全身麻痺，失立失歩，失声などの運動障害，反弓状の強直けいれん（後弓反張）などのけいれん発作，知覚障害としては，みぞおちから喉もとへとピンポン球のようなものがこみあげてくる感じ（ヒステリー球），爪をたてられるような頭痛（クラーブス），乳房痛，視力障害としては，視野狭窄や視力消失（ヒステリー性盲）などがみられる．症状は，周囲の人々の注目をよび同情を集め，患者を援助する行動をとらせるようにはたらく．また，失神などの症状があっても外傷はなく，患者の生命が危険におちいるような状況では症状は起きない．

本疾患の心理機制の特色としては，病気になることで当面の困難から逃れる（疾病逃避），病気になることで依存対象からの関心を得られる（疾病利得）ということがある．ただ，DSM-IV では本疾患の特徴の１つであった心理的要因の関与が，DSM-5 では，必ずしも必要でなくなった．

かつては，主として身体症状を示す変換症状や，後述する主として精神症状を示す解離症状は，ヒステリーとよばれた病態の主要症状であった．しかし，ヒステリーという用語は近年使われない傾向にある．そして，転換性障害は，身体症状症および関連症群

§2. 心因性精神障害　*111*

に分類され，解離性障害は独立したカテゴリーとなった．

　治療の基本は良い治療関係の構築であるが，患者は変換症状と向き合うことは少なく治療抵抗性なことが多い．ただ，比較的短期に自然治癒する例も少なくない．転換性障害に特異的な薬物療法はない．変換症状に二次的に生じた不安，焦燥には抗不安薬などを使用する．

4）作為症／虚偽性障害 factitious disorder

　不要な薬を飲むなどして病気の症状を意図的に捏造（ねつぞう）する．刑罰の軽減や保険金をもらうのが目的（詐病）ではない．病人として医師や看護師に大切にされるという，疾病利得を得ることが目的である．精神症状が優勢なもの，身体症状が優勢なもの，両者とも認められるものに分類される．身体症状は，なかなか治らない傷，痛み，めまい，失神，嘔吐，下痢，原因不明の発熱などの症状を訴えることが多い．身体的症状が優勢で，特に重症で慢性のものをミュンヒハウゼン Münchhausen 症候群とよぶ．

　自分の病歴を熱心に語るが，詳細に問われると曖昧で，一貫性がない．また，病気に関してきわめて聞き手の興味をもたせる話をする．医学知識が豊富であり，これらの用語を駆使して嘘の病状を訴える．治療者によって，症状を否定されたり，虚偽だといわれると，容易に転医してしまう．根本的な動機は，かつて，満たされなかった，あるいは，現在，満たされていない愛情を満たすことである．一般の人が避ける手術などを世話をしてもらえるという理由で，積極的に受けたがる．これを，ポリサージャリー（頻回手術者）という．

e. 解離症群／解離性障害群 dissociative disorder

　解離とは，過去の記憶，同一性，意識，知覚といった通常は統合されている機能が，全面的あるいは部分的に失われることをいう．過去の記憶の一部が抜け落ちたり，知覚の一部を感じなくなったり，感情が麻痺するなどがみられる．ただし，すべての解離が病的なものではなく，コンサートでの熱狂や瞑想におけるトランス様体験は，正常範囲の解離である．解離とは，外部からの攻撃や非難から自分を守り，嫌悪する出来事や過去の苦痛な記憶から自分を引き離して心の平安を保つための防衛機制の一種だと考えられている．病的状況では，この解離症状が過剰となったり，通常は体験されない知覚や行動が新たに出現することもある．異常行動（遁走）や，新たな人格の形成（解離性同一症／解離性同一性障害）は，その代表である．

　ストレスや心的外傷が原因となっているといわれている．心的外傷となりうるものとしては，災害，事故，暴行を受けるなど一過性のもの，性的虐待，長期にわたる監禁状態や戦闘体験など慢性的に何度も繰り返されるものなどがある．過酷な状況を体験した際に，ダメージを避けるため，精神が緊急避難的に機能の一部を停止させることが解離症群／解離性障害群につながると考えられている．

　解離性障害は，DSM-IV では，①解離性健忘，②解離性遁走，③解離性同一性障害，④離人症性障害，⑤特定不能の離人性障害に分類されていた．DSM-5 では，①解離性同一症／解離性同一性障害，②解離性健忘，③離人感・現実感消失症／離人感・現実感消失障害，④他の特定される解離症／他の特定される解離性障害，⑤特定不能の解離症／特定不能の解離性障害に分類された．解離性遁走が解離性健忘に含められ，離人症に現実感消失症が加えられ，特定不能の離人性障害が廃止されるなどの変更がみられた．

JCOPY 498-17502

112　2. 各　論

　　解離性同一症 / 解離性同一性障害では，明確に区別できる複数の異なる人格が交代し，同一の人格においては一貫した行動を示す．解離性健忘を併存している場合が多く，重症になると人格が変わる度に本人の重要な個人情報を想起することができない．つまり，他人格の記憶を想起できない．患者の多くは小児期に心的外傷を受けているといわれている．

　　解離性健忘とは，その人にとって外傷的で重要な体験が追想されず，その忘却の程度は単なる物忘れでは説明できない．自分が苦痛や不安，不快，屈辱を感じるような記憶を忘れたいという内面の欲求と解離性健忘が密接に関係している．解離性遁走は，解離性健忘に含まれるが，放浪エピソードを健忘するものをいう．エピソードの間，新しい人格を装うことがある．離人感・現実感消失症 / 離人感・現実感消失障害は，自分の存在の実感がない，自分の身体がロボットのように感じる，自分の行動を離れたところから自分が観察するという感覚を患者は訴える．自分の体が大きく感じる，小さく感じるともいう．さらに，自分が同時に2つの場所にいるように感じることもある．ただし，自分の混乱した状態をよく認識している．

　　特定不能の解離症 / 特定不能の解離性障害には，憑依状態，ガンサー Ganser 症候群などが含まれる．トランスおよび憑依状態は，あたかも他の人格，霊魂，神などにとりつかれているかのように振る舞うものをいう．

　　解離性健忘の治療は，記憶の回復と健忘の原因となった心的外傷からの回復を目的とするが，健忘の内容は患者にとって外傷的な体験であることを治療者は忘れてはならない．解離性同一症 / 解離性同一性障害（多重人格）の治療では，患者の心的外傷を扱う際に再外傷させないことが肝要である．クラフト Kluft R による治療の原則を安が紹介している．①患者自身が自発的に治療に取り組むこと，②特定の交代人格をひいきにせず公平に扱うこと，③心的外傷は安全に扱うこと，④患者の認知のゆがみを明らかにすること，⑤治療者は患者に常にテストされていることを認識し一貫した態度をとることなどである．

　　解離症群 / 解離性障害群に特異的な薬物療法はない．解離症状に二次的に生じた不安，焦燥，抑うつなどの精神症状に対する対症療法として抗不安薬，抗うつ薬などを使用する．

f.　その他の神経症

　　以下は，ICD-10 に記載があるが，近年は，積極的には使用されなくなった診断表記である．ただ，臨床的には，以下の診断名で記載すると，より症例の病状を説明しやすくなることがある．

1）神経衰弱 neurasthenia

　　精神的肉体的な作業のあとに，普通の休息をしても疲労感が回復しないものや，肉体的作業をすると消耗してしまい筋肉の疼痛や焦燥感を呈するものをいう．精神症状としては，易疲労感，集中力の減退，易刺激性（刺激に敏感でいらいらしやすいこと）がみられ，身体症状としては，筋肉痛，めまい，頭痛，食欲不振などがある．神経衰弱と診断するためには，鑑別診断が大切である．うつ病，不安症をまず除外し，慢性疲労症候群，身体症状症なども鑑別する必要がある．また，インフルエンザ，伝染性単核症などの身体的疾病のあとに神経衰弱状態が生じることもあり，この場合も神経衰弱と診断し

§ 2. 心因性精神障害　*113*

てよい.

　治療は，環境整備や仕事などの負担の軽減，抗不安薬や抗うつ薬の投与が行われる.

2) 抑うつ神経症 depressive neurosis

　うつ状態を主症状とする神経症である. 神経症性抑うつともいう. うつ状態の内容は，抑うつ気分が前景をなしているが，うつ病に比較すると深刻さが少なく，思考や抑動の障害としての制止も比較的軽度である. 抑うつ神経症では不安焦燥がめだつことが多い. うつ病では，自責感がよくみられ他人を非難することは少ないが，抑うつ神経症では自責感は少なく，被害念慮が多い.

　DSM-5 では持続性抑うつ障害（気分変調症）に相当する.

〈太田有光〉

B　心身症

1. 心身症　psychosomatic diseases

　心身症 psychosomatic diseases とは，身体疾患のなかで，その発症や経過に心理社会的因子の関与が特に大きく，器質的ないし機能的障害が認められる病態をいう. 心身症は独立した疾患単位をさすのではなく，身体疾患や病的状態を心身相関の立場から再分類したものである.

2. 心身症の定義（日本心身医学会，1991）

　心身症とは，身体疾患のなかで，その発症や経過に心理社会的な因子が密接に関与し，器質的ないし機能的障害が認められる病態をいう. ただし，神経症やうつ病など，他の精神障害に伴う身体症状は除外する.

3. 心身医学　psychosomatic medicine

　心身医学 psychosomatic medicine とは患者を単に身体面だけでなく，心理面，社会面をも含めて総合的，統合的にみていこうとする医学をいう.

4. 主な心身症

① 呼吸器系: 気管支喘息，過換気症候群，喉頭けいれんなど
② 循環器系: 本態性高血圧症，狭心症，心筋梗塞，一部の不整脈など
③ 消化器系: 胃・十二指腸潰瘍，慢性胃炎，心因性嘔吐，過敏性腸症候群，胆道ジスキネジア，潰瘍性大腸炎，慢性膵炎など
④ 内分泌・代謝系: 神経性無食欲症，神経性過食症，甲状腺機能亢進症，単純性肥満症，糖尿病など
⑤ 神経・筋肉系: 筋収縮性頭痛，片頭痛，慢性疼痛症候群，痙性斜頸，書痙など
⑥ 皮膚科領域: 慢性蕁麻疹，アトピー皮膚炎，円形脱毛症
⑦ 外科領域: 開腹術後愁訴，いわゆる腸管癒着症，頻回手術症（ポリサージャリー）など
⑧ 整形外科領域: 慢性関節リウマチ，全身性筋痛症，結合織炎，腰痛症，頸腕症候

群，外傷性頸部症候群など

⑨ 泌尿・生殖器系: 夜尿症，**神経性頻尿**，心因性尿閉，心因性インポテンスなど

⑩ 産婦人科領域: **更年期障害**，婦人自律神経失調症，**月経前緊張症候群**など

⑪ 眼科領域: 原発性緑内障，**眼精疲労**など

⑫ 耳鼻咽喉科領域: メニエール Ménière 症候群，動揺病，アレルギー性鼻炎，**咽喉頭異常感症**など

⑬ 歯科・口腔外科領域: **顎関節症**，義歯不適合症，補綴後神経症など

5. ICD-10 の分類

ICD-10 では，いわゆる心身症は，下記の項に含まれる．

F45.3 **身体表現性自律神経機能不全**

F45.4 持続性身体表現性疼痛障害

F45.8 他の身体表現性障害

F50   **摂食障害**

F95   チック障害

F54   他に分類される障害あるいは疾患に関連した心理的および行動的要因

（F54 に身体疾患の付加コードを加える，例: 喘息「F54 に加えて J45. —」）

6. DSM-5 の分類

DSM-5 では，心身症の病態は，「他の医学的疾患に影響する心理的要因 psychological factors affecting other medical conditions」に相当する．診断基準の概要は下記である．

A. 身体症状または医学的疾患が（精神疾患以外に）存在している．

B. 心理的または行動的要因が以下のうちの 1 つの様式で，医学的疾患に好ましくない影響を与えている．

① その要因が医学的疾患の経過に影響を与えており，その心理的要因と医学的疾患の進行，悪化または回復の遅延との間に密接な時間的関連が示されている．

② その要因が一般身体疾患の治療を妨げている（例: アドヒアランス不良）．

③ その要因が，患者の健康にさらに危険要因として十分に明らかである．

④ その要因が，基礎的な病態生理に影響を及ぼし，症状を誘発または悪化させている．または医学的関心を余儀なくさせている．

7. 心身症の診断

面接，身体検索，補助的診断法などを総合して心身症の診断をする．

心身症と診断する上で大切なことは，**心身相関**が明確に認められることである．

また面接により明らかになった，症状や問題についての患者自身の理解，治療法への期待，環境ストレスへの対処の仕方，悩みの処理の仕方などは，心身医学的な治療目標や治療方針の選択に役立つ．

a. 面接

① 初診時には，受診動機および主訴を質問する．

§ 2. 心因性精神障害　　*115*

② 主訴に関しては，身体症状と精神症状の双方を聞く．症状初発時の心理・社会的
状況をきき，症状の起始と一致して心理・社会的ストレスがあったか否かを確認
する［心理・社会的ストレス：対人関係における葛藤，経済的状況や職業上の問
題，環境の変化（喪失体験，転居，転職）など］．
③ 医原性の問題として，医療や治療者への不信感が過去の治療関係において生じて
いないかも明らかにしておく．

b. 身体的検索

患者の訴えは身体症状が主体となる．身体面に対する徹底した検索を行う．

c. 補助的手段

下記の心理テストが使用されることが多い．
① CMI 健康調査表（Cornell Medical Index）
② 矢田部・ギルフォード性格検査（Y-G 検査）
③ ミネソタ多面人格目録（MMPI：Minnesota multiphasic personality inventory）
④ テイラー不安検査（MAS）
⑤ SDS（self-rating depression scale，自己記入式抑うつ評価尺度）
⑥ エゴグラム egogram

8. 心身症の治療

① 身体症状に対する身体医学的評価と生活史，行動観察，心理テストからの心理・
社会学的評価から，病態の理解を行う．身体症状と心理社会的要因の関連に気づ
かせることが重要である．
② 身体医学的治療をまず優先し，良好な治療者-患者関係を築く．
③ 生活習慣や適応様式，悪癖など病態に悪影響を及ぼしている要因に対して生活指
導を行う．
④ 薬物治療としては，抗不安薬，抗うつ薬，睡眠薬，漢方などが投与される．短期
間に多くの症状を取り去り，他の治療を容易にする．
⑤ 心理療法：支持的精神療法を基本とし，傾聴し，受容そして支持，説得，保証，
暗示を原則とする．

9. 各種の心身医学的治療

a. 自律訓練法 autogenic training（AT）

1932 年にドイツの精神科医シュルツ Schultz JH によって開発された精神生理学的な
訓練法．心身のリラクセーションを進めるうえで有力である．全般的な心身調整法であ
るので適用範囲が広く，副作用も少ない．技法も簡単で治療者が関わらなくてもよいセ
ルフコントロールである．精神生理学的な方法なので，交感神経系の興奮による種々の
身体症状が改善する．

b. 筋弛緩法

ジャコブソン Jacobson E の漸進的弛緩法 progressive relaxation が基本となる．全身
が弛緩した状態にすることにより，内臓機能の間接的なコントロールや中枢神経系の興
奮の鎮静化をもたらす．

116   2. 各 論

c. 交流分析 transactional analysis（TA）

アメリカの精神科医バーン Berne E により創始された心理療法で，精神分析の口語版ともいわれ，平易で実用的である．自己を知り，人と人との交流を円滑にし自己実現することにある．交流分析には，構造分析，交流分析（やりとりの分析），ゲーム分析，脚本分析の 4 種の分析がある．身体症状に対するストレス要因が明確で，性格の歪みが少なく健常な自我状態にある心身症に適応される．また，医療者間での円滑なチーム医療をすすめるために医療者自身の自己分析やコミュニケーションの改善に適用されることが多い．

d. ゲシュタルト療法 Gestalt therapy

ドイツの精神科医パールズ Perls F により開発された統合的，実存主義的な心理療法である．「この場で今」の気づきに焦点をあて，どう感じ自分の問題としてどう解決するかという気づきの流れを体験することにより，全体の理解に至る．

e. 行動療法 behavior therapy

行動療法とは，学習理論に基づいて，人間の不適切行動の修正を図る治療法である．ここでいう行動は，思考，感情，言語，内臓諸機能などを含めた広義を意味している．症状や病気，問題行動を誤って学習された不適応行動と考え，それらが，どのような環境，状況，刺激のもとで学習され，発展，持続してきたかを明らかにする．そして，その不適応行動を消去し，再学習により望ましい適応行動を形成することを目的とする．

f. 認知療法 cognitive therapy

アメリカの精神科医ベック Beck AT により提唱された心理療法である．個人の認知面に焦点をあて認知の歪みを構造化し，問題指向的な短期の心理療法で是正するのである．否定的感情や不適切な行動に関与していると考えられる誤った情報処理・問題解決過程などの認知について，より現実的，合理的なものへの修正を図り，否定的な感情や問題行動の自己コントロールをめざす．

g. バイオフィードバック療法

普段は気づきにくい生体内の情報を，意識的に感知できる光や音などの様式に変形して提示し，それを生体が知覚し，制御を試みるという手続きを繰り返すことにより，自律神経系のコントロールを目指す．生体の反応・変化としては，筋電図，脳波，皮膚温，心拍，血圧，皮膚電気活動，呼吸抵抗などが用いられる．

10. 東洋医学的治療

東洋医学の医学思想は，自然科学思想に立脚し，分析的である前に包括的であり，全体的調和を重視する．東洋医学的治療は，体質的な異常により生じた病態や，慢性の機能的疾患に効果を発揮しやすいことから，心身症には東洋医学的治療の適応となる場合が多い．

a. 絶食療法 fasting therapy

絶食という過酷な条件で心身の病的状態を揺さぶり，引き続き心身の健康状態を引き出す．①通常の治療で十分な効果が得られなかったときや，②通常の治療での効果をさらに確かなものにしたいとき，③使用薬物の減量あるいは離脱をはかりたいときなどの際に絶食療法が考慮される．絶食療法には適用症と禁忌症があり，最も重要なのは本人

§2. 心因性精神障害   *117*

の動機づけである.

b. 森田療法

森田正馬（1919）が独自の理論に基づいて編み出した神経質症に対する心理療法である. 神経質的なとらわれから抜け出すために「あるがまま」の生活態度を, 絶対臥褥, 作業療法, 日記指導などを通じて体得させる.

c. 内観療法

吉本伊信の創始によるわが国独自の心理療法の1つである. 幼児期からの自分と近親者とを, 近親者に, ①していただいたこと, ②してかえしたこと, ③迷惑をかけたこと, を年代的に想起していく. そのような過程を経て, 知的レベルでもなく全人的な人格変容がもたらされ, 自然に症状も消失していく.

d. ヨーガ療法

体位法や呼吸法により身体のコントロールを可能にし, その結果心のコントロールも可能となるとの考えに基づく.

11. 摂食障害　eating disorders

摂食障害は, 他の精神障害によらない, 心理的原因をもつ摂食行動障害の総称である. これには, 2つの主要で明確な症候群である神経性無食欲症と神経性過食症とがある.

a. 神経性無食欲症　anorexia nervosa

1）診断基準（ICD-10）

①～⑤までの症状が診断確定のためにすべて必要である.

① 体重は, 患者の年齢や身長などから期待される通常の体重の15%以上下まわっているか, Quetelet's body mass index ｛＝体重(kg)/[身長(m)]²｝が17.5以下である.

② 体重減少は, 「太る食物」を避けることや自己誘発性嘔吐, 緩下剤の乱用, 過度の運動, ときには食欲減退剤や利尿剤の使用により患者自らにより引き起こされている.

③ 肥満への恐怖が存在する. このさい特有なボディイメージの歪み, これに対する病的なこだわりを示す. やせを否認し, 身体の部分の形に病的にこだわることが多い.

④ 視床下部下垂体性腺系を含む広範な内分泌系の障害（おそらく二次性の）が起こり, 女性では, 無月経, 男性で性欲や性的能力の減退が起こる. 成長ホルモンの上昇, インスリン分泌異常なども, 認められる.

⑤ 前思春期発症の患者では, 思春期に起こる一連の現象の遅れ, ときには停止がみられる（成長の停止や二次性徴発現の遅れや停止）.

2）治療

① 病識に乏しいことが多く, まず治療への動機づけが重要である.

② 体重30kg以下のものは, 入院での内科的治療（経管栄養, 点滴, IVHなど）を要する.

③ 入院治療では, 行動療法（オペラント条件付け）, 認知行動療法などにより, 望ましい食行動形成, 強化を行う. 入院から外来治療にむけての移行期および外来

118　2. 各　論

治療では，個人精神療法，家族療法，環境調整などが行われる．

b. 神経性過食症 bulimia nervosa

1）診断基準（ICD-10）

①～③までの症状が診断確定にはすべて必要である．

① 持続的な摂食への没頭と食物への抗しがたい渇望が存在する．患者は短時間に大量の食物を食べつくす過食（むちゃ食い binge eating）のエピソードに陥る．

② 患者は食物の体重増加効果に，以下の1つ以上の方法で抵抗しようとする．
　すなわち，自己誘発性嘔吐，緩下剤の乱用，過食期と交代して出現する絶食期，食欲減退剤や甲状腺末，利尿剤などの薬物の使用がある．

③ この障害の精神病理は，神経性無食欲症と共通する肥満への病的な恐れから成り立つもので，患者は自らに厳しい体重制限を課し，それは医師が理想的あるいは健康的と考える病前の体重に比べかなり低めである．神経性無食欲症の既往をもつ場合もある．

2）合併症

頻回な嘔吐や下剤の乱用などのため，電解質異常や身体的合併症（テタニー，けいれん発作，不整脈，筋力低下など）が起こりやすい．吐きダコや歯の腐蝕などもよくみられる．不安，焦燥，うつ状態（特に過食後），自殺念慮，万引きや性的放縦などの問題行動やアルコール乱用がみられる．境界性人格障害の合併も少なくない．

3）治療

電解質異常や代謝性アルカローシスなどの身体合併症に対しては，内科的治療を要する．自殺の危険が高い場合は，精神科入院治療が必要となる．薬物療法としては選択的セロトニン再取り込み阻害薬 SSRIs（selective serotonin reuptake inhibitors）が効果を示すことがある．衝動のコントロールや焦燥感に対しカルバマゼピン，リチウムなども用いられる．認知・行動療法，種々の精神療法，家族療法などが行われる．経過は慢性で長期予後は現在不明である．

12. 過換気症候群　hyperventilation syndrome

① 急性に起こり，機能的呼吸調節障害に基づく不随意の過換気発作により呼吸性アルカローシスを生じ，呼吸器系，循環器系，消化器系，脳神経系などに諸症状を呈する症候群である．

② 女性が男性よりも2倍も多いといわれている．

③ 臨床症状：空気が足りない，吸えない感じ，胸部絞扼感，胸部圧迫感，動悸などを伴う速くて大きな呼吸の反復に続いて，四肢・口周囲のしびれ感，失神感，四肢の硬直，全身のけいれん，意識障害などをきたすようになるものもある．身体医学的検索においては，器質的原因を認めない．

④ 過換気テストによって，Pa_{CO_2}（動脈血二酸化炭素分圧）の異常な低下と pH の異常な上昇が認められるとされてきたが，最近，過換気テストの妥当性が問題になっている．

⑤ 紙袋内呼吸 paper-bag 法が Pa_{CO_2} の回復に効果があるとされてきたが，最近はこの治療効果について疑問視されている．

⑥ 過換気症候群の臨床単位としての妥当性は，最近議論されている．過換気症候群でなかなか改善しない場合は，パニック障害の診断基準に適合するかどうか確かめた方がよい．パニック障害であれば，その適切な治療を行うことにより，症状が速やかに改善することがある．転換性障害の症状として発現している可能性もある．

〈村松公美子〉

身体因性精神障害

3

A 器質性精神障害および症状性精神障害

この項では，器質性精神障害および症状性精神障害の概念，原因，症状と各論，診断と治療について述べる．

1. 疾患の概念

従来，わが国では頭部外傷，脳腫瘍，脳梗塞，脳炎など脳器質性疾患により引き起こされる精神障害を器質性精神障害 organic mental disorders とし，一方，脳器質性疾患以外の身体疾患，たとえば感染症，膠原病，代謝・内分泌疾患などを基盤として精神症状が出現する場合を症状性精神障害 symptomatic mental disorders とし，別項目で取り扱われてきた．

これに対し，WHO の国際疾病分類第 9 回改訂版（ICD-9）では，症状性精神障害の項目は存在しなかったが，第 10 回改訂版（ICD-10）は症状性を含む器質性精神障害の項目が取り入れられ，両者が包括された広い概念が用いられるようになった．

シュナイダー Schneider K は「身体に基礎づけうる精神病（身体的基礎をもつ精神病）」と定義した．これらは器質性および症状性精神障害をほぼ含んだ概念であり，身体因性の精神障害を推定するための条件を，a）あらゆる身体的基礎疾患，b）身体所見と精神症状との間の明白な時間関連，c）両者の間にみられる一定の平行関係としてあげている．

2. 原因

器質性および症状性精神障害を呈する基礎疾患は様々である．同じ疾患でも，表 2-9 に示したように個人的要因や環境的要因により，精神症状が出現する場合と出現しない場合がある．特に高齢者では，重症でなくとも入院という環境の変化で意識障害やせん妄を生じ，認知症様の症状を示す症例が少なくない．身体疾患が改善しても，日常生活能力が低下し，家庭での生活に支障を呈し，老人病院への転院を余儀なくされる場合があるため，注意が必要である．

器質性精神障害，症状性精神障害を呈する主な基礎疾患をそれぞれ表 2-10, 11 に示す．

3. 臨床症状

ボネファー Bonhoeffer K は，症状性精神障害の原因疾患は様々であるが，類似した精神症状が出現することを指摘し，外因反応型と定義した．

急性期の器質性精神障害および症状性精神障害では，意識障害を中心として，せん妄

§ 3. 身体因性精神障害　*121*

表 2-9　精神症状に関与する要因

個人的要因	1. 年齢─小児，高齢者（脳の未発達や脆弱性と加齢による脳機能の低下） 2. 性別─女性（妊娠，出産，月経，更年期などの性ホルモンの関与） 3. 元来の性格─不安，緊張や過敏性，感情の不安定 4. 精神疾患の既往 5. 脳器質性疾患の既往─頭部外傷・脳血管障害・多発性脳梗塞・認知症（痴呆） 6. 栄養状態 7. 原疾患の重症度 8. 使用薬剤─ステロイド精神病など含め，常に注意が必要である.
環境的要因	1. 入院という拘束と日常生活との遮断 2. 心理社会的ストレス 3. 病室の構造─ICU，個室など外界との感覚遮断 4. 家族の関与─患者に対する接し方の変化，患者への関わり方

表 2-10　器質性精神障害の原因疾患

脳血管障害	脳梗塞（一過性脳虚血発作，脳血栓，脳塞栓） 頭蓋内出血（脳出血，くも膜下出血） 高血圧性脳症
頭部外傷	脳挫傷，脳震盪，慢性硬膜下血腫， 外傷性くも膜下出血
炎症性疾患	進行麻痺，エイズ AIDS 脳症， クロイツフェルト-ヤコブ Creutzfeldt-Jakob 病
脳炎・髄膜炎および 脳炎後遺症	日本脳炎，単純ヘルペス脳炎，髄膜炎
中枢神経変性・脱髄疾患	パーキンソン Parkinson 病・症候群，ハンチントン Huntington 舞踏病， 多発性硬化症，アルツハイマー Alzheimer 病，ピック Pick 病
頭蓋内腫瘍	脳腫瘍，脳膿瘍
その他	正常圧水頭症，側頭葉てんかん，重金属中毒

やもうろう状態が出現する．その後，意識障害が回復すると健忘症候群や過敏情動性衰弱状態が認められる．これらの症状の特徴は，可逆性で，浮動性である．

　このような意識障害から回復する段階で，症状が固定するまでの期間にみられる亜急性の症状として，通過症候群が存在する．通過症候群とは，身体疾患を有するものが一過性に抑うつ状態，軽躁状態，自発性の欠如，記憶障害，易怒性，時に幻覚妄想等の精神症状を示し，明らかな意識障害を伴わず，身体症状の改善に伴って精神症状が改善されたり，逆に身体症状の増悪に伴って意識混濁へ陥る途中の状態をいう．

　慢性に経過する器質性精神障害では，認知症や人格変化，器質性気分障害などの精神症状を残すことが少なくない．一般的に，慢性期の症状は非可逆性，持続性である．

　臨床において遭遇する頻度の高い精神症状について述べる．

a.　せん妄 delirium

　意識障害は，意識混濁と意識変容に分類される．意識混濁は，明識困難状態から昏睡にいたる意識清明度の量的な障害である．この状態は，健康のときのような敏速さ，正

122　2. 各　論

表 2-11　症状性精神障害の原因疾患

感染症	肺炎，インフルエンザ，腸チフス，発疹チフス
内分泌疾患	甲状腺機能低下症・亢進症
	副甲状腺機能低下症，偽性副甲状腺機能低下症
	下垂体機能低下症・亢進症
	副腎皮質機能低下症・亢進症
	性腺機能低下症
	性ホルモンのアンバランス（月経前症候群，月経前不快気分障害，産褥期，更年期）
代謝性疾患	ウィルソン Wilson 病，肝硬変，肝性脳症
	急性・慢性腎不全，尿毒症，透析不均衡症候群，透析脳症
	高血糖，低血糖，糖尿病（特にインスリン依存型糖尿病，糖尿病性昏睡）
	急性膵炎，慢性膵炎
	ウェルニッケ-コルサコフ Wernicke-Korsakoff 症候群，ペラグラ
	電解質異常，水中毒，低酸素血症
膠原病	全身性エリテマトーデス，神経ベーチェット Behçet 病，シェーグレン Sjögren 症候群
心疾患	心筋梗塞，心不全，不整脈，肺塞栓
医原性	アルコール・薬物による離脱症候群
	CCU・ICU 症候群，術後せん妄
	薬剤性―抗パーキンソン Parkinson 薬，抗うつ薬，抗潰瘍薬，抗不整脈薬，抗ヒスタミン薬，利尿薬，抗ウイルス薬，モルヒネ，ステロイドなど
その他	血液疾患，悪性腫瘍による影響（ランバート-イートン Lambert-Eaton 症候群）
	警告うつ病，産褥期精神病，産後うつ病

　確さを失い，精神活動が全体として渋滞した状態である．その程度により明識困難状態，傾眠，昏眠，昏睡などに分類される．意識混濁の評価法として，Japan Coma Scale（3-3-9 度方式）が広く用いられている．

　意識障害の診断として，脳波検査が有用である．脳波の所見として，α 波の出現量の減少と，徐波（θ 波と δ 波）の出現量の増加（徐波化）が特徴的である．

　意識変容は，意識の質の障害である．種々の程度の意識混濁を基盤に，錯覚，幻覚，妄想や精神運動興奮などの精神症状が加わった状態である．アメンチア，せん妄，もうろう状態などが含まれるが，最近では意識変容とせん妄はほとんど同義語としてよばれている．

　せん妄は，脳器質性疾患，身体疾患，薬物性や感覚遮断を背景とすることが多い．症状は急性に発症することが多く，可逆的である．せん妄は活動過剰型せん妄，活動減少型せん妄，それらが混合した混合型せん妄に分類される．

　活動過剰型せん妄の臨床症状として，精神運動興奮を伴い，覚醒状態が持続し，注意集中力の低下，見当識の障害をはじめ，記憶などの機能が障害される．同時に錯覚，幻覚，妄想が認められる．錯覚，幻覚は視覚的なものが多く，たとえばカーテンや家具を人と間違えたり，壁のシミやシーツのしわが虫や動物にみえたりする．また天井から自分を見張っていると被害的なことを言ったりする．精神運動興奮もしばしばみられる症状で，点滴などの各種ラインをはずしてしまったり，検査や，処置に対して非協力であったりする．

活動減少型せん妄の場合，好褥的，昼間の過眠，的外れ応答，認知症，記銘力低下などを示す．

混合型せん妄は，活動過剰型せん妄と活動減少型せん妄が反復し，日中の過眠と夜間に不穏・興奮を示す．

これらの精神症状は1日の中で変化し，日によって大きく変化することもある．この症状の変動がせん妄の特徴の1つである．身体症状としては，自律神経が乱れ，脈拍，血圧，呼吸が変動しやすい．振戦やミオクローヌスなどの神経症状が認められることもある．しかし原因となる疾患や病態が改善され，向精神薬の治療が適切に行われれば，せん妄症状は1，2週間で改善される．

b. 器質性健忘症候群

意識は清明であるが，記銘力低下，失見当識，逆行健忘，作話からなる症候群を健忘症候群（コルサコフ症候群 Korsakoff's syndrome）という．器質性健忘症候群の原因として，アルコール依存が最も多いが，頭部外傷，脳炎・髄膜炎，認知症，脳腫瘍などがある．アルコール性のコルサコフ症候群では，作話を伴うことが多く，早期の治療により50%の改善率を示す．

c. 器質性気分障害

器質性気分障害は，気分の変化を特徴とする障害であり，うつ状態を呈することが多い．しかし，頭部外傷後やステロイド精神病などでは躁状態を認めることもある．また混合状態もあり得る．

次のケースは，初期に器質性気分障害が出現し，次第に人格水準が低下したピックPick病の症例である．

■症例提示

50歳のA子さんは，1年ほど前から新しい仕事を覚えるのを嫌がり，包丁の使い方が拙劣となった．次第に抑うつ気分，意欲低下，不安，不眠，希死念慮が出現したため，精神科を受診した．頭部MRIにて前頭葉から頭頂葉にかけての萎縮が発見された．その後，急速に不潔でだらしなくなり，他人に対する態度は，不真面目で，話しかけても無視するようになった．

d. 器質性統合失調症様障害

慢性アルコール中毒や覚せい剤などの中毒性精神障害によって，統合失調症と類似した幻覚・妄想状態を呈することが知られている．他の原因として，頭部外傷や脳炎などの脳器質性疾患，代謝性疾患や甲状腺機能亢進症などの内分泌疾患や全身性エリテマトーデス（SLE）などの膠原病に認められる．

e. 器質性パーソナリティ（人格）障害

特徴的な症状として，情動の易変性，易刺激性や心理社会的ストレスに対して怒りと攻撃性の爆発，病前性格の尖鋭化，人格水準の低下，無気力，猜疑あるいは妄想的観念，迂遠で固執性の言語表出などがあげられる．また病識の欠如もしばしば認められる症状であり，特に前頭葉障害に多い．

病初期から前頭葉，側頭葉や皮質下領域に病変部位をもつ疾患では，著明なパーソナリティ（人格）変化を認めやすい．

124 2. 各 論

4. 各論

a. 器質性精神障害

1）感染症

原因として，単純ヘルペス脳炎，急性ウイルス脳炎や進行麻痺，クロイツフェルト-ヤコブ Creutzfeldt-Jakob 病の頻度が高い．最近エイズ脳症による精神・神経症状が注目されている．

単純ヘルペス脳炎は感冒様症状が先行することが多く，意識障害やけいれん発作が高い頻度で認められる．経過中の精神症状の頻度は高率であり，幻覚妄想，錯乱，異常行動などが出現する．後遺症として，知能障害，人格変化，てんかん発作などを認める．

進行麻痺は，梅毒罹患後，数十年の潜伏期を経て発症した神経梅毒の第 4 期に相当する．精神症状を呈しやすく，人格変化を伴う認知症が中核症状である．初期に神経衰弱状態がみられ，のちに神経症状とともに幻覚妄想状態，抑うつ気分などが出現する．

クロイツフェルト-ヤコブ病は，感染性の蛋白「プリオン」によって引き起こされる．初発症状は，全身倦怠感，不機嫌，異常行動などで，急速に認知症が進行する．小脳失調，舞踏病などの不随意運動とともに，特徴的なミオクローヌスが出現し，末期には除脳硬直姿勢をとり植物状態に移行する．

エイズ脳症は，エイズを発症した後によくみられるが，初発症状となることも少なくない．記銘力・集中力の低下や自発性の減退などが早期にみられる．症状は進行性で，ときに急激な増悪をみるのが特徴である．認知症が中核症状であるが，神経症状とともに幻覚・妄想，無関心，人格変化などが出現する．

2）脳腫瘍

精神症状は，前頭葉，側頭葉の腫瘍で出現する頻度が比較的高い．前頭葉では，発動性の低下，気分や知的機能の障害，人格変化が特徴的であり，側頭葉では，人格変化，気分障害や幻覚妄想，記憶の障害，てんかん発作が認められることが多い．

3）頭部外傷

頭部外傷による精神症状は，急性期から亜急性期は意識障害を主体とする病像であるが，その後通過症候群を経て，慢性期の後遺症状が認められる．後遺症状は，人格変化が中核症状であり，多幸感，発動性の減退，不機嫌・刺激性亢進などが目立つ．また長期にわたり，比較的軽度の長期記憶の障害や学習障害が認められることがある．外傷後に身体的不定愁訴が認められ，賠償要求などがみられる外傷神経症となる場合もある．

慢性硬膜下血腫は，外傷後 2，3 カ月までに発症すること多いが，特に老齢者の場合，頭部外傷の既往があいまいなことがある．頭痛，嘔気，歩行障害や意識障害など呈する例で，頭部 CT を撮影し，診断されることがよくある．アルコール飲酒歴との関連性がある．

■症例提示

24 歳の女性が転倒し，外傷性のくも膜下出血を認めた．2 カ月後に意識が回復したが，頭部 CT では著明な脳萎縮を認め，左半身麻痺を残し退院した．しかし退院後，自分の好きなことに没頭していると機嫌がよいが，些事に対して「うるさい．黙れ」と不穏を呈し，家族に対して猜疑的となり，怒りを爆発させた．診察時には，回りくどく自分の

§3. 身体因性精神障害　　*125*

状態を話した.

4) 正常圧水頭症

正常圧水頭症は **認知症, 歩行障害, 尿失禁** を3主徴とし, 錐体外路症状も呈することが多い. 頭部 CT で脳室の拡大と脳溝の縮小が特徴的である.

5) 変性疾患

パーキンソン Parkinson 病は, うつ状態がみられる頻度が高く, 抑うつ気分, 意欲の低下, 思考抑制や心気的な訴えがめだつ. しばしば, 神経症状が現れる前に, うつ状態が出現することがある. 精神活動の遅鈍化, 無気力, 記憶障害などの認知症症状もよく観察され, 皮質下認知症とされている. また意識障害や幻覚妄想状態を呈することもあるが, これらの症状が抗パーキンソン薬の副作用として生じていることもある.

ハンチントン Huntington 舞踏病は, 進行性の舞踏運動が特徴であり, パーキンソン病と同様に皮質下認知症を呈する代表的疾患である. 精神症状は多彩であり, 幻覚妄想など統合失調症様症状, うつ状態や情緒不安定, 易刺激性などの人格変化がさまざまな時期に出現する.

脊髄小脳変性症は, 精神遅滞あるいは認知症, 人格変化, せん妄, てんかんなどを伴うことがある.

6) 多発性硬化症

多発性硬化症は, 代表的な脱髄疾患である. 寛解と再発を繰り返し, 多彩な神経症状と精神症状を示す.

神経症状は, 視力障害, 知覚障害, 有痛性強直性痙攣, 四肢麻痺などである. 精神症状は, 情動不安定, 多幸感, 抑うつ気分, 自発性の減退が認められ, 次第に人格水準が低下する. ときに神経症状を転換性障害と誤診されることがある.

7) 重金属中毒

有機水銀中毒の精神症状は, めだたないことがあるが, 知的障害や人格変化を含め多彩である. 治療は予防と汚染源からの隔離が重要となる. その他無機水銀, 鉛, マンガン, アルミニウムなどによる精神症状が知られている.

b. 症状性精神障害

1) 全身感染症

急性感染症の経過中に, せん妄などの意識障害を主とする精神症状を認めることがある. 肺炎, インフルエンザ, 腸チフス, 発疹チフス, 小児の疫痢などが代表的疾患である. 特にインフルエンザはせん妄, 抑うつ状態, 神経衰弱状態, 時に脳症を呈することがある.

2) 内分泌疾患

甲状腺機能亢進症 (バセドウ Basedow 病) では, 近年精神症状を呈する割合は減少しているが, 躁状態, 幻覚妄想状態, 軽度の意識障害や不安・焦燥感を伴ううつ状態を認める. 甲状腺機能低下症では, 自発性・意欲の低下, 注意集中困難, 不活発化であり, ときに幻覚・妄想が認められる.

副腎皮質機能亢進症 (クッシング Cushing 症候群) は, 主に, 抑うつ状態を呈し, 希死念慮をしばしば認める. まれに躁状態も出現することがある.

軽度の内分泌疾患が長期間にわたり持続し, 明らかなうつ状態や躁状態は少ないが,

気分の不快感，意欲の低下，不穏・興奮など精神症状を呈する状態を内分泌精神症候群とよんでいる．内分泌疾患に共通して非特異的であり，意識障害や知能低下を示すことはない．

■症例提示

24歳のB子さんは，甲状腺機能亢進症の治療を受けていたが，軽快したため治療を中断した．しばらくして幻聴が出現し，独語が活発となり，精神運動興奮状態を呈したため，精神科を受診した．検査にて甲状腺機能亢進が指摘され，原疾患の治療とともに，抗精神病薬を投与し，症状は軽快した．

3) 代謝および栄養障害

尿毒症は，いわゆる神経衰弱状態から始まり，さまざまな意識障害，幻覚妄想や躁ないし抑うつ状態を示す．人工透析に伴う精神症状を，透析不均衡症候群とよぶが，透析機器の改良によりあまりみられなくなった．まれな疾患であるが，進行性の言語障害，ミオクローヌス，けいれん発作，認知症などの症状を呈する透析認知症が認められるが，原因ははっきりと判明していない．

急性肝不全や肝硬変の末期症状として肝性脳症が認められる．反復する意識障害が特徴的で，脳波では3相波を示す．

ビタミン欠乏による精神症状として，ウェルニッケWernicke脳症やペラグラが知られている．ポルフィリンの代謝障害である急性間欠型ポルフィリン症の精神症状は多彩であり，抑うつ状態，幻覚妄想や意識障害が出現することがある．

4) 分娩・産褥

妊娠中は精神症状の頻度は少ないが，不眠，不安・焦燥や抑うつ気分を認めることがある．出産後1週間から10日前後に産褥期精神病，産後うつ病が出現することが多い．

マタニティー ブルース maternity blues は，産褥期にみられる涙もろさ，軽度の抑うつ気分，不安，集中力の不全など一過性の情動不安定な状態である．数時間から数日持続し，自然に消失するが，時に症状が遷延し，産後うつ病に移行する症例もある．

分娩時の大量出血を原因とする下垂体壊死によるシーハン Sheehan 症候群や，血栓性脳静脈炎などによる器質性精神病も少数であるが認められる．

5) 膠原病

SLE（全身性エリテマトーデス）は，精神症状を伴うことが多く，ループス精神病とよばれている．

従来は，SLEの活動性と精神症状との間に相関があり，急性発症で神経症状を伴った意識障害（意識混濁，せん妄，もうろう状態）を呈することが多かった．しかし最近では，発症は緩徐で，SLEの活動性と平行しない，幻覚妄想状態，昏迷状態，躁状態，抑うつ状態，退行（小児的人格変化）などの精神症状を呈し，意識障害が明らかでない症例も認められる．

症状性精神病は，精神症状が身体疾患の増悪の前駆症状として出現することもあるので注意すべきである．

SLE精神病の鑑別疾患としてステロイド精神病がある．ステロイド投与により軽度の不安，不眠，多幸，抑うつなどは，多くの患者が体験する．ステロイド投与後から数日ないし2週間後から精神症状を呈することが多い．症状として抑うつ，軽躁，両者の混

§3. 身体因性精神障害　　*127*

合や幻覚妄想状態，せん妄などが認められる．

　　ステロイド精神病発症の予測は困難であるが，精神症状と最も相関が高いのは投与量である．プレドニゾロン換算で 40mg/day を超えると精神症状の出現率が高くなると報告されている．

■症例提示

　　20 歳の C 子さんは，SLE の寛解状態で仕事についていた．人間関係のトラブルから，自宅でボーっとし，職場の出来事が回想できないことがあった．しばらくして出社を嫌がるようになり，母親に身の回りの世話をさせ，赤ちゃん言葉を使うようになった．内科で SLE の活動性の検査を行うが，再燃は否定された．しかし精神症状が出現して 2 週間後に身体症状が出現し，幻覚妄想状態や抑うつ・不安状態などを呈した．

6）神経ベーチェット Behçet 症候群

　　神経ベーチェット症候群は，全症例の 20% 前後に認められる．髄膜刺激症状，錐体路症状，錐体外路症状，小脳症状，けいれん発作などの中枢神経症状とともに，抑うつ気分，幻覚妄想，不安・焦燥感，せん妄などの意識障害が認められる．寛解と再燃を繰り返しながら，人格水準が次第に低下し，進行して認知症が中核症状となるものもある．

5. 診断と治療

　　すべての精神疾患にあてはまることであるが，特に器質性および症状性精神障害の治療で，最も優先すべきことは，原疾患の診断と治療である．それに平行して患者の精神症状を正確に把握し，状態像や重症度に応じて精神科的治療をすすめていく．

　　治療は慎重に行い生物-心理-社会的 bio-psycho-social な側面を考慮し行うことが大切である．

a. 原因疾患と精神症状の把握

　　器質性および症状性精神障害は原因疾患を診断できれば，それを治療することにより症状の改善を期待できることが多い．また精神症状やその重症度により，原因疾患の治療を妨げることがあるため，精神症状をしっかり把握しなければいけない．

　　精神症状を正確に把握するためには，患者本人はいうまでもなく，家族や医療スタッフ，付き添い人などからの詳細な聴取が必要となる．

　　患者が幻覚妄想状態や躁状態などを呈し，疎通が良好でない場合でも，患者の話を傾聴することは，信頼関係を得るために，また状態像の把握のために重要なことである．

　　原因疾患に関しては，十分に注意しながら，専門医との連携を密にとることが必要である．

b. 治療歴の聴取

　　臨床では，薬剤の副作用による抑うつ状態，躁状態，幻覚妄想状態，せん妄などの症例に遭遇することが多い．また原因疾患の治療中に，投与された薬物により新たな精神症状を引き起こす可能性もある．何らかの症状が出現した場合，使用している薬剤の影響について常に注意を払う必要がある．

c. 環境の整備

　　入院している患者にとっては，些細なことでもストレスになることがあるため，環境を整える必要がある．たとえば個々の患者に合わせて適切な環境を与え，日常の生活リ

128   2. 各　論

ズムに近づけるように心がける．患者の尊厳に配慮し，周囲の共感や支持的な対応が必要である．

　心理社会的な要因で，原因疾患や精神症状が容易に変化する場合がある．家族と密に連絡をとり，協力を得て，問題を解決していかなければいけない．

d. 精神科薬物療法

　向精神薬の投与に際して注意すべき点は，a) 比較的少量投与から開始し，過量投与に注意すること．b) 薬物の相互作用を考慮し，必要な薬物のみを投与し，多剤併用にならないこと．c) 副作用に注意し，出現したら速やかに対策を考える．

〈巽　雅彦〉

B 物質依存, ギャンブル障害（病的賭博）

1. 物質依存

a. 概念

　精神作用物質は摂取により精神機能に影響を及ぼす物質の総称であり，中枢神経系に作用して，酩酊，気分高揚，知覚変容などを引き起こす．物質依存は精神作用物質の反復使用により形成される．

　精神作用物質の使用による精神および行動の障害は，WHO の国際疾病分類（ICD）や米国精神医学会による DSM などに基づいて診断される．依存症の中心は精神依存であるという現在のアルコール依存症概念は，1977 年に WHO が示したものが基本となっている．離脱症状と耐性なども基本症状とされた．1980 年，DSM-Ⅲ ではアルコール乱用と依存ができ，依存には耐性と離脱が必須であったが，1994 年，DSM-Ⅳ では，耐性と離脱が必須ではなくなった．

　さらに，DSM-5 によって乱用と依存が使用障害に一本化され，ギャンブル障害が物質使用障害と同じセクションに入った．脳科学の基礎的研究の進展により，さらに新たな動きがみられることが予想される．

　物質依存は，さまざまな社会問題と関連している．注射針の共用や危険な性行為による感染症の拡大，過量摂取による急性中毒死，就労問題，家庭問題，交通事故，暴力，虐待，自殺，犯罪などにも関連する．時代の変化，使用物質の推移と共に患者像も変化してきている．そして最近，アルコール健康障害対策基本法，刑の一部執行猶予制度など関連の法整備が相次いでいる．

　このような状況であるが，わが国の依存症治療は立ち遅れている．疫学調査によると，アルコール依存症患者が 107 万人あると推計される状況で，治療につながっているのは年間 4 〜 5 万人に過ぎない．この治療ギャップの改善が喫緊の課題である．

b. 病因

　動物が依存性物質を自己摂取できる実験装置を作ると，繰り返し自己投与し，えさや水分を摂らず餓死してしまう．生命維持に重要な本能的行動さえも変えてしまう．依存は，ドーパミンなどの脳内伝達物質が，脳内報酬系（A10 神経）に作用して生じる．A10 神経は中脳腹側被蓋野から側坐核，前脳基底核などに投射される．依存性物質は，側坐核のドーパミンレベルを上昇させるが，ドーパミンの強制的な刺激が繰り返される

§ 3.　身体因性精神障害　　*129*

と，ドーパミンに対する脳の感受性は鈍くなる．そのため，物質摂取の量や頻度を増やし強迫的な使用になっていく．それでも快感や喜びが得られず，焦燥感や不安・物足りなさばかりが強くなっていく．

　依存症になる要因はさまざまであるが，臨床的にみると依存症患者の背景には，対人関係の問題を抱えていることが多い．幼少時からの虐待，いじめ，性被害などの深い外傷体験を持つ例も少なくない．このような人が，物質が入手しやすい環境にあり，その物質と相性が合えば，繰り返され依存が形成される．

c.　症状

　表 2-12 に代表的な依存性物質を示す．

　依存性物質は中枢神経抑制系と中枢神経興奮系に大別される．前者は，アルコール，モルヒネ，ヘロインなどのアヘン類，古いタイプの睡眠薬・抗てんかん薬であるバルビツール類，睡眠薬・抗不安薬の多数を占めるベンゾジアゼピン系薬剤，シンナー・トルエンなどの有機溶剤，大麻などがある．後者は，覚せい剤，コカイン，ニコチンなどが含まれる．

1）急性中毒

　物質の使用により薬理作用によって有害な症状が起きている状態．中枢神経抑制作用のある物質では，意識障害，呼吸抑制などが起こる．中枢神経興奮作用のある物質では，幻覚・妄想，精神運動興奮，血圧上昇などが起こる．

　アルコールの酩酊の種類については，次の通りである．

・単純酩酊：アルコール血中濃度の上昇に伴う通常の反応
・異常酩酊：複雑酩酊と病的酩酊に分けられる．複雑酩酊は酒乱とよばれるもので興奮が顕著で長く続くが了解可能な状態である．病的酩酊は少量の飲酒でも短時間で意識障害を伴った攻撃的で了解不可能な状態である．

2）依存症・離脱症状

　依存症は，物質使用を反復すると物質に対する渇望が高まり，意志の力ではコントロールができず問題が起きても修正できなくなった状態．依存には精神依存と身体依存がある．

・精神依存 psychic dependence：意志の力では物質使用をコントロールできなくなる状態で強い欲求（渇望）を伴う．断薬時に薬物探索行動がみられる．
・身体依存 physical dependence：物質使用量を急に減少・中止したときに，離脱症状（退薬症状）がみられるようになった状態で，その不快な症状を避けるために再使用に及ぶ．中枢神経抑制系の物質で形成されやすい．
・離脱症状 withdrawal symptom：ある量以上の物質が常時体内にあることが身体の適応状態となると，急な減量や中止によって均衡が崩れて症状が出現する．離脱症状の存在は身体依存の証拠となる．
・耐性 tolerance：物質を常時使っているうちに物質の効果が減弱し，同様の効果を得るためにより多くの物質を使用しなければならなくなる．

3）精神病性障害・後遺症・その他

　物質によっては幻覚や妄想などの精神病症状を引き起こす．覚せい剤精神病（妄想型統合失調症に類似するが状況反応的で，幻覚妄想以外は現実検討能力が保たれているこ

130　2. 各　論

表 2-12　精神作用物質の心身に及ぼす作用の特徴

中枢作用	薬物のタイプ	精神依存	身体依存	耐性	催幻覚	乱用時の主な症状	離脱時の主な症状	精神毒性	分類[*1]
抑制	アヘン類（ヘロイン，モルヒネ等）	+++	+++	+++	−	鎮痛，縮瞳，便秘，呼吸抑制，血圧低下，傾眠	瞳孔散大，流涙，鼻漏，嘔吐，腹痛，下痢，焦燥，苦悶	−	麻薬
	バルビツール類	++	++	++	−	鎮静，催眠，麻酔，運動失調，尿失禁	不眠，振戦，けいれん発作，せん妄	−	向精神薬
	アルコール	++	++	++	−	酩酊，脱抑制，運動失調，尿失禁	発汗，不眠，抑うつ，振戦，吐気，嘔吐，けいれん発作，せん妄	+	その他
	ベンゾジアゼピン類（トリアゾラム等）	+	+	+	−	鎮静，催眠，運動失調	不安，不眠，振戦，けいれん発作，せん妄	−	向精神薬
	有機溶剤（トルエン，シンナー，接着剤等）	+	±	+	+	酩酊，脱抑制，運動失調	不安，焦燥，不眠，振戦	++	毒物劇物
	大麻（マリファナ，ハシッシ等）	+	±	+	++	眼球充血，感覚変容，情動の変化	不安，焦燥，不眠，振戦	+	大麻
興奮	コカイン	+++	−	−	−	瞳孔散大，血圧上昇，興奮，けいれん発作，不眠，食欲低下	脱力，抑うつ，焦燥，過眠，食欲亢進[*2]	++	麻薬
	アンフェタミン類（メタンフェタミン，MDMA等）	+++	−	+	−[*3]	瞳孔散大，血圧上昇，興奮，不眠，食欲低下	脱力，抑うつ，焦燥，過眠，食欲亢進[*2]	+++	覚せい剤[*4]
	LSD	+	−	+	+++	瞳孔散大，感覚変容	不詳	±	麻薬
	ニコチン（たばこ）	++	±	++[*5]	−	鎮静あるいは発揚，食欲低下	不安，焦燥，集中困難，食欲亢進	−	その他

（注）精神毒性：精神病を引き起こす作用

せん妄：不安，不眠，幻視，幻聴，精神運動興奮

[*1] 法律上の分類.

[*2] 離脱症状とは言わず，反跳現象という.

[*3] MDMA では催幻覚＋.

[*4] MDMA では法律上は麻薬.

[*5] 主として急性耐性.

＋−：有無および相対的な強さを表す．ただし，各薬物の有害性は，上記の＋−のみで評価されるわけではなく，結果として個人の社会生活および社会全体に及ぼす影響の大きさも含めて，総合的に評価される．

（和田　清．依存性薬物と乱用・依存・中毒―時代の狭間を見つめて―．東京：星和書店；2000. p.14）

とが多い．軽度であれば被害関係念慮と音に対する敏感さが特徴）や有機溶剤精神病，アルコール依存症に伴う振戦せん妄（粗大な振戦，発汗を伴う離脱せん妄），コルサコフ症候群（ビタミン B_1 欠乏に伴う記銘力障害，失見当識，作話が特徴），ウェルニッケ脳症（ニコチン酸，ビタミン B_1 欠乏による急性せん妄，眼球運動障害など），幻覚

§3. 身体因性精神障害　　*131*

剤依存症に伴うフラッシュバック（物質を使用していたときの症状が自然に再燃する）などがある.

　その他の問題として，妊娠中の母親の習慣的な飲酒によるとされる胎児性アルコール症候群（FAS）がある. 中枢神経系の異常，発育不全，特有の容貌を特徴とする. 若い女性の飲酒率が高まっていることから注意が必要である.

　この他にも物質の乱用・依存によりさまざまな問題が起こる. 依存症の状態が続くと物質使用が優先され，ストレスに弱くなり当たり前のことが当たり前にできなくなっていく. こうして，健康，家族，友人，仕事，信頼，希望，生きがい，財産，命など大切なものを失っていくことになる.

d. 診断

　物質使用の障害についてみると，「乱用」は物質使用上のルール違反であり，「依存」は物質使用のコントロール障害，「中毒」は物質使用によるダメージである.「乱用」が繰り返されると「依存」が形成され，さらに物質使用が続くと慢性中毒の症状を引き起こすことになる.

　ICD-10 では，「強い欲求」「コントロール障害」「離脱症状」「耐性」「物質中心の生活」「有害な結果が起きても使用」の 6 項目のうち，同じ 1 年間に 3 項目以上満たせば依存症候群と診断される.

1）依存症候群の診断基準を示す.

①物質使用したいという，しばしば非常に強く，ときに抵抗できない強い欲望や切迫感がある（渇望）.

②物質使用行動を抑制できなくなる（制御不能）.

③物質使用を中断，減量した後に離脱症状が出る（離脱症状）.

④同じ効果を得るために物質使用量が明らかに増加している（耐性の証拠）.

⑤物質使用のために，仕事や社会的行動を放棄する（物質使用中心の生活）.

⑥物質使用に起因する重大な精神的，身体的問題が起こっているのもかかわらず，やめることができない（制御不能）.

　一方，DSM-5 では，「依存」，「乱用」という言葉はなくなり，「使用障害」に統一された. 使用障害は 11 項目中 2 項目以上を同じ 12 カ月間に認めれば診断される. 当てはまる項目数により重症度を示す.

2）物質により離脱症状は異なる. 例としてアルコール離脱の診断基準を示す.

　アルコール離脱は，長期かつ多量の飲酒後，飲酒量補給の減少や中止により下記の症状がみられる. 2 つ以上みられれば診断される. これに意識障害を伴えばアルコール離脱せん妄と診断される.

①自律神経系の過活動（発汗，頻脈など）

②手指振戦の増加

③嘔気・嘔吐

④幻覚・錯覚

⑤精神運動興奮

⑥不安

⑦全般性強直間代性発作

e. 治療

1）依存症の治療

依存症の治療は下記から構成される．行動修正プログラムを狭義の依存症治療とされることもある．

①治療関係づくり

依存症に取り組む際に，患者に対して共感をもって良好な治療関係を構築することはきわめて重要である．忌避感情をもった対応や直面化，強要，叱責などは行わず，患者に敬意を持って向き合う．

②治療の動機づけ

「患者がどうしたいか」に焦点を当てた目標を設定する．患者の良い面は十分評価し，危険な考えや行動には懸念を示す．命令や指示よりは提案を主とする．動機づけ面接法や随伴性マネジメントなどを取り入れると有効である．

③精神症状に対する薬物療法

物質の渇望につながる不安・焦燥感・抑うつ，中毒性精神病，併存する精神疾患の存在の有無を評価し必要な薬物療法を行う．

アルコール依存症患者の飲酒欲求を抑える目的の薬剤として，抗酒薬（ジスルフィラム，シアナミド）がある．これらを服用した後に飲酒すると，不快な症状を引き起こし，場合によってはショック状態で救急搬送を要することから，心理的に飲酒にブレーキをかける．最近は，飲酒欲求を抑えるアカンプロサートが登場しており，同様にナルメフェンも上市される予定である．

④解毒

連続使用などで解毒が必要な場合，離脱症状が激しい場合などは入院治療を行う．その際に，離脱期の後にみられる一過性の情動不安定な時期（渇望期）があることを念頭に対応する．

中枢神経抑制作用を持つ物質の解毒に際しては，離脱症状（退薬症状）に注意する．アルコール依存症の解毒の際は，ベンゾジアゼピン系薬剤への置換により離脱症状の軽減を行う．脱水や栄養障害を伴っていることが多く，脱水の補正やウェルニッケ脳症やコルサコフ症候群の予防のため，ビタミン B_1 などを加えた補液を行う．

⑤疾病教育・情報提供

依存症は慢性疾患であり，疾病教育・情報提供は大切である．依存症に関しての正しい知識の提供を行う．

⑥行動修正プログラム

治療プログラムの多くは集団で実施される．心理教育，自助グループを模した各種ミーティング，自助グループ参加，ワークブックを使った認知行動療法を取り入れたプログラム，運動療法，作業療法，SST（social skills training），内観療法などが行われる．入院治療やデイケアでのプログラムは，上記を組み合わせて行われる．

⑦自助グループ・リハビリ施設へのつなぎ

自助グループである断酒会，AA（alcoholics anonymous），NA（narcotics anonymous）や，回復支援施設であるダルク（Drug Addiction Rehabilitation Center），マッ

クなどへの継続参加は治療の重要な目標である.

⑧生活上の問題の整理と解決援助

患者と共同で問題の整理と解決を進める. この問題が大きいと簡単に治療意欲が頓挫する. 患者の自主性を妨げず適切に支援する.

⑨家族支援・家族教育

家族に負担が集中し,家族は疲弊していることが多い. 家族に対して適切な支援を行うことは重要である. 労をねぎらい,適切な対応について理解してもらう. 家族が家族会や自助グループにつながり続けるとストレスは軽減する. 家族教室や個別に対応する.

患者が治療を拒んでいる場合は,家族への介入を優先する. 精神保健福祉センターや地域の保健所などの酒害相談や精神保健相談に窓口があるので相談を促す.

わが国のアルコール依存症の専門治療は,昭和38年に始まる国立療養所久里浜病院の専門病棟での集団プログラム ARP(Alcoholism Rehabilitation Program)に始まる. これは,開放病棟である専門病棟に任意入院で一律に3カ月間入院し,集団プログラムに参加する. 自治会を作り患者が自主的に日課に取り組む. この治療方式が依存症治療の標準形として広がった. 現在は,外来通院やデイケアで治療される例も増えている.

近年,ワークブックを使った認知行動療法的アプローチが導入され,自助グループへのつなぎと共に治療の柱となっている. 認知行動療法的スキルトレーニング,動機づけ面接法,随伴性マネジメントなどを併用して実施されることが多い.

海外で有効性が認められている心理社会的治療について記す.

- **動機づけ面接法**(motivational interviewing):治療への動機づけを高めるための認知行動療法的技法である. 患者の矛盾点を意図的に拡大し,本人の「やめたい」方向を選択的に強化する. 実際には,変化に向かう具体的な発言(チェンジトーク)を積極的に引き出す対応を行う. チェンジトークが多ければその方向に行動が変化するというエビデンスに基づく. 傾聴を重視して抵抗への対決を回避するため,否認の強い患者にも有効である.

- **認知行動療法的スキルトレーニング**:認知行動療法の中心となるものであり,個人に特有の危険な状況を明らかにして,それを回避したり 積極的に対処したりする. たとえば,薬物仲間や売人からの電話やメール,入手していた環境,繁華街,週末,給料日,ストレスが高まったときなど,自分に再使用が起こりやすい状況を知り,その対処を行う. 危険な状況を意識することなく物質を使ってきた行動を,別の適応的行動に置き換える.

- **随伴性マネジメント**:治療の脱落を防止し,動機付けを維持するための行動療法的技法であり,治療に参加するたびに報酬を与える. 報酬が除去されると効果は消失するため,動機付け面接法を併せて行う. 罰と報酬を適切に提示・実行することで効果が得られるが,罰より報酬が人を動かす.

- **12ステップアプローチ**:最初の自助グループであるアルコホーリックス・アノニマス(AA)は,米国で1935年に設立され,世界的に最も普及している治療モデルで

ある．ミーティング参加により12のステップに沿って回復を進める．AA は組織化されず匿名が基本である．薬物依存症者には NA（ナルコーティクス・アノニマス）がある．

ちなみに，断酒会は AA を模して日本で生まれた自助組織であり，会員制で組織化されており，医療機関や行政との連携を重視している．

2）依存症の背景にある問題と対応の留意点

依存症のもとには対人関係障害がある．依存症患者の多くに「自分に自信が持てない」「人を信じられない」「本音を言えない」「見捨てられ不安が強い」「孤独でさみしい」「自分を大切にできない」などの特徴がみられる．基本的には，彼らを「尊厳ある1人の人間」として向き合うことである．

人のなかにあって安らぎを得ることができなかったために，物質による仮初めの癒しを求めた結果が依存症である．とすると，人のなかにあって安心感・安全感を得られるようになったとき，物質によって気分を変える（酔う）必要はなくなる．その回復を実践する場が，自助グループであり回復支援施設である．

依存症患者の物質乱用は，「人に癒やされず生きづらさを抱えた人の孤独な自己治療」という考えもある．彼らは，幼少時から虐待，いじめ，性被害など深い傷を負っていることが多い．そして，人と信頼関係をもてず助けを求めることができない．自殺に向かう例も多い．

物質使用の有無ばかりに囚われた近視眼的な関わりになることなく，その背景にある「生きにくさ」「孤独感」「人に癒やされなさ」「安心感・安全感の欠如」などを見据えた関わりでなければならない．

結局は，患者に「安心できる居場所と信頼できる仲間」ができたときに治療効果が得られる．治療に際して必要なのは，患者に陰性感情・忌避感情を持たず，共感と受容に基づいて適切な方向へと寄り添うことである．病状や問題行動が深刻な場合を除けば，目先の断酒・断薬に囚われることなく，治療継続に配慮した関わりが大切である．

2. ギャンブル障害 gambling disorder（病的賭博 pathological gambling）

a. 概念

ICD-10 において，病的賭博は「持続的に繰り返される賭博であり，貧困になる，家族関係が損なわれる，個人的な生活が崩壊するなどの不利な社会生活の結果を招くにもかかわらず持続し，しばしば増強する」とされた．

DSM では，DSM-Ⅲ以降，「他のどこにも分類されない衝動制御の障害」に分類されていたが，DSM-5 では，「物質関連障害および嗜癖性症候群」のカテゴリーに入ることになった．

賭博は犯罪行為でありパチンコなどは除外されることから，ギャンブル障害と訳された．わが国の公営ギャンブルは，競輪，競馬，競艇，オートレース，宝くじ，スポーツ振興くじなどであるが，患者の多数はパチンコとスロットである．さらに，違法ギャンブル，先物取引，FX，株なども含まれる．

わが国では，IR 法（いわゆるカジノ法案）が議論され，ギャンブル障害が注目されるようになり，治療的介入に関心が持たれている．

b. 病因

物質依存の場合と同様に，ドーパミン受容体が過剰に刺激されて脳内報酬系の均衡が崩れ，目の前の報酬を求めて長期的な損失を考慮しなくなる．性格傾向として，刺激興奮を求める傾向，負けを認めない熱中性などが指摘されている．過度ののめり込みから，発達障害との関連も指摘されている．

c. 診断

DSM-5 の診断基準を表 2-13 に示す．A 項目の 4 つ以上，および B 基準を満たせば診断される．

表 2-13　DSM-5 のギャンブル障害の診断基準

A. 臨床的に意味のある機能障害または苦痛を引き起こすに至る持続的かつ反復性の問題賭博行動で，その人がある 12 カ月間に以下のうち 4 つ（またはそれ以上）を示している．
  1. 興奮を得たいがために，掛け金の額を増やして賭博をする欲求
  2. 賭博をするのを中断したり，または中止したりすると落ち着かなくなる，またはいらだつ．
  3. 賭博をするのを制限する，減らす，または中止するなどの努力を繰り返し成功しなかったことがある．
  4. しばしば賭博に心を奪われている（例：次の賭けの計画を立てること，賭博をするための金銭を得る方法を考えること，を絶えず考えている）．
  5. 苦痛の気分（例：無気力，罪悪感，不安，抑うつ）のときに，賭博をすることが多い．
  6. 賭博で金をすった後，別の日にそれを取り戻しに帰ってくることが多い（失った金を"深追いする"）
  7. 賭博へののめり込みを隠すために，嘘をつく．
  8. 賭博のために，重要な人間関係，仕事，教育，または職業上の機会を危険にさらし，または失ったことがある．
  9. 賭博によって引き起こされた絶望的な経済状況を免れるために，他人に金を出してくれるよう頼む．
B. その賭博行動は，躁病エピソードではうまく説明されない．

以上の項目のうち，重症度について，軽度が 4〜5 項目，中等度が 6〜7 項目，重度が 8〜9 項目と項目数によって特定する．挿話性と持続性，寛解早期，寛解持続（12 カ月以上基準を満たさない）についても特定する．

d. 症状

ギャンブルに関するコントロール障害が主症状であり，借金と嘘が特徴的である．また，後追いは他の依存症にはない特徴である．

SOGS（South Oaks Gambling Screen）は，米国で「ギャンブル依存症」の診断のために開発された質問票であり，12 項目中 5 項目以上を満たせば診断される．スクリーニングとして利用でき，ギャンブル障害の症状を把握するのに参考となる．
1. ギャンブルで負けたとき，負けた分を取り返そうと別の日にギャンブルをする．
2. ギャンブルで負けたときも勝っていると嘘をつく．
3. ギャンブルのために何か問題を生じる．
4. 自分がしようと思った以上にギャンブルにはまる．
5. ギャンブルのために人から非難を受ける．
6. 自分のギャンブル癖やその結果生じた事柄に対して悪いと感じる．

136   2. 各　論

7.　ギャンブルをやめようと思っても不可能だと感じる.

8.　ギャンブルの証拠となる物を家族の目に触れぬように隠す.

9.　ギャンブルに使う金に関して家族と口論になる.

10.　借りた金をギャンブルに使い返せなくなる.

11.　ギャンブルのために仕事や学業をさぼったことがある.

12.　ギャンブルに使う金を複数から借りる.

e. 治療

　　認知行動療法, 家族療法, ギャンブラーズ・アノニマス（GA）の有効性を示す報告がある. ギャンブル障害の治療として定まったものはなく, 個々の特性に合った治療を行う. ただし, 物質依存の治療手法を応用することは可能である. 借金の取り扱いは慎重に行い, 帳消しにすることはしないことなど, ケースワークも重要である. 現在, 標準的な治療の開発が試みられている. 家族の自助グループとしてギャマノンがある.

　　薬物療法については確立した方法はないものの, SSRI などの抗うつ薬, 炭酸リチウムなどの気分安定薬などが試みられている.

　　併存症としては, うつ病やアルコール依存症が多いとの報告があるが, 併存症がある場合は, その治療を統合的に行う. 自殺には注意を要する.

〈成瀬暢也〉

C　てんかん

1. 概念

　　てんかんは脳の過剰な電気的活動によって引き起こされる反復発作を主徴とする病態をさす. 発作症状は突発性脳律動異常によるもので, 脳内での起始部位とその広がり方に従って, 意識障害, けいれん, 自動症などの様々な状態像をとる. 同じ型を示す発作が反復して出現しない場合, または 1 回のみの発作ではてんかんと診断しない. 低血糖発作, 低ナトリウム発作など代謝疾患でけいれんおよび意識障害をきたすことがあるが, これらは脳の神経細胞の過剰な興奮によって起こるものではないので, てんかんには含めない.

　　てんかんの症状にはてんかん発作だけではなく, 性格障害, 知能障害, 精神病症状などを含む場合がある. そのためてんかんとてんかん発作は区別する必要がある. てんかんの有病率は 0.3 ～ 0.5% 前後であり, 近親者にてんかん発作が出現する頻度は一般より高い. 性差はなく, 好発年齢は小児から思春期である.

2. 原因

　　てんかんは病因が不明で素因（遺伝的な影響や体質）が関係する特発性てんかんと外因すなわち器質性病変（胎生期・周産期障害, 頭部外傷, 脳血管障害など）が明らかな症候性てんかんに大別される. 特発性は約 65% を占め, 生後 1 年以内に好発し, 抗てんかん薬の効果が高い. 中年以後に発病したてんかんは症候性であることが多い. てんかん発作を誘発する要因としては, 精神的緊張, 光刺激, 睡眠不足, 断眠や過呼吸などが認められる.

JCOPY 498-17502

§3. 身体因性精神障害　　*137*

3. 分類

　　てんかんの分類は既述の特発性/症候性という病因からと全般性/局在関連性（部分）という解剖的側面から分類される．現在てんかんの国際分類（1989年）が使用されることが多い．2010年に改訂されたがまだ普及していない．てんかん国際分類の対比表を記載しておく（表2-14）（現時点においては日本てんかん学会のガイドラインにおいては1989年版を用いることとなっている）．

　　局在関連性てんかんのうち重要なものは，症候性局在関連てんかんの側頭葉てんかんであり，複雑部分発作（精神運動発作等）を有する．特発性局在関連てんかんである良性小児てんかんは中心側頭部に棘波を有し，遺伝的素因をもち，器質的病変はなく予後良好である．全般てんかんのうち，特発性全般てんかんは小児・思春期に好発し，良性なものが多い．小児欠神てんかんは，欠神を主訴とし学童てんかんの約8%を占める．若年ミオクロニーてんかんは，思春期に発症し，覚醒時に両上下肢に強いミオクロニー発作を示し光過敏性である．覚醒時大発作てんかんは主に思春期に発症し，主に強直間代発作，一部ミオクロニー，欠神発作を合併する．症候性全般てんかんにはウエストWest症候群，レンノックス-ガストーLennox-Gastaut症候群などがあり，多彩な全般発作を有し，難治であることが多く，中には特発性のものもある．

4. 症状

　　てんかんの症状は，てんかん発作の症状とてんかんに伴う精神障害（性格障害，知能障害，精神病症状）に大別される．

a. てんかん発作

　　てんかん発作の症状と脳波所見は国際分類（1981）によって部分発作，全般発作，未分類のてんかん発作に大別される．2010年の改訂により，部分発作を，焦点発作に用語の変更が行われた（現時点において，てんかん診断のガイドラインにおいて，1981年発作分類を用いることとなっている）．てんかん発作分類の対比表を記載しておく（表2-15）．

1）部分発作 partial seizures

　　部分発作は脳の一部の病変部から起こる発作で，焦点発作または局所発作ともいう．発作中意識障害をきたさない単純部分発作と意識障害をきたす複雑部分発作に分類される．

a）単純部分発作

① 運動発作

　　焦点運動発作は半側の運動領野にてんかん原焦点があり，数秒の間代けいれんが反対側の上肢，下肢に起こるものである．この運動発作が身体の一部から行進し広がっていくものをジャクソンJackson発作という．回転発作は眼球，頭部，体幹が共同偏向する．運動発作やジャクソン発作終了後に発作が起始する身体部位に一過性の麻痺が出現することがあり，トッドToddの麻痺とよぶ．

② 感覚発作

　　体性感覚症状あるいは特殊感覚症状を伴う発作：体性感覚発作は身体の一部に

138　2. 各　論

表 2-14　てんかん国際分類の 1989 年版と 2010 年改訂版対比（日本てんかん学会一部抜粋）

1989 年分類	2010 年改訂版分類
1. 局在関連てんかんおよび症候群	脳波・臨床症候群（発症年齢別）
1.1 特発性（年齢に関連して発病する）	新生児期
中心側頭部に棘波をもつ良性小児てんかん	良性家族性新生児てんかん
1.2 症候性	早期ミオクロニー脳症
側頭葉てんかん	乳児期
前頭葉てんかん	WEST 症候群
頭頂葉てんかん	乳児ミオクロニーてんかん
後頭葉てんかん	良性乳児てんかん
	良性家族性乳児てんかん
2. 全般てんかんおよび症候群	小児期
2.1 特発性（年齢に関連して発症）	熱性けいれんプラス
良性新生児けいれん	ミオクロニー脱力発作を伴うてんかん
小児欠神てんかん	ミオクロニー欠神てんかん
若年欠神てんかん	Lennox-Gastaut 症候群
若年ミオクロニーてんかん	Landau-Kleffner 症候群
覚醒時大発作てんかん	小児欠神てんかん
小児欠神てんかん	青年期―成人期
2.2 潜在性あるいは症候性	若年欠神てんかん
WEST 症候群（点頭てんかん）	若年ミオクロニーてんかん
Lennox-Gastaut 症候群	全般強直間代発作のみのてんかん
ミオクロニー失立発作てんかん	聴覚症状を伴う常染色体優性てんかん
ミオクロニー欠神てんかん	年齢と関係が低いもの
2.3 症候性	家族性焦点性てんかん
2.3.1 非特異病因・早期ミオクロニー脳症	反射てんかん
2.3.2 特異症候群	
	明確な特定症状群
3. 焦点性か全般性か決定できないてんかんおよび症候群	海馬硬化症を伴う内側側頭葉てんかん
3.1 全般発作と焦点発作を併有するてんかん	Rasmussen 症候群
新生児発作	視床下部過誤腫による笑い発作
乳児重症ミオクロニーてんかん	片側けいれん・片麻痺てんかん
徐波睡眠時に持続性棘徐波を示すてんかん	
獲得性てんかん性失語（Landau-Kleffner 症候群）	構造的 / 代謝性の原因に帰するてんかん
3.2 明確な全般性あるいは焦点性のいずれの特徴を欠く	皮質形成異常症
てんかん	神経皮膚症候群（結節硬化症等）
	腫瘍
	感染
4. 特殊症候群	外傷
4.1 状況関連性発作（機会発作）	血管腫
熱性けいれん	周産期脳障害
孤発発作，孤発のてんかんの重積状態	脳卒中
アルコール，薬物，子癇等による急性代謝障害や	その他
急性アルコール中毒にみられる発作	
	原因不明のてんかん
	良性新生児発作
	熱性けいれん

§ 3. 身体因性精神障害　　*139*

表 2-15　てんかん発作の国際分類の 1981 年度版と 2010 年改訂版対比（日本てんかん学会一部抜粋）

1981 年分類	2010 年改訂版分類
Ⅰ．部分発作	焦点発作
A．単純部分発作（意識障害を伴わない）	A．意識障害なし
1）運動発作	
2）感覚発作	
3）自律神経発作	
4）精神発作	
B．複雑部分発作（意識障害を伴う，精神運動発作）	B．意識障害あり
1）意識障害だけを伴うもの	認知障害発作
2）意識障害と自動症を伴うもの	
C．単純部分発作から全般発作に至るもの	C．両側けいれん発作への進展
Ⅱ．全般発作	全般発作
A．欠神発作（小発作）	A．欠神発作
B．ミオクロニー発作	B．ミオクロニー発作
	ミオクロニー脱力発作
	ミオクロニー強直発作
C．強直・間代発作（大発作）	C．強直間代発作
D．間代発作	D．間代発作
E．強直発作	E．強直発作
F．脱力発作	F．脱力発作
Ⅲ．未分類のてんかん発作	てんかんスパスムス

　　　しびれ感をきたしたり，針でつつかれた感覚をきたすものである．視覚発作（発
　　作性に眼前が真っ赤になったりする視覚異常），嗅覚発作（発作性の不快な臭い
　　がする嗅覚異常），味覚発作（発作性の味覚異常），めまい発作（発作性に回転感
　　が起こる発作）などがある．

　③　**自律神経発作**

　　　自律神経症状（悪心，嘔吐，腹痛，頻脈，呼吸促拍，顔面紅潮，頭痛など）が
　　発作性に出現する．脳波上 6 & 14Hz の陽性棘波が認められることが多い．

　④　**精神発作**

　　　錯覚，幻覚，既視体験，不安感等の異常体験が発作性に出現する．ほとんどが
　　追想可能である．

b）**複雑部分発作**

　　　複雑部分発作は意識障害を伴う部分発作であり，発作後その間のことを覚えていない
　　こと（健忘）が多い．また精神運動発作と同義語で用いられている．複雑部分発作を主
　　症状とするてんかんは側頭葉に焦点をもつことが多く，側頭葉てんかんとよばれる．意
　　識障害に引き続いて自動症 automatism が出現するものが中核群である．自動症は意識
　　混濁とともに自動性行動（行動，動作としては一応まとまっているが，その場の状況に
　　そぐわない目的性を欠く行動）が出現する．たとえば舌打ち，口をもぐもぐさせる，手
　　で衣類をまさぐる，ボタンをはずしたりするなどが出現する．患者は発作中は周囲の状
　　況に即して反応できず，後に完全な健忘を残す．複雑部分発作を呈する症例は精神症状

JCOPY 498-17502

140　2.　各　論

を呈することが多い．単純部分発作や，複雑部分発作から意識障害や全身けいれんといった全般発作に進展する場合も認められる（二次性全般化）.

2) 全般発作 generalized seizures

発作の最初より両側大脳半球の異常興奮により引き起こされるため，発作は全身左右対称性にみられ，脳波上は発作波が全域に対称性，同期性に出現する．ほとんどの場合意識障害をきたす．

a) 欠神発作 absence seizures

従来小発作 petit mal とよばれていた．突然 2 ～ 3 秒から 10 秒前後の意識障害をきたし，動作が突然中断される（もっている物を落とす，急に会話を中断するなど）．けいれんはなく，発作が終わった後再び元の動作を続けることが多いため，周囲の人が気づかない場合があり，患者は発作を憶えていない．5 ～ 6 歳の女児に好発する．定型的な欠神発作では脳波上 3Hz の棘徐波結合を呈する．

b) ミオクロニー発作 myoclonic seizures

四肢や体幹に突然起こる筋肉の攣縮（体の一部の筋肉を瞬間的に収縮させる発作）で，通常意識障害はない．

c) 強直間代発作 tonic-clonic seizures

従来大発作 grand mal とよばれており，全般発作において最も多くみられる発作である．発作は全身の筋肉がつっぱる強直性けいれんが，数秒から十数秒持続し，その後全身の筋肉の律動的収縮と弛緩を繰り返す間代性けいれんが十数秒続く．舌をかんだり，尿失禁をしたりすることがあり，呼吸は停止し，顔面はチアノーゼをきたす．けいれんが終了すると数分間は意識障害（昏睡状態，もうろう状態など）をきたし，徐々に回復する．通常発作後健忘をきたす．

d) 間代発作 clonic seizures

筋肉の収縮と弛緩が急激に繰り返され，急速で反復的な関節の屈曲，伸展運動を生ずる発作である．

e) 強直発作 tonic seizures

数秒程度の強直状態（四肢が急激に筋肉の収縮によってこわばった状態に固定される）が，起こる発作である．胸部の筋肉の攣縮のため呼吸停止をきたすことがある．

f) 脱力発作 atonic seizures

姿勢を保持するための筋肉の緊張が発作的に低下または消失するために突然転倒したり，体位が崩れたりする発作である．

3) ウエスト症候群とレンノックス-ガストー症候群

両症候群は種々の発作型を合併した発作を呈する症候群で，通常精神発達遅滞を伴い難治である．ウエスト症候群は乳幼児（3 ～ 10 カ月）に発症し，点頭てんかん（身体の広範囲に短時間の強直けいれんが生じ，特に頸部を前屈させる強直発作がある）とよばれ，脳波的にはヒプサリズミア hypsarhythmia（高度の律動異常）を示す．レンノックス-ガストー症候群は小児期に発症し，種々の型の全般発作（強直発作，脱力発作，非定型欠神発作）を呈し，発作間欠期脳波は遅棘徐波 slow spike and wave を示す．

4) てんかん発作重積状態

発作が長時間（通常 30 分以上）にわたり遷延および反復することである．重積状態

§ 3. 身体因性精神障害　　*141*

は，けいれん性の重積（全般てんかんの強直間代発作重積，局在関連性てんかんの二次性全般化によるけいれん発作重積，強直発作重積など）と非けいれん性の重積（欠神発作重積，複雑部分発作重積等）に大別される．どの発作型であろうとも早期の抑制が大切であるが，特に強直間代発作重積は生命の危険が高いため緊急性を要する．重積状態は怠薬が原因であることが多い．

b. てんかんに伴う精神障害

1）性格障害

てんかん患者にみられる人格特徴はてんかん性格とよばれ，粘着性，緩慢化，迂遠性，爆発性などである．すなわちまわりくどく，几帳面で些細なことに固執し，短絡的に衝動行為に走りやすい特徴がある．ただしすべての患者に認められるわけではない．精神療法的配慮を行っていく必要がある．

2）知能障害

特発性てんかんでは正常者の知能平均値と大差はないが，器質的病因をもつてんかん患者では知能低下をきたす例が多い．特に乳幼児期に発症した患者に顕著である．また抗てんかん薬，特にフェノバルビタールなどの過量服用により精神機能の緩徐化が起こることがあり注意を要する．

3）精神病症状

比較的まれではあるが，精神病状態が出現することがあり，てんかん性精神病とよばれる．1）てんかん発作に伴う精神障害，2）挿間性精神障害，3）慢性持続性精神障害に分類される．てんかん発作に伴う精神障害は，精神発作，複雑部分発作，欠神発作などに伴う精神病症状を含んでいる．挿間性精神障害は発作のない時期にみられる一過性の精神障害で，発作後もうろう状態やてんかん性不機嫌状態（易刺激性，抑うつ）などがみられ，脳波は強制正常化を伴うことがある．慢性精神障害は，記憶障害，認知症（痴呆）などを呈する器質性精神症状と幻覚妄想などの統合失調症様症状を持続性に示す狭義のてんかん性精神病がある．統合失調症様症状を示す場合，てんかん由来のものか，統合失調症の合併か判断がつきにくい場合がある．

5. 治療

治療の原則として，てんかんであるかどうかを診断する．てんかん様発作をきたす非てんかんも存在するため心因性の発作や失神発作をてんかんと鑑別する必要がある．その後発作類型とてんかん類型を正しく分類する．発作型およびてんかん型を誤り選択薬剤を間違えると発作抑制ができないだけでなく副作用のみが出現するので診断は特に大切である．

a. 診断

1）診察

注意深い問診が大切であり，患者および周囲の人達からの情報を得る（前駆症状の有無，発作の詳しい状態，発作発症時期，発作の頻度および時間帯，誘因の有無，家族歴・既往歴，発作間欠期の状態，いままでの治療など）．

2）脳波所見

てんかんの診断のため最も有用な検査である．棘波 spike，鋭波 sharp wave など突発

波がてんかんに特徴的である.

3) 鑑別診断

低血糖, 低カルシウム血症, 一過性脳虚血発作, 不整脈, 低血圧, 頭痛, めまい, ヒステリーなど多様な疾患でてんかんと同様な発作をとるため, 神経学的所見, 頭部CT, 血液検査, 心電図等を施行し鑑別診断を行う必要がある. ヒステリー発作(心因性発作)との鑑別はしばしばむずかしいことが多い. ただしヒステリー(解離性障害)では心因性の誘因が認められ, 周囲に対する配慮があり, 症状は多様である. 瞳孔, 角膜反射は保持され, 尿失禁は認められず, 発作持続時間が数分〜数時間に及び, 脳波は正常であるということが, 鑑別のポイントとなる.

b. 治療

抗てんかん薬による薬物療法が基本である. 発作類型とてんかん類型を正しく分類し, 選択薬剤を決定する. 選択薬剤を間違えると発作抑制ができないだけでなく, 副作用のみが出現する. 薬物はできるだけ単剤使用を心がけ, 漸増していく. 多剤併用の場合は副作用が出現した際責任薬剤の同定が困難であり, 薬剤相互作用による血中濃度の変動を引き起こし副作用が増強しやすいためである. 薬物療法は長期間にわたるため, 治療の開始にあたり, 薬物療法の意義とその限界, 副作用の可能性について十分説明することが大切である. 全般発作の各型に対してはバルプロ酸ナトリウムの単剤投与が原則である. 部分発作にはカルバマゼピン, フェニトイン, ゾニサミドが単剤で用いられるが, 効果と副作用の点よりカルバマゼピン単剤投与が第1選択である. 成人難治部分てんかんの部分発作にガバペンチン, トピラマート, ラモトリギン, レベチラセタムの併用療法が有効である. またレベチラセタムとラモトリギンは単剤で部分発作, 強直間代発作に使用されている. てんかん重積状態に対しては, 迅速な治療を必要とし, ジアゼパムあるいはミダゾラムの静注が第1選択であるが, フェニトインの静注を行うこともある.

発作の抑制が治療の目標であるが, 抗てんかん薬により認知行動障害や社会生活への適応に配慮し, 効果が同じであればより副作用の少ない薬物を選択すべきである. 発作は断眠や光刺激により誘発されることが多いため, 規則的な睡眠習慣および反復光刺激を避ける指導が必要である.

一部の薬剤抵抗性難治性てんかんに対して脳外科的な手術が適応となる.

〈稲本淳子〉

老年期精神障害

4

A　器質性精神障害

1. 定義

　　器質性精神障害とは，中枢神経系に病変を有する身体疾患によって生じた精神障害であり，種々の認知症がその代表的疾患である.

　　認知症というのは，ある状態に対してつけられた名称であり，特定の疾患を指す言葉ではない.

　　狭義の認知症の概念としては，1）ほぼ正常に発達してから起こった，病的かつ慢性の知能低下状態で，2）原因は脳の器質性病変（構造的，機能的，神経科学的な変化）であり，3）経過は非可逆的で回復不能な状態ということになる.

　　この認知症に対しては，これまで，ICD-10 や DSM-IV では，dementia という用語が用いられてきたが，DSM-5 では，神経認知障害群 neurocognitive disorders という用語が用いられることとなった. また，DSM-5 では，neurocognitive disorder は，major と mild に分けられており，major neurocognitive disorder を認知症としており，mild neurocognitive disorder を軽度認知障害と訳している. この mild neurocognitive disorder は，軽度の認知機能障害はあるものの，まだ自立性が損なわれたり，日常的な作業ができなくなったりはしていない状態と定められている. これは，近年，話題となっている mild cognitive impairment（MCI）の概念にほぼ一致している，新たな診断カテゴリーである.

　　また，ICD や DSM 以外にも，アルツハイマー Alzheimer 型認知症では NINCDS-ADRDA，血管性認知症では NINDS-AIREN，レビー Lewy 小体型認知症では the DLB consortium，前頭側頭型認知症では FTDC などそれぞれの疾患に対して，国際的な診

表 2-16　国際疾病分類第 10 版（ICD-10）による認知症の診断基準

認知症の診断ガイドライン（ICD-10）（一部改定）
● 日常生活の個人的活動を損なうほどに記憶と思考の働きがいずれも著明に低下している.
● 記憶障害は典型的には新しい情報の記銘，保持および追想の障害である. しかし，以前に習得したり慣れ親しんだ事柄の記憶も，特に末期には失われることがある.
● 認知症は記憶障害だけを示すのではなく，思考と判断力の障害および思考の流れの停滞も時に認められる.
● 入力情報の処理が障害されており，2 つ以上の刺激に注意を向けることを次第に難しく感じるようになる. また，注意の焦点を 1 つの話題から他へと移すことも困難となる.
● 意識は清明でなければならない. ただし，認知症に重なったせん妄というような二重診断は普通にみられることである.
● 確実な臨床診断をするためには，上記の症状と障害が少なくとも 6 カ月間は認められなければならない.

144   2. 各　論

断基準が用いられることも多い.

2. 症状

a. 中核症状

　　認知症の症状は，中核症状と，行動と心理症状の2つに大別される．中核症状の代表としては，記憶障害，見当識障害，失語，失認，失行，判断力・理解力の低下などがある．これらの症状は，認知症の経過中ほぼ固定して，持続して現れるものである．この中核症状の評価のために，認知症のスクリーニング検査として，長谷川式簡易知能評価スケール改訂版（HDS-R）や，mini mental state examination（MMSE）などが用いられることが多い．ただし，これら心理検査も万能ではないため，可能な限り詳細な病歴を家族などから聴取し，どのような場面で日常生活に支障が生じているかを確認することも重要である．

b. 行動と心理症状 behavioral and psychological symptoms of dementia（BPSD）

　　中核症状に随伴して現れ，動揺性で可逆的な症状を BPSD とよぶ．この BPSD には，行動症状として，身体的攻撃性，徘徊，不穏，焦燥，脱抑制，喚声などがあり，心理症状としては，妄想，幻覚，抑うつ，不眠，不安，誤認などがあげられる．また，認知症ではせん妄を起こすリスクが高いが，このせん妄は BPSD には含まれず，鑑別すべき病態なので注意が必要である．この BPSD の評価には，neuropsychiatric inventory（NPI）が用いられることが多い．

3. 原因疾患と分類

　　認知症をきたす疾患には様々なものがあり，その分類も多様である（表2-17）.

a. アルツハイマー型認知症 Alzheimer's disease（AD）

1）疾患の概念

　　アルツハイマー型認知症は，初老期から老年期に好発する．血管性認知症とならぶ代

表2-17　認知症を示す疾患

● 変性疾患
　アルツハイマー（Alzheimer）型認知症，レビー（Lewy）小体型認知症，前頭側頭型認知症，
　パーキンソン（Parkinson）病，ハンチントン（Huntington）舞踏病，進行性核上性麻痺，皮質基底核変性症
● 脳血管障害
　脳梗塞，脳出血，多発性脳梗塞，モヤモヤ病，動静脈奇形
● 代謝・内分泌疾患
　甲状腺機能低下症，副甲状腺機能低下症，クッシング（Cushing）病，アジソン（Addison）病，反復する低血糖発
　作，ウェルニッケ（Wernicke）脳症，ペラグラ脳症，低酸素症，ビタミン B_{12} 欠乏症，肝不全，腎不全
● 外傷・脳外科疾患
　慢性硬膜下血腫，頭部外傷後遺症，正常圧水頭症，脳腫瘍
● 感染症
　髄膜炎，脳炎，クロイツフェルト-ヤコブ（Creutzfeldt-Jakob）病，エイズ，神経梅毒
● 中毒・薬物
　アルミニウム，鉛，水銀，マンガン，H_2 ブロッカー，抗精神病薬，睡眠薬，抗コリン薬，ジギタリス製剤，経口避妊
　薬，抗腫瘍薬

§ 4. 老年期精神障害　　*145*

表的な認知症性疾患である．神経病理学的には，変性疾患に属する原因不明の認知症であり，脳の全般的な萎縮がみられ，神経原線維変化，アミロイド沈着を特徴とする老人斑，神経細胞の脱落が主体である．また，生化学的には，アセチルコリンを代表とする神経伝達物質の欠乏が指摘されている．老年後期の発症が多く，性別では女性に多い．ほとんどが孤発性であるが，まれに家族性のものもみられる．アルツハイマー型認知症の遺伝子解析では，すでにいくつかの原因遺伝子が同定され，危険因子としてアポリポプロテイン E4 の関与が明らかにされている．この遺伝子変異については，DSM-5 では重要視されることとなり，生物学的指標として amyloid precursor protein（APP），presenilin 1（PSEN1），presenilin 2（PSEN2）があげられている．

　以前は初老期に発症したものをアルツハイマー病，老年期に発症したものをアルツハイマー型老年認知症とよんでいたが，この両者は脳の病変に差異のないことから，合わせてアルツハイマー型認知症あるいは，広い意味でアルツハイマー病とよばれるようになっている．

2）症状

　アルツハイマー型認知症の症状の特徴は，緩徐に慢性進行性の経過を辿り，運動機能の低下も伴いながら，末期には高度な知能低下と，人格の崩壊から，死へと向かうことである．ここでは，functional assessment staging（FAST）（表 2-18）を紹介しておくので参考にして頂きたい．

3）診断

　まずは認知症の存在を確認することが必要である．経過は，いつとはなく発病し，緩徐進行性であることが重要である．画像検査としては，頭部 CT や MRI で側頭葉を中心とした大脳萎縮所見の確認と，血管性病変や腫瘍性病変，さらに，水頭症の有無などを検索する．また，SPECT では，初期には側頭部，頭頂部，後頭部の脳血流の低下がみられ，病期の進行に伴って前頭葉，さらに大脳皮質全般に脳血流の低下が認められる．アルツハイマー型認知症に限らず，認知症の診断では，意識障害やうつ病性仮性認知症，その他，身体疾患に伴う認知症症状や，薬による影響などを除外する．特に，治療可能な認知症（甲状腺機能低下症，正常圧水頭症，ビタミン欠乏症など）を見逃さないことは重要である．

4）治療

　本疾患に対する治療は，薬物療法と非薬物療法に大別される．残念ながら根治薬は存在しない．そこで，アルツハイマー型認知症の進行抑制に対しては，アセチルコリン分解酵素阻害薬である，ドネペジル塩酸塩，リバスチグミン，ガランタミン臭化水素酸塩が，また，NMDA 受容体拮抗薬であるメマンチン塩酸塩が使用されている．さらに，BPSD に対しては，抗精神病薬，抗うつ薬，睡眠導入薬，抗不安薬，気分安定薬などが適宜用いられている．非薬物療法としては，リアリティオリエンテーション，回想法，音楽療法などが知られている．その他，介護者が認知症をよく理解して，適切な対応をすること，様々な社会資源を用いて，介護環境を整えることなども重要である．

b.　レビー小体型認知症　dementia with Lewy bodies（DLB）

　レビー小体型認知症は，アルツハイマー型認知症に次いで 2 番目に多い変性性認知症であり，血管性認知症を含めて三大認知症とよばれている．神経病理学的には，

表 2-18 Functional assessment staging (FAST)

FAST stage	臨床診断	FASTにおける特徴／臨床的特徴
1. 認知機能の障害なし	正常	主観的および客観的機能低下は認められない／5〜10年前と比較して職業あるいは社会生活上, 主観的および客観的にも変化はまったく認められず支障をきたすこともない.
2. 非常に軽度の認知機能の低下	年齢相応	物の置き忘れを訴える. 喚語困難／名前や物の場所, 約束を忘れたりすることがあるが年齢相応の変化であり, 親しい友人や同僚にも通常は気がつかれない. 複雑な仕事を遂行したり, 込みいった社会生活に適応していくうえで支障はない. 多くの場合, 正常な老化以外の状態は認められない.
3. 軽度の認知機能低下	境界状態	熟練を要する仕事の場面では機能低下が同僚によって認められる. 新しい場所に旅行することは困難／重要な約束を忘れてしまうことがある. はじめての土地への旅行のような複雑な作業を遂行する場合には機能低下が明らかになる. 買い物や家計の管理あるいはよく知っている場所への旅行など日常行っている作業をするうえでは支障はない. 熟練を要する職業や社会的活動から退職してしまうこともあるが, その後の日常生活のなかでは障害は明らかとはならず, 臨床的にも軽微である.
4. 中等度の認知機能低下	軽度のアルツハイマー型認知症	夕食に客を招く段取りをつけたり, 家計を管理したり, 買い物をしたりする程度の仕事でも支障をきたす／買い物で必要なものを必要な量だけ買うことができない. だれかがついていないと買い物の勘定を正しく払うことができない. 自分で洋服を選んで着たり, 入浴したり, 行き慣れている所へ行ったりすることには支障はないために日常生活では介助を要しないが, 社会生活では支障をきたすことがある. 単身でアパート生活している老人の場合, 家賃の額で大家とトラブルを起こすようなことがある.
5. やや高度の認知機能低下	中等度のアルツハイマー型認知症	介助なしでは適切な洋服を選んで着ることができない. 入浴させるときにもなんとかだめすかして説得することが必要なこともある／家庭での日常生活でも自立できない. 買い物を一人ですることはできない. 季節に合った洋服を選ばず, 明らかに釣り合いがとれていない組合せで服を着たりするためにきちんと服をそろえるなどの介助が必要となる. 毎日の入浴を忘れることもある. なだめすかして入浴させなければならない. 自分で体をきちんと洗うことができるし, お湯の調節もできる. 自動車を適切かつ安全に運転できなくなり, 不適切にスピードを上げたり下げたり, また信号を無視したりする. 無事故だった人がはじめて事故を起こすこともある. 大声をあげたりするような感情障害や多動, 睡眠障害によって家庭で不適応を起こし医師による治療的かかわりがしばしば必要になる.
6. 高度の認知機能低下	やや高度のアルツハイマー型認知症	a. 不適切な着衣／寝巻の上に普段着を重ねて着てしまう. 靴紐が結べなかったり, ボタンを掛けられなかったり, ネクタイをきちんと結べなかったり, 左右間違えずに靴をはけなかったりする. 着衣も介助が必要になる.
		b. 入浴に介助を要する. 入浴を嫌がる／お湯の温度や量を調節できなくなり, 体もうまく洗えなくなる. 浴槽に入ったり出たりすることもできにくくなり, 風呂から出たあともきちんと体を拭くことができない. このような障害に先行して風呂に入りたがらない, 嫌がるという行動がみられることもある.
		c. トイレの水を流せなくなる／用をすませたあと水を流すのを忘れたり, きちんと拭くのを忘れる, あるいはすませたあと服をきちんと直せなかったりする.
		d. 尿失禁／時にcの段階と同時に起こるが, これらの段階の間には数か月間の間隔があることが多い. この時期に起こる尿失禁は尿路感染やほかの生殖器泌尿器系の障害がなく起こる. この時期の尿失禁は適切な排泄行動を行ううえでの認知機能の低下によって起こる.
		e. 便失禁／この時期の障害はcやdの段階でみられることもあるが, 通常は一時的にしろ別々にみられることが多い. 焦燥や明らかな精神病様症状のために医療施設を受診することも多い. 攻撃的行為や失禁のために施設入所が考慮されることが多い.

§ 4. 老年期精神障害　　*147*

表2-18　つづき

FAST stage	臨床診断	FAST における特徴／臨床的特徴
7. 非常に高度の認知機能低下	高度のアルツハイマー型認知症	a. 最大限約6語に限定された言語機能の低下／語彙と言語能力の貧困化はアルツハイマー型認知症の特徴であるが，発語量の減少と話し言葉のとぎれがしばしば認められる．さらに進行すると完全な文章を話す能力はしだいに失われる．失禁がみられるようになると，話し言葉はいくつかの単語あるいは短い文節に限られ，語彙は2，3の単語のみに限られてしまう．
		b. 理解しうる語彙はただ1つの単語となる／最後に残される単語には個人差があり，ある患者では "はい" という言葉が肯定と否定の両方の意志を示すときもあり，逆に "いいえ" という返事が両方の意味をもつこともある．病期が進行するに従ってこのようなただ1つの言葉も失われてしまう．一見，言葉が完全に失われてしまったと思われてから数か月後に突然最後に残されていた単語を一時的に発語することがあるが，理解しうる話し言葉が失われたあとは叫び声や意味不明のぶつぶついう声のみとなる．
		c. 歩行能力の喪失／歩行障害が出現する．ゆっくりとした小刻みの歩行となり階段の上り下りに介助を要するようになる．歩行できなくなる時期は個人差はあるが，しだいに歩行がゆっくりとなり，歩幅が小さくなっていく場合もあり，歩くときに前方あるいは後方や側方に傾いたりする．寝たきりとなって数か月すると拘縮が出現する．
		d. 着座能力の喪失／寝たきり状態であってもはじめのうち介助なしで椅子に座っていることは可能である．しかし，しだいに介助なしで椅子に座っていることもできなくなる．この時期ではまだ笑ったり，噛んだり，握ることはできる．
		e. 笑う能力の喪失／この時期では刺激に対して眼球をゆっくりと動かすことは可能である．多くの患者では把握反射は嚥下運動とともに保たれる．
		f. 混迷および昏睡／アルツハイマー型認知症の末期ともいえるこの時期は本疾患に付随する代謝機能の低下と関連する．

〔石井徹郎．Ⅱ．行動観察尺度（観察式）．In: 大塚俊男，本間　昭，監修．高齢者のための知的機能検査の手引き．東京：ワールドプランニング；1991. p.59-64〕

　　α-シヌクレインを主要構成タンパクとするレビー小体が，脳幹から大脳に認められ，このレビー小体の分布から，新皮質型，辺縁型，脳幹型，大脳型の4型に分類されている．また，レビー小体型認知症では，種々の程度にアルツハイマー病理が合併する場合があることが知られており，アルツハイマー病理を合併する通常型（common form）とそれを伴わない純粋型（pure form）に分類される．

　　2017年に発表（Neurology）された改訂版の診断基準では，必須症状として進行性の認知機能障害があげられているが，記憶障害が前景にある必要はないとされている．さらに，中核症状として，①注意や明晰さの著明な変化を伴う認知機能の動揺性（覚醒度や注意力が1日のなかでも大きく変動する），②現実的で具体的な繰り返される幻視（人物や動物などの生々しい幻視），③レム睡眠行動障害（いったん入眠後に夢をみて覚醒し，現実と混同したり興奮したりする），④1つ以上のパーキンソニズム（寡動，安静時振戦，固縮）の4つの臨床症状と，指標的バイオマーカーとして，ⓐ大脳基底核におけるドパミントランスポーター取り込み低下，ⓑMIBG心筋シンチグラフィでの取り込み低下，ⓒポリソムノグラフィで筋弛緩のないレム睡眠の3つが示されている．診断の際には，必須症状の存在を確認し，中核症状（①②③④）から2項目以上該当するか（バイオマーカーはあってもなくてもよい），中核症状から1項目とバイオマーカー（ⓐⓑⓒ）から1項目以上で，probable DLB と診断できるようになった．バイオ

148   2. 各 論

マーカーのみでは，診断することはできず，臨床症状を重要視した診断基準となっている．

　その他の支持的症状としては，抗精神病薬に対する過度な過敏性，繰り返す転倒，失神や一過性の意識消失，顕著な自律神経症状（便秘，起立性低血圧，尿失禁など），幻視以外の幻覚，体系的な妄想，抑うつに，新たに，姿勢の不安定さ，過眠，嗅覚低下，アパシー，不安が加わった．

　ただし，冒頭で述べた通り，神経病理学的にも様々な類型があることから，個々の症例をみると，その症状の出現の仕方や，進行の仕方も一様ではなく，臨床像には違いが認められる．進行すれば，アルツハイマー型認知症と同様に，車椅子レベルから寝たきりとなり，最終的には死に至る病気である．

　原因不明の変性疾患であるため，根本的な治療法はないが，いわゆる認知症症状の進行抑制薬として，2014 年 9 月にドネペジル塩酸塩（アリセプト®）に，その適応が追加された．その他，パーキンソン症状に対してはレボドパを，うつ状態に対して抗うつ薬を，レム睡眠行動障害に対してはクロナゼパムを，幻視などに対しては，非定型抗精神病薬や抑肝散などの漢方薬を適宜用いることが多い．非薬物療法としては，レビー小体型認知症の臨床症状をよく理解した上で，ケアの工夫や環境調整などが重要である．

c. 前頭側頭型認知症（ピック Pick 病）（frontotemporal dementia; FTD）

　FTD は，主に初老期に好発し，前頭・側頭葉に限局して進行性の変性を呈する疾患群である前頭側頭葉変性症 frontotemporal lobe degeneration（FTLD）に含まれる臨床類型の 1 つである．これまでピック病とよばれてきたものは，この FTLD の概念に包括される．臨床的には，病初期より特徴的な性格変化と社会的行動の障害が認められ，画像診断においては，前頭葉に顕著な萎縮や機能低下が認められる．

　2011 年に発表された FTDC（international behavioural variant FTD ）の診断基準において臨床症状として，早期（初期 3 年以内）からの A；行動上の脱抑制（社会的に不適切な行動，礼節や礼儀の欠如，衝動的，短絡的または不注意な行為），B；無関心または無気力，C；共感性または感情移入の欠如（他者の要求や感情への応答の減弱，社会的な興味，相互関係や人間的暖かみの減弱），D；保続的，常同的，強迫的 / 儀式的行動（単純な繰り返し動作，複雑で強迫的または儀式的な行動，常同的な言語）と，E；口唇傾向と食行動変化（食嗜好の変化，過食，アルコールやタバコの消費の増加，口唇探索または異食），F；エピソード記憶と視空間機能の相対的保持と実行機能 / 生産能の障害の 6 項目があげられており，画像診断では，前頭葉および / または前部側頭葉の萎縮と，同部位の血流または代謝低下のうち，どちらか 1 つが必須とされている．

　この FTD を含む FTLD は，他に側頭葉前方部と底面を中心とする顕著な萎縮を呈し，意味記憶の障害を主症状とする，意味性認知症（semantic dementia; SD）と，左側シルビウス裂周囲に萎縮を認め，発話の表出における失語を呈する，進行性非流暢性失語 progressive non-fluent aphasia（PNFA）を合わせて，3 つの臨床的サブタイプに分けられる．さらに，皮質基底核変性症 corticobasal degeneration（CBD）や進行性核上性麻痺 progressive supranuclear palsy（PSP）などのタウオパチーや，運動ニューロン疾患などが類縁疾患として考えられるようになってきている．

　治療に関しては，根本的な治療薬はなく，SSRI や非定型抗精神病薬による BPSD に

§ 4. 老年期精神障害　*149*

対する対症療法や，被影響性の亢進や常同性といった症状を利用して工夫したケアを行うことなどが推奨されている.

d.　血管性認知症 vascular dementia（VD）

1）疾患の概念

　　血管性認知症とは，脳梗塞に限らず脳の血管の変化に起因した脳実質（神経細胞や神経線維）の傷害による認知症の総称で，アルツハイマー型認知症と並ぶ，代表的な認知症疾患である. 性別では男性に多く，高血圧，高脂血症，糖尿病，心疾患を合併していることが多い.

2）分類

　　血管性認知症の分類には，脳の傷害された部位，その数，傷害の質などから様々な病型が提案されている. たとえば，中大脳動脈などの大きな血管の閉塞により，大脳皮質および白質にまたがってできた広範囲の病変による認知症（広範梗塞型），視床，海馬などに限局した病変による認知症（限局梗塞型），脳の深部白質や大脳基底核に大小様々な不完全な梗塞巣が多発した結果生じた認知症（多発小梗塞型），特に皮質下の大脳白質が広範に障害された結果生じた認知症（ビンスワンガー Binswanger 型），その他出血性病変による認知症などに分類される.

3）症状

　　ひとくちに，血管性認知症の症状といっても，脳の障害されている部位やその病変の広がりによって，症状は多彩である. しかし，アルツハイマー型認知症では脳病変が大脳皮質のびまん性の変性であるのに対し，血管性認知症では病変が主として梗塞病変周囲や深部白質に生じていることから，両者の認知症症状に違いがみられることも多い.

　　発症様式は，手足のしびれ，めまい，嘔気，嘔吐，耳鳴り，頭痛など，一過性の脳虚血発作を繰り返しているうちに認知症がめだってくる場合，構音障害，歩行障害，片麻痺など突然の脳卒中を機にその回復過程で認知症が出現する場合など多彩である.

　　臨床症状としては，初期に意欲の低下や自発性の低下がみられることがある. 知的機能の低下はまだら状で，人格が比較的保たれていることも特徴である. 感情失禁，不眠，不穏，せん妄が出現することも多い. 症状には動揺性があり，意識状態が変わりやすく，階段状に悪化する.

　　また，脳血管障害の部位により様々な神経症状を伴うことも特徴の１つである. 麻痺などの他にも，嚥下障害や構音障害，小刻みな歩行，振戦，筋緊張の亢進といったパーキンソン症状がみられることもある. さらに，比較的早期から尿失禁が認められることもアルツハイマー型認知症との違いである.

4）診断

　　血管性認知症の診断でも，まず認知症の存在を確認するところから始める. つぎに，脳血管障害の存在を証明するとともに，脳血管障害と認知症の発現に関連のあることを何らかのかたちで明らかにすることが必要となる. しかし，認知症が血管障害によるものかアルツハイマー型認知症のような脳の変性によるものか，あるいはその他の原因によるものかを臨床症状から鑑別することは実際は困難なことも多い.

　　参考までに，アルツハイマー型認知症と血管性認知症の鑑別に広く用いられている，ハチンスキー Hachinski 虚血スコアを紹介しておく（表2-19）.

JCOPY 498-17502

150   2. 各　論

表 2-19　ハチンスキー虚血スコア

特徴	スコア	特徴	スコア
急激な発症	2	情動失禁	1
階段的悪化	1	高血圧の既往	1
浮動的な経過	2	脳卒中の既往	2
夜間せん妄	1	動脈硬化の合併	1
人格の比較的な保持	1	局所神経症状	2
抑うつ	1	局所神経学的徴候	2
身体的愁訴	1		

4点以下でアルツハイマー病, 7点以上で血管性認知症（Hachinski, et al. 1974）

5）治療

　　血管性認知症の治療を論じる場合には，認知症のどの症状を対象にするかを明確にする必要がある．もちろん，血管性認知症では，血管障害を起こすような高血圧，高脂血症，糖尿病，心房細動といった身体疾患を合併していることが多く，治療上これらのコントロールも重要である．

　　脳梗塞後遺症に伴う情緒障害には，本邦ではこれまで，脳循環・代謝改善薬が用いられてきたが，その多くが認可取り消しとなったため，現在治療の選択肢は，アマンタジン塩酸塩やニセルゴリンなどの限られた薬剤のみである．最近ではうつ状態に対して，選択的セロトニン再取り込み阻害薬，セロトニン・ノルアドレナリン再取り込み阻害薬など副作用の少ない抗うつ薬が用いられている．

　　不穏，興奮，せん妄などには，チアプリドが用いられることが多い．興奮やせん妄が著しい場合には，リスペリドン，オランザピン，クエチアピンなどの非定型抗精神病薬が用いられるようになってきている．さらに，不眠やせん妄に対してトラゾドンの就寝前投与が，情動を安定させる目的でカルバマゼピンやバルプロ酸などの気分安定薬が，それぞれ使用されることもある．

B　機能性精神障害

1．うつ病

　　老年期のうつ病の特徴として，抑制が軽い，心気的，あるいは身体愁訴が多い，不安，焦燥感が強い，意識障害を伴うことがある，抑うつ性仮性認知症を呈するものがある，身体合併症が多い，自殺の頻度が高い，などがあげられる．さらに，妄想を形成しやすいということも老年期のうつ病の特徴の1つである．うつ病に伴う妄想といえば，気分に一致した妄想として，貧困妄想，罪業妄想，心気妄想が3大妄想とよばれ広く知られているが，老年期のうつ病では，被害的妄想や迫害妄想が多いといわれている．また，特殊な妄想に「自分の内臓が溶けてなくなってしまった」というような体感異常を伴う心気妄想に始まり，否定妄想を中心として，「自分は全世界の罪を背負って生き続けなければならない」といった巨大妄想，不死妄想などを伴う，コタール症候群 syndrome de Cotard がある．

2. 幻覚妄想状態

　　老年期の統合失調症性疾患として，「遅発パラフレニア」や，「対人接触欠乏性パラノイド」などがあげられる．「遅発パラフレニア」は，60 歳以降に精神症状を発症するものの中で，体系的な幻覚・妄想を呈するものに対してつけられた名称で，人格が保持され，感情障害や認知症，せん妄を伴わない幻覚・妄想状態である．通常この幻覚・妄想は，日常生活に対して支障をきたすことは少ない．また，発症要因として，女性，独身，孤立，異常な病前性格，視力低下や難聴といった感覚障害が指摘されている．妄想の主題は，被害妄想が最も多く，心気妄想，嫉妬妄想なども認められ，若年者の妄想内容と比較すると，世俗的で表面的で，妄想の対象も配偶者や近所の人といった身近なものであり，より現実的で具体的である．また，幻聴，幻触，体感異常などを伴うことも多い．

　　一方，「対人接触欠乏性パラノイド」は，社会的孤立をしている女性に多く，遅発パラフレニアがどちらかというと急性の経過をとるのに対して，こちらは慢性の経過をたどる．幻覚・妄想の内容は，被毒妄想，もの盗られ妄想，性的な妄想，体感幻覚，幻聴など様々みられるが，家に侵入されるということが基盤にある．治療は，少量の抗精神病薬で効果が得られることも多いが，孤立が症状の引き金になっていることから，入院や施設入所などで孤立した生活状況が変化するだけで，症状が改善する例もある．しかし，この場合再び元の孤立した環境に戻れば再発する可能性が高い．「対人接触欠乏性パラノイド」は，急速に高齢社会をむかえたわが国で，高齢者の一人暮らしや，家族や社会からの孤立などの問題にからんで，今後注目されるべき疾患である．

3. その他

　　老年期になると，身体の様々な機能の低下が認められる．ここに紹介するのは，特に視力障害と聴力障害が誘因になると考えられている，老年期に特有な疾患群である．

　　まず，視力障害においては，シャルル ボネ症候群 Charles Bonnet syndrome（CBS）があげられる．これは，知的な衰えのない高齢者に突然生じた幻視で，病識はあり，幻視の非現実性を自覚しているというのがほぼ共通した考え方であるが，視覚障害の有無や，幻視以外の精神症状の有無などについての考え方は様々である．

　　この CBS の幻視の特徴としては，人物や動物が多く，生き生きとした幻視で，それらが現実のものではないことを自覚していることが多いといわれている．

　　そのほか，聴力障害では，音楽幻聴とよばれるものがあり，これは，精神障害の既往のない，難聴のある老年女性に多く生じる幻聴で，音楽は子ども時代に慣れ親しんだ童謡などが多く，薬物には反応しないことが多く，持続するなどの特徴がある．

〈磯野 浩〉

知的障害

1. 概念

知能の発達が遅れ，正常の社会適応や身辺の処理が困難な状態を知的能力障害 intellectual disability という．

以前は，このように精神発達に遅れのある状態は，精神薄弱 mental deficiency，さらに，精神遅滞 mental retardation とよばれていた．しかし，わが国では 1998 年に関係法律の一部が改正され，1999 年より行政用語として知的障害という呼称に統一された．

また，DSM-5 でも神経発達症群 neurodevelopmental disorders の 1 つとして，知的能力障害群 intellectual disabilities が位置づけられ，その下位分類として，知的能力障害 intellectual disability，全般的発達遅延 global developmental delay，特定不能の知的能力障害 unspecified intellectual disability の 3 群が含まれることとなった．

一般に知能障害の程度は知能指数 IQ で測られる．また，乳幼児では知能指数のかわりに，発達指数を用いる．適応水準は，適応行動尺度や社会成熟度検査によって測定する．

さらに，診断の際には，検査だけでなく臨床的な判断も重要であり，医療，福祉，教育，就労など様々な面からどのような援助が必要かといったことを，念頭に置くことも大切である．

なお，知的障害は発達期に生じる障害であり，一度完成した知能が，のちに低下する認知症とは区別される．

さらに，知的障害は，IQ の水準によって軽度（IQ50 〜 69），中等度（IQ35 〜 49），重度（IQ20 〜 34），最重度（IQ20 未満），および特定不能（IQ が測定できないもの）に分類される．重度知的障害では，言葉がほとんどしゃべれず，身の回りの処理もできないので，日常生活には他人の助けが必要である．中等度知的障害では，簡単な言葉はしゃべることができ，簡単な身の回りのことはできるが，記憶力や判断力が著しく障害されている．軽度知的障害では，環境に恵まれれば，1 人で生活も可能だが，抽象的なことがらの理解は困難である．また，DSM-5 では重症度評価の指標として，生活適応能力が重視され，単に知能指数の分類ではなくなった．

疫学的に知的障害は，男性にやや多く男女比は約 1.5：1 であり，大部分は軽度知的障害である．

2. 原因，分類

WHO では，知的障害の原因を，0：感染および中毒，1：外傷または物理的作用，2：代謝，発育または栄養障害，3：脳器質性疾患に伴うもの，4：不明な先天的影響に

§5. 知的障害　　153

表 2-20　アメリカ精神遅滞学会（1992 年）による知的障害の病因分類の概要

I. 出生前の要因　prenatal causes	III. 出生後の要因　postnatal causes
A. 染色体異常　chromosomal disorders	A. 頭部外傷　head injuries
B. 症候群障害　syndrome disorders	B. 感染症　infection
C. 先天代謝異常　inborn errors of metabolism	C. 脱髄疾患　demyelinating disorders
D. 脳形成発達障害　developmental disorders of brain formation	D. 変性疾患　degenerative disorders
	E. けいれん性疾患　seizure disorders
E. 環境的要因　environmental influences	F. 中毒・代謝症状　toxic-metabolic disorders
F. その他　others	G. 栄養障害　malnutrition
II. 周産期の要因　perinatal causes	H. 環境遮断　environmental deprivation
A. 子宮内障害　intrauterine disorders	I. 低結合症候群　hypoconnection syndrome
B. 新生児期の障害　neonatal disorders	

よる疾患，状態，5: 染色体異常，6: 未熟産に伴うもの，7: 精神医学的障害によるもの，8: 心理・社会的剥奪によるもの，9: その他，に分類している.

また，アメリカ精神遅滞学会では，知的障害の病因を，その疾患の発症時期別に，1: 出生前の要因，2: 周産期の要因，3: 出生後の要因，に大別している（表 2-20）.

しかし，現在のところ知的障害の約 50% は原因不明とされ，知的障害を有する人の半数は，複数の病因を有しているともいわれる. また，病因が推定される例では，出生前の要因は，その他の要因の 2 倍以上と想定されている.

3. 症状

知的障害の主症状は，知能と適応能力の障害である. しかし，知的障害には，様々な原因が含まれるため，その症状も多種多様である.

特に知的障害者では，てんかん，運動障害，感覚障害，精神障害などを合併する頻度が高い.

てんかんは，知能障害の程度が重くなるに従って，その合併率も高くなる. てんかんの種類は，全般てんかん，発作型としては強直・間代発作が多い. 運動障害は，乳幼児期に一過性に認められるものと，終生持続するものとがある. 感覚障害では，視力障害や聴力障害がみられることが多い. 後天的な視力障害としては，慢性的な顔面への自傷行為の結果として，網膜剥離や白内障を有することが少なくない. 知的障害者への精神障害合併については，これまであまり重要視されてこなかったが，最近では，知的障害者に合併する統合失調症，気分障害（躁うつ病），神経症などが積極的に診断される傾向にある（二重診断 dual diagnosis）. その他にも，異食，常同行為，自傷などの行動傷害が認められることも多い. また，ダウン Down 症候群では，40 歳を超えるとアルツハイマー型認知症のリスクが高まることが知られている.

4. 治療

知的障害の医療では，発生の予防，原疾患の治療，合併症の治療，リハビリテーションの 4 つが大きな柱となる.

妊婦によるアルコールなどの薬物摂取の防止，胎生期の感染防止，乳児期の重症栄養

JCOPY　498-17502

障害の改善などは第1次予防として，また，フェニルケトン尿症のような，先天性代謝異常のスクリーニングは，第2次予防として重要である．

医学的治療においては，水頭症に対するシャント手術や，一部の先天代謝異常での欠損酵素の補充療法など，原疾患に対して有効性のあるものは限られている．

現在，知的障害に対する，原因療法となる薬物療法は存在しない．知的障害に対して用いられる薬物療法は，てんかんや精神障害などの合併症の治療か，行動障害・問題行動の軽減のためのものである．また，問題行動は，取り除くことが可能な原因が存在することもあり，その除去や，環境の調整，家族への教育なども大切である．

療育に関しては，2歳以前の乳幼児であれば，母親が子どもに密接に関わることを励ましていく．2歳を過ぎたら，まず障害児集団へ導入し，発達的変化をみながら健常児集団への移行を行う．知的障害児の就学先は，普通学級，特別支援学級および特別支援学校がある．IQ40以下のものに対しては，訪問教育が主体となる．就学相談は，地域の教育相談所や教育センターが行っている．教育の目的は知能の向上をはかることではなく，日常生活に必要な生活習慣を身につけさせ，できれば将来社会人になったときに役立つような，簡単な技能を修得させることにある．

学校教育終了後は，就職か福祉作業所への入所が主たるコースとなる．

さらに，知的障害者をかかえる家族に対するサポートも重要である．

〈磯野 浩〉

児童・青年期精神医学

6

DSM の改定にあたり，本稿では心理発達の障害と行為および情緒の障害に分類されている項目のうち，自閉スペクトラム症（これまでの広汎性発達障害を包括する）と注意欠如多動性障害，チック症は DSM-5 では神経発達症群に含まれることになった．なお，DSM-5 の神経発達症群には，知的能力障害（これまでの精神遅滞）も含まれているが，本書では前項に述べられている．

なお，児童・青年期精神医学の領域では，他のいくつかの領域同様，DSM-5 の訳語において disorder を'障害'と訳すことによる弊害について議論され，'症'と改訳することが提案された．ただし，発達障害者支援法などの法律用語は急に変更できないことや，国際疾病分類（ICD）との整合性などを検討した結果，訳語の診断名を併記することとなった．本稿においても，DSM-5 の日本語訳診断名に従って，併記されている病名は両方を記した．

A 心理発達の障害

1. 自閉スペクトラム症 / 自閉症スペクトラム障害　autism spectrum disorder

a. 概念

中核となる自閉症をスペクトラム概念として，DSM-IV から DSM-5 への改定において大きく変更のあった項目の 1 つである．DSM-IV では，広汎性発達障害（自閉性障害，アスペルガー障害，特定不能の広汎性発達障害を含むカテゴリー）とされたものに相当する．

基本的特徴は，社会的コミュニケーションおよび対人相互反応の欠陥があることと，行動・興味・活動の限定された反復的な様式を示すもので，自閉スペクトラム症の者には以下に示す症状の少なくともいくつかがみられ，そのうちいくつかは発達早期から現れる．有病率は，近年国際的に頻度の高まりがみられ，子どもでも成人でも人口の約1%と報告されている．

b. 原因

明らかな原因は不明であるが，危険因子として，両親の高年齢，低出生体重，バルプロ酸への胎児曝露など非特異的要因があげられている．遺伝要因の関連はある程度指摘されており，自閉スペクトラム症の 15% もの症例が既知の遺伝変異と関連すると指摘されているが，残りの症例では多遺伝子的のようであり，数百の遺伝子座の関与が考えられるという．

c. 症状

1）社会的コミュニケーションおよび対人相互関係反応の欠陥

対人的情緒関係がうまくできない．たとえば，人に対して異常な近づき方をしたり，会話が一方的であったりする．幼い頃から一方的なかかわり方はみられるが，幼児期には大きな問題となることは比較的少なく，就学後，特に小学校高学年代に達すると，通常の発達であれば相手の立場や意図を理解できるようになるために，学校などの集団生活では対人関係技能の問題がより目立つようになる．

また，共感性が乏しく，幼児期には共感の指さし（子どもが親など身近な大人に，自分の興味のある物や絵などを指さして共感を求める行為）が欠落する．また，非言語的コミュニケーション行動を用いることがうまくできず，たとえば，アイコンタクトができない，相手の身振りの理解や自分が身振りで伝えることがうまくできない，顔の表情を読み取ることがうまくいかない．

さらに，人間関係をうまく発展させられず，たとえば，ごっこ遊びができない，友達を作ることが困難，仲間に対する興味が希薄などのために，孤立したり孤高にみえることもある．

2）行動・興味・活動の限定された反復的な様式

常同的な行動や物の使用はよくみられる．たとえば，おもちゃを一列に並べたり，物を叩くなどの単調な常同運動を示す．繰り返しは言葉にもみられ，反響言語（オウム返し）は自閉スペクトラム症の重症例や，軽症でも幼少期にはみられる．

また，同一性保持や習慣への頑なこだわりが強固で，些細な変化に弱く，同じ状況が続くことを好む．特に新奇な場面や突然の変化に弱い．たとえば，普段と異なった道順で買い物に行くこと，テレビ番組の順番や時間が入れ替わったりずれたりすること，電車の時刻改訂などに際して，激しいパニック症状を呈する者もいる．同じ食べ物や衣服を要求し，特定の物しか受け付けないこともある．

さらに，興味の著しい限局を示すことがある．興味は通常の日常生活に役立つ水準を逸脱して強く，時刻表や辞書を「愛読」したりする．

感覚過敏あるいは鈍感さも並はずれてみられることがある．音，光，温度，湿度，触感，味，臭いなどあらゆる感覚刺激に過敏な反応は生じうるが，たとえば，怪我をしても痛みをまったく感じないように振る舞う，蛍光灯の光を反射する白衣を「眩しすぎる」といって診察室に入れない，寒暖の差に異常に過敏に反応して外出できないなど，その人によってさまざまな過敏さ・鈍感さがあり，生活への支障が大きいこともしばしばである．一方，特定の刺激を過度に好む場合もある（例：換気扇が回るのを長時間じーっと見て過ごす，特定のコンビニのおにぎりしか食べない）．

自閉スペクトラム症の重症度について

自閉スペクトラム症の人の多くに知的能力障害や言語の障害がみられるが，知的能力障害のみられない場合でも，能力検査における各項目にばらつきが大きく，つまりできることとできないことにむらがあるため，知的能力に比べて実生活での適応状況が不良であることがよくみられる点は留意しなければならない．

表2-21に，DSM-5に記されている自閉スペクトラム症の重症度水準を示す．

§ 6. 児童・青年期精神医学　　*157*

表2-21　自閉スペクトラム症の重症度水準（自閉スペクトラム症／自閉症スペクトラム障害. In: 日本精神神経学会（日本語版用語監修），高橋三郎，大野　裕，監訳. DSM-5 精神疾患の診断・統計マニュアル. 東京: 医学書院; 2014. p.51）

重症度水準	社会的コミュニケーション	限局された反復的な行動
レベル3 「非常に十分な支援を要する」	言語的および非言語的社会的コミュニケーション技能の重篤な欠陥が，重篤な機能障害，対人的相互反応の開始の非常な制限，および他者からの対人的申し出に対する最小限の反応などを引き起こしている．例えば，意味をなす会話の言葉がわずかしかなくて相互反応をほとんど起こさなかったり，相互反応を起こす場合でも，必要があるときのみに異常な近づき方をしたり，非常に直接的な近づき方のみに反応するような人	行動の柔軟性のなさ，変化に対処することへの極度の困難さ，またはあらゆる分野において機能することを著しく妨げるような他の限局された反復的な行動．焦点または活動を変えることへの強い苦痛や困難さ
レベル2 「十分な支援を要する」	言語的および非言語的社会的コミュニケーション技能の著しい欠陥で，支援がなされている場面でも社会的機能障害が明らかであったり，対人的相互反応を開始することが制限されていたり，他者からの対人的申し出に対する反応が少ないか異常であったりする．例えば，短文しか話さず，相互反応が狭い特定の興味に限られ，著しく奇妙な非言語的コミュニケーションを行うような人	行動の柔軟性のなさ，変化に対処することへの困難さ，または他の限局された反復的な行動．事情を知らない人にも明らかなほど高頻度に認められ，さまざまな状況で機能することを妨げている．焦点または活動を変えることへの苦痛や困難さ
レベル1 「支援を要する」	適切な支援がないと，社会的コミュニケーションの欠陥が目立った機能障害を引き起こす．対人的相互反応を起こすことが困難であるし，他者からの対人的申し出に対して非定型のまたはうまくいかない反応をするような事例がいくつもはっきりとある．対人的相互反応への興味が低下しているように見えることもある．例えば，完全な文章で話しコミュニケーションに参加することができるのに，他者との会話のやりとりに失敗したり，友人を作ろうとする試みが奇妙でたいていうまくいかないような人	行動の柔軟性のなさが，1つ以上の状況で機能することに著しい妨げとなっている．いろいろな活動相互で切り替えをすることの困難さ，組織化や計画の立案をすることでの問題（自立を妨げている）

3）併存症

　　　　　知的能力障害および言語障害がみられることがしばしばある．注意欠如多動症を伴うこともある（DSM-IV では両疾患の併記は認められていなかったが，DSM-5 では現状に即して両疾患を同一患者に診断することが認められた）．また，てんかん，睡眠障害，便秘を伴うことも多く，回避的-限定的摂食障害も高頻度にみられる．

d. 治療と介入

1）診断評価

　　　　　まず，気がつかれた段階で診断と能力評価を行う．自閉スペクトラム症である場合，家族への説明は重要で，疾病理解のみならず，児の発達を促すためにも，患者への適切な対応の仕方を教授・ガイドする必要がある．対応の仕方によっては，日常生活の支障が大きく変化してくる．

2）療育・教育

　　　　　自閉スペクトラム症の場合，幼少期の療育および教育が重要である．わが国では，いまだ早期幼児期の自閉症療育に取り組める機関は多くなく，個々の家族の対応に負うところが大きい．一般に，視覚的手がかりを用いたガイドや，スケジュールを明確に提示

158 2. 各 論

することなどは，患者の混乱を軽減する．教育においては，知的水準やコミュニケーション力に見合ったクラス選択や進路選択を行うためにその都度支援を行う．

3）医学的管理

てんかんや便秘など併存症への対応には薬物療法を用いる．さらに，激しいパニック症状や常同行為としての自傷が止まないときなどには，精神医学的薬物療法を行うことも多い．反復的行動，攻撃性，不安，神経過敏，抑うつなどにはリスペリドンやオランザピンによる改善が期待できるが，社会的行動や言語の障害には効果は認められていない．また，制御不能な不安，強迫的反復行動，自傷に対しては，選択的セロトニン再取り込み阻害薬（SSRI）が有効な場合もある．

4）家族支援

自閉スペクトラム症の児を育てる親は，日々重大なストレスを抱えている．些細な出来事に対して予測不能な情動の変化に付き合うことや，コミュニケーションがとりにくく独特の関わり方をする患者との愛着関係を築きにくいと感じての育児は困難を極める．自閉スペクトラム症の患者の親にうつ状態がみられることも少なくない．施設や医療機関へのレスパイトなどを利用することも適宜考慮する．

B｜行為および情緒の障害

1. 注意欠如・多動症／注意欠如・多動性障害　attention-deficit/hyperactivity disorder

a. 概念

自分をコントロールできる力や注意を持続できる能力は年齢とともに発達する．たとえば，5歳児に「5分間じっと待っていなさい」という課題は困難だが，多くの中学生には達することができる．このような**注意持続時間を保つ能力や衝動統制力の発達に遅れがあり，不注意あるいは多動性や衝動性が，生活や学習などその年代に必要な活動を妨げるほど顕著であるもの**を注意欠如・多動症（以下，ADHD）という．不注意あるいは多動性衝動性の項目が6個以上（成人では5個以上）みられ，いくつかの症状が12歳になる前から出現しており，統合失調症やうつ病，不安症などにみられる不注意や衝動性とは区別される．表2-22に診断基準を示す．有病率は，子どもの約5％，成人の約2.5％と示されている．

b. 原因

明らかな原因を定めることはできないが，脳の何らかの機能障害と考えられる．危険要因としては，極低出生体重（1,500g未満），妊娠中の喫煙，児童虐待，ネグレクト，複数の里親による養育，神経毒への曝露，脳炎などの感染症，子宮内アルコール曝露の既往に関連している可能性が示唆されている．ADHDの遺伝率は高く，親やきょうだいにもADHDの人がよくみられる．

c. 症状

1）不注意

気が散りやすく，長時間の集中を保つことができず，忍耐力に欠け，最後までやり遂げることができないが，これらは，反抗や理解力不足によるものではない．

§ 6. 児童・青年期精神医学　　*159*

表 2-22　ADHD の診断基準（注意欠如・多動症／注意欠如・多動障害. In: 日本精神神経学会（日本語版用語監修），高橋三郎，大野　裕，監訳. DSM-5 精神疾患の診断・統計マニュアル. 東京: 医学書院; 2014. p.58-9）

A．不注意および／または多動性−衝動性の持続的な様式で，機能または発達の妨げとなっているもの

　（1）不注意: 以下のうち 6 つ（またはそれ以上）が少なくとも 6 カ月持続したことがあり，その程度は発達の水準に不相応で，社会的及び学業的／職業的活動に直接悪影響を及ぼすほどである.

　　注: それらの症状は，単なる反抗的行動，挑戦，敵意の表れではなく，課題や指示を理解できないことでもない. 青年期後期および成人（17 歳以上）では，少なくとも 5 つ以上の症状が必要である.

　　（a）学業，仕事，または他の活動中に，しばしば綿密に注意することができない，または不注意な間違いをする（例: 細部を見過ごしたり，見逃してしまう，作業が不正確である）.

　　（b）課題または遊びの活動中に，しばしば注意を持続することが困難である（例: 講義，会話，または長時間の読書に集中し続けることが難しい）.

　　（c）直接話しかけられたときに，しばしば聞いていないように見える（例: 明らかな注意を逸らすものがない状況でさえ，心がどこか他所にあるように見える）.

　　（d）しばしば指示に従えず，学業，用事，職場での義務をやり遂げることができない（例: 課題を始めるがすぐに集中できなくなる，または容易に脱線する）.

　　（e）課題や活動を順序立てることがしばしば困難である（例: 一連の課題を遂行することが難しい，資料や持ち物を整理しておくことが難しい，作業が乱雑でまとまりがない，時間の管理が苦手，締め切りを守れない）.

　　（f）精神的努力を要する課題（例: 学業や宿題，青年後期および成人期では報告書の作成，書類にもれなく記入すること，長い文章を見直すこと）に従事することをしばしば避ける，嫌う，いやいや行う.

　　（g）課題や活動に必要なもの（例: 学校教材，鉛筆，本，道具，財布，鍵，書類，眼鏡，携帯電話）をしばしばなくしてしまう.

　　（h）しばしば外的な刺激（青年期後期および成人では無関係な考えも含まれる）によってすぐに気が散ってしまう.

　　（i）しばしば日々の活動（例: 用事を足すこと，お使いをすること，青年期後期および成人期では，電話を折り返しかけること，お金の支払い，会合の約束をすること）で忘れっぽい.

　（2）多動性および衝動性: 以下のうち 6 つ（またはそれ以上）が少なくとも 6 カ月持続したことがあり，その程度は発達の水準に不相応で，社会的及び学業的／職業的活動に直接悪影響を及ぼすほどである.

　　注: それらの症状は，単なる反抗的行動，挑戦，敵意の表れではなく，課題や指示を理解できないことでもない. 青年期後期および成人（17 歳以上）では，少なくとも 5 つ以上の症状が必要である.

　　（a）しばしば手足をそわそわ動かしたりトントン叩いたりする，または椅子の上でもじもじする.

　　（b）席についていることが求められる場面でしばしば席を離れる（例: 教室，職場，その他の作業場所で，またはそこにとどまることを要求される他の場面で，自分の場所を離れる）.

　　（c）不適切な状況でしばしば走り回ったり，高いところへ登ったりする（注: 青年または成人では，落ち着かない感じのみに限られるかもしれない）.

　　（d）静かに遊んだり余暇活動につくことがしばしばできない.

　　（e）しばしば "じっとしていない"，またはまるで "エンジンで動かされているように" 行動する（例: レストランや会議に長時間とどまることができないか不快に感じる: 他の人たちには，落ち着かないとか，一緒にいることが困難と感じられるかもしれない）.

　　（f）しばしばしゃべりすぎる.

　　（g）しばしば質問が終わる前に出し抜いて答えてしまう（例: 他の人達の言葉の続きを言ってしまう: 会話で自分の番を待つことができない）.

　　（h）しばしば自分の順番を待つことが困難である（例: 列に並んでいるとき）.

　　（i）しばしば他人を妨害し，邪魔する（例: 会話，ゲーム，または活動に干渉する: 相手に聞かずにまたは許可を得ずに他人の物を使い始めるかもしれない: 青年または成人では，他人のしていることに口出ししたり，横取りすることがあるかもしれない）.

B．不注意または多動性 - 衝動性の症状のうちいくつかが 12 歳になる前から存在していた.

C．不注意または多動性 - 衝動性の症状のうちいくつかが 2 つ以上の状況（例: 家庭，学校，職場: 友人や親戚といるとき: その他の活動中）において存在する.

D．これらの症状が，社会的，学業的，または職業的機能を損なわせているまたはその質を低下させているという明確な証拠がある.

E．その症状は，統合失調症，または他の精神病性障害の経過中にのみ起こるものではなく，他の精神疾患（例: 気分障害，不安症，解離症，パーソナリティ障害，物質中毒または離脱）ではうまく説明されない.

JCOPY 498-17502

2) 多動性・衝動性

　　落ち着きがなく，教室でじっと座っていられず立ち歩いてしまう，おしゃべりをし過ぎてしまう，順番が待てない，急に道へ飛び出すなどの行動に現れる．ADHDの衝動性は，眼前の事象に気をとられると即座にそれに向かって行動したくなる気持ちを抑えきれず，先のことを考えないで行動する結果，やるべき課題が先延ばしになったり危険行為に及んだりしてしまうものである．

3) 経過

　　学童期までは，授業中などにもじっとしていることができず，静かにしているべき場面でも騒がしくなり，衝動コントロールの苦手さによって他児との喧嘩やトラブルが生じやすい．忘れ物や失し物も多く，荷物やスケジュールの管理には親や教師の援助を要することが多く，学習への取り組みは注意散漫となりやすい．これらは，家庭生活や学校生活において，親や教師など支援する大人と子ども自身の間の葛藤を高めてしまうこともしばしばである．**思春期**になると，授業中の離席などはみられなくなるが，見通しをたてずに行動してしまうために課題が達成できず，進級などに必要な単位を落とすことなどもある．学習の蓄積が不十分な結果による学業不振，失敗を繰り返すことによる自信喪失がみられ，適切な指導が十分になされない場合には，衝動性の高さから反抗や非行に及ぶケースもある．**成人期**になると，一見して問題があるとはみえないが，仕事を最後までやり遂げない，締め切りが守れない，仕事やプライベートな関係上重要な相手とのトラブルを生じやすい，転職が多い，車の運転などで事故を頻繁に起こすなど，社会人としての行動に問題を抱えることが多い．

d. 治療

　　小児期の治療の基本は，ADHDによって生じるその子どもにとっての不利益（たとえば学習効果が上がらないこと，仲間関係がうまくいかないこと，家族内葛藤の高まりなど）を最小限にくいとめ，その子どもの個性としての人格を育み，自己評価をいたずらに低めないように支えることである．そのために，a) 周囲がADHDの特徴をよく知る，b) 特徴的な症状に適した環境調整と教育的配慮，c) 薬物療法などが治療的に組み合わされていく．

1) ADHDの理解

　　子どもの不適応行動について，わがままや反抗のためではなく，注意力困難や衝動統制力の未熟のために生じていることを，親や教師によく理解し，対処の仕方を学んでもらうことが重要である．そのために，個別のガイダンスのみならず，心理教育的な親グループ，ペアレントトレーニングなどが有用である．

2) 環境調整と教育的配慮

　　教室の座席を一番前の教師に近い席にする，教材に変化をもたせたり，課題を少量ずつ与えるなど，注意力を保つように工夫する．学校生活では，フリータイムにトラブルが生じることもよくあるので，何らかの役割を与えて行動が拡散しすぎないようにすることも役立つ．自宅では，苦手な片づけには，とりあえず床に散乱しているものを1つの箱に入れるなど単純な方法を行う．低学年児の自宅学習は親が付き添うなどが必要になる．

3）薬物療法

ADHD の注意力障害ならびに多動衝動性に対して，現在わが国において以下の3剤が適応を許可されて用いられている．

・メチルフェニデート（商品名：コンサータ）：中枢神経刺激作用をもち，もともと短時間作用型であるメチルフェニデートの徐放剤（服用後，薬が徐々に放出されるようにカプセルの構造が作られている）である．朝服用すると，午後まで有効．効果発現は早く，服用した日にすぐに効果がわかる．副作用として，食欲不振，睡眠障害，成長抑制などがあるので，注意しながら投与する．また，依存性のある薬剤であるので，特に思春期以降には乱用に注意する必要がある．

・アトモキセチン（商品名：ストラテラ）：非中枢刺激薬であり，服用開始後，数週間かけて効果が発現してくる．はじめは少量から投与して，数週間かけて段階的に投与量をあげていく．1日2回（朝と夕など）服用．副作用として，吐き気，食欲不振，眠気，不眠などがみられる．

・グアンファシン（商品名：インチュニブ）：選択的 α2A アドレナリン受容体作動薬であり，6歳以上18歳未満の ADHD に使用できる．1日1回の服用で効果が得られるが，副作用としての眠気が生じる場合には，就寝前投与などによって対応されることが多い．副作用として，低血圧，徐脈，失神，房室ブロック，傾眠，頭痛，悪心など消化器症状などがみられる．

上記以外に，抗うつ薬やクロニジンなどが用いられる場合もある．なお，ADHD の症状は成長に伴い軽くなる傾向があるので，漫然とした投薬を行うべきでなく，特に中枢刺激薬においては，薬を飲まないで日常生活の様子を見る休薬期間を設けて，症状の改善が薬の効果であるのか本人の成長によるものであるのかを見極める必要がある．

2. 素行症 / 素行障害 conduct disorder

a. 概念

素行障害は，司法上の概念の「非行」といわれてきた行動の多くを含むもので，人や動物に対する攻撃的な行動，他人の所有物の破壊，嘘をつくことや窃盗，重大な規則違反などを繰り返し，仲間関係や学習・職業の機能に著しい障害をきたしているものをいう．

b. 原因

子ども自身の資質のみならず，環境や生育歴の要因などがさまざまに影響しあって生じる多因子性の障害と考えられる．素行障害を生じる危険因子としては以下のようなものが検討されている．ADHD など多動，本人が慢性疾患や障害をもっていること，虐待やネグレクトを受けてきたこと，家族が精神疾患などで不十分な養育環境，経済的貧困などである．

c. 治療

素行障害に気づかれた場合，子どもへの治療的・教育的アプローチは重要だが，実際には医療の治療構造にのることが困難な場合が多い．警察や児童相談所など，地域の関係機関との連携が必要である．

3. チック症 / チック障害 tic disorder

a. 概念

チックとは，突発的，急速，反復性，非律動性の運動または発声である．チックは小児期によくみられるが，たいていは一過性である．4 ～ 5 歳頃に発症し，重症度は 10 ～ 12 歳にピークとなり，その後軽くなっていくものが多い．症状が 1 年以上持続する場合，慢性チックという．

b. 原因

チックが起こるメカニズムは，まだ十分にわかっていない．しかし，チックになりやすい遺伝的な素質があり，なんらかの生物学的な要因がある疾患である．試験前や緊張を強いられる場面などにおいて，チックはしばしば悪化するので，心因性の疾患であると誤解されることがあるが，ストレスはあくまでも症状の増強要因と考えられる．

c. 症状

1）単純性運動チック

持続時間の短い運動の繰り返し．まばたき，肩すくめなど．

2）単純性音声チック

咳払い，鼻ならし，うなりなど．

3）複雑性運動チック

持続時間がより長く，数秒間にわたる運動を繰り返す．顔をしかめる，自分を叩く，飛び跳ねるなど．単純性運動チックが複数組み合わさる場合もある．

4）複雑性音声チック

言葉を繰り返す同語反復，最後に聞いた言葉の繰り返し（反響言語）や，わいせつな言葉や社会的な差別用語などを言ってしまう汚言など．

5）トゥレット症 / トゥレット障害

多彩な運動チックと，1 つ以上の音声チックの両方があり，チックが始まってから 1 年以上持続するもの．18 歳以前に発症する．幼児期から小児期に単純性運動チックから始まることが多く，その後多様な音声チックがみられ，10 歳過ぎると汚言が出現することがあり，激しい複雑性運動チックにより自傷（例: 自分の目を叩き続けるなど）に至る場合もある．併存症として強迫性障害，ADHD がみられることがある．

d. 治療

一過性チックは，特段の治療を要さず，経過をみてよい．周囲の者が，チック症状に対して過剰に心配したり叱責したりしないようにすることも肝要である．チック症状がその子どもの学業や社会的活動の妨げになっている場合，薬物療法が適応となる．抗精神病薬（例: ハロペリドール，リスペリドン）はチックに有効で，他にクロニジンが用いられることもある．トゥレット症は薬物療法を行っても難治性の場合もある．

4. 抜毛症 trichotillomania

a. 概念

頭髪や眉毛などの体毛を繰り返し抜き，その結果体毛の喪失がめだつようになるもので，体毛を抜く直前やこれに抵抗しているときは緊張し，体毛を抜いているときには快

§ 6. 児童・青年期精神医学　　*163*

感，満足，開放感が得られている．**衝動制御の問題**により生じていると考えられる．

b. 症状

たとえば頭髪の抜毛では，利き手の側頭部や生え際など，手の届きやすいところから頭髪が喪失していく．眉毛・まつげの抜毛では，完全にその部分の毛を喪失することもある．抜毛している場面は，親や教師に発見されないことも多く，その子どもの居場所の周囲に毛が多く落ちていることなどから推測される．

c. 治療

体毛を抜くことについて，きつく叱ったり，注意をし続けることは効果がない．むしろ，その子どもの衝動制御の苦手さに気づき，フラストレーションがうまく処理できるように開放的に表現する場を与えるなどの環境調整を行う．手を使った作業（例：描画，折り紙，手芸，工作），指に絆創膏を巻いて毛を抜きにくくするなどによって，抜毛を繰り返してしまう状況を回避することによって軽快へと向かうきっかけになることもある．

5. 選択性緘黙 selective mutism

a. 概念

話すことができる能力があるにもかかわらず，ある状況（例：学校，特定の人の前）においては話すことができないもの．過度な内気や社交不安，過敏さ，あるいは抵抗を含む際立った性格特徴と結びついていることが多い．たいていは正常な言語技能をもっているが，ときにコミュニケーション障害を持っている子どももいる．

b. 症状

典型例では，家庭や親しい友人とはよく話し，授業中や知らない人とは沈黙している．一方，返事をしないことや発表できないことを除けば，成績は悪くないことも多い．学校では一言も話さないが，下校後は友人と話せるというようなこともよくある．高学年になるにつれ，話せる状況が拡大し，それまで話せなかった場面でも会話可能となる例が比較的多いが，中には，統合失調症など精神病圏の病態に至るものもあるので注意する．

c. 治療

家庭などで，元気にのびのびと会話でき，選択性緘黙以外に情緒的な問題がめだたなければ，経過観察でよいだろう．しかし，対人緊張や不安が高い場合や，情緒不安定や思考の硬さがめだつような場合には，抗不安薬や抗うつ薬の投薬や，遊戯療法などが検討される．

C | 思春期・青年期に特有な精神医学的問題

1. 不登校・ひきこもり

a. 概念

不登校は，学校に行きたくても行かれない，あるいは怠けや反抗以外の理由で行きたくないという状態で，様々な病態水準から病気や障害とはいえない子どもまで，幅広く含まれる多義的な現象である．より年少の子どもでは，分離不安や過剰不安など不安障

害を背景とする場合が多く，高学年になると，適応障害や抑うつ，自己愛の葛藤などに基づくことが比較的多くなる．さらに後年に続く，あるいは新たに問題になる青年期のひきこもりも，統合失調症やうつ病，強迫症などの疾患を含む場合もあり，多様な精神医学的背景をもちながら社会的ひきこもりという共通する現象を呈する一群を示すものである．ただし，ひきこもりについては，これらのうち，精神病性の疾患を除いて語られることが多く，笠原嘉の提唱する「退却神経症」がその特徴をよく表わしている．これは，慢性の選択的ひきこもりを主徴とする，非精神病性の病態で，中・高校生の不登校からサラリーマンの出社拒否なども含む概念である．主症状は，無気力・無関心・無快楽であり，強迫性，敏感性，自己愛傾向の性格をもつ特徴があるといい，無気力はその人にとっての「本業」からの退却となってあらわれている．ひきこもりは，「退却」というやり方で内面の苦痛体験からのがれているという行動化 acting out であると考えられている．つまり，退却していれば苦しいという体験を痛切にもたないですむのである．ひきこもっていることや不登校それ自体が「陰性の行動化」としての側面をもつことに気づくことは，彼らの気持ちを理解する上で重要である．

b. 症状

不登校に陥ると家庭内では母子密着が起こる．これはより高学年の子ども達には，健康な自立へと向かう心理発達に相反することとなり，しばしば子ども達は昼夜逆転などをきたし，母子密着を避けようとする．また，それでも母親への希求が回避できないと両価的に葛藤を高め，家庭内暴力などを呈することがある．

c. 治療

治療的介入を行うために，環境要因と子どもの特性について評価することが必要である．原因は学校か家庭か本人かと，犯人探しのようなことをするのは無意味で，支援の手がかりを得るための評価を行うという視点が重要である．本人の要因として，自閉スペクトラム症やADHDなどを有しているための仲間集団への不適応，知的能力障害や学習障害があるために学習についていくことができない結果不登校に至っている場合などがあり得るが，そのような特性はなく，むしろ学業もよくできる優等生やリーダーシップを発揮していた子が不登校になる場合もある．一定期間の退却の後に，教育場面に用意されている適応指導教室や通級指導教室への通学，あるいは保健室登校などを用いて段階的に登校を支援していくことが，再登校のきっかけになることがある．

いずれにせよ，不登校やひきこもりという表現形で葛藤の中にいる子ども達を，心理的・社会的両面から支えることは重要である．治療や支援を行う者は，彼らを根気強く支え，励まし，社会に向かう希望を見失わないように道案内を続ける必要がある．

2. いじめ

a. 概念

「いじめ」という現象は，特定の精神医学的障害や個人の人格水準として語るべきものではなく，1つの社会的現象としてとらえ，その背景にはどのような個人と集団の心性があるのかを考えなくてはならないものである．児童思春期精神医学においても，確定した見解があるわけではなく，本書では，現在までに論じられている「いじめ」論をもとにまとめる．

b. 最近のいじめの特徴

　　数十年前まで，いじめといえば強い「いじめっ子」がいて，より弱者として「いじめられっ子」がいた．両者ははっきり区別され，誰が誰をいじめているかは，子ども達の中でも大人にもよくわかる関係であった．しかし，最近のいじめは，その実態がつかみにくいことが多い．まず，いじめる側が誰であるのか不明確であったり，いじめていた者があるとき突然いじめられる側に立たされたりする．仲間内の漠然とした雰囲気や空気の流れとでもいうようなものが，いじめられる者を規定する．つまり，誰が何の目的でいじめているかがはっきりしないので，いじめられている側は，怒りや苦痛を向ける対象がなく，けんかにもならない．さらに，どちらにも属さない傍観的立場の一群が必ずいるが，彼らは雰囲気に敏感で，渦中には入らないため，意見もしない．このような中でいじめがエスカレートしたり漫然と長期化すると，いじめられている者は出口を失い，不登校や自殺に至ることがある．このようないじめの構造を，滝川一廣は「主体なき共同行為」とよんでいる．

c. 大人は何をすべきか

　　いじめがなくなればよいかというと，それは答えに難しい．仲間関係の中で，いじめる者もいじめられる者も，ある意味で自分試しをしている．仲間関係の葛藤は，子どもが大人になるまでに必要な，自我の確立の一過程という側面も担っているのである．大人が安易に手出しをして，芽を摘みとることは慎みたい．

　　しかし，先に述べたような出口を失うような段階に至ることは防がねばならない．現代のいじめは顕在化しにくいもので，いじめられていることが明らかな子どもに尋ねても「何でもない」と平気を装うことも多い．すると，介入は確かに困難であるかもしれないが，子どもの身近にいる大人達は，個々の子どもの特性をよく知り，その子どもにとって耐えうる事態か否か，敏感に判断する必要がある．特に，医療者としては，知的発達や情緒発達にハンディキャップを負っている子ども達がいじめの対象となったとき，ストレス耐性が低く，精神的に脆弱であることをよく知りおくことが大切であろう．

3. 家庭内暴力

a. 概念

　　わが国における家庭内暴力の概念は，青年期までの子どもから家族への暴力を指し，特定の疾患名ではない．齊藤万比古による定義は「児童期から青年期に至る子どもの発達経過のなかに生じる，家族を対象とした直接的あるいは間接的な暴力行為」である．一方，欧米で家庭内の暴力を指すドメスティックバイオレンス　domestic violence（DV）は，もっぱら親から子への，あるいは夫から妻への暴力をいうものであり，子から親への暴力はわが国に特有の現象である．

b. 対象

　　平成27年度の警察庁生活安全局の報告によれば，家庭内暴力による少年の補導および保護は2531件であり，そのうち対象が母親であるもの58.6%，父親10.4%，兄弟姉妹8.8%，同居の親族6.7%，物（家財道具など）14.8%である．

c. 発現要因

　　家庭内暴力の発現には多くの要因が関わっている．まず，家族内の病理として，父性

の欠損，家族への責任を回避する父親など，家庭内における父親の影の薄さと，母親の支配性，過干渉，過保護の組み合わさった状況が指摘される．次に，本人の性格傾向として，自己中心的なわがままさ，小心で過敏な神経質さなどが指摘されている．また，本人の要因として，てんかん，統合失調症，強迫症，うつ病，境界性パーソナリティ障害などの障害をもつ場合がある．さらに，不登校に陥った子どもの親に対する防衛としての家庭内暴力もある．

d. 治療

　本人が来院しない場合も多く，相談の中心は家族への対応となる．親面接では，親の苦悩をねぎらいいたわることに始まる．傍観者的父親に，母親のよき理解者となってもらうことも重要である．危機介入として，親子の分離を行う場合もあるが，その後の展開を支えるシステムなどを考慮して行うべきである．

　なお，子ども自身の精神障害やてんかんについては，その治療が優先されるべきである．

〈笠原麻里〉

パーソナリティ障害

7

1. 概念

　パーソナリティ personality とは，その個人について一貫性のある認知・感情・行動上の特性をいう．また，パーソナリティの基底にある感情面の先天的な特性を気質 temperament という．

　パーソナリティ（人格）障害 personality disorder とは，パーソナリティ特性が平均よりも著しく偏っているために，適応的な判断や行動がとれず，周囲の人たちや自分自身が苦しむものと定義される．パーソナリティは成人期までは発達途上にあって固定化していないので，原則として，パーソナリティ障害の診断は成人期以後になされるべきである．

　なお，パーソナリティの異常には，人生早期からの発達の到達点としてのパーソナリティ障害と，いったん形成されたパーソナリティが変化するパーソナリティ変化 personality change がある．後者は，精神障害（器質性精神障害を含む）や，破局的なストレス体験などの後に新たに生じるパーソナリティの変化をいう．

2. 病因

　パーソナリティ障害の病因としては，①遺伝的要因，生物学的要因（神経伝達物質やホルモンなど），個人の気質などの先天的な要因と，②最早期の養育者との相互交流を出発点として，個人をとりまく社会・文化的背景までをも視野に入れた後天的な環境要因が考えられているが，いずれも仮説として研究段階である．一般的には，先天的な要因と後天的な要因の両者がともに作用して，一個のパーソナリティが形成されると考えられている．

3. 分類

　パーソナリティは個人個人によって特有の偏りがみられるのが普通であり，その正常と異常とを明確に識別することは困難である．そのため，パーソナリティ障害を実際にどのように定義し，分類するかということもまた困難な問題である．現在の臨床場面では，アメリカ精神医学会による「精神疾患の診断・統計マニュアル第5版（DSM-5）」や，世界保健機関（WHO）による「国際疾病分類第10版（ICD-10）」の分類が使用されることが多いが，その分類は十分に実証的なものとはいいがたく，重複診断が多く認められる点が指摘されている．

a. クレッチマー Kretchmer の分類（表2-23）

　クレッチマー（1920）は，統合失調症，双極性障害，てんかんの患者やその家族を

168　2. 各　論

表 2-23　クレッチマーの分類

精神疾患	体型	病前性格	気質
統合失調症	細長型	統合失調質	統合失調気質
双極性障害	肥満型	循環病質	循環気質
てんかん	闘士型	類てんかん病質	粘着気質

　調査し，病前性格と体格には共通した特徴があると考え，統合失調症では病前性格は統合失調質（分裂病質，シゾイド）schizoid，体型は細長型；双極性障害では病前性格は循環病質 zikloid，体型は肥満型；てんかんでは病前性格は類てんかん病質 epileptoid，体型は闘士型という系列をまとめた．
　また，精神病質を病前の異常パーソナリティと定義するのに対応して，正常範囲のパーソナリティ傾向を気質とよび，それぞれ，統合失調気質（分裂気質）schizothym，循環気質 zyklothym，粘着気質 viskose とよんだ．統合失調気質者は非社交的，内気，自閉的な傾向などを示し，これに対して，循環気質者は概して社交的，協調的で人情味に篤いなどの特徴をもつとした．また，粘着気質者は鈍重で繊細さに欠け，1 つのことに執着する傾向などがあるとした．

b. 「精神疾患の診断・統計マニュアル第 5 版（DSM-5）」（2013）による分類（表 2-24）
　　DSM-IV では，精神疾患の I 軸診断とは別に，パーソナリティ障害が存在する場合には II 軸診断として記載する多軸診断が導入されていたが，DSM-5 ではこれを排し，精神疾患と並列に分類された．パーソナリティ障害の 10 類型は DSM-IV での類型が踏襲され，それぞれは記述的類似性によって 3 つのクラスター cluster（群）に分けられている．すなわち，クラスター A は奇妙で風変わりな群で，猜疑性，シゾイド，統合失調

表 2-24　「精神疾患の診断・統計マニュアル第 5 版（DSM-5）」（2013）による分類

〈クラスター A〉奇妙で風変わりなパーソナリティ障害群
a. 猜疑性パーソナリティ障害
b. シゾイドパーソナリティ障害
c. 統合失調型パーソナリティ障害
〈クラスター B〉演技的，感情的で不安定なパーソナリティ障害群
d. 反社会性パーソナリティ障害
e. 境界性パーソナリティ障害
f. 演技性パーソナリティ障害
g. 自己愛性パーソナリティ障害
〈クラスター C〉不安や恐怖を感じやすいパーソナリティ障害群
h. 回避性パーソナリティ障害
i. 依存性パーソナリティ障害
j. 強迫性パーソナリティ障害
他のパーソナリティ障害
他の医学的疾患によるパーソナリティ変化（医学的疾患を示すこと）
他の特定のパーソナリティ障害
特定不能のパーソナリティ障害

§ 7. パーソナリティ障害　　*169*

型パーソナリティ障害がこれに属する．クラスター B は演技的，感情的で不安定な群で，反社会性，境界性，演技性，自己愛性パーソナリティ障害がこれに属する．クラスター C は不安や恐怖を感じている群で，回避性，依存性，強迫性パーソナリティ障害がこれに属する．

1）猜疑（妄想性）パーソナリティ障害 paranoid personality disorder

他人の言動を悪意のあるものとして解釈するような，他人に対する疑惑と不信感によって特徴づけられる．彼らは敵対的，短気で，恨みを維持しやすい．また，彼らは他人に裏切られたり，不当に利用されたりすることを恐れるあまり，親密な関係をもとうとしない．彼らが自ら進んで精神科を受診することはまれで，彼らに悩まされている周囲の人たちに勧められて受診するのが大半である．男女比では男性に多いと考えられている．配偶者に病的に嫉妬する者や好訴的人物は，しばしば猜疑性パーソナリティ障害者である．なお，猜疑性パーソナリティ障害では，持続的な妄想や幻覚が存在しない点で，妄想性障害や統合失調症妄想型と鑑別される．

2）シゾイドパーソナリティ障害 schizoid personality disorder

社会的ひきこもりによって特徴づけられる．彼らは風変わりで，孤立した印象を与え，もの静かで，内向的である．彼らは他人との親密な関係を必要としない．彼らは独創的，創造的な観念を発展させるので，しばしば数学や天文学などで才能を発揮したり，（他人と関わらない分野で）職業的に成功したりすることがある．彼らが精神科的援助を求めてくることはまれである．通常，現実検討能力は保たれているが，時にストレスに反応して，衝動的な攻撃性をあらわにしたり，短時間（数分から数時間）の精神病性エピソードを発現させたりすることがある．性差は不明である．一般的に，統合失調症の家族歴はない．アスペルガー障害と鑑別することが困難なことがあるが，アスペルガー障害では社会的交流がより強く障害されており，常同的な行動や興味を示す点で鑑別される．

3）統合失調型パーソナリティ障害 schizotypal personality disorder

著しく奇妙で風変わりな印象と魔術的思考が特徴である．彼らは千里眼や第六感をもっていると主張する．他人の感情に敏感で，錯覚や関係念慮（関係妄想は含まない）を抱く．時にストレスに反応して，短時間（数分から数時間）の精神病性エピソードを発現させることがある．彼らはしばしば，不安，快楽消失，抑うつなどを訴えて自ら精神科的治療を求める．性差は不明である．統合失調症の家族歴を有することが多く，現在では統合失調症の病前性格と考えられているが，生涯，統合失調型パーソナリティ障害から移行しない者も存在する．

4）反社会性パーソナリティ障害 antisocial personality disorder

人を騙したり，盗みや破壊的行為などの反社会的行動を繰り返したりするが，それらの行為に対して良心の呵責を感じないのが特徴である．それらの行為は 15 歳以前に始まっていて，かつ患者が 18 歳に達している場合にのみ，反社会性パーソナリティ障害の診断が下される．彼らは一見，愛想のよい好人物の印象を与えるが，その仮面の裏には攻撃性や衝動性が潜んでいる．現実検討能力は高く，幻覚・妄想などの精神病症状は認められない．不安や抑うつもみられない．しばしば，物質依存や身体へのとらわれが認められる．有病率は男性に多いと考えられている．

170   2. 各　論

5) **境界性パーソナリティ障害** borderline personality disorder

　　　不安定な情緒や対人関係，ならびに**衝動性**によって特徴づけられ，自傷，自殺企図などの自己破壊的行動を繰り返す．**同一性の拡散**（自己や他者に対して一貫したイメージや価値観をもてない）を呈するため，彼らの情緒や対人関係は不安定で，彼らは**見捨てられ不安**におののき，他者をつなぎとめるために死にものぐるいの努力をする．彼らは1人でいることに耐えられない．また，彼らは爆発的な怒りを制御できない．一過性に精神病症状が出現することがあるが，きわめて限定されたものである．有病率は女性が男性の2倍と考えられている．

6) **演技性パーソナリティ障害** histrionic personality disorder

　　　誇張した情緒表現と誘惑的・挑発的な態度によって特徴づけられる．彼らは常に自分が注目のまとになっていないといられない．自惚れが強く，気まぐれである．**被暗示性**が高く，人に騙されやすい．対人関係では無意識に何らかの役柄を演じてしまうために，真の意味での親密な関係は築けないし，自分の本当の情緒を洞察するのも困難である．女性に多いと考えられている．

7) **自己愛性パーソナリティ障害** narcissistic personality disorder

　　　特権意識，賞賛されたい欲求，共感の欠如によって特徴づけられる．彼らは根拠なく自分が重要であるという誇大的な感覚を抱いていて，他者の気持ちには無頓着で，利己的である．彼らの自尊心はもろく，批判や挫折に傷つきやすい．他者の批判に対して，彼らは激昂（**自己愛的憤怒**），**社会的ひきこもり**，見かけ上の謙遜，抑うつ気分などで反応する．彼らは美しさや若さに過大な価値をおいているので，加齢にうまく対処できず，中年期に傷つきやすい．男性に多いと考えられている．

8) **回避性パーソナリティ障害** avoidant personality disorder

　　　批判や拒絶を恐れて，重要な対人関係や職業的・学業的活動を避け，**社会的にひきこもる**．彼らは非社交的なのではなく，人間関係を求めているが，劣等感のために社会的機能や対人関係が制限されている．他者の注釈は軽蔑や批判として受け取られがちである．性差は不明である．しばしば回避性パーソナリティ障害者には社交不安障害（社交恐怖）の病歴が認められる．

9) **依存性パーソナリティ障害** dependent personality disorder

　　　従順で依存的な態度（しがみつき）によって特徴づけられる．これは「他者の援助や保証がなければ何もできない」という過小評価された自己認識による．彼らは強い分離不安を抱えており，独立して何かをしたり，責任ある決断をしたり，他人の意見に反対したりすることができない．性差に関するはっきりとした見解はない．

10) **強迫性パーソナリティ障害** obsessive-compulsive personality disorder

　　　規則性や習慣性にとらわれた，融通のきかない頑固さによって特徴づけられる．彼らは妥協することができず，ユーモアの感覚が欠如しているため，友人は少ない．明白な強迫観念や行為が存在する場合には強迫性障害の診断を下すべきである．彼らは自分自身で苦しんでいるため，自ら進んで精神科的治療を求める．なお，強迫性パーソナリティ障害は必ずしも強迫性障害の病前性格とはいえない．男性に多いと考えられている．

4. 治療

　治療は原則的に，①患者や家族を対象とした精神療法（個人療法・集団療法・自助グループ）と，②抑うつや不安，衝動性，攻撃性，一過性の精神病症状をターゲットにした薬物療法が併用される．自殺目的で処方薬をまとめて服用する恐れがある場合には，薬剤の種類・量・通院間隔を決めたり，残薬のチェックを行ったり，薬の管理を家族に依頼する．

　また，治療は外来治療が主軸となる．入院治療が必要な場合は，期間と治療目標の設定を行い，患者と言語的に約束をとりかわしておくことが重要である．これは入院治療に対して患者に非現実的な期待を抱かせないようにするためであり，治療集団（他患・医療スタッフ）を巻き込むような混乱を防ぐためでもある．パーソナリティ障害の治療では治療者の逆転移が強く惹起されるので，治療は困難で錯綜したものに陥りやすい．そのため，治療スタッフはカンファランスを開いたり，スーパービジョンを受けたりすることによって，自らの逆転移を繰り返し意識化していくことが大切である．

〈平島奈津子〉

8

睡眠障害

睡眠障害は大きく，1. 睡眠の開始と維持の障害（不眠），2. 過剰な眠気の障害（過眠），3. 睡眠覚醒スケジュールの障害，4. 睡眠時随伴症に分類することができる.

1. 不眠　insomnia

不眠とは睡眠の開始もしくは維持の障害もしくはそれらの訴え．毎晩の実際の睡眠の長短にかかわらず，翌日覚醒時に睡眠に対する不足感が強く，患者自身が身体的，精神的，社会生活上に支障があると判断している状態である．1カ月以上続く慢性不眠の場合は治療の対象になることが多い.

a. 種類

不眠症の分類については，現象的評価として，a. 睡眠の開始，つまり就寝の障害である入眠障害，b. 早朝覚醒を含む中途覚醒と再入眠障害，c. 熟眠感の欠如と浅眠の熟眠障害に分けて評価する方法がよく採用されている.

1）入眠障害

夜寝ようとしてから実際眠りにつくまでの時間がかかるもので，不眠を訴える患者の中で最も高頻度にみられる．眠りにつくまでの時間には個人差があるが，1時間以上かかり，かつ本人が寝つけないことを苦痛に感じている場合は入眠障害と考えてよい.

2）早朝覚醒，中途覚醒

早朝覚醒は十分に睡眠がとれていないのに，朝早く目が覚めてしまい，その後眠れないものを指す．精神科疾患の中でうつ病では早朝覚醒を認めることは診断上重要な症状の1つと考えられている．また中途覚醒は一度寝ついた後，覚醒するまでの間に途中で覚醒し，再び寝つくことが困難であることをいう，睡眠の持続の障害である．中高年になると生理的にみられることもあるが，中途覚醒の回数が2回以上で，再び眠るまでに時間を要する者は病的である.

3）熟眠障害

睡眠時間は十分にとれているものの，睡眠が浅く自覚的にぐっすりと眠った感じが得られないものをいう.

b. 原因

不眠症の原因と考えられるものとして，様々なものがあげられるが，その代表的なものとして「5つのP」があげられる．すなわち，a. 身体的 physical，b. 生理（学）的 physiologic，c. 心理（学）的 psychologic，d. 精神医学的 psychiatric，e. 薬理学的 pharmacologic である．いずれも英語の頭文字がPではじまるためにこうよばれている．患者が不眠を認めた場合，個々にこれらの原因があるかどうかを検討すべきであろう．ときには複数原因が存在する場合もある.

1）身体的原因

慢性閉塞性肺疾患や気管支喘息による咳や呼吸困難感，心不全による呼吸困難感，消化器疾患による腹痛や嘔気，癌による疼痛，糖尿病や前立腺肥大による頻尿などの身体疾患の症状によって睡眠が妨げられる場合をいう．**むずむず足症候群 restless legs syndrome** は主に就寝時や中途覚醒時に，両下肢に「むずむず感」「火照り感」「蟻走感」が出現する．安静時に悪化し，運動で症状が改善する．夜間の悪化がみられる．本態性，症候性（慢性腎不全，血液透析，妊娠，鉄欠乏性貧血など），家族性のものがある．

2）生理（学）的原因

生活習慣や生体リズムの変化，加齢，不適切な睡眠衛生なども不眠の原因となる．家庭では十分睡眠がとれていても，入院などにより生活リズムが変化したり，周囲の音や明かりといった環境の変化により不眠が出現することはしばしばみられることである．不適切な睡眠衛生とは，不規則な就寝・起床時間や就寝前の食事・運動・精神的刺激（インターネット，ゲーム，カフェイン摂取など）をいう．高齢者では精神的・身体的活動量が低下して疲労の蓄積が少なくなること，生体リズムの振幅が低下することから，眠りが浅くなり，中途覚醒が多くなる傾向がある．

生活時間の急激な変化により，生体リズムが追従できないことによって生じる不眠としては，**時差症候群（時差ぼけ）**，**交代勤務睡眠障害**がある．

3）心理（学）的原因

冠婚葬祭に代表される，さまざまなライフイベントが心理的ストレスとなり，不眠を生ずることはだれもが経験することである（適応性睡眠障害）．通常は一時的な不眠で終わることが多い．しかしこうしたストレスが解消しても不眠に対する不安やこだわりがあると，不眠が慢性化してしまう．このような状態を**精神生理性不眠**という．また，客観的には眠っているのに，本人には眠ったという自覚がなく，不眠を訴える**睡眠状態誤認**という病態もみられる．このような場合，本人の主観的な評価だけではなく，客観的な評価が重要である．外来であれば家族の観察が参考になる．入院中であれば，夜間の看護師のみまわり時の観察や，みまわりに気がついたら手をあげてもらうなどの評価法がある．

4）精神医学的原因

神経症，気分障害（うつ病，双極性障害），統合失調症，アルコール依存症，認知症などの精神疾患では，しばしば不眠がみられる．他の精神症状が出現する前に，前駆症状として不眠だけが単独に出現することもある．神経症では入眠困難が，うつ病では早朝覚醒がみられることが多い．また，認知症ではせん妄との鑑別が必要となる場合がある．

5）薬理学的原因

薬物のなかには，副作用として不眠を引き起こすものがある．ステロイドホルモンやインターフェロンはうつ状態やせん妄を惹起して不眠となったり，気管支拡張薬やドーパミン作動薬などのように，興奮・覚醒作用を及ぼして不眠となる場合もある．薬物相互作用や処方箋の不要な一般医薬品などの使用の有無も確認する必要がある．薬物の他にコーヒーや緑茶に含まれるカフェイン，タバコに含まれるニコチン，アルコールなど

174   2. 各　論

　　　　　の嗜好品も不眠の原因となる.

2.　過眠　hypersomnia

　　　　　過眠とは主要な睡眠期（通常は夜間睡眠）が異常に長いか深い状態と，眠気が強く覚
醒状態を保つことが困難な状態をいう.

a.　原因と疾患

　　　　　日中の過度の眠気を引き起こす主な疾患としてはナルコレプシーや睡眠時無呼吸症候
群があげられるが，他にも様々な病的要因により出現する. 身体的なものとしては，脳
外傷，脳腫瘍，脳血管性障害といった脳器質性病変や低血糖，甲状腺機能低下症などの
内分泌代謝障害などがあげられる. 薬理学的には向精神薬，鎮痛薬，抗ヒスタミン薬と
いった薬物の服用，精神医学的なものとして，うつ病では不眠だけでなく過眠も認める
ことがある.

1）ナルコレプシー narcolepsy / ヒポクレチン（オレキシン）欠乏

　　　　　日中反復する居眠りがほとんど毎日何年間にもわたって続く睡眠障害. 発症は若年で
ピークをもつ. 驚きや笑い，怒りなどの強い情動や運動により，骨格筋の緊張が両側性
に突然喪失する情動脱力発作が診断に重要である. 入眠時幻覚（入眠時に鮮明で生々し
い幻視様もしくは体感幻覚様の体験が起こる現象），睡眠麻痺（睡眠と覚醒の移行期に
全身の脱力が起こる），終夜睡眠ポリグラフ検査（PSG）や反復睡眠潜時検査（MSLT）
にて，入眠レム睡眠期（睡眠開始 15 分以内にレム睡眠が始まること）がみられる. 脳
髄液中のオレキシン異常低値（110 pg/mL 以下あるいは同一のアッセイで得られた正常
者の平均値の 1/3 以下）も診断に重要な所見である.

2）睡眠時無呼吸症候群 sleep apnea syndrome（SAS）

　　　　　睡眠時に反復する無呼吸，低呼吸がみられ，無呼吸，低呼吸指数（apnea hypopnea
index: AHI）が 5 以上である. 睡眠中の呼吸障害による熟眠障害によって日中の眠気を
認める. 主に上気道の閉塞に起因すると考えられている閉塞型，呼吸中枢の機能低下が
関与しているとされる中枢型，それらが混在する混合型に分けられる. 肥満した男性に
多くみられる. 治療はまず呼吸障害を引き起こしている基礎疾患の治療であり，筋弛緩
作用をもつ睡眠薬の投与は，呼吸障害を増悪させるため注意すべきである.

3）周期性傾眠症 periodic hypersomnia

　　　　　数日から数週間ほどの間，昼夜にわたってほとんど眠ってばかりいて過ごす傾眠期が，
1 ～ 2 カ月に 1 回から数年に 1 回といった様々な頻度で反復して起こり，間欠期には睡
眠障害や精神障害はみられないことを特徴とするまれな疾患である. 病相後半にしばし
ば抑制低下がみられる. 食欲亢進を伴う亜型をクライン-レビン Kleine-Levin 症候群と
よぶ.

b.　検査法

　　　　　睡眠ポリグラフは脳波，眼球運動，筋電図を中心に，心電図，呼吸運動，換気曲線，
下肢の運動など多くの生体現象を一夜の睡眠を通して記録する. ナルコレプシーでは短
い睡眠潜時と睡眠開始時レム睡眠期が出現することが特徴的である. 睡眠時無呼吸症候
群では無呼吸の回数，SaO_2（動脈血酸素飽和度）の下降度，睡眠内容を把握し，診断確
定やその重症度を確認することができる.

3. 睡眠-覚醒スケジュール障害

ヒトは行動，睡眠，自律神経機能などの日内変動が生物時計の発振する概日リズム（生体リズム）circadian rhythm により支配されている．この生体リズムの機能不全が関連して，患者の睡眠時間帯が社会的行動にとって望ましい時間帯とずれる病態を，睡眠-覚醒スケジュール障害（概日リズム障害ともいう）という．患者は望ましい時間に眠ることができず，不適切な時間帯に睡眠が起こり，覚醒時間帯も望ましくない．

a. 原因と疾患

睡眠-覚醒スケジュール障害は，夜勤や時差地域への急速な移動など，内因性生体リズムに逆らったスケジュールで生活することによって生じる睡眠障害（時差症候群，交代性勤務睡眠障害など）と，内因性生体リズム自体の変調により，睡眠と覚醒のスケジュールが望ましい時間帯から慢性的にずれてしまう睡眠障害（睡眠相後退症候群，非24時間睡眠覚醒症候群）に分けられる．

1）時差症候群 jet lag syndrome

5時間以上の時差のある地域をジェット機などで急速に移動した際に生じる，一過性の概日リズム障害．その結果，睡眠覚醒リズム障害の他にも，倦怠感や疲労感，集中力などの精神機能の低下，胃腸症状などの身体症状を認める．

2）交代勤務睡眠障害

勤務スケジュールに関連して起こる一過性の不眠や過眠である．特に深夜勤後の日中の睡眠は正常な睡眠をとりにくい．睡眠環境に配慮しても睡眠の短縮が起こり主観的に

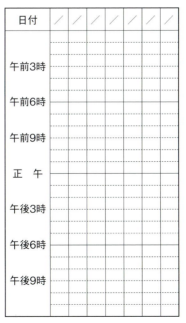

図 2-4 睡眠 check 表

176　　2. 各　論

も睡眠は不満足で，リフレッシュしない．日中の過眠と集中困難も起こってくる．

3) 睡眠相後退症候群 delayed sleep phase syndrome（DSPS）

睡眠を同調させる機能が弱いために，睡眠の位相が望ましい睡眠時間帯よりも遅れ，極端な宵っぱりの朝寝坊が矯正できない病態．自然に覚醒した場合は朝遅い時間か，正午近くになり，遅刻や欠席，欠勤となってしまう．無理して起きた場合は，睡眠不足から眠気，集中困難，頭痛，倦怠感，食欲低下などもみられる．いったん寝つくと中途覚醒することはなく，睡眠の経過は正常である．思春期や青年期に発症しやすい．

b. 検査法

患者の睡眠覚醒パターンを把握するためには，まず睡眠記録表（睡眠日誌）sleep log（図 2-4）を記録してもらうことが重要である．これは患者自身あるいは家族や看護者が記入する主観的な睡眠覚醒の記録で，毎日の日中および夜間の睡眠状況を図表形式で記録することによって，比較的長期にわたって，睡眠時刻や睡眠時間の推移を観察する方法である．客観的な記録方法としてはアクチグラフを用いることもある．アクチグラフは腕時計くらいの大きさで非利き腕に装着し，患者に負担をかけずに日常生活下で長期活動量を計測することができ，活動量から睡眠覚醒状態を推定することが可能である．

4. 睡眠時随伴症

睡眠中に起こる望ましくない身体現象の総称で，問題となることが多いのは一般的にはねぼけとよばれる覚醒障害（夜驚症，睡眠時遊行症など）や，レム睡眠行動異常，主観的体験の異常である悪夢である．

a. 夜驚症 night terror

4 〜 12 歳までの小児に発症することが多く，引き裂くような悲鳴や叫び声をあげて，急激に覚醒するのが特徴．強い恐怖を示す発汗，頻脈，呼吸促迫などの自律神経活動と行動を伴う．覚醒させようとすると錯乱，失見当識状態となる．

b. 睡眠時遊行症 somnambulism

4 〜 8 歳の小児に好発し，睡眠中に突然起き上がり，目的のない行動がみられる．周囲からの働きかけで覚醒させることは困難で，翌日想起できないことが多い．

c. レム睡眠行動異常 REM sleep behavior disorder（RED）

高齢者に多くみられ，レム睡眠時に粗大な異常行動がみられることを特徴とする．異常行動は寝言や衣服・布団をまさぐるといった程度のものから，大声をあげる，殴る，蹴る，走り出すといった激しいものまである．

d. 悪夢 nightmare

恐ろしい夢で，強い不安，恐怖，生命の危険などの強い情動の変化を伴って覚醒する現象．目覚めた後は見当識障害もなく，速やかに完全に覚醒する．

〈岡島由佳〉

性をめぐる問題 9

1. 概念

　　性別や性をめぐる問題が精神医学の領域と関連するのは，そのために社会的・職業的な機能や生活に大きな支障をきたし，治療を求めてきた時である．性をめぐる問題での精神医学的診断には，まず，内分泌・脳器質疾患などをはじめとした身体疾患の精査が必要である．また，性機能不全の場合，その問題が何らかの物質使用と関連していないか，うつ病などの精神疾患の部分症状として発現していないか，あるいは社会風潮に影響された過剰な期待がないかどうかなども見極める必要がある．

　　なお，性行動をめぐる妥当性についての判断は，しばしば医学と司法では一致しない．

2. 病因

　　性別は，性染色体，性腺，形態学的な要因，解剖学的な要因など，さまざまな要因が関与して決定される．まれに，誕生時に主に医師の目視によって判断された性別が後に変更を余儀なくされることがある．たとえば副腎性器症候群では，生殖能力がある卵巣を有しながら，ペニスと空の陰嚢をも有した外見上の男児として誕生する．

　　性機能不全の精神医学的要因としては，まず，うつ病などの精神疾患の部分症状である可能性を考慮する．それらを除外してから，パーソナリティ要因，パートナーとの関係性，その他のストレス要因などが関与している可能性を検討することになる．

3. 分類

　　性をめぐる問題は，①性別違和，②性機能不全，③性的倒錯（性嗜好異常）に大別される（表2-25）．

a. 性別違和 gender dysphoria（性同一性障害）

　　性別違和は，①自分の性別と反対の性に対する強く持続的な同一感と，②自分の性に対する持続的な不快感と不適切感，③臨床的に著しい苦痛もしくは社会的・職業的に大きな障害を有する，という3点を兼ね備えたものと定義される．反対の性に対する同一感は「とらわれ」とよべる程度であり，そのとらわれのために，彼らは内分泌的手法や性別適合手術を実施することがある．診断には，性器や内分泌的に正常であることを確認する必要がある．有病率に関する疫学的研究はほとんどない．

1）小児の性別違和

　　男児では，ステレオタイプな女性の服装や活動にとらわれて渇望する．たとえば，長い髪やスカートを好み，座って排尿すると言い張ったり，ペニスに不快感を抱いたりす

178   2. 各　論

表 2-25　性をめぐる問題〔精神疾患の診断・統計マニュアル第 5 版（DSM-5）分類による〕

性別違和 gender dysphoria

小児の性別違和 gender dysphoria in children
青年や成人の性別違和 gender dysphoria in adolescents and adults
他の性別違和 other specified gender dysphoria
特定不能の性別違和 unspecified gender dysphoria

性機能不全 sexual dysfunctions

射精遅延 delayed ejaculation
勃起障害 erectile disorder
女性のオルガズム障害 female orgasmic disorder
女性の性的関心・興奮障害 female sexual interest / arousal disorder
性器-骨盤痛・挿入障害 genito-pelvic pain / penetration disorder
男性の性欲低下障害 male hypoactive sexual desire disorder
早漏 premature（early）ejaculation
物質誘発性性機能不全 substance-induced sexual dysfunction
他の特定の性機能不全 other specified sexual dysfunction
特定不能の性機能不全 unspecified sexual dysfunction

パラフィリア障害 paraphilic disorders

窃視障害 voyeuristic disorder
露出障害 exhibitionistic disorder
窃触障害 frotteuristic disorder
性的マゾヒズム障害 sexual masochism disorder
性的サディズム障害 sexual sadism disorder
小児性愛障害 pedophilic disorder
フェティシズム障害 fetishistic disorder
異性装障害 transvestic disorder
他の特定のパラフィリア障害 other specified paraphilic disorder
特定不能のパラフィリア障害 unspecified paraphilic disorder

る．女児では，スカートやワンピースの着用を嫌がり，立って排尿をすると言い張ったり，ペニスが生えてくると主張したりする．男児では仲間はずれやイジメの対象になりやすく，そのため，孤立したり，不登校になったりする．自尊心が低い男児が少なくない．一方，女児の場合には，仲間はずれやイジメに合うことは少ない．

　小児の場合，成人以後にも引き続いて性別違和を示す者は少ないと考えられているので，小児の場合，確定診断には，彼らの発達水準を参照しながら，長期間の慎重な観察が必要である．

2) 青年や成人の性別違和

　自分の性と反対の性になりたいという願望のため，公衆の面前で異性として通用するように，異性の服装に身を包み，異性のように振る舞う．彼らは外見にこだわるが，同時に，反対の性の性役割も渇望する．一般に慢性の経過をとるが，自然軽快する者もいる．

　なお，性別違和は必ずしも性的嗜好と一致しない．

§9. 性をめぐる問題　*179*

b. **性機能不全** sexual dysfunctions

　　射精遅延，早漏，女性のオルガズム障害，性的な関心・興奮障害，男性の性欲低下障害などがここに分類される．この場合，本人の評価だけではなく，パートナーとの関係の評価を実施することが重要である．また，性機能不全は，アルコールやオピオイドなどの物質や，糖尿病やうつ病などの医学的状態によって誘発されることがある．

c. **パラフィリア障害（性倒錯）** paraphilic disorders

　　通常，性倒錯的な空想や行為は健常の成人でもみられる．その異常性が問題とされる行為は，その行為に同意していない成人や小児を巻き込んだ場合や，自分自身や相手に対して侮辱や痛みが与えられた場合である．窃視障害，窃触障害，露出障害，小児性愛障害などの精神障害者と性犯罪者とを安直に結びつけないことが重要である．性犯罪者はしばしばその性的嗜好からではなく，弱者である対象に不当な暴力を加えることを目的としているが，司法の場で，その社会心理学的意味の探索が十分に行えているとはいえない．

4. 治療

　　性別違和では，彼らの多くは，直接的な心理的苦痛ばかりでなく，家族的・社会的・経済的問題を抱えている．そのため，治療にはさまざまな角度からのアプローチが必要であるため，精神科医ばかりでなく，産婦人科医，内分泌内科医，泌尿器科医，形成外科医，臨床心理士，ソーシャルワーカーなどで編成された医療チームによって治療が行われることが望ましい．1年以上の精神療法によって，彼らの問題が十分に受容・支持され，彼らが性の選択について検討する機会をもつ必要がある．また同時に，選択した性での生活を実際に送ってみて，その性に対する適合感はどうか，どのような困難が生じるかを明らかにする．その段階を経てなお，彼らの苦痛が続く場合には，ホルモン療法，さらには手術療法が選択されることがある．この場合，彼らが20歳以上になっていることが必要である．仮に性別適合手術が行われて，彼らの選択した性で暮らすことができるようになっても，法的問題や社会の理解が遅れているため，引き続き，彼らを心理的に援助する必要がある．

　　性機能不全患者の中で，夫婦関係や性的外傷体験などの心理的な影響が潜在する患者に対しては，個人精神療法や夫婦療法が有効である．オルガズム障害や勃起障害などに対しては，訓練療法や行動療法が行われる．なお，勃起不全の治療薬であるシルデナフィル（バイアグラ®）の処方には泌尿器科専門医による診察が必要であり，精神科医は処方できない．

　　パラフィリア（性倒錯）者では，その倒錯的な行為が自我親和的であるので，自ら進んで精神科治療を求めることはまれである．結婚生活の危機や法的な圧力などの特殊な条件によって治療を求める場合が多い．治療は精神力動的なアプローチ（個人・集団精神療法）が用いられることが多いが，パラフィリア障害はパーソナリティ病理に深く根ざしたものであるため，治療は困難を極めることが多い．

〈平島奈津子〉

リエゾン精神医学

10

1. 概念と現況

　　リエゾンという言葉は，組織間の連絡係り，橋渡し役，料理ではつなぎといった意味である．その語義のとおり，リエゾン精神医学とは，身体疾患と精神疾患とをつなぐ領域を指す．例えば外科病棟で，術後2日目，興奮している患者がいると往診要請を受けて精神科医が赴き，診療にあたるといった活動が典型的である．このような身体疾患に伴って発生する精神症状（器質性・症状性精神障害）のほか，治療薬の副作用として発生する精神症状，アルコールなど依存物質の習慣的な使用者が入院した際の離脱症状，精神疾患のある患者が身体疾患で入院する際の診療（精神障害者の身体合併症診療），自殺企図によって一般救急に入院した患者の診療，がん診療における緩和ケアに包含される精神医学的関与，臓器移植における精神医学的関与など，リエゾン精神医学の求められる領域は広がっている．

　　看護師にとって，「患者が興奮していて危ない」とか「昼夜逆転して離床が進まない」といった病棟で発生する精神症状の解決は，看護行為を遂行する上で最も切実なことがらである．しかもその頻度はかなり高い．例えば，一般病院に入院する70歳以上の患者の1/3にせん妄が発症し[1]，救命救急センターに入院する患者のうち，自殺未遂者は1割前後である[2]．したがって，身体疾患を扱う病棟における精神科医のリエゾン診療は，患者のためにも一般病院の運営のためにも必要不可欠である．

　　ところが，日本の一般病院のうち常勤の精神科医が雇用されているのは1割に過ぎず，精神科医のいない一般病院の一部では，暴れたら退院させてしまうといった話も耳にする．高齢化が著しい現況においてせん妄などの精神症状の出現はさらに増加することが自明であるため，リエゾン精神医療の充実を図ることはきわめて重要である．このように一般病棟における精神医療のニーズが高まっていることを受け，診療報酬上，多職種からなる精神科リエゾンチームによる診療を評価する加算（精神科リエゾンチーム加算）が平成24年に新設された．そのチームに必須とされる3名の構成員のうちの1名は，精神科などの経験5年以上で所定の研修を修了した専任の常勤看護師となっている．

2. 精神科リエゾン診療で扱う代表的な疾患・症状

a. ICU や一般病棟にて：せん妄，興奮

　　一般病院で精神科リエゾン診療を依頼される理由の過半数は，「不穏」である．その多くは，本来の入院理由である急性身体疾患に関連するせん妄である．それ以外は，併存する精神疾患・障害に伴う興奮であることが多い．それらは，認知症に伴う行動・心

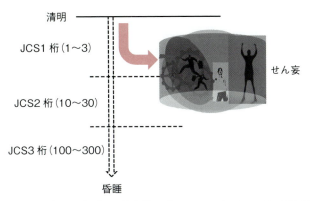

図 2-5　せん妄の概念（八田耕太郎. Clin Neurosci. 2014; 32: 935-7）[3]

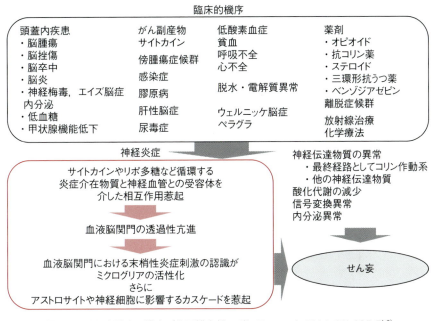

図 2-6　せん妄発症の機序（八田耕太郎. Clin Neurosci. 2014; 32: 935-7）[3]

理症状としての興奮, 統合失調症などの精神病性興奮, 激越うつ病の焦燥, レム睡眠行動障害, 境界性パーソナリティ障害の情動不安定などである.

　最も頻度の高いせん妄は, 概念や臨床像を知っておく必要がある. 図 2-5[3]に示したとおり, 軽度に意識が曇って, 幻覚や興奮など質の変化が加わり, 時間とともに変動する. 様々な身体疾患や薬物・薬剤がせん妄惹起の原因や誘因になり, 種々の神経科学的機序が想定されている（図 2-6）[3]. 術後せん妄の危険因子として, せん妄の既往（オッズ比 4.1）, 70 歳以上（オッズ比 3.2）, 術前に存在した認知機能障害（オッズ比 2.2）などが知られている[4]. 高齢化が著しい現況において, せん妄はさらに増加することが自明である.

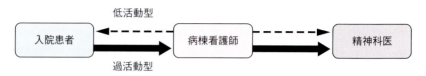

図 2-7 どう，せん妄を見逃さず対処するか？
　過活動型せん妄では，興奮などの目立つ症状のため，看護師は自ずとその発生を捉えられる．しかし，低活動型せん妄の場合，患者から症状の訴えがないことが多いため，低活動型せん妄の発生を認識して治療につなげられるかどうかは看護師がその潜在を疑って症状を拾い上げられるかどうかにかかっている．

　高齢者の増加という観点からは，せん妄と認知症との鑑別を知っておく必要がある．一般的に，発症様式はせん妄が急性であるのに対して認知症は緩徐，せん妄の病態の本質は意識の曇りであるのに対して認知症は記憶などの認知機能の障害，せん妄の症状・重症度は変動するのに対して認知症は進行性，せん妄が可逆的なのに対して認知症は非可逆性である．ただし，認知症疾患でもレビー（Lewy）小体病，血管性認知症，プリオン病では急性発症が珍しくない．症状の変動という点では，認知症疾患であってもアルツハイマー（Alzheimer）病における夕暮れ現象やレビー小体病における変動性など頻繁に観察される．一方，せん妄でもがん終末期は可逆的とはいえず，また，せん妄から認知症への移行も考えられていた以上に頻繁であることがわかってきている[5]．したがって，鑑別に時間をかけなければならない場合もある．

　せん妄の出現を捉えるには看護師の観察が極めて重要である．その理由の1つは，夜間の増悪が多いため，夜間の観察記録が診断にも治療反応の判定にも大きな役割を果たすことである．もう1つは，低活動型せん妄の場合，患者から症状の訴えがないことが多いため，低活動型せん妄の発生を認識して治療につなげられるかどうかは看護師がその潜在を疑って症状を拾い上げられるかどうかにかかっているからである（図2-7）．

　せん妄予防の具体策のうち，非薬物療法的介入は看護技術に負うところが大きい．それらは，認知障害の発見と治療のための認知機能とせん妄のスクリーニング，良質の睡眠の確保のための非薬物療法的な睡眠の促進，騒音の低減，低照度の照明の使用，常時照明の回避，正常な睡眠覚醒サイクルの維持，薬の副作用を最小化するための薬の総数（種類）の制限，鎮静剤・ベンゾジアゼピン受容体作動薬・抗コリン薬・オピオイドの回避あるいは慎重投与，電解質異常・脱水防止のための水分出納の管理，生化学スクリーニング，コミュニケーション・見当識の改善のための定期的な言語的意思疎通，感覚入力の過小・過剰の改善，視聴覚障害のスクリーニングと対策，昼夜リズムのわかりにくい部屋の回避，低栄養・ビタミン欠乏の回避，アルコール依存者のビタミンB欠乏対策，アルコール離脱予防のためのアルコール依存のスクリーニング，身体拘束の不使用を推進するための身体拘束に関する手順整備，不動化の回避，床上安静の害の教育，カテーテルや静脈ラインの使用制限，早期離床の手順整備と理学療法士による早期介入，セルフケアや日常生活活動の実行，スタッフ教育など治療システムへの介入，適切なスタッフ配置，家族の協力といった項目である[6]．

§ 10. リエゾン精神医学　*183*

せん妄予防的な睡眠薬についても若干触れる．従来から睡眠薬として頻繁に用いられてきたベンゾジアゼピン受容体作動薬は，せん妄誘発物質であるだけでなく，転倒，健忘，脱抑制など様々な副作用リスクがある．深い睡眠を減じることも明らかになっている．高齢者の転倒予防は看護上の主要な課題であるだけに，安易なベンゾジアゼピン受容体作動薬の使用は避け，せん妄予防効果が認められているメラトニン受容体作動薬[7]やオレキシン受容体拮抗薬[8]を不眠対策として用いることが勧められる．

b. 救急室，救命救急センターにて： 自殺未遂

救急医療では，自傷・自殺企図者の診療も日常的であり，三次救急に入院する自殺未遂者は1割前後である．世界保健機関（WHO）のWeb-siteには「90％以上がうつや物質依存に関連する」といった表現がなされている．自殺を図るわけであるからいずれも抑うつ的であることが多いが，精神科医による診断では統合失調症などの精神病性疾患や衝動制御の不良さを特徴とする境界性パーソナリティ障害といった患者がうつ病と並んで多い[2]．年齢の要素も重要で，若年者ほど精神病性疾患やパーソナリティ障害の割合が高く，高齢になるにつれうつ病の割合が増す[9]．

疾患によって行うべき治療も再び自殺企図する危険性の程度も違うため，精神科医の判断が重要である．救急医療における自殺企図者などへの対応法はPEECガイドブックに詳述されている[10]．

c. がん患者の精神症状： 正常範囲の反応と病的な症状

1）正常な心理反応

がんの告知を受けると，その衝撃に対する防衛機制としての否認，絶望，怒りといった反応が現れる[11]．混乱，恐怖，悲哀，無力感を伴って集中力が低下し，不眠や食欲低下に陥る．しかし通常2週間以内で軽減して適応を示し始める．このような初期の症状は正常範囲の反応である．その後の心理状態は，痛みや身体的な自立度，化学療法の副作用などによる悪心・嘔吐の程度，などの影響を受ける．外見上の変化に伴う喪失感や，家庭や社会での役割変化に伴う疎外感も生じる．再発の告知の際には，患者にがんの知識が備わっている分，さらに大きな心理的衝撃を受ける．医療の目的が治療から延命に変わることが多く，人生の終末にあることが現実化し，身体的にも日常生活動作に支障を生じるようになり，日々の体調の変動に心理状態は影響を受ける．このような病状の進行に反して医療的にできることは少なくなり，医療者は無力感を持つようになる．このため病室を訪れるのが辛くなるが，患者に見捨てられ感を持たせないよう，また，病的な症状の出現がないかを確認するために，話しやすい環境の維持に努める．

これらの正常範囲の心理反応に対して，家族など身近な人たちの支えが最重要であることは言うまでもないが，患者のなかには支えてくれる人間関係を有しない者もいる．また，患者を支える家族の心理的援助も必要な場合がある．従来の精神科リエゾンにはそれらに対するアプローチがあまり活発でなかったように思われるが，近年は緩和ケアの充実に伴って適切に対応されるようになってきている．緩和ケアチームの施設基準には，必須4職種として，ペインクリニックなどの医師，精神科医，薬剤師とともに，5年以上悪性腫瘍患者の看護に従事した経験をもち緩和ケア病棟等の研修を終了している常勤看護師が専従としてあげられている．

JCOPY 498-17502

2）病的な症状（精神症状）

　　一方，2週間を超えて不眠や食欲低下，抑うつ症状が持続する場合，病的な症状への移行を考慮して観察する必要がある．がん進行に伴う病的な精神症状としては，適応障害，うつ病，せん妄が多いとされている．前2者は抑うつ症状が標的となるが，疼痛制御や嘔気・嘔吐など身体症状への適切な対応ができていれば，心理的介入で対処できることが多い．しかし，せん妄は意識の曇りが本質であるため，前述のせん妄予防の非薬物療法的介入を行いつつも，抗精神病薬による介入を要することが多い．終末期に，投げやり・無気力で抑うつ的に見えたり，苛立ちやすく家族や看護師にあたったりする状況を心理的防衛機制の視点から検討することは必要であるが，その前に，せん妄としての症状でないかを検討することが非常に重要である．特に低活動型せん妄はそれらと間違えられやすい．オピオイドはそれ自体あるいは活性代謝産物がせん妄惹起作用をもつため [12]，オピオイド投与開始後であればなおさら，せん妄の鑑別は最優先で考える必要がある．

d. 各種身体疾患と精神症状

　　様々な身体疾患で精神症状が出現するため，精神科リエゾン診療の守備範囲は広い．全身性エリテマトーデス（SLE）に伴う精神症状とその治療中に出現するステロイド精神障害，尿毒症性脳症，肝性脳症，慢性閉塞性肺疾患（COPD）や心不全など様々な慢性疾患の長期経過において顕在化する人格変化・人格先鋭化，産褥期精神障害，小児科患者の不登校や引きこもりの問題，身体症状症，脳血管障害を疑われて神経内科に入院したが解離性健忘や解離性遁走が明らかになる症例，術前の説明に納得していたかにみえたが理解できていなかった知的障害の潜在例など，様々な病態・問題に関与を求められる．図2-6に，精神症状を伴いやすい代表的な疾患を示したが，そのほか特記すべき事項に触れる．

1）脳卒中や頭部外傷後の精神症状

　　脳卒中や頭部外傷など脳が器質的に障害を受けた際，急性期には意識障害からの回復過程でせん妄がしばしば出現する．意識がほぼ清明化してもなお，幻覚，妄想，情動不安定，脱抑制といった興奮性の症状が続いたり，逆に自発性の低下やうつ状態を呈したりする時期が出現する．これらを通過症候群という．この時期に記憶障害が顕著に続く症例では，その後慢性期の高次機能障害，認知症へと移行する．通過症候群の持続期間は，ほとんど目立たない症例から半年程度続く症例まで様々である（図2-8）[13]．

　　通過症候群のうち自発性の低下や抑うつを呈する状態は，脳卒中後抑うつとして取り上げられることが多い．その出現率は回復した脳卒中患者の29~36％と報告されている [14]．

2）循環器疾患と精神症状

　　循環器疾患の急性期にはしばしばせん妄が出現するが，その後，抑うつ症状を伴うことがある．心臓・血管疾患で入院した患者を対象にした調査では，22％が自記式評価尺度のうつに該当し，そのうつ群は非うつ群より生命予後が不良であったと報告されている [15]．また，29報のメタアナリシスによると，心筋梗塞後に抑うつを併発する場合の死亡率は約2倍と見積もられている [16]．うつが身体疾患に影響を与えるという心理的要素も考えられるが，脳血管に影響が波及して抑うつを呈するほどの心臓・血管疾患

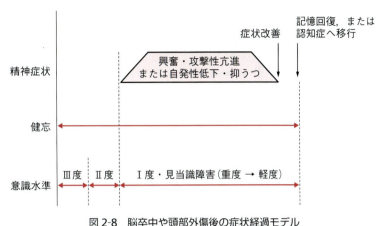

図 2-8　脳卒中や頭部外傷後の症状経過モデル
(八田耕太郎, 他. 救急医学. 1998; 22: 982-4 [13]) から改変引用)

は重症度が高い場合が多いことをうかがわせる.

3) 糖尿病と精神症状

糖尿病と精神疾患との併存に関するエビデンスとして, 糖尿病患者のうつ病有病率は約11%[17], 全般性不安障害有病率は約14%といった数字が明らかにされている[18]. 慢性疾患への罹患といった心理的要素も考えられているが, 糖尿病が動脈硬化を促進することに伴う脳血管病変や低血糖性脳障害の因子など様々な機序の関与が推定されている.

3. 精神科リエゾン診療の実際

一般的に, 身体疾患で入院中の患者に精神症状が出現すると, 主治医が予め患者に説明の上, 精神科医に診察を依頼する. 精神科医は, 主治医から概要と目的を聞き, 診療録から病歴や検査値, 頭部MRIやCT画像, 服用中の薬剤などを確認する. 精神症状の鑑別には, まず器質因子, 薬物・薬剤因子の検討が狭義の精神疾患の鑑別より優先されるからである (図2-9)[19]. そして, 看護記録を読む. 精神変調は行動の異常として現れるため, 24時間の看護記録から言動の異常の記載を拾い出し, それが出現する時間帯や, 睡眠状況, 睡眠覚醒リズム, 摂食量, 看護師や他の患者との対人関係, さらには家族状況, 患者が受けている医療に対して家族はどのような姿勢かなどの情報を得る. このように看護記録は, 精神科リエゾン診療にとってきわめて重要な情報源となる.

次に, 病棟看護師から直接情報を収集する. なぜなら, 看護記録には表現しきれない情報, あるいは記述しにくい情報があるからである.

その後, 病室を訪れて診察をする. 初診では, 身体状況の重篤さにもよるが, ある程度網羅的に問診する. 患者にとって違和感のない睡眠の話題から入ることが無難だが, 精神科リエゾン診療ではせん妄の頻度が高いこともあり, 意識水準の確認が必須である. 注意を向けられるか, それを維持できるか, さらに注意が固着しないか, 周囲を認識できるか, 見当識は保たれているか, 記憶の欠損はないかといった項目である. また, 高齢者が増加しているため, 近時記憶障害がないかも必ず確認する. 血管性認知症

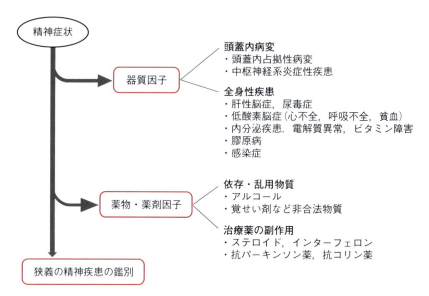

図 2-9　診断の原則（八田耕太郎. 精神科救急. 2014; 17: 113-5[19]）から改変引用）

ではある程度の病期まで人格の中核が保たれているため，認知機能の低下に周囲が気づかないことも珍しくない．認知症の水準に至っていなくても，認知機能が軽度に低下していることは多く，それを医療側が捉えていないと，患者のみならず患者の家族とも説明やその理解に関して齟齬が生じるからである．さらに問診や観察を通して，気分はどうか，焦燥はあるか，否定的認知や被害的認知はあるかなどを確認し，状態像を見極め，治療計画を立てる．以降，往診を継続するが，特に薬物療法を開始した場合，治療反応はもちろんのこと副作用の確認のためにも原則的に毎日診察をして調整する．

　なお，入院の際に予め術後せん妄が発生した場合の介入手順を説明するシステムをとっている外科病棟などでは，医師と看護師との間に取り決めがあれば，精神科リエゾン診療の依頼は主治医に限定せず病棟看護師からでも支障は生じない．

文献

1) Marcantonio ER. Delirium in hospitalized older adults. N Engl J Med. 2017; 377: 1456-66.
2) 八田耕太郎, 高橋丈夫, 山城尚人, 他. 救命救急センターの自殺企図患者における抑うつ状態の鑑別. 精神科治療学. 1998; 13: 191-5.
3) 八田耕太郎. せん妄. Clin Neurosci. 2014; 32: 935-7.
4) Litaker D, Locala J, Franco K, et al. Preoperative risk factors for postoperative delirium. Gen Hosp Psychiatry. 2001; 23: 84-9.
5) Davis DH, Muniz Terrera G, Keage H, et al. Delirium is a strong risk factor for dementia in the oldest-old: a population-based cohort study. Brain. 2012; 135: 2809-16.
6) Young J, Murthy L, Westby M, et al. Diagnosis, prevention, and management of delirium: summary of NICE guidance. BMJ. 2010; 341: c3704.
7) Hatta K, Kishi Y, Wada K, et al. Preventive effects of ramelteon on delirium: a randomized placebo-controlled trial. JAMA Psychiatry. 2014; 71: 397-403.
8) Hatta K, Kishi Y, Wada K, et al. Preventive effects of suvorexant on delirium: a randomized

§ 10. リエゾン精神医学　*187*

placebo-controlled trial. J Clin Psychiatry. 2017; 78: e970-9.

9）Asukai N. Suicide and mental disorders. Psychiatry Clin Neurosci. 1995; 49（suppl）: S91-7.

10）日本臨床救急医学会．救急医療における精神症状評価と初期対応（PEEC）ガイドブック改訂第2版—多職種で切れ目ない標準的ケアを目指して—．東京：へるす出版；（印刷中）．

11）医療研修推進財団．精神腫瘍学クイックリファレンス．東京：創造出版；2009.

12）Bush SH, Bruera E. The assessment and management of delirium in cancer patients. Oncologist. 2009; 14: 1039-49.

13）八田耕太郎，飛鳥井望．外傷後精神症状にどう対応するか．救急医学．1998; 22: 982-4.

14）Hackett ML, Yapa C, Parag V, et al. Frequency of depression after stroke: a systematic review of observational studies. Stroke. 2005; 36: 1330-40.

15）Suzuki T, Shiga T, Kuwahara K, et al. Depression and outcomes in hospitalized Japanese patients with cardiovascular disease. -Prospective single-center observational study-. Circ J. 2011; 75: 2465-73.

16）Meijer A, Conradi HJ, Bos EH, et al. Prognostic association of depression following myocardial infarction with mortality and cardiovascular events: a meta-analysis of 25 years of research. Gen Hosp Psychiatry. 2011; 33: 203-16.

17）Anderson RJ, Freedland KE, Clouse RE, et al. The prevalence of comorbid depression in adults with diabetes: a meta-analysis. Diabetes Care. 2001; 24: 1069-78.

18）Prince M, Patel V, Saxena S, et al. No health without mental health. Lancet. 2007; 370: 859-77.

19）八田耕太郎．精神科救急の現場で何を学ぶか．精神科救急．2014; 17: 113-5.

〈八田耕太郎〉

3

治療と予防

精神療法（心理療法）

A 精神療法とは

　精神療法（心理療法）psychotherapy とは，心理的な問題を持つ人と職業的専門家との交流をもとに心理的な問題の改善を目指すものである．わが国では，精神療法も心理療法も特に区別なく行われているが，精神科医によるものを精神療法，公認心理師や臨床心理士をはじめとする心理士によるものを心理療法とよぶことが多い．ここでは精神療法と統一してよぶことにする．

　精神療法は，1対1で行われるものを個人精神療法，集団で行われるものを集団精神療法という．多くの精神療法は個人精神療法として行われるが，森田療法や芸術療法，心理劇などは，個人としても集団精神療法としても行われる．また通常，精神療法は長期にわたって行われる（長期精神療法）が，あらかじめ期間を設定して精神療法を終えるもの（短期精神療法）もある．精神療法を支える理論にはさまざまなものがあり，方法もさまざまである．数ある精神療法のなかでどの精神療法を実施するかは，精神療法家の専門性によることもあるが，基本的にはクライアントのパーソナリティや価値観，抱える問題に応じて決定されるべきである．だからこそ，精神療法が発展してきた経緯と個々の精神療法の特徴に精通することは重要である．

　歴史的にみて早期に現れた精神療法は催眠療法である．精神分析療法を創始したフロイトも催眠療法の訓練を受けるなど，18世紀から19世紀にかけて広まった．しかしフロイトは催眠療法を改良するうちに精神分析療法を創始するに至り，さらに時代の要請もあって，現在の催眠療法は従来とは大分様相が異なっている．

　催眠療法の欠点を補うべく生まれた精神分析療法は，現代の精神療法にもっとも大きな影響を与えた．しかしこれも有効性への疑問や非科学性といった批判を受けた．そのため新しい理論や方法が開発され，従来の精神分析療法と区別して精神分析的精神療法へと発展している．

　さらに精神分析療法への批判は，条件づけ理論に基づく行動療法を生む契機ともなった．行動療法は精神分析療法のように「目に見えない」ものを重視するのではなく，条件づけ理論による行動変容を治療に活かすものであり，客観性を重視していた．一時はその有効性が盛んに検討され，一世を風靡したが，条件づけ理論による症状の変容を主張するあまり，人間性のごく一面しか見ていないという批判を浴びることとなった．現在では行動療法の考え方と「目に見えない」認知（ものの見方）をも視野にいれた認知行動療法が主流である．

　そして，精神分析療法と行動療法の欠点を補う，第3の勢力なる人間性心理学が生

まれた．この人間性心理学は，人間の主体性や自己実現に焦点をあてる立場であり，代表的な精神療法は，来談者中心療法である．

　この他に，こうした大きな流れと並行して生じてきた遊戯療法や芸術療法，心理劇などがある．さらにわが国では，独自に発展してきた森田療法や内観療法もある．

　このように精神療法は，従来の療法の欠点を補う形でさまざまに発展してきた．

B 精神分析療法 psychoanalysis / 精神分析的精神療法 psychoanalytic psychotherapy

　ジグムント　フロイト Freud S によって創始された精神療法である．フロイトが治療経験を重ねるなかで，患者の心や思考，行動について独自の理論を展開し，精神療法における効果的な介入方法を見出した．

　その後，フロイト以後の精神分析家による理論的な発展が遂げられ，今日ではフロイトの創始した精神分析療法がそのまま行われることは少ない．しかし現代の精神療法に大きな影響を与えているため，ここではフロイトの理論を中心に紹介する．

1. 理論

a. こころの構造と相互作用 （図 3-1, 2）

1）局所論：意識・前意識・無意識

　フロイトは，患者を治療するなかで，患者自身も気づいていない領域，すなわち無意識の領域があることに気づいた．そして意識，前意識，無意識という 3 つの層からなるこころのモデル（局所論）を明らかにした．

意識：自身のこころについて気づいている領域．

前意識：ある時点では意識化されていないが，比較的容易に意識化できる領域．

無意識：自分の意思により意識化できない領域．この無意識については，同じ精神分析学派でも考え方が異なる．1 つの考え方は，無意識には根本的に意識化できない領域と当面は意識化できないが，精神分析療法を受けることによって気づかれるようになりうる領域という 2 つの領域を想定する場合である．また別の考え方は，後者のみを想定する場合である．

2）構造論：エス・自我・超自我

　フロイトは上記のようにこころを 3 層からなるとするとともに，こころがイドと自我，超自我の 3 つの領域からなるというモデル（構造論）を明らかにした．

エス（イド）：人間の根源的な欲動（リビドー）を発する領域であり，無意識の層に位置する．またこのリビドーは，状況にかかわらず「〜したい」という快楽原則に基づいて機能している．

自我：自身の快楽を追求するエス（イド）を，現実的な状況に合うよう調整しようとする領域である．そのため現実原則に基づいて機能しているとされる．自我が調整するのは，エス（イド）と現実との間だけでなく，エス（イド）と超自我との間でもある．この調整する働きは，防衛機制と呼ばれる．防衛機制は意識化されることもあるが，多くは無意識化で行われる．

超自我：親や周囲の大人が教え与えた考えや価値観が定着し，良心や道徳観，理想など

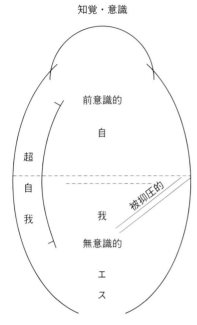

図 3-1 心のモデル（フロイト 1933）
（古澤平作，訳．フロイト選集 3 続精神分析入門．東京：日本教文社；1953. p.118）

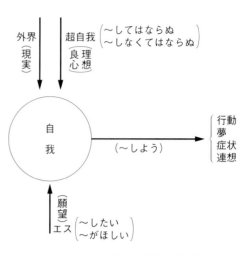

図 3-2 エス・自我・超自我の相互作用
（前田重治．図説臨床精神分析学．東京：誠信書房；1985. p.14）

となって意識化されたり，意識化されないまでも快楽を追求するエス（イド）に対し抑制的に働き，良心の呵責を引き起こしたりする領域である．

先に自我は，エスと現実だけでなく，エスと超自我との間を調整する（防衛機制）としたが，エスと超自我は真っ向から対立するため，ときには防衛機制がうまくいかないこともある．このとき，こころの3つの領域のバランスは崩れ，そのバランスの悪さから神経症症状という形で表面化するとフロイトは考えた．

3）自我の防衛機制

代表的な防衛機制には，以下のものがある．

抑圧 repression：苦痛を伴う欲求や感情，記憶などを無意識の中に封じ込めようとする．

否認 denial：不安や苦痛を生じるような出来事から目をそらし，認めない．

投影 projection：自分の内面にある他者への受け入れがたい感情や欲求を，相手が自分に向けていると思い，自身の中にそうした葛藤があることを無意識化する．

取り入れ introjection：他者の好ましい部分を自分のものとして感じ，受け入れる．

退行 regression：耐え難い状況に直面したとき，現在より幼い発達段階に戻る．

知性化 intellectualization：感情や欲求を難しい用語で表現し，情緒から切り離す．

打ち消し undoing：過去の思考や行動に伴う罪悪感や恥の感情を，別の行動をすることによって打ち消そうとする．

§ 1. 精神療法（心理療法） *193*

反動形成 reaction formation：受け入れがたい感情や欲求を，それとは正反対の行動をすることによって無意識に押し込む．

隔離・分離 isolation：感情と思考，感情と行動とを切り離す．

逃避 withdrawal：不安を引き起こす現実や出来事を無意識的に避ける．

同一視（化）identification：ある対象と自己が一体であるような意識になり，欲求を満たす．

昇華 sublimation：抑圧された衝動を，社会的および文化的に許容された形で発散する．

こうした防衛機制によって，こころは安定を維持しているが，過剰な防衛機制は神経症症状が形成される契機となるとフロイトは考えている．

b. こころの発達：フロイトの心理性的発達理論（psychosexual development）

フロイトは，人間の性本能（リビドー）は思春期に初めて発現するのではなく，生後間もなくから存在し，さまざまな活動の中にその満足を求めているとした．

さらにリビドーの対象部位は成長とともに変化し，欲求をうまく満たせられるか否かがその後の人格形成に大きな影響を与えるとした．

欲求が満たせず，その年代の欲求に固着してしまうと，ヒステリーやノイローゼを発症するとした．

2. 方法

精神分析療法は，1回50分で，週に4回以上の頻度で行われる精神療法である．しかしこのような精神療法を受けられる人は，金銭的にも時間的にも限られる．また頻度の多さから依存性が高まるなど，病態によっては好ましくない場合もある．

そこで，精神分析療法の理論や技法を応用しつつ，時間や頻度を短縮する方法として，精神分析的精神療法が開発された．精神力動的精神療法ともよばれる．

以下に精神分析療法においても，精神分析的精神療法においても重視される技法や理論について述べる．

1）自由連想法

自由連想法は，患者は寝椅子に横たわり，心に浮かぶことをそのまま言葉にしていく方法である．治療者は患者の背後に座り，その連想内容を傾聴する．

催眠療法を実施していたフロイトは，催眠状態のもとで通常意識していない幼少期の事柄を話すと症状が改善するという経験を得たが，より症状改善に役立つ方法を模索するうちに自由連想法にたどり着いた．

ただし現代では，自由連想法と同等の効果があるとして，対面による対話が行われることが多い．

2）治療構造・治療契約

面接室の場所や治療者と患者の座り方といった空間的な構造や，面接時間や期間，頻度などの時間的構造，そして面接の目的やルールなどを治療構造といい，治療構造を患者と治療者との間で話し合いながら決定することを，治療契約という．

この治療構造により，治療者と患者の関係性が築かれるだけでなく，その関係性にも変化が生じやすくなる．その関係性における変化は，患者の無意識の葛藤を紐解くヒン

トとなる.

3）治療同盟

　治療過程における患者と治療者との関係性は，徐々に変化し，治療時期によっては治療の存続が危ぶまれることもある．こうした時期を乗り越えるためにも，患者と治療者がともに目標に向かって歩むという「治療同盟」を結ぶことが重要となる.

　この治療同盟は，患者と治療者の健康な「自我」同士が結ぶものである．治療同盟が結べるかどうかは，精神分析的精神療法の適用の有無を判断する基準ともなる.

4）転移・逆転移

　治療構造により患者と治療者との関係性が形成されると，治療過程において「転移」と「逆転移」が生じる.

　転移とは，患者が過去の重要な人物に向けていた感情や態度を治療者に向けることをいい，反対に治療者が患者に対して抱く感情を逆転移という．転移も逆転移も，良い感情を向ける場合には，「陽性転移」あるいは「陽性逆転移」，悪い感情を向けることを「陰性転移」あるいは「陰性逆転移」という.

　治療初期には患者のなかに「陽性転移」が生じ，症状の軽減が認められることがある．さらに患者には治療者に認められたいという気持ちが高まるが，治療者の中立的な態度により自身を受け入れられているという感覚の反面，満たされない思いとの狭間で葛藤を無意識的に覚えることとなる．こうした葛藤は，治療場面では抵抗として現れる.

5）抵抗

　治療への抵抗が生じると，一時期軽減しているように見えた症状が再び悪化したり，面接への遅刻やキャンセル，面接場面での沈黙，それ以前の状態に逆戻り（治療的退行）したりする.

　患者としては，意識としては治りたいと思いつつも，無意識的に良くなることを拒む現象である.

6）治療者の態度と介入

　治療者は自身の価値観にとらわれずに患者の話を聞く，つまり中立性を意識した態度をもつ．そのうえで，治療過程において，以下のような介入を行う.

解釈：治療者が患者の無意識的な精神力動について仮説を立て，それを患者に伝えることをいう．患者が自身の精神力動や成育歴からの影響などについて洞察が深められるよう，問いかけに近い形で伝えることが多い.

洞察：患者がそれまで意識していなかった自身の精神力動を意識し，認識することである．症状発生へと至る精神力動などについて理解することで，症状の発生をコントロールできるようになるというのが，精神分析の考え方である.

直面化：患者が治療場面で示すさまざまな現象について，患者自身が気づいていない場合，それを直視することを促すことをいう．患者は直視することを無意識的に避けているため，必ずしも治療者からの指摘をすぐに受け入れられるとは限らない．患者の受け入れられない気持ちに共感しつつ，気づきを促す関わりを工夫することが重要である.

明確化：患者があいまいに意識している感情などを明確にすることを言う．直面化と同様，治療場面での現象をもとに気づきを促す.

§ 1. 精神療法（心理療法）　　*195*

ワークスルー：治療場面での洞察が深まるまでには，解釈や直面化，明確化などの介入を繰り返す必要がある．ワークスルーにどれくらいの期間を要するかは，個人差が大きい．

以上の介入は，精神分析療法でも精神分析的精神療法でも行われる．

両者の違いとして，精神分析療法では多くのこころの問題は患者の過去，特に幼児期にその原因を遡ることができるとされているが，精神分析的精神療法では，面接場面における治療者-患者関係といったより現実的な側面を強調し，洞察を促す．

C　来談者中心療法 client-centered therapy / non-directive therapy

来談者中心療法はロジャース Rogers CR が創始したもので，当初は非指示的療法 (non-directive therapy) とよんでいた．ロジャースは，人間は自己実現に向かう生得的な傾向をもっている存在であり，治療者がすべきことは来談者の問題を明らかにするといったことではなく，本人に備わる生得的な力が発揮される状況を整えることであると考えた．またこうした考えから，精神療法を受ける患者を来談者と呼び，面接場面における来談者の主体性を重視した．

なお来談者の自己実現傾向が働き始める条件として，治療者の「無条件の肯定的配慮」「共感的理解」「自己一致」といった態度をあげた．

「無条件の肯定的配慮」とは，否定的な感情を含め，来談者の存在を肯定しつつ関わっていくことである．これは来談者の言動，行動のすべてを受け入れることとは異なることに注意が必要である．

「共感的理解」とは，「来談者の身になって」来談者の感情を可能な限り推論していこうとする態度である．他者が人の気持ちを理解しきれることは不可能であり，その限界をふまえたうえで理解しようとすることが「共感的理解」といえる．

「自己一致」とは，自分自身の否定的な体験や感情に目を背けることなく，自分自身を裏切らない純粋さであり，来談者の目指すべき状態である．この状態を治療者自身が備えていることが求められるのである．

D　森田療法 Morita therapy

森田正馬の臨床経験をもとに「森田神経質」理論を展開し，その治療法として生み出した日本独自の精神療法である．森田は，当時のフロイトやクレッチマー，ユングといった西洋の知識に影響を受けながら，日本人独自の精神性に着目し，森田療法を創始した．

森田神経質とは，「ヒポコンドリー性基調」（内向的で心気的傾向に陥りやすい生得的な素質）をもとに生じる一群の神経症である．特徴として，自分の病的な状態や症状に注意が集中し，それを治したいという意欲をもつこと，また自分や周囲の人との関係性への思い込みの強いことなどがあげられる．こうした特徴が症状を形成し，さらに形成された症状に注意がますます集中するという悪循環を克服することが重要とされる．

そのため，治療においては患者の注意が自身の症状から，今こここの現実に「あるがま

ま」に受け入れられることが目指される．治療過程は，以下の四期からなる．

第1期（絶対臥褥期）には，面会，談話，読書などすべての楽しみを禁じ，食事やトイレのほかはほとんど布団に横になる「絶対仰臥」が命じられる．

第2期（軽作業期）には，交際や談話，外出は禁じられているが，臥褥時間が短くなり，日中は必ず戸外に出て空気と光に触れること，夜間に日記を書くことが課せられる．

第3期（重作業期）は，薪割り，畑仕事，庭園づくり，大工仕事などが任される．さらにこの時期から読書が活動として加えられる．

第4期（社会復帰準備期）には，外界の変化に順応する訓練をし，日常生活に帰る準備をさせる．

E 内観療法 Naikan therapy

内観療法は，吉本伊信により創始された心理療法である．吉本伊信は浄土真宗の修行に若いころから身を捧げ，そうした経験の中で内観療法の基礎を築いた．

内観療法は，集中内観と日常内観の2段階に分けられる．集中内観とは，1週間の間，内観研修所に籠もり集中して自分の内を振り返る．新聞やテレビといった日常世界にあるものが一切ない場所で，朝の6時から夜の9時まで静かな個室で自分の内を観るのである．その際，まず自分の母親に「世話になったこと」「して返したこと」「迷惑をかけたこと」の3つについて幼少期から1年ずつ調べていく．その後，父親，配偶者の順で内観を行う．

内観を行う際には，指導者からの影響も大きい．指導者は，1，2時間ごとに内観をしているクライアントの部屋を訪れ，クライアントの話を聴く．クライアントは指導者が来たら，内観した内容を語り，指導者は「世話になったこと」「して返したこと」「迷惑をかけたこと」についてより詳しく語れるように問いかける．指導者に問いかけられ，それにこたえるなかでクライアントは自身の状況を客観視し，それを1週間続けるなかで，劇的な人生観，世界観の転換が生じるという．その後も，クライアントは日常生活のなかで数時間から数分間内観を行うよう指導される（日常内観）．

〈中島香澄〉

F 認知行動療法

1. 認知行動療法とは

認知行動療法は，ものの見方や考え方，つまり認知と，日常生活行動や対処法，人との付き合いなどの行動に働きかけて，問題解決を図る精神療法（心理療法）である．1950年代頃から台頭してきた行動療法と，1960年代に精神科医のアーロン ベックにより創始された認知療法が，融合・体系化し発展してきた．認知行動療法は，患者の認知や行動にアプローチすることで，患者のセルフコントロール，すなわち認知・気分・行動・身体状態を自己観察・評価し，適応的に修正・強化する力を高め，患者自身で社会生活上の問題や課題の改善・解決を図り，クオリティオブライフ（quality of life:

QOL）の向上をめざす．現在，うつ病をはじめ，不安障害，統合失調症，双極性障害，パーソナリティ障害，摂食障害，アルコール依存症などの精神疾患ならびに，がんや糖尿病，慢性疼痛，過敏性腸症候群等の身体疾患にも適用範囲が広がっている．

平成22年度診療報酬改定で「認知療法・認知行動療法」が新設され，平成28年度改定では，医師との協働のもとで看護師が実施した場合も算定が可能となっている．

2. 認知行動理論（認知行動モデル）

認知行動療法は，認知行動理論（認知行動モデル）を基盤に置いている．

認知行動理論では，人の生活体験を，環境（状況），認知，気分（感情），行動，身体状態の5つの領域から捉える．環境（状況）とは，私たち個人の外側で起こる，さまざまな出来事である．認知とは，ものの受けとめ方や考え方，気分は，感情とも言い換えられ，不安や憂うつなどのひとつの言葉（one word）で表現できるもの，行動は，食事や清潔行為などのセルフケア，人とのコミュニケーション，ものごとへの対処法などのあらゆる社会生活活動，身体状態は，身体に生じる反応，頭痛・不眠などの身体症状を表す．

認知行動理論では，これら5つの領域が関連し合うと考える（図3-3）．環境（状況）と個人は相互関係にあり，また個人内の認知・気分・行動・身体状態も相互関係にある．環境（状況）をどう認知するかによって，気分や行動，身体状態は変わり，どう行動するかによっても，認知や気分，身体状態が変わると考える．図3-3のように，○月○日，朝9時，授業が始まり慌てて教室に入ったとき，友人が座っていたので，「おはよう」と声をかけたが，友人は小声で顔を見ずに「おはよう」とだけ言って，教科書を読んでいた，という状況があったとしよう．このとき，「どうしたのだろう．いつもと違う…（友人に）まずいことをしたのかもしれない…」と考える（認知）と，不安や焦

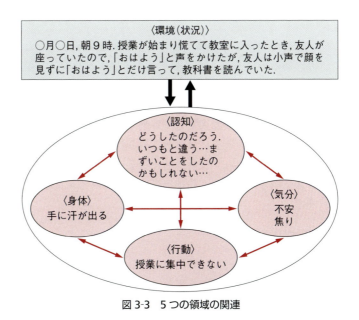

図3-3　5つの領域の関連

り（気分）が生じ，1限目の授業にも集中できず（行動），手に汗が出る（身体）という反応が起こりやすくなる．また各領域は関連し合うことから，授業に集中できずにいると（行動），友人に対するネガティブな思いが強まると同時に，授業内容を理解することもできないといった別のネガティブな考えも生じ（認知），ますます不安や焦りが強まる（気分）というストレスフルな状態に陥る．しかしここで，別の受けとめ方・考え方（認知）ができると，気分や行動，身体状態は変わってくる．例えば，「友人は教科書を読んでいたので，授業内容が理解できなくて焦っているのかもしれない」と別の視点からその状況を捉え直すと，不安や焦りよりも，友人に対する気遣いや心配な気持ちがわいてくる．また，授業に集中できないという行動を切り替え，教員の話に耳を傾け，メモをとるようにすると，集中力が増し，だんだんと友人に対するネガティブな考えが浮かばなくなり，不安や焦りも和らいでいく．

認知行動療法では，この理論に基づき，患者の社会生活上での困りごと，問題や課題に患者とともに取り組み，認知・行動面からアプローチをする．

3. 認知の2つのレベル

認知行動理論では，認知を，大まかに2つに分けている．1つは自動思考という，私たちの頭のなかに自然に浮かんでくる考えやイメージで，普段意識できるものである．もう1つはスキーマで，思い起こさないと出てこないレベルの確信的な考え・信念といわれ，過去の経験により培われてきたものである．自動思考の背景に，スキーマが存在する．先の図3-3の例で，友人の様子から，「…（友人に）まずいことをしたのかもしれない…」という自動思考が浮かんできたのは，「私は，人に好かれない」「人とうまく付き合えない」などのスキーマが存在している可能性がある．この2つの関係性は，何らかの出来事が刺激となってスキーマが活性化され，自動思考として頭に浮かんでくる，という図式で考えるとよい．

4. 認知のアンバランス（歪み）

認知のなかには，私たちの気分を動揺させる，たとえば苦しめたり，不安にさせたり，あるいはイライラさせたりするアンバランス（歪み）なものがある（表3-1）．それらの認知には，極端，偏り，悲観的あるいは誇大的，非合理的，非現実的といった特徴がある．認知のアンバランスは，うつ病や統合失調症などの精神疾患患者に特有のものではなく，健康な人でも，不眠や疲労，孤立状態，ストレスに晒されているとき，身体の調子が悪いときには自然にみられるものである．通常，私たちは適度に認知のアンバランスに対処し，社会生活を送ることができている．しかし，許容範囲を超えるストレスに晒されたとき，精神疾患にかかったときなどには，うまく機能しなくなることがある．

5. 協同関係

認知行動療法では，開始当初から，患者と治療者の協同関係を重視する．協同関係とは，患者が主体となり，患者にとって重要な課題・問題の改善や解決に向けて，共に取り組むものである．看護師は，患者との対等な関係を大切にしながら，患者のペースに

§1. 精神療法（心理療法） 199

表 3-1 認知のアンバランス

＜すべき思考＞
　「～すべきだ」「～しなければならない」という考え．必要以上にプレッシャーをかける．
＜選択的抽出＞
　自分が関心のあること（主にネガティブなこと）ばかりに目を向け，短絡的に結論づける．
＜一般化のしすぎ＞
　1つのよくないことから，「何をやってもだめだ」と結論づけ，この先も同じことが起きると思う．
＜拡大解釈と過小評価＞
　自分の欠点や失敗，関心のあることは拡大してとらえるが，長所や成功は小さくみる．
＜全か無か思考・完全主義＞
　物事を極端に白か黒かのどちらかに分ける．完全にできなければ満足できず，少しのミスで全否
　定する．
＜結論の飛躍＞
　理由もなく，悲観的な結論を出す．
＜自分自身への関連づけ（個人化）＞
　良くない出来事を，さまざまな理由があるにもかかわらず，自分のせいにする．
＜レッテル貼り＞
　ミスやうまくできなかったことを，冷静に理由を考えず，「だめ人間」などとレッテルを貼る．
＜マイナス思考＞
　何でもないことやどちらかというと良いことなのに，悪くすり替える．
＜感情的決めつけ＞
　自分の感情を根拠にしてものごとを判断する．

合わせて患者の課題・問題を一緒に考え，患者自身で対処法を見つけ，解決に向けて取り組めるように働きかける．患者の考えを十分に聞かず，看護師側が先に意見を述べてしまうことは，臨床ではときにあることだが，協同関係では，患者の考えや気持ちを丁寧に聴き，患者自身で課題・問題解決への回答が導き出せるように，看護師が質問を重ね，患者と共に調べたり作業するようにかかわる．
　質問法としてよく用いられるのは，ソクラテス式質問法である．古代ギリシャの哲学者ソクラテスが用いた問答法といわれ，患者の考えや気持ちを確かめ，より深め，別の考え方や見方，新たな解決策や対処法を患者自身で発見しやすくする．ソクラテス式質問法は，認知行動療法の面接の開始から終了までのプロセス全体を通して頻繁に用いられる．図 3-3 の例の，学生が友人の様子を見て「まずいことをしたのかもしれない」と考え，不安や焦りを感じ，授業に集中できないという場面について，「そのとき『まずいことをしたのかもしれない』と考えたのは，何か思い当たることがあったのですか？」と，ソクラテス式質問法を使って，考え（自動思考）が浮かんだ理由（根拠）を尋ねることができる．またこの状況に対して，『まずいことをしたのかもしれない』という考えとは別の考え方や捉え方を検討するために，「これまでの似たような経験を思い出してみましょう．そのとき，どう考えたら楽になりましたか？」「もし親しい友人が同じように『まずいことをしたのかもしれない』と悩んでいたら，どんな言葉をかけますか？」といったソクラテス式質問法も使うこともできる．

JCOPY 498-17502

6. 認知行動療法の進め方

　まずは症例の概念化（アセスメント）から始め，目標設定および計画立案し，認知・行動に関して介入・評価するという流れに沿って進める．

　症例の概念化では，包括的な視点から全体像をとらえるなかで，特定の状況に対して5つの領域の関連性を調べ，課題や問題を明確にする．包括的な視点とは，診断名や症状，現病歴，家族背景，生育歴，職歴，現在の生活状況，対人関係，社会的役割，強み・長所などである．また，特定の状況に対する認知・気分・行動・身体状況などを図3-4の5つの領域の関連図を使って，患者と一緒に整理する．特定の状況とは，患者が抱える課題や問題に関連する事柄で，ここ最近のこと，あるいは‘今’の時点で，患者にとって関心が高く，問題や課題，解決したいと思っていることである．患者といくつかの特定の状況について5つの領域の関連図を作成し，認知・行動のパターン，認知・行動が気分や身体状態などとどう関係しているかを話し合う．これらから現時点での問題や課題を明確にし，患者と共に目標設定する．

　目標設定は，全般的目標，具体的目標という2本立てであげるとよい．全般的目標は，長期的で全体的な達成目標で，具体的目標は，短期間で具体的な達成目標となる．また，目標設定は，抽象的で大きすぎると達成困難になりやすいため，患者にとって重要で，かつ具体的でわかりやすく，達成可能であること（数字で示せるのもよい）を念頭に置くようにする．計画立案では，設定した目標の達成のための具体的な計画を立てる．具体的な実施の日時，所要時間，期間，回数，場所，認知・行動に関する実施内容，実施したことの評価方法などを患者と話し合う．目標や計画は，面接を進めるなかで，適宜患者と振り返り，修正を図る．

　目標に沿って，毎回患者と面接を進める．面接は，構造化して行うのが，認知行動療法の特徴である．構造化とは，あらかじめ面接の目標や回数，時間，頻度，また面接の段どりや時間配分などを設定して，それに沿って進めるという方法である．メリットは，目標志向的で，目標に沿った話題に集中でき，限られた時間のなかで目標達成できる可能性が高まる．また短時間で会話を活性化させ，面接ごとの達成感を得られる．デメリットは，目標に沿った話題以外は，基本的には取り上げず，進め方もある程度固定化されているため，窮屈さを感じる可能性はある．しかし患者の状況に応じて，患者と話し合い，臨機応変に構造化の枠組みを変えるといった対応は可能である．

　毎回構造化して面接する場合のおおよその流れは，表3-2のとおりである．45分間の面接を想定すると，「1. 状態の確認」から「4. アジェンダの設定」までは10分程度，「5. アジェンダについての話し合い・作業」は30分程度，「6. 宿題を決める」「7. 面接のまとめとフィードバック」は5分程度となる．

　面接のなかのアジェンダ，つまり面接で扱う事柄は，患者と共有した目標と関連する患者の困りごとが主で，患者にどんなことをこの面接で話し合いたいかを尋ねながら，協同的に決めるようにする．それに対してどんな方法を使うかも患者と話し合いながら，その面接のアジェンダを設定する．アジェンダについての話し合い・作業は，後述の認知再構成法や問題解決技法などの認知・行動のスキルについて，心理教育したり，実際にワークシートを記載したりしながら進める．作業が終了したら，患者自身で次回

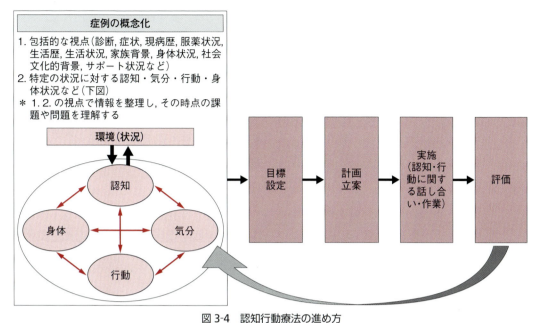

図 3-4 認知行動療法の進め方

表 3-2 構造化した1回の面接の進め方

1. 状態の確認（質問紙への回答含む）
2. 前回のまとめ
3. 宿題の確認
4. アジェンダ（面接で扱う事柄）の設定
5. アジェンダについての話し合い・作業
6. 宿題を決める
7. 面接のまとめとフィードバック

までの宿題をできるだけあげるように促しつつ，協同的に決め，その日の面接のまとめを行った後，患者に面接がどうだったかのフィードバックを求める．

評価の方法については，尺度を使って数値の変化を見ること，患者の言動やワークシートへの記述内容から行うことが可能で，患者と話し合って決める．たとえば，うつ病の患者の場合，抑うつの程度を測る尺度として，ベック抑うつ質問票第2版（Beck Depression Inventory-Second Edition: BDI-Ⅱ），簡易抑うつ症状尺度（Quick Inventory of Depressive Symptomatology: QIDS-J）を用いることが多い．

7. 認知行動療法の技法

a. 認知のスキル

認知のスキルは，患者の認知，つまり自動思考やスキーマに働きかけ，気分や行動，身体状態の変化・改善を図るものである．認知再構成法，ノーマライジング，心理教育，思考停止法，自己教示法，スキーマの特定・修正などがある．ここでは，認知再構

202　3. 治療と予防

成法について述べる．その他のスキルについては，認知行動療法の専門書をご参照頂きたい．

1）認知再構成法

認知再構成法では，表 3-3 の 7 つのコラムを用いる．実際に患者と進めるときは，認知再構成法について心理教育をした上で，状況・気分・自動思考までを記録する 3 つのコラムから始め，それに慣れたら，7 つのコラムに取り組むといった，段階的な進め方を心掛ける．またはじめは，看護師が患者から話を聴きながら，7 つのコラムへの記載を行うが，次からは患者自身で書くように促すとよい．

〔7 つのコラムの作成方法〕

①状況

患者の抱える課題や問題に関連して，ここ最近の不安や落ち込み，イライラといった気分が動揺したときの出来事について，いつ，どこで，誰が，何を，なぜ，どうしたなどの 5W1H を意識して，イメージできるように整理する．

②気分（%）

気分は，不安，憂うつ，怒りなどの 1 つの言葉（one word）で言い表せるものである．①の状況のときに感じていた気分とその強さを表現する．気分の強さは，0 ～ 100%の数字で表す．その状況の「落ち込み」の強さをはかるとすると，これまでの経験のなかで最も落ち込んだときを 100%，まったく落ち込んでいないときを 0%と設定し，その状況のときの「落ち込み」は何%かを自分に問うてみる．同じ要領で，すべての気分についてもそれぞれ強さを表現する．

③自動思考

②の気分を感じたとき，何を考えていたかをあげる．頭に浮かんできたままの自動思

表 3-3　7 つのコラム

①状況	○月○日，朝 9 時．授業が始まり慌てて教室に入ったとき，友人が座っていたので，「おはよう」と声をかけたが，友人は小声で顔を見ずに「おはよう」とだけ言って，教科書を読んでいた．
②気分（%）	不安（90），焦り（80）
③自動思考 ◎はホットな自動思考	・どうしたのだろう．いつもと違う． ◎まずいことをしたのかもしれない．
④理由（根拠）	以前友人に頼まれたことを忘れて，「困ったよ」と言われたことがある． 小声で顔を見ずに「おはよう」とだけ言った．
⑤はねかえす考え（反証）	・授業が始まったばかりで，教員がいたから，声が小さかったのかもしれない． ・友人は宿題だった箇所を読んできていなかった．授業中，教員に指摘されていた．朝，慌てて読んでいて，余裕がなかったのかもしれない． ・友人とは最近よく一緒に出掛けていて，トラブルもなかった．まずいことをした心当たりはない．
⑥バランスのとれた考え	以前，友人に「困ったよ」と言われたことはあった．しかし，最近トラブルはなく一緒に過ごしていた．友人は宿題ができておらず，慌てていて，顔を見る余裕もなかったのかもしれない．まずいことをした，と考えるのは行き過ぎだ．
⑦気分（%）	不安（60），焦り（50）

考をそのまま書きとめるようにするとよい．また「皆から嫌われているのではないか」と疑問形で出てくるものは，「皆から嫌われているに違いない」という言い切り方にする．またいくつか自動思考があがったら，そのなかで，最も気分に影響する自動思考，つまりホットな自動思考を1つ選ぶ．④以降，ホットな自動思考を検討していく．

④理由（根拠）

③のホットな自動思考が浮かんできた理由（根拠）をあげる．ここは思い込みや解釈ではなく，自動思考を裏付ける事実をあげるようにする．実際に見たり聞いたりしたことに注目するとよい．

⑤はねかえす考え（反証）

自動思考とは異なる別の考え，すなわちはねかえす考え（反証）をあげる．ここが，患者にとって最も難しいところである．そこで，次のようなソクラテス式質問法を活用するとよい．第三者の立場から考えられるように「もし親しい人が同じことで悩んでいたら，どのようにアドバイスしますか？」「もし親しい人にこの考えを打ち明けたら，どのようにアドバイスしてくれますか？」，これまでの経験から考えられるように「これまでに似たような体験をしたとき，どのようなことを考えたら楽になりましたか？」「今と違ってもっと元気なときなら，どのような考え方をしますか？」，冷静になり，視点を広げて考えられるように「何か見逃している点はないですか？」「自分の力だけではどうしようもないことで自分を責めていませんか？」などと尋ねる．まずは，その考えが正しいか正しくないかという判断は脇に置き，あげられた考えを書きとめる．

⑥バランスのとれた考え

④理由と⑤はねかえす考え（反証）を合わせて，総合的にどう考えられるかをあげる．④も⑤も両方を含めた考えが，一番バランスのとれた考えといえる．④と⑤を「しかし」でつなげて，両方を含めた文章を作成すると，バランスのとれた考えになる．あるいは，③のホットな自動思考が正しいと仮定した場合，最悪何が起こるか，最良は何か，一番現実的なシナリオは何かを描くのもよい．一番現実的なシナリオが実際は起こる可能性が高いといえる．

⑦気分（％）

最後に，②の気分の程度がどう変化するかを調べる．改めて各気分の程度を％で表す．また新たに生じた気分があれば，それも書き出し，同様に強さを測る．ここで，②よりも程度が下がり，気分が楽になっていれば，認知再構成法はうまくいったといえるだろう．

b. 行動のスキル

行動のスキルには，問題解決技法，行動活性化，行動実験，注意そらし法，コーピング・カード，段階的な課題設定，アサーション，行動リハーサル，リラクセーションなどがある．ここでは，問題解決技法を紹介する．その他のスキルは，認知行動療法の専門書をご参照頂きたい．

1）問題解決技法

患者が抱える課題や問題を解決・改善するためには，認知再構成法でバランスのとれた考えを導き出すことは大切だが，行動を新たに起こしたり，修正したりすることも必要である．問題解決技法は，そのような問題・課題を解決・改善するための行動へのア

プローチ法である.

　実施する前に，患者が取り組みやすいように，こころの準備ができるとよい．患者にとって新たに行動を起こしたり，これまでの行動を変えたりするのは並大抵なことではない．自己教示法という，こころを奮い立たせ，やる気を引き出す言葉を，自分自身に繰り返し言い聞かせる方法を使うとよい．「まずはやってみよう」「ゆっくりと1回に1つずつ取り組もう」などの言葉を，患者が自分に向かって言い聞かせるように働きかける．一緒に声に出して何度も言う，カードに書き出して繰り返し見るなどすると効果的である．このようにして，こころの準備ができると，問題解決への取り組みがスムーズになる.

　問題解決の実際の進め方は，先述の問題に取り組めるこころの状態を作った後，取り組む問題・課題を明らかにして目標設定すること，解決策の案出（ブレインストーミング），それぞれの長所・短所を確認し，実行する解決策を決定すること，解決策の行動計画を綿密に立てること，行動計画に基づいて実行すること，結果の評価，である．この進め方に基づき，ここでは，問題解決策リストの作成方法を紹介する．問題解決策リストは，抱える問題がいくつかあり，何から取り組んだらよいのかがわからないとき，取り組むことは決まっていても解決策がなかなか浮かばないときに用いるとよい．問題解決技法や問題解決策リストの作成方法を心理教育した後，はじめは看護師が患者から話を聴きながら記載してもよいが，次からは患者自身で書くように促す.

〔問題解決策リストの作成〕（表3-4）
①現在かかえている問題
　まず患者の抱える課題や問題を具体的に書き出す．「調子が悪くて家事ができない」という抽象的なものでなく，「調子が悪くなるとベッドにもぐりこみ，夕飯の後片付けをしないまま朝になる」のように具体的にあげると，次の，②今回取り込むことで目標設定がしやすくなる.
②今回取り組むこと
　①のうち，患者自身で優先順位を考えながら，何から取り組むかを決め，今回取り組むこと，つまり目標を設定する．患者が主語となる目標とし，現実的で達成可能，測定しやすいものにする.
③ブレインストーミング
　②今回取り組むことを達成するために，ブレインストーミングを使って数多くの解決策を案出する．ブレインストーミングは，頭を柔軟にしてさまざまな解決策を自由にあげる方法である．ブレインストーミングのコツは，数多くあげること，そのためにはその解決策がよいかどうかの判断は後回しにすること，多様性を大事にすることである．途中，こんな解決策は非現実的だ，ばかばかしいと思ってあげることを躊躇しても，そういう判断は延期し，数多くあげることに徹する．解決策をあげ切ったところで，④の段階で吟味して実行する解決策を選ぶようにする.
④解決策リストの長所と短所
　③であげた解決策1つ1つの長所と短所を検討する．必ず両方をあげるようにする.
⑤今回実行する解決策

§ 1. 精神療法（心理療法） 205

表 3-4 問題解決策リスト作成例（①現在抱えている問題から⑤今回実行する解決策まで）

①現在抱えている問題	・朝，6:30 頃までに起きられない
	・朝食やお弁当，手の込んだ惣菜がつくれない
	・調子が悪くなるとベッドにもぐりこみ，夕飯の後片付けをしないまま朝になる
②今回取り組むこと	いったんベッドに入っても，30 分後には起きて後片付けができる．
③ブレインストーミング（考えられる解決策）	1）ベッドに入る前に目覚ましをかけて，手の届かないところに置く
	2）ベッドに入る前に，テレビの音量を上げておく
	3）子どもに 30 分後に声をかけてもらう
	4）ベッドではなく，ソファで寝る
④解決策リストの長所と短所	1）長所：ベッドから出ないと止められないので起きられる
	短所：かけ忘れることがある
	2）長所：うるさくて寝ていられない
	短所：家族や近所に迷惑
	3）長所：子どもが声をかけてくれるので，「起きなくては」という気になる
	短所：子どもが忘れることもある
	4）長所：ソファで寝ると，誰かが座っているので，ゆっくり寝られない
	短所：休んだ気がしない．むしろ余計だるくなるかも
⑤今回実行する解決策	ベッドに入る前に目覚ましを 30 分後にセットし，手の届かないタンスの上に置く．
	子どもにも「30 分経ったら起こしてほしい」と頼んでおく．
	〇月〇日，〇時に開始．

　最終的にどの解決策が，現時点で実行しやすく，目標達成に役立つかを患者が決める．どれか 1 つ，という決め方もよいが，2 つ以上の解決策を組み合わせることもできる．ここでは，患者が実行に移せる，現実的で具体的な解決策にすることが重要である．患者に実行しているところをイメージしてもらい，心配・不安があるようなら，あらかじめ対処法を考え，解決策に盛り込んでおくとよい．

⑥実行

　可能なら事前に認知リハーサル，つまり頭のなかで解決策に取り組む練習をする，あるいは患者と看護師でロールプレイをし，予行演習しておくとよい．実際に実行してどうだったか，できたこととできなかったことの両方を含めて具体的に記入する．

⑦実行したことの評価

　目標が達成できていれば何がよかったか，一方達成できていなければ改善点は何かを検討する．できなかった点よりも，少しでもできたところに注目し，今後に目を向けて新たな対策を立てるようにする．

〈岡田佳詠〉

G 自律訓練法 autogenic training

　シュルツ Schultz JH によって体系化された心理生理的治療法および訓練法である．シュルツは催眠状態下では，多くの人に気持ちの落ち着きや腕や足の温かさなどの感覚が生じること，さらに「気持ちが落ち着いている」「腕が温かい」などと自己暗示を唱

える手続きを定期的にとることで，催眠状態と類似した心身状態を作り出すことができることを見出した．

さらに催眠状態下で生じる心理生理的変化を調べ，それに対応する言葉を複数抽出し，それを公式として確立した．これらの公式を，練習者が目を閉じて心の中で繰り返し，段階的に心身の弛緩した状態を作り出す治療法および訓練法である．

自律訓練法は，練習者のペースで毎日短時間の練習を繰り返す方法であり，継続的に続ければほとんどの人が習得できる方法とされている．以下には，自律訓練法における中心的な練習法である「標準練習」について取り上げる．

1. 具体的な実施手順

練習者は，ゆったりした姿勢で表3-5の言語公式を心の中で繰り返しながら，公式に関連する身体部位にぼんやりと注意を向け，そのときの心身の感覚を味わう．

初めから，すべての公式を繰り返すのではなく，公式で唱える身体感覚（重さ，温かさなど）をほのかにでも，安定して感じられるようになったら次の公式に進み，訓練の経過とともに練習段階を積み上げていく．

つまり当初は背景公式と第1公式のみだが，その後，背景公式＋第1公式＋第2公式…と徐々に公式が増え，第6公式まで一度に練習できるようになることが目標である．そこまでに至るまでに，通常2，3カ月，遅い人では6カ月ほどかかる人もいる．

なお，第3公式以降は，関連する身体疾患を有する場合にはその公式を行わずに練習をすることもある．

表3-5　各段階の練習名と公式

・背景公式（安静練習）	「気持ちが落ち着いている」
・第1公式（重感練習）	「腕（脚）が重たい」
・第2公式（温感練習）	「腕（脚）が温かい」
・第3公式（心臓調整練習）	「心臓が静かに打っている」
・第4公式（呼吸調整練習）	「楽に呼吸している（楽にいきをしている）」
・第5公式（腹部温感練習）	「お腹が温かい」
・第6公式（額部涼感練習）	「額が心地よく涼しい」

*必ず消去動作（両手の開閉，両肘の屈伸，背伸び，深呼吸など）を行ってから目を開け，練習を終える．

2. 自律訓練法の効果と適用領域

佐々木（1989）は自律訓練法の効果として，①疲労が回復する，②過敏状態が鎮静化する，③自己統制力が増し，衝動的行動が少なくなる，④仕事や勉学の能率が上がる，⑤身体的な疼痛や精神的な苦痛が緩和される，⑥内省力がつき，自己向上力が増す，⑦自律神経機能が安定する，⑧自己決定力がつく，の8つをあげている．

なお自律訓練法は，精神科や心療内科といった医療領域だけでなく，産業領域やスポーツ領域，教育領域などさまざまなところでその効果が認められており，適用されている．

H 催眠療法

メスメル Mesmer FA が「動物磁気」という考えのもとに創始した治療法である．動物磁気とは，磁石によって身体に生じる磁気流のことで，それを治療に生かそうとするものである．

この考えをもとに催眠術の開発をしたのは，ブレイド Braid J である．その後，シャルコー Charcot JM が「催眠療法」の研究を発展させた．精神分析の創始者であるフロイトも，シャルコーの弟子であった．シャルコーの催眠術は次第に信ぴょう性が失われ，またフロイトも催眠療法への限界を感じ，自身の精神療法を創始するに至った．

このようにいったんメスメルから始まる古典的な催眠療法は一度廃れるが，ミルトン エリクソン Erickson MH が患者とのコミュニケーションを重視する現代催眠，あるいはエリクソン催眠を創始した．現代催眠は，催眠において相手への共感や優しさが重視されるべきだとするものである．現代催眠は，患者の無意識にアプローチし同時にクライアントの回復力を呼び起こす．そして催眠の主体は，治療者ではなく，患者であるとする．

I 遊戯療法 play therapy

遊戯療法とは，子どもと治療者との関係性をもとに，安全な環境や遊び道具を使って，子どもが自分の気持ちや考え，行動を表したり探索したりするのを促すことをいう．

子どもは遊びを通じて，自身の抱える問題や気持ち，考えを表現すると考えられる．また子どもは遊びに没頭し，たくさんのエネルギーを遊びに注ぐ．こうした夢中になって遊ぶプロセスのなかで，子どもは自分の気持ちや考えを表出するだけでなく，整理し，創造性をはぐくみ，それが問題解決能力を養うことにもつながる．

遊びという言葉から，「楽しく遊び，気持ちを発散させることが大切である」という誤解をもたれやすいが，「楽しく遊び，気持ちを発散する」ことの治療的な効果はごくわずかである．それよりも遊戯療法室で治療者とともにいるという安全な空間に身を置くこと，そして治療者との関係性のあり方が治療的な意味をもつ．

子どものやったことに対し，その言語化を促すか，促さないか，またそれに対し治療者が反応するか，しないか（見守るか）など，治療者自身の感覚を頼りに判断するものであり，一定のマニュアルは存在しない．そのため，遊戯療法の修得は非常に難しい．

遊戯療法にも，来談者中心的，精神分析的，そして認知行動療法的な立場がある．

J サイコドラマ

モレノ Moreno JL によって考案された集団精神療法である．モレノは，人間は孤立した存在ではなく，他者と相互作用する存在と考え，他者との間で習慣的な役割行為を繰り返すことが生活をせばめ，不適応行動を増すと考えた．

208 3. 治療と予防

　こうした自身の問題や状況を，自発性をもった役割演技を通して即興で再現することこそ，言語を超えた領域に至るまで深く理解できるとし，また解決のための力も養われると考えた．

　モレノの考案したサイコドラマは古典的サイコドラマとよばれ，監督（治療者），演者（クライアントあるいは患者），補助自我（補助治療者），観客（他の参加者），舞台の5つの要素からなっている．またウォーミングアップ，ドラマ化，シェアリングの3段階から構成される．

①ウォーミングアップ：グループの緊張をほぐし，また個々のメンバーが日常世界から切り離されドラマという特殊空間へと入るのを助ける段階．このときの様子から，監督はグループの状態や誰が主役に適しているかを判断する．

②ドラマ化：さまざまな技法を用いて主役の状況を明確化し，ドラマがうまく行われるよう支援する．ドラマがうまく行われると，課題や出来事に関するある解決を与え，場合によってはカタルシス（精神の浄化：こころのもやもやがすっきりする）を得る．

③シェアリング：主役のドラマの中で体験した感情や反応を他のメンバーと分かち合い，普遍的に体験される感覚であることを認識する．

〈中島香澄〉

K　グループワーク，集団療法

1. グループ / 集団の意味

　『グループ』や『集団』と聞き，まずどんなことが心に浮かぶだろうか．「集団の圧力に負けそう…」「集団って苦手だな」というように，どこかネガティブな反応もあれば，「集団の力に救われた」というポジティブな反応もあるだろう．グループワーク / 集団療法に参加する患者メンバーにも，集団に対する何らかのイメージはあらかじめ抱かれているものと想像される．

　集団は精神科病院のいろいろなところに存在する．病棟そのもの，集団で行われる作業活動の場，大部屋の同室者たち，一緒に散歩する仲良しメンバー，そして病院全体も，集団としてみなすことができる．1人の患者は病院内の様々な集団に属しながら，病院外ではある家族の一員であり，ある地域の一住人でもある．いろいろな集団の中で生きてきている1人の患者が，病院内でのグループワーク / 集団療法に参加する時，それぞれの歴史のなかの集団における体験がそこに反映されていく．だからこそ，グループワーク / 集団療法に対する期待や抵抗も生まれるのだろうと考えられる．

　グループワークや集団療法を実施していくと，良い体験ばかりでなく辛い体験も起きることがある．良い体験を分かち合うことで自信を得て，前に進む原動力となることはもちろんだが，辛い体験をも集団の力を使いながら見つめなおすことで，成長の糧としていける．ここでは集団を精神療法過程に活用する視点から，より正確に集団精神療法と記し，主媒体である集団をグループとよぶことで一般呼称と区別する．

2. 集団精神療法とは？

　集団精神療法とは，集団の生み出す力動を活用する精神療法である．セラピスト（グループリーダー，コンダクター，ファシリテイターなど，依拠する理論によって名称は様々）は，主として言語を介してグループのメンバー（参加者）をつなげ，語られる言葉の本当の意味を理解しようと努め，情緒を感じとり，相互作用的なやりとりを促進する役割を担う．個々のメンバーはグループの中に，自分と似たような境遇，考え，気持ちを抱えている他者と出会うこともあれば，まったく異なる考えや捉え方を発見することもあろう．そうした体験を通して自分自身を見つめ，支えたり支えられたり，新たな生き方を見出したりする．集団精神療法においては，グループの成長を共に育むよう努めながらも個人の成長を目指す．グループは個人の内界や人生そのものを映し出す鏡のような作用をもたらす可能性と言えるのである．

　効果的な集団精神療法の実践ではどのような要素が存在しうるのか，先行研究を基にAmerican Group Psychotherapy Association は 13 の治療要因（普遍性，愛他主義，希望をもたらすこと，情報の伝達，原家族経験のやり直し，ソーシャルスキルの発達，模倣行動，凝集性，実存的要因，カタルシス，対人学習-インプット，対人学習-アウトプット，自己理解）を導き出しており，なかでも凝集性が他の要因を促進する働きをするとして，最も重要であると位置付けている[1]．脆弱な自我機能ゆえに他者と近づきすぎたり，逆に孤立しすぎたりする傾向のある精神科の患者たちにとって，自他の境界を安全に保ちながらも他者との親密な関係を築いていく体験は，多くのことをもたらすと考えられている．

　精神科医療における集団精神療法の実際は，場の構造や対象者の疾患・病態像に応じて多岐にわたる．以下に，精神科領域で代表的な集団精神療法の実践として，コミュニティミーティングと小集団精神療法について紹介する．最後に，特化した目的を持つ集団精神療法についても触れたい．

3. 集団精神療法の実際

a. コミュニティミーティング（以下 CM）

　CM は病棟を 1 つのコミュニティ（共同体）として考えることから始まる．そこでは病棟生活の様々な側面について自由に語り合い，考え，共有し合う．病棟内のデイルームなどで行われ，その病棟の患者は基本的には誰でも参加できる．病棟担当医師か師長がセラピストを担うことが多く，他のスタッフ（医師，看護師，精神保健福祉士，心理士，作業療法士，看護助手など）もコ・セラピストとして参加することが望ましい．時間は 30 分から 1 時間，頻度は週に 1 度，現場の状況や患者の病態に合わせて，無理なく継続できる構造を決め，それを維持していくことが大切である．

　長く生活を共にしている慢性期病棟での CM を例にあげてみよう．開始前には手の空いているスタッフと患者が病棟内の食堂のテーブルを片付け，その空間に椅子をおおよそ円形に並べる．セラピストは病棟師長．8 〜 9 割の病棟患者やスタッフが参加．

　この日，セラピストがグループを見回すと，うつむきがちにキョロキョロしている視

線や，ソワソワ腰が浮いている様子が見てとれる．《なんだか落ち着かないな》と心の中で思いながら，セラピストは〈時間です．始めましょう．どなたからでもどうぞ〉と声をかける．「トイレが汚れている」とか「レクでBBQがしたい」などの日常的な話が数名の患者からぽつりぽつりと出てくるので，〈みなさん，どうですか？〉とグループにつなげようとする．しかし，なかなか後が続かない．すると，「夏のバス旅行は，どこに行くんですか？」と唐突に患者A．毎年夏に実施される病棟旅行の件である．コ・セラピストの医師Bが〈今年は電車で行きましょうよ〉と返す．Aは「いや，絶対にバスが良いですよ！」と主張．〈電車…最近乗っていないでしょう？　みんなで乗りに行きませんか？〉とB．「バスが良い」と譲らないAを援護するように，「今までみたいにバスが良いよ」と患者C．〈自動改札機がね…〉と説明を始めるBを遮るように，「バスで，歌を歌いながら」「お菓子なんて食べてさ」などと次々に患者メンバーから声が上がる．グループが'バス'でまとまっていく凝集力を感じながら，《バスという'箱'に収まる方が安心な気がするなぁ》ともの想いしつつ，〈バスの方が，みんな一緒って感じがするか〜〉とセラピスト．「はい，落ち着きますよね．電車は，誰が乗ってくるかわかりませんから」とAは少しほっとしたように．患者Dは，配置換えで新たに病棟スタッフに加わった看護助手Eに，「バス旅行，一緒に行くんですか？」と尋ね，Eが〈行ってみたいですね．連れて行ってくれますか？〉と応えると，グループは拍手で受け入れる．〈Eさん，まだ慣れずに緊張していたみたいだけど，良かったですね〉とセラピストが伝えると，『トイレが汚い』と訴えていた患者の1人Fが，「Eさんはきれいに掃除してくれるので，助かっています」と褒めちぎる．〈それ，さっき言ってくれれば良かったのに〉とBが言うとグループはわっと笑う．和やかな雰囲気へと変わっていったところで時間となり，CMはセラピストの〈終わります〉の合図で終了する．

　終了後にスタッフだけでレビュー（振り返り）をすることで，CMの中で起きていたこと，そして病棟のなかでは今どんなことが起きているのか，理解を深めていくことができる．このCMの始まりの落ち着かなさとバスへの固執は，病棟スタッフの変化に対する不安の表れであったと気づかされる．慢性期病棟における治療において施設化を防ぐために，経験の幅を広げていくこと（電車に乗る練習など）は重要である．しかしグループは，新たなチャレンジに向かわせようとする無謀な誘いに屈せず，不安を訴え続ける中で凝集していった．そして，その今，ここでの気持ちとして理解され，抱えられることで，自分たちと同じように不安を抱えていたらしい新しいスタッフを受け入れる思いやりの気持ちを芽生えさせていったと思われる．『新しい人や環境を不安に思うのは自分だけではない』という普遍性にも気づいていったであろう．表面的な現象の話題を拾いながらも，それが語られる本当の気持ちに耳を傾けるのがCMにとって大切である．

b.　小集団精神療法（スモールグループ，以下SG）

　8名前後のメンバーによるSGは，セラピストに加えコ・セラピスト1名と共に実施することが多い．病態水準，治療テーマ，年代など，同質なメンバー（例：20代摂食障害女性のみ）をそろえることもあれば，ある程度異質なメンバー（例：30～60代男女，人格障害，うつ病，統合失調症など）を組み合わせることもある．一定期間を同じ

メンバーで継続するクローズドで実施する場合と，長い期間継続していくなかで緩やかにメンバーが入れ変わるスロー・オープンで実施する場合とがある．一般的に同質でクローズドのグループでは，メンバーの抱える課題を集中的に扱っていくことができるとされているが，異質なメンバーとの様々な関わり合いからも多くの学びをもたらすのがSGの魅力である．入院病棟だけでなく，外来治療においてもSGの実施は可能である．

　急性期病棟に入院中の患者対象のSGを例にあげよう．主にストレスケアを治療の目的にしているうつ病の患者を主体に，決まった時間に週に1度1時間，棟外の多目的ルームにて実施．心理士がセラピストを担い，コ・セラピストは病棟担当の作業療法士，ときに精神保健福祉士や看護師も加わる．患者の入退院が激しい病棟ゆえスロー・オープン構造で，1人のメンバーが2〜3カ月にわたって3〜4回参加できるかできないか．

　この日，メンバーは全部で7人．Aが一番若く，初めての参加だがにこにことしている．退院が決まったBは不安そうで，久しぶりの参加のCは元気そう．いろいろなムードが入り混じるグループの始まりに，セラピスト自身がドキドキする感じを覚えながら，〈時間ですので，始めます〉と合図．初参加者がいるので，〈グループのなかで話されたことは，外では話さないようにしましょう．後で気になることがあったら来週ここで話したり，スタッフに話してもらえればと思います〉と，グループの約束（境界）をお伝え．簡単な自己紹介もお願いする．名乗り合ううちに，Cが「外泊してとても楽しかった」と話し始める．数回重ねている外泊も，はじめのうちは疲れて大変だったが，直近の外泊は家族と一緒に買い物に出かけ，「家でもやっていけそうかなって，自信になりました」と．'家族'のキーワードに，それまでにこにこしていたAの表情が急に曇る．その情報を得ながらもすぐには直接触れず，グループの進展を促す．〈他の人は，外泊は？〉とコ・セラピストが投げかける．「行きたいけど…自分で言って良いの？　許可が出るの？　仕組みがわからなくて」と不満と不安を漏らすD．「看護師さんに相談すると良いよね．そうすると先生につないでくれて，家族がOKなら許可してくれる」とC．具体的な情報共有が続くなか，「それで繰り返して退院が決まったけど…親父がやっぱりダメなんっすよ．厳しいから」とため息交じりのB．グループはしばしの沈黙．重い葛藤的な気持ちを感じさせる．〈一番理解してもらいたい人なのに，理解してもらえない〉とセラピストが静かに伝える．「…辛いですよね…」とA．続けて「病気のこと，家族にはなかなか言えないから…心配させるし…友達にも言えない」と，言葉をかみしめるように選びながら呟く．同じく初参加のEがAの隣で『私もそう』と言わんばかりにうなずいている．Cもうなずきながら，「自分もはじめはそうだった．でもこのグループで少しずつ話せるようになって，一緒に悩んでくれる人がいて，楽になってきた」と，AやEに向かって優しく伝える．めずらしくずっと黙っていたFが，「私もはじめは母親への怒りで，ここで泣いちゃったなぁ〜」と振り返る．〈変わってきた？〉とコ・セラピスト．「まぁ，まだイラっとすることはあるけど，以前ほどは…ね」と笑う．最後となるBの不安に触れたり，話さなかったGに声をかけたりしつつ，終了時間に〈終わります〉と告げる．

終了後にはスタッフのみでレビューをする．メンバー個々人の理解を深めると共に，入院治療全体の中で，このグループ体験をどう生かしていくかを考えていくのである．医師や看護師など多職種との情報共有につなげたいが，『グループのなかでこそ話せる』ということもあるので（守秘義務の問題），どのように治療チームのなかで連携するかは考慮する必要がある．SGでは入院時の症状の苦しみや家族関係の難しさなど共有できる本質的なテーマがあり，原家族では得られなかったであろう，支えられ，支えることのできる体験のもつ意義は大きい．加えて，病棟ルールの理解やいかに許可を得るかのコツまで，具体的な情報を得たり与えたりする場となることも重要である．そうした体験の積み重ねが，精神科病院に入院という絶望的な状況にある患者たちにとって，希望を見出していくことにつながっていくのである．

4. 集団精神療法的なグループワークの様々

　精神科病院には作業活動を中心とする作業療法や，芸術体験を主軸とする芸術療法，心理教育，デイケア，自助活動，就労支援／リワークなど，グループで行われるプログラムが多い．単にプログラムを遂行することに終始するのではなく，集団力動を活用し，集団精神療法的な視点をもつことで，深い情緒性，豊かな対人関係を育む体験をもたらすことになるだろう．

　作業療法のプログラムは，手芸などの趣味的活動，仕事的な軽作業，体操やスポーツ，生活に根差した調理実習，お楽しみ会など，何らかの活動を媒体としてグループで実施されることが多い．『どんな料理を作りたいか』を相談しながら決めたり，作業工程でも共同作業が生まれたり，グループとしての力の及ぼす作用は大きい．オープンスペースで実施している趣味的活動においても，個々の患者が同時並行で異なる作業に没頭しつつ，今まで塗り絵しかやらなかった患者が，編み物をしている患者の見事な作品（例えばセーター）に魅力を発見し，「自分もやってみたい」と初めて編み物を手にする．グループの力動に目を向け，セラピストがメンバーの自発的な働きを支持し，他メンバーとの影響のなかで生じる関係性の変化を尊重していく．グループとしての凝集が育まれ，他者の魅力的な行動が模倣され，対人関係スキルなどが高まり，グループとしての成長促進的な機能が発揮されていくだろう．

　精神科医療が収容型の入院治療から地域生活支援へと移行しようとしている社会の変化のなかで，長期入院患者の退院支援プログラムが開発・実施されてきている．内容は様々だが多職種で携わることが多く，疾病教育，社会資源の情報提供，生活習慣，服薬指導，余暇活動の充実など，現場のニーズに応じて臨機応変に組み合わされ，一定期間で1クールが終了するようプログラム化がなされている．該当メンバーを選抜して少人数制クローズドグループで実施されることが多い．教育的な要素が大きくなるが，セラピストがグループ力動を考えながらプログラムを進めることで，相互扶助的要素がより良く機能する．理解した内容を教え合うことで，情報のインプット／アウトプットのみならず，助け合う体験になるし，個人的なエピソードを分かち合うことで，情緒的な結びつきや自己の存在意義を確かめることにつながるだろう．

　集団精神療法を営むための構造を作っていくには，何を目的とするグループなのか，どんな参加者が適しているのか，頻度と時間枠はどうするのか，グループを抱える現場

§1. 精神療法（心理療法）　　*213*

の他職種の理解は得られているのか，セラピスト/コ・セラピストの役割はどうなるの
かなど，いろいろな視点から考慮する必要がある．さらに言えば，構造化されていない
ながらも複数の人の集まりはあらゆる場に存在しているのが精神科医療の現場である．
グループの視点を持ち，集団力動の作用を生かす方法を常に探り続けていくことで，人
間性豊かな精神科医療の実践につながっていくのだと考えられている．

文献

1) The American Group Psychotherapy Association: Clinical Practice Guidelines for Group
Psychotherapy. New York: American Group Psychotherapy Association. 日本集団精神療法学会,
監訳. AGPA 集団精神療法ガイドライン. 大阪: 創元社; 2014. p.36-41.

L 芸術療法

1. 芸術療法とは

芸術療法は，音楽，絵画・造形，舞踊，演劇などの諸芸術を活用する心理療法であ
る．芸術体験そのものを重視したり，創作された作品を通して患者の心理状態を評価し
たり，方法は様々である．芸術の創造過程そのものをセラピー過程に用いるアプローチ
はクリエイティブ・アーツセラピー[1]とよばれ，欧米では大学院修士課程などで学ぶ
ことができ，メンタルヘルスのプロフェッショナルとしての資格が得られる．本邦にお
いては精神科医療の従事者が自身の芸術性・専門性を生かして芸術療法を実施している
場合が多い．

人類の営みのなかで，踊りや音楽や絵画は太古の昔より特別な役割を担っている．生
死にまつわる幸せや痛み，戦争の苦悩や豊作への願い，喪失の哀しみや成長の喜びに直
面するとき，人は集い，共に歌い踊り，想いをイメージに残し（描画），キャラクター
（役）に物語らせた．魂が圧倒されるほどの大きな出来事は穏やかな日常を脅かすので，
非日常的な次元の力を想像し，乗り越える術を創造してきたとも言える．

原始的とも言える深い次元で患者の心と関わる芸術療法を営むセラピストは，芸術の
心理療法的機能を熟知し，患者のアセスメントをもとに適したアプローチや介入技法を
選び，経過を随時再評価しながら実践する．セラピストは芸術家であり心理療法家であ
る．自ら芸術体験を十分に持っていることを前提に，それを媒体とした心理療法の訓練
を積む必要がある．セラピストは自身の芸術的感性を用いて患者に共感し，その関わり
のなかで共に芸術的創作活動を辿り，患者の心理的・対人的および行動面での成長を支
援するのである．

以下に固有の媒体を用いた各セラピーの実際のエッセンスを紹介する．

2. 芸術療法の実際

a. ダンス/ムーブメントセラピー（DMT）

体や動きを用いる DMT は，身体的共感に基づくセラピストとの相互関係によって即
興的に育まれるダンスを通して，感情表現や自己実現を促していく．体・動き・感情・
イメージ・思考・対人関係を即時的に扱う DMT は，全人的な体験の変容と統合を促

JCOPY 498-17502

214　3. 治療と予防

す.

　急性期病棟 DMT オープングループの一場面. 敬遠し合うような硬い感じで, デイルーム内でばらばらに散在するグループを脅かさないよう落ち着いた曲を流す. メンバーの手先のかすかな動きを取り入れ, 侵襲的にならないよう繊細にグループに映し返していく（ミラリング）. 『ここは大丈夫…?』というグループの声にならないつぶやきをもの想いしながら, 安全を探ろうとするグループの動きの質（情動 / 情緒）に体と動きで共感し,〈探検しているみたい〉と言葉にする. 指先で隣の人とあいさつを交わし合うようなプレイフルなダンスが相互作用的に即興で発展. 笑みがこぼれ,「よろしく」と言い合う. グループはきれいな円形にまとまっていき, より大きな仕草で遠くの人へも呼びかけ合う. 体はしなやかに解放され,〈どんな感じ?〉の投げかけに応じ, あるメンバーが円中央に躍り出て, くるくる回りながら「自由〜!」と叫ぶ. グループは手拍子でそれに応え, 力強いステップで場を支える. 代わる代わる 1 人ずつ中央に躍り出て, 自由な解放感をそれぞれに全身で表現. 1 人 1 人の個性をたたえ合い, やがてグループのエネルギーは収束. グループは柔らかく揺れ合いながら,「みんな違って, みんなステキ」と実感を口にする.

　自明性の喪失や被害感に圧倒されていたようなグループは, 皮膚感覚を通して自己 / 他者の境界（自我境界）を探り, 自分自身であるという確かな実感と安心感を見出した. 全身で自己の存在を表し受け入れられた瞬間は, 実存的な大きな体験となったであろう.

b. ミュージックセラピー（MT）

　音楽はリズムやメロディやテンポなど様々な要素が絡まり, 癒しやカタルシスを与える. MT は, 人の生理的から霊的な次元まで, 多岐にわたる機能に働きかける音楽の作用を活用する. 演奏や歌唱など能動的体験のみならず, 聴くという受動的体験もセラピーとなる.

　慢性期病棟における歌唱中心の MT オープングループの一場面. 季節や折々の病棟の状況に応じて選曲しておくが,「今, ここで」の雰囲気に応じて変曲する構成. 冬の終わりのこの日, グループは沈鬱なムードに浸っている. ‘卒業’がテーマの有名な歌は, こもった声で低いトーン. セラピストはキーを半音下げグループのムードに合わせる（情動調律）. その音に支えられ, 低いながらも声には感情が宿ってくる. 『別れ』の歌詞が際立って聞こえる. 歌い終わった後の沈黙には, せつなさが余韻となって沁みわたる.《たくさんの別れを経験してきたことだろう》と, その心の痛みに思いをはせ, セラピストは〈‘別れ’って, さみしいですねぇ〉と言葉を添える.「卒業以来, 誰とも会っていない」「入院してから家には帰っていない」など, ぽつりぽつり. その情緒を汲み取りながら, セラピストは『故郷』をなつかしむ曲を, 柔らかく静かなトーンでゆっくりと, そっと奏で始める. グループはそれにそっと応え, 口ずさみ始める. 喪失の苦悩に痛む心は, 美しい調べに優しく包まれ, グループはせつなくも暖かいムードに変わっていく.

　グループの物悲しいトーンは深いところにある喪失の痛みと共鳴していた. セラピストがその深みに音を介して情動調律していくことで苦しさは抱えられ, 語られた. 微妙な情緒変化にマッチする選曲, 音楽性の美しさは, 狂おしい感情の昇華を助けていたで

§ 1. 精神療法（心理療法） *215*

あろう.

c. アートセラピー（AT）

描画やコラージュ, 造形を用いる AT は, 患者の心の中にあるイメージを視覚的に表し, その象徴的な意味を探る. 創作過程の力点は個人活動におかれることが多いが, 創作後にはセラピストやグループの他のメンバーと共に作品を眺め, それについて語らい合う.

デイケア・プログラムとしての AT オープングループの一場面. 集っているのは退院したばかりの新メンバー, 作業所通所もしている古参メンバー, DC 満喫中のレギュラーメンバーという構成. 開始時の雑談では「慣れた？」「もう疲れたよー」などの声. 《居場所を探ろうとする》連想がセラピストに湧き, 〈『心の居場所』をテーマに創作しましょう〉と枠付け. 雑誌の切り抜き, 自分で描く, 粘土などの選択肢を提供. メンバーは考え, 雑誌をめくり, 色を眺め, それぞれにイメージを膨らませている. やがて創作に没頭したり, 他メンバーの様子を眺めたりしながら, 創意工夫を凝らし始める. あらかた出来上がった残り 20 分ほどで作品についての思いを分かち合う. ‘山奥の神秘的な湖’に「静けさ」が, ‘作業服の職人たち’に「仕事の生きがい」が, ‘湯気の立つカフェテーブル’に「くつろぎ」が, ‘しわだらけの大きな手’に「家族のぬくもり」が託される. セラピストや他メンバーからの〈どなたの手？〉「それある〜」などの問いや共感によって, 作品に投影されているそれぞれのメンバーの心が, より豊かに浮き彫りになっていく.

患者の心の中に漠然とある思いは, 枠付けによって明確にされやすい. 創作過程での創意工夫やイメージの具現化が支えられることで, 複雑な感情や思考が象徴化されていく. その意味を言葉で探り, 理解することで, 内省が深められていくであろう.

まとめ

精神科の医療を求めて訪れる人たちは大変な苦悩のなかにいて, 生き生きとした感情が失われ, 理性的な言葉が紡げず, 他者と関わりにくくなっている場合が少なくない. 前言語的な感覚器官（聴覚, 身体感覚, 視覚など）を働かせながら内的な体験を外在化していく芸術療法は, 重篤な精神病患者とも体験を共有しやすく, 知的に防衛しやすい神経症水準の患者とも情緒的結びつきを育みやすい. 芸術的営みは, 苦しみと孤独の中にいる患者にひと時の安心と慰み, 割り切れない感情の昇華, 自己への気づきや自己表現, 他者とつながる体験をもたらす可能性を秘めているのである.

文献

1) 関 則雄, 編. 新しい芸術療法の流れ クリエイティブ・アーツセラピー. 東京: フィルムアート社: 2008 年.

〈神宮京子〉

薬物療法

2

1. 向精神薬 psychotropic drugs

中枢神経に作用して精神障害の治療に使われる薬物を総称して向精神薬という.

現代の向精神薬の幕開けは 1952 年, フランスにおいてクロルプロマジンが抗精神病作用（統合失調症への治療効果）をもつことが認められたことに始まる.

その後, 1957 年イミプラミンの抗うつ作用, 1960 年にベンゾジアゼピンの抗不安作用が認められ, 1960 年代に入り, かなり以前に発見されていたリチウムの抗躁作用が再確認され主要な精神障害に対する治療薬が出そろった.

クロルプロマジン以前の薬は主に抑制（麻酔）作用によって, 患者に眠気を起こさせ鎮静化するもので, 意識状態の変化を起こすようなものであった. 向精神薬は常用量では意識の変化を伴うことなく, 人間の感情, 思考, 意欲など心の働きに作用するという特徴をもっている.

薬物療法は心理社会療法と並んで, 精神障害の治療において大きな役割を演じている.

向精神薬の出現は精神医学において画期的であり精神医学に革命をもたらしたと言われている. 向精神薬により多くの患者の精神症状が改善した結果, 脱施設化の試みが容易になり, さまざまな精神障害の外来治療も盛んになってきた. また向精神薬の作用機序を探る研究が行われるようになり, その結果, 精神障害の生物学的原因や病態が明らかになりつつある.

2. 抗精神病薬 antipsychotic drugs

強力精神安定薬（メジャー・トランキライザー）とも呼ばれる.

a. 臨床効果

①抗幻覚妄想作用, ②鎮静作用

統合失調症の幻覚妄想状態, 不安緊張状態, 精神運動興奮に有効である. 躁病の興奮の鎮静にもよい. これ以外にも老年性精神障害, 器質性精神障害, 物質関連障害（アルコール・薬物依存に伴う精神障害）などで幻覚・妄想を生じたり, 精神運動興奮を生じたりする場合に, 使用されることも多い.

バルビツール酸剤などの睡眠薬と異なり, 大量投与しても意識喪失を生じたり, 生命中枢を抑制したりしないという特徴がある. 薬物依存（薬物を長期間摂取しているとその薬物を中断できなくなる状態）も生じない.

主な薬効である抗精神病作用の他に, 錐体外路症状, 自律神経症状などを副作用として生じる.

§ 2. 薬物療法　217

b. 抗精神病薬の種類（表3-6）

現在，抗精神病薬は定型抗精神病薬と非定型抗精神病薬の2つに大別される．

表3-6　主な抗精神病薬

一般名	商品名（代表的なもの1つ）	備考
フェノチアジン系		
クロルプロマジン	コントミン	注射薬あり
レボメプロマジン	レボトミン	注射薬あり
プロペリシアジン	ニューレプチル	液剤あり
フルフェナジン	フルメジン	
ペルフェナジン	PZC	注射薬あり
ブチロフェノン系		
ハロペリドール	セレネース	注射薬と液剤あり
チミペロン	トロペロン	注射薬あり
ブロムペリドール	インプロメン	
ベンザミド系		
スルピリド	ドグマチール	注射薬あり，抗うつ効果あり
スルトプリド	バルネチール	
ネモナプリド	エミレース	
チアプリド	グラマリール	老年期精神障害が適応
その他		
ピモジド	オーラップ	
クロカプラミン	クロフェクトン	
モサプラミン	クレミン	
オキシペルチン	ホーリット	
ゾテピン	ロドピン	
非定型抗精神病薬		
リスペリドン	リスパダール	液剤あり
オランザピン	ジプレキサ	注射薬あり，双極性障害への適応あり
クエチアピン	セロクエル	双極性障害のうつ状態への適応あり
ペロスピロン	ルーラン	
ブロナンセリン	ロナセン	
アリピプラゾール	エビリファイ	液剤あり，抗うつ効果あり，躁状態への適応あり
パリペリドン	インヴェガ	
アセナピン	シクレスト	
ブレクスピプラゾール	レキサルティ	
クロザピン	クロザリル	治療抵抗性統合失調症が適応
デポ剤		
デカン酸フルフェナジン	フルデカシン	4週間に1回注射
デカン酸ハロペリドール	ハロマンス	4週間に1回注射
リスペリドン	リスパダールコンスタ	2週間に1回注射
パリペリドンパルミチン酸エステル	ゼプリオン	4週間に1回注射
アリピプラゾール	エビリファイ	4週間に1回注射

JCOPY 498-17502

1）定型抗精神病薬

　　　従来から使用されてきた薬剤であり，これは，さらに化学構造の違いによって，フェノチアジン系（クロルプロマジンなど），ブチロフェノン系（ハロペリドールなど）などに分けられる．ハロペリドールには強力な抗精神病作用があり，一時この薬剤が最も多く処方された抗精神病薬であった．ハロペリドールには注射薬があり，今でも急性期の治療によく使用される．

　　　しかし，定型抗精神病薬には錐体外路性副作用（後述）を生じやすい面があり，患者のアドヒアランス（adherence 服薬継続）に悪影響を与える欠点があった．またこれらの薬剤によっても全く症状の改善しない治療抵抗性の統合失調症患者が少なからず存在する．

2）非定型抗精神病薬

　　　これに対し，クロザピンという抗精神病薬が錐体外路性副作用を生じにくく，治療抵抗性患者にも有効な場合があるとされ注目されるようになった．クロザピンはかなり以前に開発された薬剤であったが，時に顆粒球（白血球の一種）減少症という致命的な副作用を生じるため長期間かえりみられずにいた．しかし，1988 年アメリカの研究者らによってその優れた薬効が再評価されるようになった．クロザピンはわが国では長期間，使用できなかったが，2009 年から，わが国でも使用が可能になった．対象は治療抵抗性統合失調症である．無顆粒球症，糖尿病性昏睡などの重篤な副作用のおそれがあるので，血液内科医，糖尿病専門医との連携が確保された特別な医療機関において，統合失調症の診療に精通した登録医師によって使用される．

　　　他方でクロザピン類似の臨床効果を保持し，しかも顆粒球減少症を生じない薬剤の開発も進められた．このようなクロザピン類似の薬剤を非定型抗精神病薬と呼ぶ．非定型の意味は，かつて抗精神病薬には錐体外路性副作用がつきものと考えられていた時代が長く続き，錐体外路性副作用の少ない抗精神病薬は非定型的とみえたからである．

　　　非定型抗精神病薬は錐体外路性副作用が少なく，過剰鎮静も生じにくいのでアドヒアランスを保つのによく，臨床現場では定型抗精神病薬から，非定型抗精神病薬に切り替わりつつある．しかし，新しく開発された非定型抗精神病薬は，非定型薬の原型であるクロザピンのような治療抵抗性統合失調症に対する効果までは認められない．治療抵抗性統合失調症に有効な薬剤はクロザピンのみである．

c. 抗精神病薬治療の特徴

　　　かつて，わが国の精神医療の現場では，多剤併用，大量投与が目立っていたが，そのような処方は意味がないとの説が強い．現在は，なるべく単剤で不必要な大量投与にならないような処方が推奨されている．しかし，症例によっては多剤，大量投与が必要な場合もありうる．

　　　急性期の統合失調症の治療では十分な効果が得られるまで漸増し，寛解すれば漸減する．統合失調症の場合，病識に乏しいこと（自分が精神障害に罹患していることの自覚に乏しい）や副作用を嫌うことなどが原因となって，服薬を拒否することがある．病状を改善するためには服薬が必要であることをよく説明して納得させる必要がある．どうしても服薬を承知しない場合には，抗精神病薬の筋注，静注，点滴による投与が必要になることもまれではない（今でもハロペリドールが使用されることが多い）．最近は液

§2. 薬物療法　　219

剤や口腔内崩壊錠が開発されており，それらが利用されることもある．

　急性症状の寛解後は長期にわたって社会復帰を促す方向の維持療法を行う．すなわち，各症例に適した薬物を比較的少量の用量で持続する．このようにして再発防止をはかる．統合失調症の場合，服薬中断による再発が多く，十分な服薬指導が必要である．アドヒアランスの向上は精神科治療において極めて重要である．再発防止が不十分で瀕回の入退院を繰り返す現象を「回転ドア現象」という．

　抗精神病薬は原因をたちきるものではなく，維持療法の期間を限定できず，長期連用する必要がある．このことを患者および家族によく説明しておく必要がある．

　持効薬（デポ剤）は，2〜4週間に1回筋肉注射すれば作用が持続する．したがって外来での維持，再発防止療法に使用される．

d. 抗精神病薬の副作用

1) 錐体外路性副作用

　筋緊張や微細な運動などを不随意的（自分の意志とは関係なく）に調節しているのが錐体外路系神経の機能．定型抗精神病薬はこの機能障害を起こしやすいが，非定型薬では少ない．

a) パーキンソン症状

　振戦（手のふるえ），筋固縮（筋強剛），運動減少（身体が思うように動かない），小刻み歩行など．

b) 急性ジストニア

　突然奇異な姿勢や運動を生じる．眼球上転発作（目がつりあがる），頸や躯幹のねじれなどが急に起こる．

c) アカシジア（静座不能症）

　「下肢のむずむずした異常感があり落ち着かない」，「じっと座っているのがつらい」などの感じが生じる．精神症状の悪化と間違えやすい．

　以上のようなパーキンソン症状や急性ジストニアには，抗コリン性抗パーキンソン薬であるトリヘキシフェニジール（商品名アーテン），ビペリデン（商品名アキネトン）などを使用する．アカシジアにはベンゾジアゼピン系薬剤（ロラゼパム，クロナゼパムなど）を使用する．

d) 遅発性ジスキネジア

　抗精神病薬長期投与後，特に高齢者に認められる．

　口周囲と顔面の異常運動で，口をもぐもぐさせたり，舌を突き出したり，丸めたりする．この症状はいったん発症すると難治性である．

e) 遅発性ジストニア

　まれにジストニアが持続し，難治化することがある．

2) 悪性症候群

　抗精神病薬の副作用の中で最も重篤である．突然に，発熱，強い筋固縮，自律神経症状（血圧の変動，頻脈，呼吸促進，発汗），意識障害などを生じ，放置すると死亡することがある．

　検査で血清クレアチンキナーゼ（creatine kinase: CK）の顕著な増加を伴う．

　治療は抗精神病薬をすぐに中止するとともに，ダントロレン（元来，筋弛緩薬）やブ

ロモクリプチン（元来，パーキンソン病治療薬）を使用する．輸液と全身の冷却や，気道確保，酸素吸入も必要である．

3）欠陥症候群

欠陥状態とは慢性期の統合失調症で陰性症状（感情鈍麻，自発性低下など）の目立つ状態を指すが，このような状態が抗精神病薬の副作用で生じている場合がある．過剰鎮静の状態ともいえる．抑うつ，不快気分なども生じる．

「頭がぼんやりする」，「眠気が強い」，「集中力が落ちた」などの訴えがみられる．

4）けいれん

まれに全身けいれんを生じることがある．クロザピンやゾテピンで生じやすい．

5）自律神経症状

鼻閉，口渇，便秘，起立性低血圧（立ちくらみ）．便秘が長引くと，腸閉塞（イレウス）を起こしやすくなる．

6）内分泌障害

肥満，糖尿病の悪化，乳汁分泌，月経障害，男性の性機能障害などがみられる．

乳汁分泌，月経障害，男性の性機能障害は定型抗精神病薬，スルピリド，リスペリドンで起こしやすい．

オランザピンとクエチアピンは糖尿病には禁忌となっている．特にクロザピンとオランザピンは肥満，糖代謝異常，メタボリックシンドロームを起こしやすい．

7）水中毒

自律神経症状による口渇に加えて，抗精神病薬長期投与による抗利尿ホルモン分泌異常症候群との関連が指摘されている．極度の多飲を起こし，低 Na 血症となる．重症の場合は意識障害まで生じる．多飲の著しい場合は，飲水量を制限する必要がある．

8）肝機能障害，薬物アレルギー，皮膚色素沈着

抗精神病薬服用者が日光にあたると，皮膚炎や色素沈着を起こしやすい．

e. 抗精神病薬の生化学的作用メカニズム

定型抗精神病薬の作用機序は脳内ドーパミン受容体遮断作用である．これに対し非定型薬の原型であるクロザピンの研究などから，ドーパミン受容体遮断に加えてセロトニン受容体遮断作用が強いことがクロザピンの優れた臨床効果と関係しているとの説が生じ，そのような発想のもとにセロトニン受容体遮断作用のつよいセロトニン・ドーパミン拮抗薬 serotonin-dopamine antagonist（SDA）の開発がすすめられた．SDA 系の非定型薬にはリスペリドン，オランザピン，クエチアピン，ペロスピロンがある．SDA系の非定型抗精神病薬も定型抗精神病薬もドーパミン受容体遮断作用を有していることは共通である．ただし，クロザピンとクエチアピンのドーパミン受容体遮断作用はかなり弱い．

これに対し，アリピプラゾールはドーパミン自己受容体の作動薬という独特な作用機序をもった非定型薬である．自己受容体は，伝達物質放出が多すぎた場合にそれを感じとって，伝達物質放出に抑制をかける陰性フィードバックの役割をはたしている．アリピプラゾールはシナプス前神経終末からのドーパミンの放出を抑制するように作用し，適度にドーパミン分泌量を調整するように作用している．

脳内ドーパミン系にはおもに次のような経路が存在する．

§ 2. 薬物療法　　*221*

①黒質線条体系

錐体外路系に属し，運動機能の調節を行っている．特発性パーキンソン病ではこの経路が変性して，脳内ドーパミンが減少する．抗精神病薬がこの経路のドーパミン受容体を遮断してドーパミンによる神経伝達が阻害されると錐体外路性副作用を生じる．

②中脳辺縁・皮質系

中脳から辺縁系や前頭葉に到達する経路であり精神活動と関係している可能性が強い．抗精神病作用はこの系に作用して生じるとの考えが強い．

定型抗精神病薬は黒質線条体ドーパミン系への遮断作用が強く出やすいので，錐体外路性副作用を生じやすい．非定型薬は中脳辺縁・皮質系に選択的に作用して抗精神病効果を発揮する反面，黒質線条体系への作用が弱いので錐体外路性副作用を生じにくいとされている．

しかし，治療抵抗性統合失調症にも有効性を示すとされるクロザピンの作用機序はいまでも十分には解明されていない．

3. 抗うつ薬 antidepressant drugs

a. 抗うつ薬の臨床効果

抑うつ気分を正常化し，うつ病の気分変調を改善する．すなわち，次のような臨床効果を示す．

①抑うつ気分の改善

②思考や行動の抑制の改善

③うつ状態に伴う身体症状の改善

抗うつ薬の一種の SSRI は強迫性障害，パニック障害，社交恐怖，PTSD などにも有効である．

b. 抗うつ薬の種類（表 3-7）

1）三環系抗うつ薬（第 1 世代）

昔から使用されてきた抗うつ薬．3 個の炭素環が並んだ化学構造を持っているのでこのように呼ばれる．しかし，副作用も多かった（後述）．

2）第 2 世代抗うつ薬

三環系抗うつ薬よりは少ないものの，なお副作用が目立った．そのため，下記の新しい抗うつ薬が開発されてきた．

3）SSRI

選択的セロトニン再取り込み阻害薬 selective serotonin reuptake inhibitor.

4）SNRI

セロトニン・ノルアドレナリン再取り込み阻害薬 serotonin・noradrenaline reuptake inhibitor.

5）ノルアドレナリン作動性・特異的セロトニン作動性抗うつ薬

c. 抗うつ薬の作用機序と，抗うつ効果や副作用との関連

三環系抗うつ薬はセロトニンとノルアドレナリンという 2 種類の神経伝達物質のシナプス前神経終末への再取り込みを阻害し，シナプス間隙のこれらの物質の濃度を増加させる．つまりセロトニンとノルアドレナリンによる神経伝達を増加させる方向に作用

222　3. 治療と予防

表 3-7　主な抗うつ薬

一般名	商品名（代表的なもの 1 つ）	備考
三環系抗うつ薬（第 1 世代）		
イミプラミン	トフラニール	
クロミプラミン	アナフラニール	注射薬あり
アミトリプチリン	トリプタノール	
トリミプラミン	スルモンチール	
ノリトリプチリン	ノリトレン	
第 2 世代		
アモキサピン	アモキサン	
ロフェプラミン	アンプリット	
ドスレピン	プロチアデン	
マプロチリン	ルジオミール	
ミアンセリン	テトラミド	
セチプチリン	テシプール	
トラゾドン	レスリン	
SSRI		
フルボキサミン	ルボックス	強迫症，社交不安症にも有効
パロキセチン	パキシル	パニック症，強迫症，社交不安症，PTSD にも有効
セルトラリン	ジェイゾロフト	パニック症にも有効
エスシタロプラム	レクサプロ	
SNRI		
ミルナシプラン	トレドミン	
デュロキセチン	サインバルタ	各種疼痛にも有効
ベンラファキシン	イフェクサー SR	
ノルアドレナリン作動性・特異的セロトニン作動性抗うつ薬		
ミルタザピン	レメロン	
ベンザミド系		
スルピリド	ドグマチール	注射薬あり

する．ところが三環系抗うつ薬はこれ以外のさまざまな神経伝達物質受容体に結合する
力があり，このことが色々な副作用の発現と関係すると思われる．三環系抗うつ薬は抗
コリン作用（アセチルコリン受容体を遮断し，副交感神経系機能を抑制する作用）によ
る口渇，かすみ目，便秘，排尿障害などの自律神経系への副作用が出やすい．緑内障や
前立腺肥大症の患者にも使用できない．脳内アセチルコリンは認知機能とも関係してい
るので，高齢者にはせん妄を生じることもあり，使用しにくい．抗アドレナリン作用に
よる起立性低血圧（立ちくらみ）も多い．心毒性も有しており，自殺企図で多量服薬し
た時などには生命への危険性が大きい．
　第 2 世代抗うつ薬のマプロチリンではけいれん，薬疹などが生じることがある．
　選択的セロトニン再取り込み阻害薬（SSRI）はセロトニン再取り込み阻害作用のみ
を，セロトニン・ノルアドレナリン再取り込み阻害薬（SNRI）はセロトニンとノルア
ドレナリン再取り込み阻害作用のみを有しており，それ以外の神経伝達物質受容体への

§ 2. 薬物療法　　*223*

親和性は極めて低い．したがって三環系抗うつ薬の示す副作用（抗コリン作用や心毒性）を生じることがなく，高齢者や身体合併症を持った患者にも使用しやすい抗うつ薬である．

ミルタザピンはシナプス前神経終末の自己受容体に作用し，シナプス前からのセロトニンとノルアドレナリンの放出を促進する．これも抗コリン作用や心毒性は少ない．

しかし，新しい抗うつ薬にも次のような副作用がある．

SSRI 投与開始初期に，不安焦燥の惹起や自殺の危険が高まることがあり，これを賦活症候群 activation syndrome という．若年者へのパロキセチン投与で多いとされたが，すべての抗うつ薬投与によって 24 歳以下の患者で自殺企図が増加するリスクがある．

また三環系抗うつ薬や SSRI を急に中断すると落ち着きのなさ，睡眠障害，発汗，悪心，嘔吐などを生じうる．これを断薬症候群という．したがって，これらの薬剤を中止する時は漸減する必要がある．

SSRI と SNRI では胃腸症状（悪心，嘔吐，下痢）の出現が多い．SSRI は射精遅延などの性機能障害を生じることがある．SNRI のミルナシプランは，尿閉には禁忌である．ミルタザピンは眠気が強い．

d. 抗うつ薬治療の特徴

適切な抗うつ薬の使用により，60 〜 70％の患者に有効性がみられる．しかし，残りの患者は難治性を示す．

一般に服薬して 10 日から 2 週間程度経過しないと抗うつ効果はあらわれない．うつ病は原則として完全寛解する性質があり，そのためかつては寛解後は服薬を中止することが普通であった．しかし最近では，再発しやすい患者には寛解後も再発を防止するために少量の抗うつ薬投与を継続する維持療法を行うことが勧められている．

4. 気分安定薬 mood stabilizers（抗躁薬）

a. 気分安定薬の臨床効果

抗躁効果（躁状態の興奮を鎮める）と双極性障害（躁うつ病）の病相再発予防効果がある．躁病の状態では前述したように抗精神病薬と気分安定薬を併用する．

b. 気分安定薬の種類

炭酸リチウム（商品名リーマス），カルバマゼピン（商品名テグレトール），バルプロ酸（商品名デパケン），ラモトリギン（商品名ラミクタール）の 4 種類が使用されている．

また非定型抗精神病薬（オランザピンとアリピプラゾール，クエチアピン）が抗統合失調症効果に加えて，双極性障害への効果があるとされている．

c. 気分安定薬治療の特徴

炭酸リチウムは治療濃度（0.4 〜 1.2 mEq/L）と中毒濃度（1.5 mEq/L 以上）が接近しているので，たえず血中濃度を測定しながら使用する必要がある．炭酸リチウムの副作用としては食欲不振などの消化器症状，振戦，多尿・口渇などがある．リチウム中毒になると失調，意識障害を生じ生命の危険を生じる．リチウムは腎障害，心疾患など重い身体疾患を持った人や妊婦には使用できない．

224   3. 治療と予防

表 3-8　主な抗不安薬

一般名	商品名（代表的なもの 1 つ）	備考
ベンゾジアゼピン系		
短期作用型		
エチゾラム	デパス	
クロチアゼパム	リーゼ	
中期作用型		
ロラゼパム	ワイパックス	
アルプラゾラム	ソラナックス	
ブロマゼパム	レキソタン	
長期作用型		
メキサゾラム	メレックス	
ジアゼパム	セルシン	注射薬あり
クロキサゾラム	セパゾン	
クロルジアゼポキサイド	バランス	
クロラゼプ酸二カリウム	メンドン	
メダゼパム	レスミット	
オキサゾラム	セレナール	
超長期作用型		
フルトプラゼパム	レスタス	
ロフラゼプ酸エチル	メイラックス	
セロトニン 1A 受容体作動薬		
タンドスピロン	セデイール	
抗ヒスタミン薬		
ヒドロキシジン	アタラックス P	注射薬あり

5. 抗不安薬 antianxiety drugs（表 3-8）

　　穏和精神安定薬（マイナー・トランキライザー）とも呼ぶ.

　　抗不安薬はジアゼパムを代表とするベンゾジアゼピン系薬剤とセロトニン作動性抗不安薬（セロトニン 1A 受容体を刺激する）に分類されるが，ベンゾジアゼピン系薬剤が圧倒的に多い.

　　なおベンゾジアゼピン系とは薬物の化学構造を示している.

a. 抗不安薬の臨床効果

　　ベンゾジアゼピン系薬剤の臨床効果は次のとおりである.

　　①抗不安作用，②鎮静・催眠作用，③筋弛緩作用，④抗けいれん作用

　　神経症や心身症の不安，緊張を緩和する. 精神科のみならず臨床各科で幅広く使用されている. その他，てんかん，アルコール依存の離脱症状，うつ病や統合失調症の不安・不眠に使用される. 筋弛緩作用を利用して肩こり，筋緊張性頭痛などに使用されることもある.

　　不安焦燥感の強い場合，興奮の強い場合，てんかん発作の持続する場合にベンゾジアゼピン系薬剤（ジアゼパム，ミダゾラム）を静注することがある.

JCOPY 498-17502

§2. 薬物療法　　225

b. 抗不安薬の作用機序

　　　　ベンゾジアゼピン系薬物はベンゾジアゼピン受容体に結合し，脳内の抑制性神経伝達物質，ギャバ（GABA，ガンマアミノ酪酸）の機能を増加し神経細胞の発火を抑制する．

c. 抗不安薬の副作用

　　　　ベンゾジアゼピン系薬剤は心循環器など自律神経系への副作用は少ない．しかし多量投与では呼吸抑制が生じることもあり，慢性閉塞性肺疾患や高齢者には注意が必要である．ベンゾジアゼピン系薬剤過剰投与の場合には，拮抗薬のフルマゼニル（商品名アネキセート）を静注するとよい．

　　　　眠気，ふらつきが特に高齢者で生じる．精神運動機能抑制作用があるので，自動車の運転や機械の操作は避けた方がよい．時に依存を生じることがある（後述）．

6. 睡眠薬 hypnotic drugs

a. 睡眠薬とは

　　　　睡眠の導入を促す薬物群をいう．

　　　　以前はバルビツール酸系睡眠薬が使用されたが，依存を生じやすく，また呼吸抑制の副作用を生じやすい欠点が目立った．そのためバルビツール酸系睡眠薬は使用されることが少なくなっている．

　　　　最近はもっぱら，ベンゾジアゼピン系薬剤が睡眠薬としても使用される．

　　　　ヒドロキシジン（抗ヒスタミン薬）は，精神科以外の身体疾患診療科病棟での不眠に点滴で使用されることが多い．

　　　　メラトニン受容体刺激薬（ラメルテオン）とオレキシン受容体拮抗薬（スボレキサント）は新しい作用機序の睡眠薬である．

b. ベンゾジアゼピン系睡眠薬の種類（表3-9）

　　　　ベンゾジアゼピン系睡眠薬も非ベンゾジアゼピン系睡眠薬も作用する部位はベンゾジアゼピン受容体であり，ギャバ機能を増強する．

　　　　入眠障害型不眠（寝つきが悪い）には超短・短時間型睡眠薬，熟眠障害型不眠（中途覚醒が多い）には中・長時間型睡眠薬が処方される．

c. 副作用

1）超短・短時間型睡眠薬

　　　　健忘（薬物投与後の記憶が障害される）を生じることがあるので，睡眠途中で一時的に覚醒して仕事を行う可能性のある人は服用しない方がよい．

　　　　服用中止後の反跳性不眠（睡眠薬服用以前よりもかえって不眠が強くなってしまうこと）の出現がある．

2）中・長時間型睡眠薬

　　　　翌日の倦怠感，ふらつき，眠気などのもちこし効果（翌日の日中まで効果が続いてしまうこと）がみられる．

　　　　高齢者では転倒などの事故を生じやすい．高齢者には半減期が短く，かつ筋弛緩作用の少ない非ベンゾジアゼピン系薬剤が望ましい．

表 3-9　主な睡眠薬

一般名	商品名（代表的なもの 1 つ）	備考
バルビツール酸系		
フェノバルビタール	フェノバール	注射薬あり
アモバルビタール	イソミタール	
ベンゾジアゼピン系		
超短・短時間型		
ゾルピデム	マイスリー	非ベンゾジアゼピン系
ゾピクロン	アモバン	非ベンゾジアゼピン系
エスゾピクロン	ルネスタ	非ベンゾジアゼピン系
トリアゾラム	ハルシオン	
ロルメタゼパム	エバミール	
リルマザホン	リスミー	
ブロチゾラム	レンドルミン	
エチゾラム	デパス	
中・長時間型		
クアゼパム	ドラール	
フルニトラゼパム	サイレース	注射薬あり
ニトラゼパム	ベンザリン	
エスタゾラム	ユーロジン	
ニメタゼパム	エリミン	
フルラゼパム	ダルメート	
ハロキサゾラム	ソメリン	
抗ヒスタミン薬		
ヒドロキシジン	アタラックス P	注射薬あり
メラトニン受容体刺激薬		
ラメルテオン	ロゼレム	
オレキシン受容体拮抗薬		
スボレキサント	ベルソムラ	

3）その他の注意点

　　　アルコールとの併用は避ける.

　　　依存形成に注意. ベンゾジアゼピン系の薬剤はバルビツール酸系睡眠薬ほどではないが, 抗不安薬, 睡眠薬ともに依存を生じることがありうる. この系統の薬をしつこく要求したり, 使用量がしだいに増加したりする患者には依存や乱用の危険があるので注意しなければならない.

7. 抗てんかん薬 antiepileptic drugs（表 3-10）

　　　代表的抗てんかん薬を表 3-10 に示してある.

　　　カルバマゼピン, バルプロ酸, ラモトリギンは元来, 抗てんかん薬であったが, その後気分安定薬（前述）の作用もあることが見出された. ベンゾジアゼピン系薬剤（ジアゼパム, ニトラゼパム, クロナゼパム, クロバザム, ミダゾラム）は抗けいれん作用を有している.

§ 2. 薬物療法　　227

表 3-10　主な抗てんかん薬

一般名	商品名（代表的なもの 1 つ）	備考
フェノバルビタール	フェノバール	注射薬あり
フェニトイン	アレビアチン	注射薬あり
カルバマゼピン	テグレトール	気分安定薬の作用あり，三叉神経痛も適応
バルプロ酸ナトリウム	デパケン	気分安定薬の作用あり
エトスクシミド	ザロンチン	
ゾニサミド	エクセグラン	
クロナゼパム	リボトリール	
ニトラゼパム	ベンザリン	
ジアゼパム	セルシン	注射薬あり
ミダゾラム	ミダフレッサ	注射薬のみ，重積発作に使用
クロバザム	マイスタン	
ピラセタム	ミオカーム	ミオクローヌスが適応
ガバペンチン	ガバペン	
ラモトリギン	ラミクタール	気分安定薬の作用あり
トピラマート	トピナ	
レベチラセタム	イーケプラ	
ベランパネル	フィコンパ	
ラコサミド	ビムパット	
スチリペントール	ディアコミット	ドラベ症候群が適応
ルフィナミド	イノベロン	レンノックス症候群が適応
ビガバトリン	サブリル	点頭てんかんが適応

　てんかんの各発作型に対して定期的に血中濃度測定を行いながら使用する.

　てんかん発作重積（発作が連続しておこり，止まらなくなった状態であり，大発作が重積した場合は生命の危険もある）にはミダゾラムあるいはジアゼパムの静注が行われる.

　抗てんかん薬に共通した副作用としては，眠気，発疹，消化器症状，造血器障害，催奇形性があげられる.

8. 精神刺激薬（覚せい剤）psychostimulant drugs と関連薬

　疲労感，倦怠感をとり，覚せい作用をもつ薬剤である.

　アンフェタミン，メタンフェタミン（商品名ヒロポン），メチルフェニデート（商品名リタリン，コンサータ）があるがアンフェタミン，メタンフェタミンは覚せい剤取締法の対象であり，治療的に使用されることはほとんどない.

　メチルフェニデートはナルコレプシーの睡眠発作（日中でも耐え難い眠気におそわれて眠りこんでしまう発作）と小児の注意欠如・多動性障害に使用される. またアトモキセチン（商品名ストラテラ）はノルアドレナリン機能増強効果があり，注意欠如・多動性障害に使用される.

228   3. 治療と予防

a. 統合失調症と覚せい剤精神病との関連

アンフェタミンやメタンフェタミンは慢性使用により薬物依存を生じ，また時に統合失調症類似の幻覚妄想状態を生じる．いったん幻覚妄想状態を生じると長期間薬物摂取を中断した後でも過敏性が持続し，ささいなストレスによって異常体験が再燃しやすい（フラッシュバック現象）．

覚せい剤（アンフェタミン，メタンフェタミン，メチルフェニデート）の作用機序はドーパミンの放出を促進する．

統合失調症の治療薬である抗精神病薬の作用機序がドーパミン機能抑制作用を持つこと，覚せい剤はドーパミン作用を増強するがこれによって妄想型統合失調症と類似した精神病が起こることから，統合失調症の病態には脳内ドーパミン機能過剰が関係しているとの統合失調症のドーパミン仮説が唱えられている．

9. 抗酒薬

アルコール依存の補助療法として抗酒薬を処方することがある．
ジスルフィラム（商品名ノックビン）とシアナマイドがある．

エチルアルコールの代謝；
エチルアルコール→アセトアルデヒド→二酸化炭素＋水
　　　　　　　　　↑　　　　　　　　　　↑
　　　　アルコール脱水素酵素　　アルデヒド脱水素酵素

抗酒薬はアルデヒド脱水素酵素を阻害し，その結果体内でアセトアルデヒドが蓄積して顔面紅潮，発汗，頭痛，頻脈，吐き気などを生じ，飲酒ができなくなる．

最近，使用されるようになったアカンプロサート（商品名レグテクト）はグルタミン酸作動性神経を抑制し，飲酒欲求自体を抑制する．

10. 抗認知症薬

アルツハイマー型認知症の記憶障害は脳内アセチルコリン減少によるとの説がある．したがって，アルツハイマー型認知症にはアセチルコリンを分解する酵素を阻害してアセチルコリン機能を増加させるドネペジル（商品名アリセプト）が使用されてきた．ドネペジル同様の作用メカニズムを持った抗認知症薬として新たに，ガランタミン（商品名レミニール）とリバスチグミン（商品名イクセロン，添付薬として使用）が使用されるようになった．

またグルタミン酸受容体拮抗作用を持つメマンチン（商品名メマリー）も上市されている．グルタミン酸は興奮性神経伝達物質であり，その作用が過剰になると神経細胞過剰興奮の結果，神経細胞の傷害を起こすとされ，グルタミン酸受容体拮抗薬のメマンチンはグルタミン酸による神経細胞の過剰興奮を抑制して，抗認知症効果を示すとされる．

これらは認知症の進行を遅らせる効果があるが，根治薬ではない．

〈渡辺雅幸〉

電気けいれん療法

1. 電気けいれん（electroconvulsive therapy：ECT）療法とは

　　頭部に通電して，全身けいれんを生じさせる治療法．ふつう1日1回で週に2～3回，合計で6回から12回程度を1クールとする．

　　わが国では比較的最近まで，送電線を流れている電流を変圧しただけのサイン波治療器を使用し，さらに筋弛緩薬を使用しない旧来型ECTが施行されてきた．しかし，近年，サイン波よりも安全性の高いパルス波の治療器を用いることに加えて，筋弛緩薬も使用する修正型ECT（modified electroconvulsive therapy：mECT）が普及しつつある．今後，旧来型ECTは姿を消し，修正型ECTが主流になることが予測される．

2. 適応

　　うつ病，躁病，統合失調症（特に急性発症，緊張病症状を示す場合），難治性強迫性障害などの精神疾患が主な適応である．特にうつ病と緊張病には著効を示すことが多い．

　　修正型ECTの普及とともに，身体疾患に起因する重症緊張病，悪性症候群，パーキンソン病，慢性疼痛などの身体疾患にも施行されるようになっている．

　　なおECT施行前に，患者ならびに家族への説明と同意（インフォームドコンセント）を十分に行う．しかし，患者本人に意思決定能力がない場合は，代理者からの同意のみで行うこともある．

3. 旧来型ECT施行の実際─特に看護との関連において─

　　電導子を患者の両側こめかみ部にあて通電する方法が一般的である．劣位半球のみに通電する片側通電を行う場合もある．これは修正型ECTでも同様である．

①一般に2人以上の看護者が必要である．

②必要物品は患者の目にふれないところに準備する．

　　皮膚面の抵抗を少なくするため電導子をガーゼに包み生理食塩水で湿らせておく．

　　血圧計，聴診器，テッシュペーパー，注射器，呼吸促進薬，エアウエイ，

　　アンビューバッグなどの応急備品をセット．

③胃内に食物があると嘔吐，窒息の危険があるため必ず空腹時に実施する．

④血圧などのバイタルサインをチェックする．

⑤事前に排尿させ，失禁を防ぐ．

⑥仰臥位をとらせ，衣服の緊迫（バンドなど）をゆるめる．

⑦眼鏡，腕時計，入れ歯，ヘアピンなどははずしておく．

⑧咬舌を防ぐためタオルあるいはバイトブロックを奥歯にかませておく.

⑨電導子をあてる部分を生理食塩水のガーゼでふいておく.

⑩電撃直前にチオペンタールなどの短時間麻酔薬を静注して入眠させて施行することが多い. これは本治療への恐怖感を起こさせないためである.

⑪通電時は1人の看護者が頭部と頸部を, もう1人の看護者が下肢を軽く抑えけいれん時の脱臼や骨折を起こさないようにする. しかし強く抑制してはいけない.

⑫通電と同時に呼吸, 意識は消失し強直性けいれん, 次いで間代性けいれんを生じる.

⑬けいれん発作が終わると数秒以内に呼吸は回復するので, 患者の顔を横に向けて唾液などの口内分泌物を除去しやすくする.

⑭1分以上呼吸回復が遅れた場合は季肋部を刺激して呼吸回復を図る. アンビューバッグを使用し軽く補助呼吸を行う.

⑮普通はけいれん終了後, 後睡眠に移行するが, ときにもうろう状態におちいることもあるので注意して覚醒するまで観察する.

⑯覚醒するまで時々, 血圧などのバイタルサインをチェックする.

⑰覚醒後は頭痛や骨折の有無を確かめ, 気分の状態など精神症状の変化もきいておく.

・旧来型 ECT の禁忌と副作用など

心循環器疾患, 脳器質性疾患, 妊婦, 児童などには禁忌であり, 高齢者の場合も慎重を要する. 副作用としては健忘, 圧迫骨折, 呼吸停止などがある.

4. 修正型 ECT について

修正型 ECT は, 高齢患者や身体合併症患者に対しても安全である. 少ない通電量でもけいれんを誘発できる定電流短パルス矩形波治療器 (サイマトロン) が導入され, そのことも副作用の減少に貢献している.

修正型 ECT には, 絶対的禁忌は存在しないとされる. 最近発症した心筋梗塞, 血圧上昇によって破裂する可能性のある動脈瘤, 高リスク妊娠, 重度の慢性閉塞性肺疾患などは相対的禁忌であり, 患者の精神症状が重篤であって修正型 ECT が最も安全な治療法であると判断されるときには, 試行してもよいとされている

施行には精神科医に加えて麻酔科医が関与する (表 3-11).

表 3-11 修正型電気けいれん療法 (mECT) の施行手順

①術前の準備	循環器, 呼吸器疾患の有無の確認のための血液検査, 心電図, 胸部 X 線, 頭部 CT ないし MRI 施行前の絶飲食の徹底
② mECT 直前	最終排尿時間, 眼鏡, ピアス, 化粧, コンタクトレンズ, 義歯を装着していないことの確認 血圧計, 心電図モニター, パルスオキシメーターを設置し, バイタルサインの測定 静脈ルートの確保, 点滴の開始

§ 3. 電気けいれん療法　*231*

表 3-11　つづき

③ECT ユニット入室	バイタルサインの確認
	ECT 装置の脳波・筋電図・心電図電極の貼り付け（部位はアルコール綿で清拭）,
	刺激電極の貼り付け（部位は生理食塩水のガーゼで清拭）.
	刺激量の設定
	100%酸素による酸素化の開始
④mECT 試行中	アトロピン，静脈麻酔薬（チオペンタールまたはプロポフォール）を静脈注射
	意識消失後，気道確保とマスクによる人工換気が万全であることの確認
	筋弛緩薬（スクサメトニウム）を静脈注射
	人工換気の継続
	バイトブロックを挿入
	人工換気をいったん止めて通電開始
	人工換気を再開
	脳波上の発作と運動性の発作の観察
	人工換気と呼吸・循環のモニタリングを継続
	自発呼吸再開の確認
⑤病棟	意識レベルの確認，安静の保持
	バイタルサインの測定
	1 時間後，飲水確認，点滴終了，安静解除

5. 反復経頭蓋磁気刺激法（repetitive transcranial magnetic stimulation：rTMS）

　　脳に外部から磁気刺激を加えることによって，うつ病治療を行う治療法のこと．ECT よりも副作用は少ないとされるが，まだ治療実施機関は限られている.

〈渡辺雅幸〉

精神科リハビリテーション 4

A 精神障害者リハビリテーションの歴史と概念

　　　　精神障害者のリハビリテーションは，人としての権利やその人らしく人生を歩むことと切り離しては考えられない．本項目では，人間としての権利の回復，障害概念の歴史的変遷，治療や回復に導く環境としてのコミュニティケアについて重要な概念をおさえながら，日本における精神障害者リハビリテーションの方向について考える．

1. 精神障害者リハビリテーションの概念と特徴

a. リハビリテーションと社会復帰

　　　　リハビリテーションは，ラテン語では，「再び適した状態になる」あるいは「本来あるべき状態への回復」という意味を持つ．そもそもヨーロッパでは，領主や教会から破門された人の復権に使われた言葉であり，そこから「権利の回復」の意味をも含んでいる．

　　　　精神科では rehabilitation は「社会復帰」と言われてきたが，「リハビリテーション」と邦訳することで，単に地域に再定住する（resettlement），社会に適応させることを超えた「全人的な復権」の意味を強調するようになった．診断名や疾患よりむしろ，人権擁護と回復に焦点を当てる価値観を有している．障害者が自ら人間としての価値を積極的に肯定し社会もそれを尊重する[1]という意味を持つ．

b. 精神障害者リハビリテーションと支持的環境

　　　　地域生活において近隣の人々との日常的な関わりは避けては通れないし，人との関わりそのものが回復のためになくてはならないものであるが，精神障害者の多くは，他者と関わることに苦手意識がある．

　　　　一方で，精神障害者の能力障害は支持的環境によって変化することが明らかになっているため，精神障害者リハビリテーションを進める際には，物理的環境はもちろんだが，それ以上に，日常生活での対人関係と，入院時から地域生活に至るまでの支持的環境に注目する必要がある．ますます活発化してきた当事者発信の活動には，障害者同士が支え合うピア・サポートの効果が期待されている．

2. 精神障害者リハビリテーションの歴史

a. モラル療法と人権擁護

　　　　17世紀のヨーロッパにおいて，治安維持を兼ねた一般施療院に収容されていた精神障害者は，18世紀末フランス革命の影響下で，ピネル Pinel P とピュサン看護長 Pussin

§ 4. 精神科リハビリテーション　*233*

P によってその鎖が解かれ精神療法的関わりが試みられた．同時期，イギリスではクエーカー教徒テューク Tuke W 父子によって，「幸福が自制を生む」という信念から，拘束を廃し生活環境を重視したヨーク・レトリートが建設され，イギリスにおける精神科病院の原型となった．こうしたモラル療法が，コノリー Conolly J らによる無拘束運動やディックス Dix DL による精神病院改革運動へとつながった．

b.　環境療法と治療共同体

　　力動精神医学の発展の中で，サリバン Sullivan HS による「対人関係の病としての精神障害」の捉え方が病院治療にもたらされた．また，2 つの世界大戦による戦争神経症者の出現は，精神病発病への環境要因の重要性を認識させ，治療に精神療法や環境療法が取り入れられた．イギリスでは，ジョーンズ Jones M が民主化，許容性，共同生活，現実的なつきあげを特色とする治療共同体を実践し，病棟開放化や地域医療への展開に大きく影響した．これは，日本の鈴木純一を中心とした海上寮療養所での独自の実践にも具現化され，その方法論は地域ケア施設や教育・更生施設などで活用されている．

　　また精神障害者の心身の健康的な能力の強化と増進により，病的体験にとらわれず自発性や疎通性を高める作業療法がドイツのジーモン Simon H によって 1927 年に体系づけられ実践された．

c.　施設病と全体施設

　　第二次世界大戦後，精神病院の開放化や社会療法の効果が出るにつれて，クレペリン Kraepelin E やブロイラー Bleuler E が統合失調症の陰性症状としてあげていた常同行為，無気力，無関心，自発性の欠如や感情の平板化などは，閉鎖的で単調な施設での長期間にわたる生活への適応反応でもあることがわかり，精神医療の入院中心主義は，社会問題となった．これがインスティテューショナリズム（施設病）である．施設神経症（バートン Barton R）とも言われる．社会学者のゴッフマン Goffman E は，同じ場所，同じ権威のもとで，厳密な規則やスケジュールのもと，画一的な扱いを受ける施設を全体施設と呼び，こうした施設で長く入院生活をすると，精神障害者はもちろんスタッフも施設病に陥る可能性があると危惧した．

d.　日本の精神障害者リハビリテーション

　　呉秀三が日本の私宅監置の実態を明らかにし，作業療法を積極的に導入し開放病棟を設けるなど努力したが，精神障害者の社会復帰の問題が取り上げられたのは，戦後 1960 年代に入ってからである．国立武蔵療養所では小林八郎が提唱した「生活療法」，都立松沢病院では「働きかけ」と呼ぶ社会療法が行われた．社会療法とは，生活を通しての働きかけによって，その人の成長を助ける試みである．また群馬大学では治療共同体思想を統合した「生活臨床」が実施された．しかしながら，1969 年に世界保健機関（WHO）のクラーク勧告で社会復帰対策の杜撰さを指摘されたり，作業療法が 1974 年に社会保険診療報酬点数化されたりしたにもかかわらず，精神科病院の増床とスタッフ不足の影響もあって，使役的な室内での内職や労働的な屋外作業などに流れ，治療的な配慮が不十分であるとの批判や疑問が出された．入退院を繰り返す回転ドア症候群や，社会復帰病棟などに院内寛解状態の患者が沈殿する事態も生じる中，精神科病院の不祥事が発覚した．

　　一方で専門施設であるリハビリテーションセンターが設立され，精神科診療所，精神

保健センターや保健所のデイケア，あるいは民間病院による共同住居，小規模作業所が動き出した．人権擁護や社会復帰促進の観点から 1988 年に施行された精神保健法の施行によって社会復帰施設が新設，1995 年施行の精神保健福祉法では福祉施策の充実が強化された．

自立と社会参加促進が重視されるなか，2004 年の厚生労働省による「精神医療保健福祉の改革ビジョン」の「入院医療中心から地域生活中心へ」の基本理念によって，長期入院患者を含めた地域生活への移行や定着についてが検討され，精神障害者の地域生活支援，地域リハビリテーションへの移行の実現に向けた動きが進み出した．

e. レジリエンスとストレングス

アメリカでは 1963 年の「精神病および精神遅滞に関する大統領教書（ケネディ教書）」によって巨大精神病院は解体され，急速な脱施設化が図られたが，ホームレスの増加などが生じ，既存の実践では効果が芳しくなかった．しかし，1980 年代に入って精神障害者のケースマネージメントに，個人と地域社会での長所や力であるストレングスを活用する実践を導入し，ようやく成功を収めていった．ここでの生活支援は，個人が潜在的に持っているパワーや回復力を生き吹かせるエンパワメントが土台となっている．この回復力とは，"にもかかわらず"生き延びてきた困難を跳ね返す力，つまり「レジリエンス」であり，精神障害者をリカバリー（回復）に導く内的な原動力である．リカバリーとは，病気を抱えつつも社会とのつながりを維持しその人らしい自分の人生を歩むことである．

こうしたリカバリーの過程の鍵になるのは，精神障害者と医療従事者あるいはピア・サポートをつくる「関係性」である．日本でも，浦河べてるの家や Assertive community treatment（ACT）などの実践の中で，当事者参加のもと，人とのつながりの中で回復を目指す道や，対話を重視するオープンダイアローグの考え方の導入が探究されている．

f. 当事者中心の動き

リカバリーは，当事者が望むことに力点を置くため，その支援には，疾患や障害を超えた当事者のライフサイクル上の課題や希望を視野に入れる必要がある．最近では，当事者のピア・サポートや家族の積極的社会参加がみられ，当事者自身が自分の人生を歩むことへ向けて，相互支援を展開している．

3. 精神障害者リハビリテーションと国際生活機能分類

WHO における生活機能の分類は，精神障害における障害概念を繰り返し検討し，精神障害者を全人的に支える実践の方向を示してきた．

a. 国際障害分類（ICIDH: International Classification of Impairments, Disabilities and Handicaps）

精神障害者が抱える問題は，知覚障害，思考障害，自我意識の障害などの機能障害のみでは説明できない．1980 年に WHO が発表した ICIDH では障害を，機能・形態障害→能力障害→社会的不利，つまり一方向の障害階層として捉え，医学的な見方から社会的モデルへの発展と障害者の社会参加の意義が唱えられた．

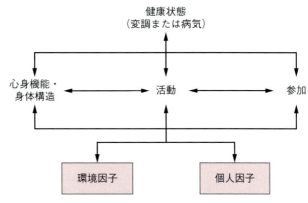

図 3-5 国際生活機能分類（ICF）

b. 国際生活機能分類（ICF: International Classification of Functioning, Disability and Health）と精神障害者リハビリテーション

　　ICIDH が階層モデルであることや，「障害」という言葉の示すマイナス面，障害者自身の主観的な障害体験の含意の不足などが論議された結果，2001 年，WHO は ICF を採択した．ICF は障害を，「生きる」こと全体に位置づけ，「生きることの困難」として理解する，新しい見方である．図 3-5 のように，生活機能・構造モデルへと変更され，矢印も一方向から双方向へと改め，相互作用モデルとして強調された．

c. ICF と生活機能

　　ICF の「生活機能」は，生理的機能としての「心身機能・構造」，仕事や学業や余暇あるいは家事をも含む幅広い「活動」，地域や職場そして家庭での役割を持った「参加」など，「人が生きること」全体を示している．さらに，健康状態や背景である環境因子や個人因子と「生活機能」との相互作用にも関連づけた統合モデルである．

　　たとえば統合失調症に陥ると，心身機能・構造である幻覚が生じる「機能障害」，外出できなくなる「活動制限」，仕事に行けなくなる「参加制約」が起こる．さらに引きこもりに移行すると，今度は日常生活が滞るなど「生活機能」に逆に悪影響を与える．こうした活動制限や参加制約の生じた場における対人関係に着目し，悪循環を防止することが精神障害者リハビリテーションでは，とくに重要である．

4. 脱施設化とコミュニティケア

a. 世界の精神病床数の変化と日本の脱施設化の遅れ

　　アメリカで，ケネディ教書が地域精神保健の向上と脱施設化運動を推進したことは，前に述べた．イタリアでは，精神科医バザーリア Basaglia F がトリエステ県の精神科病院を廃止したのをはじめとして，1978 年にバザーリア法（法律第 180 号）により国内のすべての精神科病院の建設が禁じられ，地域精神保健センターが置かれ，入院施設は総合病院の精神科病床のみとなった．こうして世界各地で精神科病院はそのものが廃止されていった．

　　図 3-6 をみると，世界の精神科病床数が激減する中で，日本の病床数のみが未だ突出

3. 治療と予防

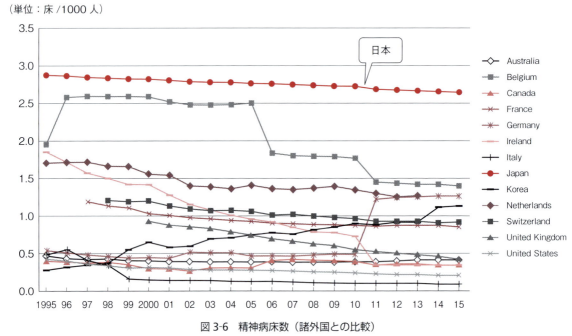

図 3-6　精神病床数（諸外国との比較）
各国により定義が異なる（資料：OECD Health Data 2017）

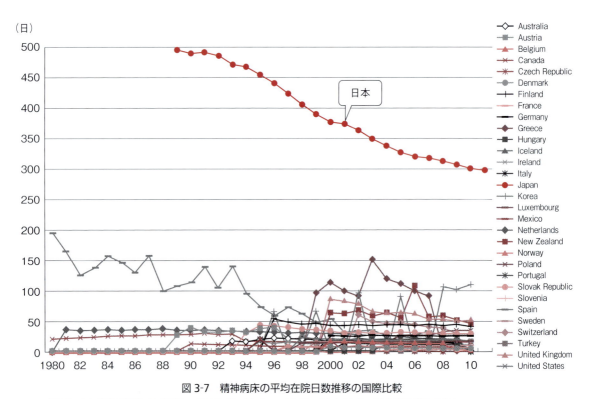

図 3-7　精神病床の平均在院日数推移の国際比較
各国により定義が異なる（資料：OECD Health Data 2012，日本のデータは病院報告より）

§ 4. 精神科リハビリテーション　　*237*

表 3-12　各国の精神科スタッフ 1 人あたりの病床数

	日本	オースト ラリア	フィンラ ンド	イギリス	ドイツ	フランス	カナダ	アメリカ
精神科医	30.2	2.8	4.5	5.3	6.4	5.5	16.1	5.6
精神科看護師	4.8	0.7	0.6	0.6	1.4	1.2	4.4	11.8
臨床心理士	40.6	7.8	1.3	6.4	1.5	24.0	5.5	2.5
ソーシャルワーカー	18.1	7.8	0.7	1.0	0.2	NA	NA	2.2

（Mental Health Atlas 2005, WHO）

して多いことがわかる．また図 3-7 では，減少してきてはいるものの日本の平均在院日数は世界と比較して長いことがわかる．その背景には，精神科病院の 90％以上が民間病院であることやスタッフ 1 人あたりの病床数が諸外国に比較して多い（表 3-12）などの，国内での精神科医療の位置づけや取り組みの問題がある．

b. 精神障害者の退院支援とコミュニティ・ケア

　　強い退院促進の結果，ホームレス・ピープルの増加や回転ドア症候群など地域生活の問題が次々と生じたアメリカでは，地域精神保健活動の重要性をつきつけられた．

　　イギリスでは，病院収容ケアの代替案としてのコミュニティケアが人道的治療的に有効なものとして早期から試みられていた．ノーマライゼーションの考え方がコミュニティケアを基礎づける原理として導入されることで，地域で共に生きる積極的自由のための地域社会変革に向けたケアが必要とされるようになった．

　　日本では，2004 年精神保健医療福祉の改革ビジョンの提示以降，生活全般にわたるサービスを定める法律として 2007 年に障害者自立支援法，それが改正される形で 2013 年に障害者総合支援法が施行され，地域移行支援，地域定着支援体制が強化されるようになった．

　　さらに 2014 年の精神保健福祉法改正によって入院早期からの退院調整が促進され，2016 年にはようやく障害者差別解消法が施行された．同時期の改正障害者雇用促進法施行で 2018 年からは精神障害者雇用が義務化され，雇用の増加が見込まれている．

　　看護師は，入院時より医師，精神保健福祉士をはじめとした多職種チームを組んで保健医療サービスや福祉サービスとの連携を行う退院支援に関わる必要がある．また，日常の看護では，患者の困難感についての理解を患者の家族や地域生活との関連で理解しながら，病棟の人間関係のなかに持ち込まれ再現される患者の個別の対人関係の問題について，患者自身が気づき解決しようとするプロセスを支えていくことが大事である．患者のリカバリーは病棟からすでにはじまるのである．さらに地域でも訪問看護や居宅支援を通して地域生活支援や就労支援に携わることになるが，こうした場で，患者の人権擁護に基づきエンパワメントを図る治療的な環境をつくることを期待されている．

c. 精神障害者リハビリテーションと精神保健福祉の今後

　　精神障害者リハビリテーションにおけるストレス-脆弱性-保護因子モデルが日本にも急速に導入されるようになって，疾病の経過と転帰を症状から生活障害，さらにはリカバリーまで連続体上で理解し，精神科治療，リハビリテーション活動および社会福祉的援助を総合的に実施する枠組みができてきた．

JCOPY 498-17502

238   3. 治療と予防

しかし，日本では，薬物療法，生活技能訓練や家族の心理教育に力が入れられる一方で，ソーシャルサポートが進展しないとも言われている．実際，精神障害者と貧困とのつながりは深刻で，都心でもホームレスの4割に精神疾患を持つ人がいるといった問題が生じている．格差社会において，失業や低所得，住宅難や不健康や犯罪などの複合的状況として，ソーシャルエクスクルージョン（社会的排斥）が生じている．一方で，すべての人々を孤独や孤立，排除や摩擦から援護し，健康的で文化的な生活の実現につなげるよう，社会の構成員（仲間）として包み支え合うという理念であるソーシャルインクルージョン（社会的包摂）が地域包括ケアシステムに影響しだした．雇用促進に向かうなか，経済的支援は不安定な状況が続いているが，共生社会の実現への期待は確実に高まっている．

リハビリテーションには希望が不可欠である．希望は人と人のつながりによる信頼関係のなかから生まれてくる．人間全体の再構築を示すリカバリーに向け，精神障害者リハビリテーションでは，社会そのものを障害者が生きやすい信頼を基盤とした社会につくることが課題である．

文献

1) 砂原茂一. リハビリテーション. 東京: 岩波新書: 1980. p.60.

〈榊 惠子〉

B 環境療法（社会療法）

1. 環境療法（社会療法）とは

精神障害領域の疾病によってうける障害は多様で，認知機能の低下や心身機能の低下によって活動や社会参加に支障が出ることは少なくない．ことに，他者との交流場面において生活上の困難を抱えることがある．これらの疾病に対して現在の精神保健システムでは，薬物療法によって心身機能や活動性に働きかけることに並行して，さまざまの心理社会的療法（いわゆるリハビリテーションプログラム）が用意されている．心理社会的療法のうち，近代から連綿と続く療法のなかに「環境療法」というものがある．これらは，対象者本人の機能改善にアプローチするだけでなく，周囲の治療的環境を整えることで，精神の病やそれによって生じる生活のしづらさに対応することを目的としている．

精神医療における各種療法を概観すると（図3-8），薬物療法が導入される以前から「環境療法」（破線内　　　　　）が行われてきた．環境療法は幅広い概念で，患者を取り巻く周囲の物理的・制度的・人的環境に働きかけることを中心としてさまざまの形態をとって今日まで進展してきた．これらのなかには，病院を1つの環境と考え，急性状態において極力外界からの刺激を受けないよう，また自ら刺激を入力する活動を避け，内的な生命エネルギーの回復を待つ「安静療法（臥辱療法）」や，音楽・芸術活動や創作活動，園芸活動など様々の活動を取り入れた「作業療法」があり，ほかにも，入院の病院環境を民主的に運営していくことで対象者自身の自発性と自尊心をはぐくむことに注力した治療共同体という取り組みよる「社会療法」などが含まれている[1]．

§4. 精神科リハビリテーション　239

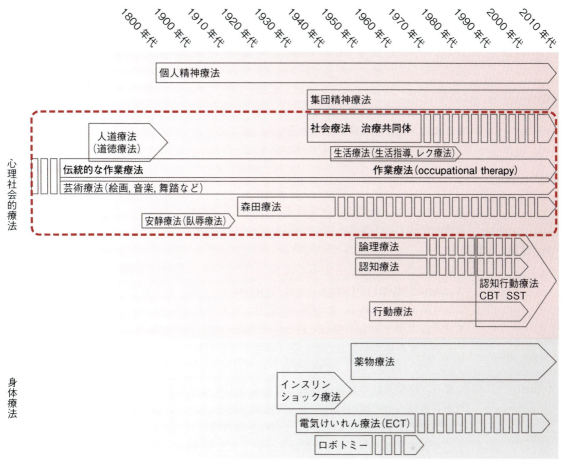

図 3-8　精神医療における療法の変遷

本章では，この「作業療法」と「社会療法」について紹介する．

2. 作業療法とは

a.「伝統的な作業療法」と新たな「作業療法 Occupational Therapy」

　作業療法の起源は古く，古代中国，ギリシャ，ローマ時代にすでに，精神障害者に対し音楽やスポーツ，遊技や作業などを行ってもらい，その心身の回復を目的とした取り組みがなされていた．また，18世紀の中世のヨーロッパにおける人道主義を起源とする「人道療法（道徳療法）」に影響を受け，フランス革命時に Asylum（救済院）の医長となったピネルが精神障害者を拘束から解き放つよう指示し，仕事や運動，レジャーなどを与えたことがあげられる[2]．

　日本においても，西洋の精神医療を学び人道療法の影響を受けてきた呉秀三が東京府立巣鴨病院の医長となり，精神病院内で無拘束と作業療法そしてレクリエーションを融合した移動療法を推し進めていった．また，巣鴨病院の作業療法担当主任となった森田正馬は，その後神経症者への治療法の確立に取り組んでいくなかで，その経験を「森田

療法」のなかに取り込んでいった．

　戦後，伝統を受け継いできた作業療法は，小林八郎によって提示された「**生活療法**」のなかで，生活指導（しつけ療法），レクリエーション療法（遊び療法）とともに仕事療法（はたらき療法）として取り込まれていった．これらはそれまでの看護者の関りを「療法」という名前で包含していくものだった．その後，精神衛生法（1950年）の制定によって民間精神病院の建設ブームのなか，不足する病院スタッフを補う方便として，また集団生活管理手段として生活療法は本来の意義が薄れ拡大していった．

　1965年に理学療法とともに法制化された作業療法は，「全人的な人間の復権」を意味するリハビリテーションという新たな理念に起源をもつ「occupational therapy」に基づいていた．しかし，改めて「**作業療法**」と訳されたことで，生活療法のなかで形骸化されていった「**伝統的な作業療法**」と混同され誤解をあたえ，今日に至るまで2つの意味が交錯する「作業療法」が精神病院で行われてきている[3]．

b. 環境と作業療法

　環境と作業療法を考えるうえで，カナダの作業療法士協会が提唱した**CMOP**（Canadian Model of Occupational Performance，カナダ作業遂行モデル，図3-9）は重要な実践モデルであり，わが国の作業療法実践・教育に多く取り入れられている．このモデルは**クライアント中心主義**という理念のもと，患者や対象者にとって「したいこと」や「する必要があること」を「作業」ととらえ，それを行うことを「遂行」とし，「作業」の「遂行」は**人-環境-作業の相互作用**の結果として生じると考えられている．つまり，作業遂行の意義は行為者である患者や対象者が「うまくできたか」「満足できたか」といった主観的経験によって決定される．よって「作業療法」は，セルフケア，生産活動，レジャーといった3つの作業遂行領域に着目し，それらがバランスよく，また患者や対象者のニーズに合致していくことを目指して，プログラムを企画し運営していくものである．そのために，その人の情緒面，認知面，身体面やスピリチュアリ

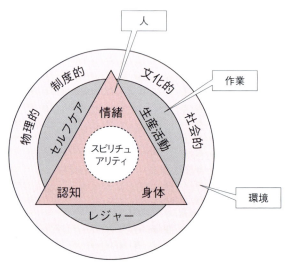

図3-9　カナダ作業遂行モデル
（Mary Law, 他. COPM カナダ作業遂行測定. 原著第4版. 東京: 大学教育出版; 2007）[4]

ティ（精神的な活動）の状態を評価するのと同時に，周囲を取り巻く（物理的，制度的，文化的，社会的）環境面を把握し，必要に応じて働きかけていくことも重要で，本人たちの遂行技能の向上だけに目を向けるものではない [4]．

3. 社会療法とは

英国でマックスウェル ジョーンズらによって開始された治療共同体とよばれる治療的アプローチがある．第二次世界大戦中，ロンドンのミル・ヒル緊急病院に勤務し心身症の集団療法と治療共同体に取り組み始めたジョーンズは，その後，日本やドイツの捕虜となったイギリス兵に対して，戦傷神経症（現在でいうところの PTSD）の治療とリハビリテーションとして治療共同体を行った [5]．治療共同体の対象範囲は神経症圏にとどまらず，統合失調症などの精神病圏の治療にも有効であることが明らかになり，精神病院における新たな治療的アプローチとして全世界に広まっていった．また，治療共同体に関し社会学的に研究したラパポートは，「民主主義」「許容性」「共同性」「現実の直面化」を治療共同体で取り組むべきテーマとして挙げている [6]．

その昔，精神病院内の文化は，病院長や医局長を頂点とし，医師，師長，主任，看護者，そのほかのパラメディカル・スタッフ，そして患者を底辺とするピラミッド構造のなかで治療方針が伝達されていくパターナリズム（父権主義）が中心であった．しかし，治療共同体を支える理論的基盤には，患者が自己の感情を自由に表現しても罰や報復が起こらない文化を構築し患者自らが意思決定に関与していく，民主的な治療文化が求められていった．病院における患者–職員間，患者–患者間（peer）の人間関係を重視し，生活場面を通して学習（社会的学習）し成長することを目的としている．それは，病棟や病院（その後，デイケアや福祉施設にも広がりを見せている）を1つの社会機構と見立てて，その社会環境を治療的にすることを目指した，広い意味で社会療法とよばれる方法である [7]．

a. コミュニティミーティング

治療共同体の中心となるのはコミュニティミーティング（図 3-10）とよばれる患者・スタッフによる構造化された話し合いである．この話し合いは，病棟にかかわる医師，看護師だけでなく，さまざまな職種や部門を超えたスタッフ，そして患者全員が参加者となる．そして病棟での生活にかかわるあらゆる話題が討議される．その討議を通じて，患者やスタッフは様々な葛藤や危機状況に遭い，心理的にもまれ，支えられるといった体験をする．

また，治療共同体では，レクリエーションやスポーツ，芸術，料理，音楽，工芸，また生産的活動など，さまざまなプログラムが用意される．そこでは，結果の良し悪しや作品の出来不出来，技能や能率よりも，活動を通じて生まれるさまざまな人間関係に重点が置かれる．そして，活動に付随してミーティングが設定され，貴重な対人関係の理解と自己を洞察する学習機会となる．こうして，病棟生活全体が治療に向けて組織された環境として機能しており「生活における学習状況 living learning situation」という [5]．

4. 人的環境としてのスタッフ（医療保健福祉従事者）

「作業療法」や「社会療法」をはじめ各種心理社会的療法において，患者や対象者を

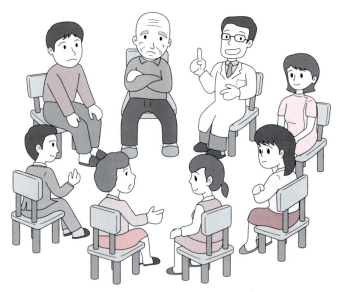

図 3-10　コミュニティミーティング

取り巻く環境に治療的な意義を持たせるようスタッフは配慮する必要がある．それに加えて，入院環境や施設環境においてスタッフは直接患者や対象者とかかわる機会も時間も多く，「人的環境」の中核を担っている．患者や対象者にとって病棟や施設内が「安心と安全感」を提供する場として，「怒り」や「不安」を受け止める場として機能するために，スタッフはそれらの感情と向き合うことが陰に陽に求められる．この業務上の役割期待に応えるなかで「感情労働」としての側面は強調されていく[8]．

スタッフを「人的環境」としてとらえた場合，俯瞰して見えてくるものは，患者や対象者との濃密で相互作用的な関係性が生じてくるという点である[9]．病によって傷ついた患者や対象者の内的環境と外的環境に目を向け，他者との接近を再び始めていくための最初の存在としてかかわることは医療保健福祉に従事するスタッフの仕事の醍醐味でもあるかもしれない．しかし武井が指摘するように「常に患者の要求ばかりが優先され，スタッフが一方的に過剰な犠牲を強いられるというのでは，本当の意味での治療的な関係とはいえない．」[7]．

この相互作用的なダイナミズムのなかで，スタッフ自身の内的変化を理解し，自覚し，評価されることなくしてこの治療的な関係性の持続は困難なものとなる．さらに言うならば，これらのスタッフ自体が，取り巻く「環境」によっていかに支持され，援助を受け，治療的に支えられるかが，その先の患者や対象者にとっての治療的「環境」の質にかかわっていく．

文献

1）David H.Clark．秋元波留夫，北垣日出子，訳．精神医学と社会療法．東京：医学書院；1982．
2）鎌倉矩子，山根　寛，二木淑子．作業療法の世界：作業療法を知りたい・考えたい人のために．2版．東京：三輪書店；2004．

§ 4. 精神科リハビリテーション　　*243*

3）山根　寛．精神障害と作業療法．新版．東京：三輪書店；2017．

4）Mary Law, 他．吉川ひろみ，訳．COPM カナダ作業遂行測定．原著第4版．東京：大学教育出版；2007．

5）Maxwell Jones．鈴木純一，訳．治療共同体を超えて：社会精神医学の臨床．東京：岩崎学術出版社；1976．

6）鈴木純一．治療共同体序説．季刊精神療法．1984；10：235-42．

7）武井麻子．精神科看護学ノート．2版．東京：医学書院；2005．

8）武井麻子．感情と看護：人とのかかわりを職業とすることの意味．東京：医学書院；2001．

9）佐藤幸江．精神科病院における「接遇」を考える．精神科臨床サービス．2010；10：172-7．

〈水野高昌〉

C　家族療法

　　精神障害者の療養の行方に家族が影響していることは知られていたが，過去の医学的対応は，悪影響をおよぼすと思われる家族状況から患者を引き離す方法を取っていた．しかし，個人のみへのアプローチには限界がある．

　　家族療法は，個人の問題を個人と家族の相互作用によって作られる文脈からとらえ，個人の心のなかの問題よりむしろ，対人関係に注目する．個人と集団がつながりをもって，社会生活が作られているのと同様に，家族療法は個人療法と補い合う関係にある．

　　家族療法の中心に置かれるのは家族というシステムと，そこで生じる諸変化で，家族を前景に個人を背景に置くという見方へ転換される．

　　家族療法が現れた背景には，少年ハンスを父親を通じて治療したフロイト，人格発達における対人関係の役割や社会的刺激の重要性を強調したサリヴァン，アドラーや，人格形成における家族の重要性の知見をもたらした文化人類学者のベイトソン Bateson G の貢献がある．

1.　システムとしての家族

　　あらゆる家族内に，歪んだコミュニケーションが生じる可能性がある．日本は，言葉にして伝える努力やスキルが少なくても，互いに察することで意図が通じ合う，つまりコンテクストの共有性が高いハイコンテクストの文化であるために，下記に基本概念として説明する複雑な家族のコミュニケーションも，空気を読み暗黙のうちに対応され隠れている可能性がある．

a.　ダブルバインド

　　ベイトソンは，2人あるいはそれ以上の人間で繰り返される経験のなかで生じる，①「これをすると罰する」「これをしないと罰する」という否定的な命令に加え，②より抽象的なレベルでの否定的な禁止命令「これは罰ではない」「これを許さないのは愛するからこそ」が与えられ，その関係の場から逃げられない場合の心理的状況を，ダブルバインドと名付けた．ベイトソンのあげた例として，野村は，急性期の分裂症の若者のところに来た母親の例を紹介している．来訪を喜んだ息子が母親の方に手を回すと母親の身体が硬直した．息子はすぐに手を引っ込めたが，母親は「お母さんのことが嫌いなの？」と聞き返した．息子は顔を赤らめたが，それをみた母親は「そんなにまごつかな

くていいのよ，自分の気持ちを恐れることなんかないのだから」と言った．息子は耐えられず，ほんの数分しか母親と一緒に居られず，母親が帰った後，付添人に襲い掛かり隔離されてしまった[1]．

b. 偽相互性と偽敵対性

人間は，自分の同一性の感覚を発展させる自己実現のために，家族の外に出たいと思う一方で，他者と関係を持っていたい欲求によって家族との親密さを求める．相反した欲求を持っているが，通常は，自分の家族内での立場を失わずに，自己同一性の感覚を養いつつ，自分にとって重要な他者と関係を継続する欲求を満たすように，関係を形成している．

ウィン Wynne L は，統合失調症者の家族の研究のなかで，上の2つのバランスが失われると，どちらかの欲求の実現に偏り，他方が隠されてしまうことがあると発見した．家族との協調を強調しそれぞれの家族成員の同一性の分化や家族からの独立が犠牲にされると偽相互性，いずれか1人の自己同一性が強調されると偽敵対性が現れる．

c. 紛らかす mystification

家族の相互作用には，家族の枠組みを維持するための，さまざまな相互作用が生じている．ある言動や行動は，家族という枠組みの内では，より意味がはっきりしたものとなってくるのである．

夕飯の支度をしようとしている母親は，子どもに，宿題も終わったしそろそろお外で遊びたくなったはず，など言って子どもを室内から追い出し，静かなところで作業にかかろうとするかもしれないが，一方で子どもは本当は家のなかで母親ともっと話がしたいかもしれない．けれども，「お外で遊びたいはず」という言葉に対して，自分の気持ちを，お外に出たい…とごまかしてしまうかもしれない．

d. 一般システム理論

国家は社会システムであり，人間は生体システム，また，家族は集団のシステム，というように，世界はあらゆるシステムで成り立っている．生物学者であるベルタランフィ Beetalanffy LV が提唱した一般システム理論は，システムを「互いに影響し合う要素の複合体」と定義し，家族療法に大きく影響しており，家族をシステムとして概念化することによって，病理の理解を進めてきた．家族は，システムの境界を越えてある物質が常に，出入りする開放システムで，システムの環境や境界の性質は変化しやすい．

バーカー Barker P は，家族療法におけるシステムの見方について明らかにしたが，下記にその要点を列挙する[2]．

①家族は，各部分の特性の総和以上の特性をもつ．

②システムの働きは，ある一般的ルールによって支配されている．

③システムがもつ境界の性質はシステムがどのように機能するかを理解するうえで重要である．

④境界はあるものは通過するが，あるものは通過できない．

⑤家族システムは比較的安定した状態に立ち至る恒常性をもっている．

⑥家族システム内のコミュニケーションは円環的因果関係から理解できる．

⑦家族システムは目的を持っているようにみえる．

§ 4. 精神科リハビリテーション　*245*

⑧サブシステムによって成り立ち，より大きなスプラシステムの部分である.

　　家族は，門限を何時と決めたりなどのルールをもち，誰を招き入れるが誰は入れないなどの外部者との境界線を引き，個人で行動したり夫婦で集まったり兄弟で画策したりとサブシステムに分かれたり戻ったりしながら，恒常性を保っている.

e. 家族成員の役割と IP（identified patient：IP）

　　家族成員にはそれぞれの役割ができてくる. 家族が沈んでいるときに笑いで盛り上げるピエロ役であったり，優等生やスポーツ万能のヒーローだったり，窮状を助ける救世主であったり，いつも世話役を引き受けていたり，あるいは家出など家族の外に出て行ってしまう役割を取ったりする.

　　IP は，患者として認められた人で，家族のなかで問題や症状を抱えがちの役割をもつ者のことである. 例えば，家族のなかでいさかいが起きてきりきりと尖った雰囲気が続くと頭痛，腹痛や喘息など，具合が悪くなる子どもである. その子どもの症状を子ども個人の症状とみるのではなく，IP 概念によって，家族の発達や関係の過程で出現する家族の痛み，機能不全や変調であると説明できる.

2. 円環的因果関係

　　出来事 1 が出来事 2 に影響を与えるような状況における関係である. おはようと父親に声をかけたときに反応があれば，翌日もまた声をかけるであろう. 同様に，飲んだくれで生活が立ち行かなくなった妻の後をついて回る夫が，家中の酒瓶を片付けて回り完璧な世話役を荷っていた場合，いらつく妻はさらに酒を買ってきては飲み酒量が増える. 子どもはおびえ寝不足から勉強に集中できなくなり成績が落ちる. 夫が，妻の必要を満たすことが生活の目的かのようになっていく，共依存関係を形成している. この場合，何が問題で誰に問題があるのだろうか. 全体としての家族の問題として扱う必要が出てくる.

　　ミラノグループでは，家族が提供した情報について，さらに質問し，それに家族が反応するという繰り返しによって，円環的な質問を組み立て，家族間のずれを明らかにする面接が行われる.

3. 家族と感情表出

　　家族との感情交流が家族の関係に影響しているという視点は，前に述べたウィンなどの研究から発生し，レフ Leff J ら[3] によって，家族の感情表出（expressed emotion：EE）の研究に結実していった. EE のうち，批判的コメント，敵意，高い感情的巻き込まれ過ぎの 3 つが統合失調症の再発に関連している. 感情表出の多い高 EE と，少ない低 EE の家族を比較すると，高 EE の家族の精神障害者の再発率が高い. しかし，高 EE の家族でも直接接触の時間が短いこと，あるいは薬物の規則的維持療法により，再発防止を図ることができる.

4. 家族関係と個人の自己分化度

　　感情と知性の分化の度合いが家族関係に影響していることについて，ボウエン Bowen M が自己分化度から説明している. 家族の問題は，多くの場合，家族メンバー

が原家族から心理的に分離していないことから生じるという考え方である．分化度が高い人は過不足ない自己表現と親密性や孤独への適応が可能だが，分化度が低い人は，感情と知性が融合し，他者とも親しくなると巻き込まれやすく，巻き込まれないために回避したりと，不安定な人間関係に陥りやすい．メンバーを融合関係から分離させ，新しい自分の家族のメンバーとして独立し自律的に機能できることが目的である．

5. 家族の多世代的理解

独自の個性を持った家族として理解するには，家族を多世代的見方で理解する必要がある．その方法として，ジェノグラムがある．

ジェノグラムは，3世代以上の家族メンバーの構成図で性別，年齢，結婚や離婚の年齢，死亡年および疾患，同居者などについて，書き込むことによって，家族関係が一目で概観でき家族アセスメントのツールとなる．3世代以上にわたって記載することで，世代を超えた家族内の問題の繰り返しやライフサイクルのパターンについて明らかにすることができる（図3-11）．

6. 物語としての家族

1990年代には，問題そのものについてよりも，問題についてどのように語られるかについての関心が集まった．ホワイト White M とエプストン Epston D は，家族メン

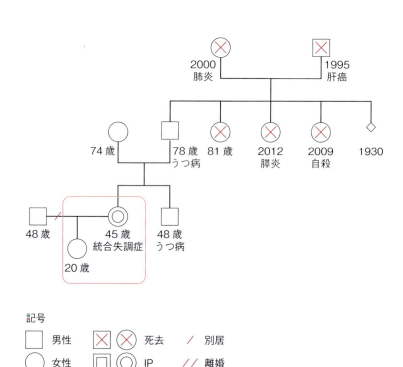

図3-11 ジェノグラム（家族関係図）の例
IP: identified patient

§ 4. 精神科リハビリテーション　　*247*

バーの問題への反応を重視した．病気に対する家族の反応はさまざまで，兄弟喧嘩一つについても，深刻に受け止める家族もあれば，スポーツのようなものと比較的軽く受け止める家族もある．

　ホワイトは，問題が個人からはっきり区別されるとき，人々と問題の間の相互作用的ダイナミクスと方向性を調べることが可能になるため，問題の外在化を重視した．つまり，病気を患者の外に出し，患者自身の人生や人間関係から病気をいったん引き離すことで，患者も，家族も医療者も，病気を客観視できる．そこから，摂食障害の A さんの物語から，きちんとしないといけない虫がうずく物語，といったように，患者≒病気という物語から新たな物語が紡がれていく可能性が生れる．

7. 家族の対処能力とサポート

　家族に降りかかるストレスはさまざまである．突然の災害であったり，家族成員の死別，病気による健康問題や経済問題であったりと範囲を広げると，大小のストレスが常に生じているともいえる．家族はこうしたストレスに直面しながら，対処力を高め家族として成長していくが，そこには，周囲からのサポートが必要である．

　家族が問題を抱え込まずに，柔軟な境界やルールを持ち社会資源を活用できれば，家族自身のレジリエンスが高まり，あらゆる逆境や危機を乗り越えていくようになる．家族療法では，個人や家族を歴史的文脈からとらえる多世代家族療法や，物語としての家族の項目で述べたナラティブアプローチがある．家族どうしで支え合う自助グループも，共感を絆としたサポートで家族のエンパワメントに大きな役割を荷っている．

8. 家族療法の理論の発展

　家族療法の創始は，1950 年代に遡るが，その後 50 年余りの間に理論の変遷もみられた．社会変化による家族像の変化や家族療法家同士の着眼点の違いから，理論が発展し複数のモデルが生まれてきた．家族からの自立度，未分化度に着目したボーエンらを中心とする多世代家族療法，世代間の境界の融合度に注目したミニューチンらの構造的家族療法，さらには家族システムのコミュニケーションの様式の改良に取り組んだドンジャンクソン Jankson D，ジェイ ヘイリー Haley J，ヴァージニア サティア Satir V，さらに発展し問題維持的行動パターンに着目した MRI 家族療法，家族システムを問題として取り上げ，問題維持に関与している相互作用を断つセラピーにチャレンジしたミラノグループがある．

　今世紀には，グリーシャン アンダーソンによる社会構成主義，ド シェザーらによるソリューションフォーカスドアプローチ，また，ホワイト エプストンによるナラティブアプローチへと発展した．家族療法は，個人療法と組み合わせて，クリニック，病院他，社会福祉や学校，教育の領域へと広く活用されるようになった．

文献

1）野村直樹．やさしいベイトソン コミュニケーション理論を学ぼう．東京: 金剛出版: 2008.
　p.128
2）フィリップ・バーカー著．中村伸一，信国恵子，監訳．家族療法の基礎．東京: 金剛出版:

1986/1993. p.68
3）レフ J，ヴォーン C 著．三野善央，牛島定信，訳．分裂病と家族の感情表出．東京：金剛出版；
1985/1991. p.129

〈榊 惠子〉

D 地域生活支援

1. 地域生活をサポートするサービス（地域生活支援サービス）

精神障害者が地域で孤立しないでその人らしい暮らしが送れるように様々な法律があ
るが，障害者総合支援法は，共生社会の実現や可能な限り身近な地域で必要な支援を受
けられるという法の理念を定め，平成 25 年（2013 年）4 月から施行された．その後の
見直しで，障害者の重度化や高齢化による多様なニーズに対応でき在宅支援を継続でき
るよう地域福祉サービスの充実化や，地域生活支援拠点などの整備促進を加えた形で平
成 30 年（2018 年）4 月から改正施行された（詳細は 5 章 1-C．障害者総合支援法，
388 頁参照）．

精神障害者が地域生活を送る際に重要なことは，精神症状があっても，周囲の人と繋
がれることや緊急時に SOS を発信できることである．

以下に，具体的な場面で受けられる主なフォーマルサービスについて述べる（図
3-12）．

a. 暮らしの場
1）住まいに関するサポート（居住支援）

a）グループホーム（共同生活援助）

・永住タイプでは利用期限は特になく，地域社会のなかで，食事の提供や金銭管理に関
する助言，服薬や日常生活における相談など世話人の支援を受けながら，少人数（2
～ 10 人）で共同生活をしながら地域生活を営む．
・通過タイプでは利用期限は原則 2 年が決まっており，その期間内で地域生活に慣れ
ながら世話人の支援を受けながら，単身生活を目指していく．
平成 30 年度の改正では，重度の障害や高齢になっても住み慣れた地域で生活できる
ような支援体制が取りやすくなり，地域での暮らし方の選択肢が広がった．

b）福祉ホーム

日常生活は自分でできるが家族関係や住宅事情によりすぐに住まいを見つけることが
難しい精神障害者が対象である．利用期間は原則 2 年で，全国で 146 か所とグループ
ホームに比べると少ない[1]．

2）在宅生活に関するサポート（居宅支援）

a）ヘルパー（居宅介護）

居宅で暮らす日常生活の支援が必要な精神障害者宅に，ヘルパーが訪問し，調理や掃
除や洗濯など家事などの身の周りの支援を行う．障害者の地域生活を支える大事な役割
を担っている．

b）ショートステイ（短期入所）

家族と適切な距離をとりたい，1 人暮らしの体験をしたい，入院するほどではないが

§4. 精神科リハビリテーション　249

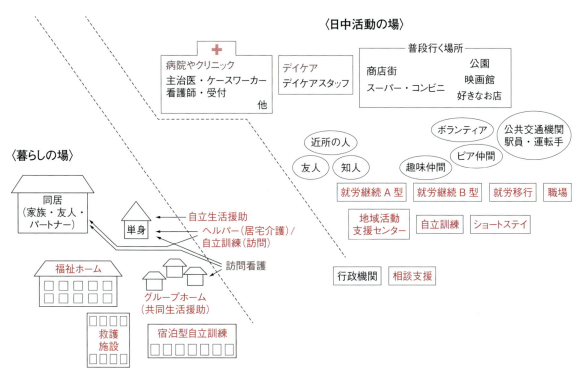

図 3-12　地域生活支援サービス

休みたいときなどに利用する．利用期間は原則 7 日以内である．

c) 重度障害者等包括支援

常に介護を必要とする精神障害者のなかでも行動上の著しい困難を有するなど，重度の障害者がヘルパーや行動援護など包括的に複数のサービスを利用しながら，安心して地域生活が続けられるように支援を行う．平成 30 年度から，入院した医療機関へ訪問し本人のニーズや生活習慣などを的確に医療従事者に伝達し適切な対応につなげるための支援が行えるようになった（対象者：障害支援区分 6 で必要とされる支援の度合いが高い人）．

d) 単身生活を始めた時の見守り的サポート（自立生活援助）

平成 30 年度改正による新事業．施設やグループホームで暮らしていた障害者が，1 人暮らしを始めたときに，安心して単身生活が送れるように定期的な巡回訪問（月 2 回以上）や生活上の問題の有無や体調や通院状況の確認，本人から要請があった際は随時対応を行うなどしながら，本人の生活力や理解力を補い，生活力を高めていきながら地域生活が送れるよう支援する．利用期間は原則 1 年だが延長もある．

b. 日中活動の場

1) 生活力を培うサポート（自立訓練）

機能訓練，生活訓練，宿泊型生活（自立）訓練がある．主に単身生活に向けて生活技術（掃除・洗濯・炊事など）や金銭管理，時間の使い方，対人関係の作り方，服薬の自己管理などを事業所や居宅で練習し，スキルを習得できるように支援する．利用期間は原則2年である．

2) 就労に関するサポート

a) 仕事につなげる支援（就労移行支援事業）

一般企業へ就労を希望する65歳未満の精神障害者（平成30年度の改正より年齢制限の緩和あり）を対象に就職できるよう支援を行う．就労に必要な知識やスキルを習得する訓練や，求職活動に対する支援，就労後の職場定着支援を行う．原則工賃はないが，職場実習の際に一定の工賃が支払われることもある．平成30年度より，一般就労している障害者が休職中に一定の条件を満たす場合に限り，就労移行支援事業の利用が可能になった．

b) 福祉的な働き場所の提供（就労継続支援）

・就労継続支援　A型（雇用型）

一般就労することが難しい65歳未満の障害者（平成30年度より上限年齢制限が緩和）が対象．雇用契約を結び，社会保険の加入と最低賃金を保障しその契約に基づいて就労の機会を提供する．A型で就労しながら一般企業で働ける知識や能力を身に着け，一般就労する者もいる．

・就労継続支援　B型（非雇用型）

一般企業や就労継続支援A型で就労が困難な障害者が，雇用関係を結ばずに福祉的就労を行い，その対価として工賃が支払われる．年齢制限や利用期間の定めは特にない．

c) 働いてからの支援（就労定着支援）

平成30年度改正による新事業．一般就労した後，同じ職場で6カ月以上就労継続している人が対象である．就労してから出てくる生活リズムの崩れや体調管理，給料の浪費など生活面の課題に対して周囲との連携や生活の課題に対する相談や支援を行う．利用期間の上限は3年．

3) 居場所のサポート（地域活動支援センター）: 各自治体が運営するサービス

地域で生活する精神障害者が安心して生活や病気・障害について話せる場であり，創作活動や生産活動をしたり，その他生活相談や社会参加や交流などが行える日中の居場所である．

・地域活動支援センターⅠ型: 相談支援事業，医療や福祉および地域社会基盤との連携強化のための調整，地域住民ボランティアの育成，障害への理解促進を図る普及啓発事業．

・地域活動支援センターⅡ型: 就労の困難な精神障害者に対し，機能訓練や社会適応訓練など．

・地域生活支援センターⅢ型: 小規模作業所の運営．

§ 4. 精神科リハビリテーション　*251*

4）行政以外の地域にある身近な総合相談機関（相談支援事業）

　　相談支援事業は，平成 17 年（2005 年）に障害者自立支援法で誕生し，平成 24 年（2012 年）の相談支援体制の見直しで（相談支援の充実化と相談支援体制の強化として，自立支援協議会の設置，地域移行や地域定着の促進，基幹相談支援センターの設置など）大幅に拡大した．相談支援事業は相談支援専門員が行い，本人中心の生活支援を主とする福祉サービスの調整連携を行う計画相談や障害者の生活上のいろいろな自己決定を支援するケアマネージャー的な役割と，障害を抱えていても生活しやすくなるような地域づくりを行うソーシャルワーカーとしての役割を業務として行っている．

　　平成 30 年の改正でさらなる相談支援事業の促進も図られているが，様々な課題もある．

5）その他

a）発達障害の人を支援する主な機関（発達障害者支援センター）

　　発達障害者支援法に基づく施設で，都道府県や政令指定都市に 1 カ所設置されている．

　　発達障害者やその家族が，障害特性からくる生活のしづらさの相談や安心して暮らせるように相談支援や発達支援，就労支援，普及啓発，研修や生活介護などの総合的な支援を行っている．学校や職場，支援機関などの関係者からの相談やコンサルテーション依頼も増えている．

b）救護施設

　　生活保護法に基づく施設で，生活保護受給者で身体や精神に障害があり，家族や親族からの支援が受けられず，1 人で日常生活を送ることが困難な 18 歳以上の人が対象．24 時間職員が常駐している．日常生活支援，リハビリテーション，自己実現の支援，地域からの支援があり，福祉事務所が生活保護費として支給した措置費で運営している．

参考資料
1）厚生労働省ホームページ．平成 28 年社会福祉施設等庁舎の概況．http://www.mhlw.go.jp/toukei/saikin/hw/fukushi/16/dl/gaikyo.pdf

〈原田雅美〉

2. 医療

　　地域生活における支援サービスの命題は，利用する人が安心して社会生活を送ることである．社会生活は複雑かつ突発的な出来事が多く，それに適応して暮らすための個々のニーズは一律ではないことを念頭におく必要がある．

　　わが国の精神医療は「支援を求める人を中心に置いた支援システム」への移行期にあり，医療職者は従来の役割・あり方を見直し，新たな専門性を示すことが求められている．

a. ACT

　　ACT（アクト）とは，包括型地域生活支援プログラム（Assertive Community Treatment）の略称である．これは，精神疾患を持ちながら地域で生活する人のなかで

も，自ら医療機関などにつながることができない状況や，引きこもり続けている人などを対象に，多職種で構成されたチームで，積極的にアウトリーチ（訪問）による支援を行うプログラムのことである．以下にプログラムの特徴を記す[1,2]．

①多職種で構成されていること

ACT には多職種のスタッフがいる．精神科医，看護師，精神保健福祉士，臨床心理士，作業療法士，薬剤師であり，そのほか事務スタッフや就労支援スタッフ，ときにピアスタッフも加わることがある．

②医療者側から対象（利用者）のもとへ訪ねて行くこと

わが国の精神医療保健制度は従来，病をもつ人側から医療機関を訪ねない限りは，支援を受けることができない体制である．ACT は，「自ら医療につながることができない人」のもとに，「医療の側から訪ねて行く」という支援体制であることが特徴的である．

③24 時間 365 日支援要請に応じること

ACT では 24 時間 365 日体制でタイムリーに関わることを原則としている．このような，地域における危機介入体制の存在が地域で暮らす人の安心につながる．

④継続的かつ持続可能であること

精神疾患は慢性的な経過をたどることが多く，治療や生活を立て直すための支援は長期にわたる．そのため，複数のスタッフで 1 人の人を担当するという，継続的かつ持続可能な体制づくりをしている．

⑤対象（利用する人）中心であること

ACT では，対象者（利用する人）自身の意思を中心にして支援内容が検討される．それは，疾患治療が主となる支援ではない．つまり，個人の生きざまに合わせた支援内容である．同じ疾患，同じ症状であっても，それらと共に生きる方法は，人それぞれに異なるのである．

⑥利用者それぞれにオーダーメイドかつ濃厚な支援を行うこと

ACT における支援の具体的内容は，生活・医療・就労など多岐にわたる．求められている支援は微細な点にあり，個別性を十分に把握しオーダーメイドの支援を行う．また，医療的支援が可能であることも，他のサービスと異なる点である．特に就労支援は，直接的に自立につながり，より濃厚な支援が求められる．利用する人の個性やストレングスにも注目して支援内容を決定することが重要である．

b. 精神科デイケア

わが国では，平成 16（2004）年に，厚生労働省「精神保健医療福祉の改革ビジョン」[3] によって「入院医療中心から地域生活中心へ」を基本理念として示し，平成 21（2009）年に「精神保健医療福祉の更なる改革に向けて」[4] において，機能強化・分化の確保とその充実が掲げられ，他の福祉サービスとは異なった機能が求められることとなった．

精神科デイケアの実施目的には，再入院と再発の予防・居場所的存在・生活リズムづくりがあり，生活技能の獲得と向上，対人関係の構築の機会にもなっている．これらは，医師の指示のもとに行われており，スタッフは，作業療法士，看護師，精神保健福祉士，心理士などで構成されている．内容は，レクリエーション，スポーツ，料理，手工芸さらに，社会生活技能訓練（SST）など多彩なプログラムが実施されている．

§ 4. 精神科リハビリテーション　　*253*

　　ただし，慢性期のデイケアについては，治療効果を疑問視する声もある．このことから，今後は急性期や回復期に向けた支援特化の方向性が待たれている．

c. オープンダイアローグ（open dialogue）

　　オープンダイアローグを説明する語には，「開かれた態度での対話」，「急性期精神病における開かれた対話によるアプローチ」「フィンランド西ラップランドのケロプダス病院発祥の精神科医療システム全体」とさまざまである．

　　わが国では 2014 年前後に知られるようになったが，フィンランドでは 1980 年代から導入され，統合失調症の予後に良好な成果をあげている．

　　オープンダイアローグは，精神科医，心理士，看護師，ソーシャルワーカーなどの多職種で構成されたチームで行われる．支援要請は，電話にて 24 時間体制で受付けている．精神的な問題がある場合に誰でもアクセス可能であり，24 時間以内に本人を含めた対話を，本人のもとに出向いて（本人が医療機関でのミーティングを求めた場合にはそれに応じる）行う．なお，創始者であるヤーコ　セイックラは，オープンダイアローグの主要原則として 7 項目をあげている[5-7]．

①即時に応じること：危機介入として，24 時間以内に対応する．これにより，入院を可能なかぎり避けることができる．

②ソーシャルネットワークに引き入れること：支援が必要な人を社会から切り離さず，家族のみならず，職場の同僚，学校の友人，隣人，担当の専門職者を引き入れることもある．

③個別で具体的なさまざまなニーズに柔軟に対応すること：支援ニーズがある人自身の要望や意見を尊重して，可能な限り柔軟な対応をする．そして，すべての選択は，本人の個別性に沿った内容である．

④責任をもって対応すること：初めに電話を受けたスタッフが，チームを立ち上げる役割があるという．支援が必要な人をたらいまわしにすることなく，スタッフは，かかわった人に最後まで責任をもつことが原則である．

⑤心理的な連続性を保障すること：支援ニーズがある間は，途中でスタッフを変えることや，他の機関を紹介するということはしない．同じチームで関わり続ける．

⑥不確かさに耐えること：オープンダイアローグでは，時間がかかったとしても，対話を繰り返す．支援ニーズをもつ人自らが，治療に関わっている実感こそが安心感につながるとされる．

⑦〈対話〉が行われていること：危機状態のときに自らの体験を言語化することは難しいものだが，きき流さずに〈対話〉をする．また，本人を除いて何かが決定されることはない．

　　冒頭に述べたように，移行期にあるわが国の精神医療に携わる際に「精神症状とは何なのか」を再考することは欠かせない．それは，症状は疾患がもたらすという視点から，人間関係や社会との関係性により生じるもの，という理解への転換といえよう．そして，従来のように医師を中心とした治療チームとは大きく異なり，支援ニーズを持つ人を中心とした多職種連携チームでの治療が求められている．

文献

1) 高木俊介. 精神障がい者の地域包括ケアにむけて. In: 福山愛子, 他編. 精神障害者地域包括ケアのすすめ ACT-K の挑戦, 〈実践編〉. 東京: 批評社; 2013. p.9-33.
2) 伊藤順一郎, 久永文恵. 第1章 ACT の仕組み, 第3章 ACT 支援の進め方. In: 伊藤順一郎, 他監修. ACT ブックレット1 ACT のい・ろ・は. 千葉: 特定非営利法人地域精神保健福祉機構; 2013. p.5-13, p.27-46.
3) 厚生労働省. 精神医療保健福祉の改革ビジョンについて, 2004. 厚生労働省ホームページ. http://www.mhlw.go.jp/topics/2004/09/tp0902-1.html (2018年5月27日閲覧).
4) 厚生労働省. 精神医療保健福祉の更なる改革に向けて, 2009. 厚生労働省ホームページ. http://www.mhlw.go.jp/shingi/2009/09/s0924-2.html (2018年5月27日閲覧).
5) ヤーコ・セイックラ, トム・エーリク・アーンキル. 第3章 オープンダイアローグによる危機介入. In: 高木俊介, 他訳. オープンダイアローグ. 東京: 日本批評社; 2016. p.56-70.
6) 斎藤 環. 第1部オープンダイアローグとは何か. In: オープンダイアローグとは何か. 東京: 医学書院; 2015. p.9-78.
7) 下平美智代. さらに見えてきたオープンダイアローグ. 精神医療. 2015; 18: 107-22.

〈大河内敦子〉

3. 精神科訪問看護

a. 精神科訪問看護の概要

精神科訪問看護は, 1986年に診療報酬上に「精神科訪問看護・指導料」として点数化された. その実施には, 精神科を標榜する医師からの精神科訪問看護指示書と精神科看護訪問計画書が必要で, 医療機関や訪問看護ステーションに所属する保健師, 看護師 (准看護師を含む), 作業療法士, 精神保健福祉士などが居宅を訪問し, 援助を行う. 原則として精神障害者本人およびその家族と契約を結び, サービスの提供が行われる. 精神科医療の脱施設化の流れに伴い, その需要は年々増加している. また, 入院中の患者についても, 退院後の生活への移行がスムーズに行われるように, 退院前訪問が認められている.

b. 訪問看護における基本的心構え

1) 信頼関係の構築

訪問看護にあたって一番重要なのは, 利用者との信頼関係の構築である. 信頼してもらえなければ, 訪問してもドアを開けてもらえない. 訪問する者には, 誠実さ, 温かさ, 適切なケアが求められる. 利用者の生活の場に入ることを自覚し, 利用者の主体性を尊重して, 心理的・物理的距離を保つこと, 一貫して見守り続ける姿勢が必要である. 利用者のプライバシー, 訪問の時間や約束を守り, 安心できる人であることを示しながら, 一歩ずつ歩み寄っていく姿勢が大切である.

2) その人らしさの尊重

訪問したときに, 部屋がゴミだらけであったり雨戸が閉め切られていたりするなど, びっくりすることも多い. しかし, 自分の価値観を当てはめるのではなく, なぜそのようになっているのかを考え, その背景を理解することが必要である. 訪問者にとってはゴミのように感じられるものでも, 利用者にとっては価値があるものかもしれない. 利用者がどのように暮らしたいと思っているのか, 何に困っているのか, それを解決するにはどのようにしたらよいのかを, 利用者と話し合い, 同意の下に進めなければ, 訪問

§4. 精神科リハビリテーション　　*255*

看護は成り立たない.

3）他の専門職との連携

地域で生活する精神障害者を支えるのは訪問看護だけではない. 医療や福祉の関係者, 家族, 地域の住民など, 様々な人に囲まれて生活している. 利用者がそのような人々とどのような関係性を作っているのか, どのような援助を必要としているのかをアセスメントし, 他の専門職と連携することが必要である. そのためには, 社会資源についての幅広い知識が必要となる.

もし, 入院中の患者が退院後の訪問看護を必要としているのであれば, 入院中に退院前訪問を行って生活環境を確認すると共に, 患者やその家族および保健福祉サービスを行う他の専門職とカンファレンスをもち, どのような援助が必要となるのかを検討して, 事前に協力関係を構築できるとよい.

c. 精神科訪問看護の具体的内容

精神科訪問看護利用者の持つ疾患は, 統合失調症, 感情障害, 人格障害など様々であるが, 疾患にかかわらず, 様々なニーズがある. また, 訪問看護の場も居宅内にとどまらず, 屋外への付き添いなど幅が広い.

利用者の症状悪化の裏には, 日常生活の変化や対人関係上の葛藤などが隠れていることが少なくない. 訪問時に利用者の声に耳を傾け, 観察し, 利用者のセルフケアを支えていくことが重要である.

1）対人関係の支援

精神障害者は, 病気がきっかけで仕事を失ったり学校に行けなくなったりするなど, 社会との関係が薄れてしまうことも多い. また, 精神科への偏見を恐れて, 通院していることや入院していたことなどを家族以外の人に打ち明けられず, 孤立し, 悩みを抱え込んでしまうことも多い. たとえ家族が同居していたとしても, 家族との関係が悪化しているケースや, 家族が地域から孤立しているケースも少なくない. 訪問看護により, 利用者の不安や葛藤などの思いを傾聴し, 他愛もない日常会話から日々の嬉しい, 悲しいなどの感情を共有することも援助の1つである. また, 近隣の人との付き合い方や挨拶の仕方など, 日常生活のあらゆる場面での具体的な対応などを, 看護師がロールモデルとなり練習することなどもある.

2）服薬管理と受診の支援

服薬管理は訪問看護において重要な支援の1つである. 状態がよいからと自己判断で内服をやめてしまったり, 生活リズムの崩れから服薬時間がずれてしまったりして, 体調を崩すこともある. 処方された薬が用法通りに服薬できているか, できていないとすればその理由は何か, そのことを医師に相談できているかなどを本人と話し合い, 適切に服薬管理ができるよう支援していく必要がある.

また, 病状を管理する上で定期的な受診を行うことも重要なことであるが, 病状が安定するとその必要性を感じられなくなったり, 病状が悪化すると被害関係念慮や不信感から引きこもり, 受診できなくなったりしてしまうこともある. 定期的に受診できているか, また, 受診時に自分の状態を適切に主治医に伝えられているかを確認し, ときには利用者の思いを代弁するなどの援助も必要となる.

3）日常生活の支援

精神障害者は，精神症状による集中力・意欲・活動性・思考力などの低下，あるいは若い頃から障害をもつことにより家事の技術を身につけていないなど，様々な理由で家事ができないことがある．訪問時に部屋の様子を観察し，掃除，洗濯，食事の支度などの家事をどの程度行っているのかをアセスメントすることが必要である．しかし，主体は利用者本人であり，利用者はどのような生活を送りたいと思っているのかを把握し，それに沿って援助を行うのが原則である．また，ときにはホームヘルプ，食事の宅配，その他のサービスと連携して支援を行うこともある．

精神障害者のなかには，不安が強くて外出できない人もいる．一緒に買い物に行ったり，電車やバスなどの公共交通機関を利用する練習を支援したりすることもある．利用者がデイケア施設や作業所などへ通っている場合は，その参加状況を確認するなど，社会参加への援助も行う．

4）体調管理の支援

精神科訪問看護といっても，身体的な体調管理も重要である．利用者が自身の体調に無頓着であることや，生活の乱れから体調を崩すことも少なくない．また，こだわりや経済的理由から真夏にエアコンをつけずに昼夜を過ごして熱中症にかかるケースや，身体的不調を放置して身体疾患が悪化するケースもある．訪問時にはバイタルサインなどを確認し，健康状態を把握する必要がある．

5）金銭管理の支援

精神障害者は，就業が困難で収入が少ないことによる経済的問題を抱えていることが多い．その後の生活費を考えずに手元にあるお金を使い込んでしまったり，不用意に金銭を貸し借りしてトラブルに発展してしまったりすることもある．金銭管理をどのようにしているのか利用者や家族と話し合い，管理方法を検討する．金銭管理の問題は自尊心や主体性の問題ともつながる重要な事柄であり，本人が納得できる方法を探る必要がある．状況によっては精神保健福祉士，自治体などと連携して成年後見制度の利用や生活保護の申請を検討する必要がある．

6）家族へのケア

精神科訪問看護では，家族関係の調整も重要である．家族が疾患や障害を理解できていなかったり，障害者本人への対応に困っていたり，本人と家族との関係において葛藤を抱えていたりすることも多い．家族の声に耳を傾け，家族が思いを吐露することで，家族の本人への関わり方が変わる可能性がある．精神科訪問看護では，家族も看護の対象として認められている．

7）危機介入

病状の悪化などの緊急時には入院の必要性を含めて医師に相談することもあり，日頃から担当の医師および医療機関との連携を取っておくことが重要である．訪問しても出てこなかったり，連絡が取れなかったりする場合は，精神症状の悪化や自殺企図，身体的な病気の悪化の可能性も疑い，早急な対応が必要となる．

〈柴田真紀〉

E 当事者活動とピアサポート

　　医療者は，精神疾患・精神障害をもつ人を，助けが常に必要な人として見て，患者・利用者のためになることをし，気持ちの代弁も医療者がせねばならないと思ってしまう傾向がある．しかし，精神疾患・精神障害をもつ人は，医療やサービスを受けるだけではなく，自身の望む暮らしを送り，自分に必要なものを選び，求め，自ら行動し，誰かを助け支える人であることを忘れてはならない．

　　精神健康に困難を有する人たちが，長期にわたる治療を強制されたり隔離されたりしてしまっていた歴史があるが，そのようなあり方ではなく，人間としての主体を取り戻し，たとえ症状があったとしても，自分の暮らしや人生を作り，歩んでいくという「リカバリー」の考え方がこの数十年で重視されるようになってきている．このリカバリーの考え方の広まりと大きく重なるものとして，精神健康の困難の経験を有する当事者達によるセルフヘルプの活動がある．医療者など専門家とよばれる他者からいわれたことではなく，自分の経験や考えを仲間と話し，深め，支え合う活動が広がってきている．

　　当事者による運動やセルフヘルプには，さまざまな形や考え方があるが，ここでは，障害を有する人が自ら行動する活動として当事者活動，互いを助け支え合う活動としてピアサポートについて紹介する．なお，当事者活動にピアサポートの要素が含まれていることも多いが，ピアサポートがすべて当事者活動というわけではない．

1. 当事者活動

　　当事者活動とは，精神疾患・精神障害に限らず，なんらかの経験の当事者である人達が自主的・主体的に行う活動すべてを指す．医療や福祉の文脈で当事者活動という場合には，なんらかの疾患や障害を有する人達が集まり行う社会的活動を指すことが多い．

　　疾患や障害をもつ人は，保護され，あるいは訓練，治療される対象として扱われてしまうことが長く続いていたが，疾患や障害をもつ人達が自分の声で自分の考えを発信し，自分達の権利を守るための活動をすることが，1960 ~ 1970 年代から世界的に広がりはじめた．疾患や障害をもつ人が主体的に集まり，行動し，発信する活動は日本でも広がってきている．

　　疾患や障害，困難を有する当事者の集まり（当事者組織）によって主体的に行われる活動はすべて当事者活動とよぶことができ，当事者活動には，交流したり楽しい時間を過ごすこと，互いに支え合うこと，自分たちの権利を守ったり，自分たちの暮らしの向上のために声をあげたり，力を合わせて事業を立ち上げる，社会に発信し働きかけるなど，多様な活動が含まれる．

　　当事者組織は，当事者によって立ち上げられたものもあれば，家族や医療者などの作った組織から当事者主体へと発展したものなどがあり，さまざまな組織によって当事者活動が行われている．

a. 患者会

　　患者の集まりとして，患者会がある．患者会は，同じ疾患を有する者同士で結成されている会や，同じ医療機関を利用する者同士の集まりなどがあり，患者が主体となって

運用されているものから，医療者や患者家族などの支援者によって計画・運用されているものまで，同じ呼び名でもさまざまなものがある．行う内容もそれぞれで，患者会が必ずしも当事者活動を行っているとは限らないが，互いに支え合う活動を主に行う患者会，セルフヘルプだけでなく，疾患や障害について社会へ発信し，知識の普及や啓発に努めたり，行政に働きかけを行ったりする患者会，当事者活動を精力的に行っている患者会などがある．

2. ピアサポート

仲間同士の支え合い（ピアサポート）は，リカバリー促進に不可欠な要素であるといわれている．ピア（peer）とは，同じ立場にいる人，対等な人を指し，ピアサポートとは，対等な立場にある人によるサポートを指す．学生間の助け合いや，職場の同僚同士の支え合いなど，対等な立場にある者によるサポートはどれもピアサポートであるが，医療福祉の場面でピアサポートという場合には，疾患や障害をもつ者による支え合いや支援を指すことが多い．ピアサポートは精神疾患・精神障害に限らずあらゆる領域でみられる．

3. ピアサポートの効果

疾患や障害など，類似の困難を経験した者同士の場合，その疾患や障害そのものによる苦痛や，そこから生じる生活上の支障など，共通の経験を有することも多く，相手の状況を理解しやすく，共感しやすい．このため，ピアサポートでは，自分の経験や思いをわかってくれる人がいると感じられ，その経験をしているのは自分だけではないと知る機会ともなる．また，暮らしの工夫や，症状への対処を聞いて自分の参考になったり，自分の状況の変化の可能性を感じられたりする．

ピアサポートでは，多くの場合，どちらか一方だけが助ける側，支える側ということはなく，それぞれの経験や言葉が互いの助けや気付きにつながる．自分は助けられるだけの存在ではなく，自分も誰かの助けとなるという感覚を得ることで自尊心のあがる機会ともなる．

4. ピアサポートの提供される形

ピアサポートが提供される形はいくつかに分類ができ，セルフヘルプグループ，疾患や障害を経験した人が雇用されてピアサポートが利用者に提供される形などがある．このほかにも，個人的な関係，医療施設の待合室で隣り合った人同士の会話，デイケアのメンバー同士のやりとりなど，たまたま生じる私的な会話などもピアサポートとなり得る．

a. セルフヘルプグループ（自助グループ）

セルフヘルプグループは，自助グループともよばれ，共通の経験を有する人たちが集まり，対等な立場で互いに支え合うものである．

集まりは，開催の予定されている日時に参加したい人が集まる．登録メンバーのみで活動するグループもあれば，誰でもいつでも参加してよいグループなど，グループのありようはさまざまである．集まった参加者が発言し，言いっぱなし，聞きっぱなしとす

ることをルールとするグループもあれば，テーマを決めて勉強会や情報交換を行うグループなど，集まって行う内容や，集まりの頻度もそれぞれである．行う内容は異なっても，セルフヘルプグループでは，助ける人，助けられる人は固定されておらず，互いに互いの助けとなる．セルフヘルプグループに，共通の経験や困難を有するメンバー以外の者（たとえば家族や支援者）の参加を認めているグループもあるが，会の進行やグループの運営は，メンバーが担ったり，メンバーに決定権がある．

セルフヘルプグループの例として，アルコホリクス・アノニマス（AA）や断酒会がある．ほかにも，双極性障害を有する人，摂食障害を有する人，家族を自死で亡くした人など，さまざまな疾患や困難を経験している人によるグループが世界中の各地に存在している．

セルフヘルプグループは，対面で集まる形式のもののほか，たとえば禁煙をするための励まし合いや，さまざまな情報交換など，インターネット上で支え合う形などもある．

b. 疾患や障害を経験した人がピアサポートを提供する人として雇用される

近年，精神健康の困難を経験した人が，精神保健福祉サービスを提供する場でサポートを提供するスタッフとして雇用されたり謝金を支払われて活動することが日本でも増えてきている．この場合のピアサポートは，双方向の支え合いというよりは，患者・利用者と似たような経験を有する対等な存在（ピア）として，サポートを提供するという形となる．

5. 医療者の関わり

患者・利用者は，自分にもできることがあるとは考えたこともなかった，自分と似たような経験をしている人がいるとは知らなかった，と言うことも多く，当事者活動やピアサポートについて，医療者から患者・利用者へ紹介することで，利用できる資源やつながれる仲間が広がる可能性がある．

また，疾患や障害を有することについて，その暮らしで必要と感じられていることについてなど，当事者活動やピアサポートから医療者が学ぶことはたくさんある．

〈宮本有紀〉

自殺対策

5

本章では，（特に精神科を専門としない）看護師が知っておきたい自殺予防の基礎知識について取り上げる．精神科では，医師も看護師も，患者の自殺の危険評価を重視するが，精神科以外の科では，身体疾患の治療や看護に多くの関心を払うことが一般的だろう．しかし，本章で取り上げるように，身体疾患は重要な自殺の危険因子の1つである．総合病院などでは，精神科入院患者の自殺数よりも，他の科の入院患者の自殺総数のほうが多いことさえある．したがって，精神科を専門としない看護師であっても，自殺の危険評価や対応の原則について正しい知識を持っておくことが期待される．

A 自殺の危険因子

以下に述べるような自殺の危険因子を多く満たす患者は危険群ととらえる[1,2]．危険因子を確認することで，危険の概略を把握する．さらに，患者の性格傾向，生育歴，社会適応，葛藤状況，精神症状の有無と重症度，これまでの危機への対応の仕方などを，自殺の危険因子とともに総合的に判断すべきである．表3-13に自殺の危険因子をまとめた．

表 3-13 自殺の危険因子

①自殺未遂歴	最も重要な危険因子． 自殺未遂の状況，方法，意図，周囲からの反応などを検討
②精神疾患	気分障害（主にうつ病），薬物乱用（主にアルコール依存症），統合失調症，パーソナリティ障害
③サポートの不足	未婚，離婚，配偶者との死別，職場での孤立
④性別	自殺既遂者：男＞女，自殺未遂者：女＞男
⑤年齢	特に中高年の男性に自殺率のピーク
⑥喪失体験	経済的損失，地位の失墜，病気や怪我，業績不振，予想外の失敗など
⑦他者の死の影響	精神的に重要なつながりのあった人が突然不幸な形で死亡
⑧事故傾性	事故を防ぐのに必要な措置を不注意にも取らない． 慢性疾患への予防や医学的な助言を無視
⑨虐待	身体的・心理的・性的な虐待の既往

（高橋祥友．自殺の危険：臨床的評価と危機介入．3 版．東京：金剛出版；2014)[2]

1. 自殺未遂歴

もっとも重要な危険因子として，自殺未遂歴がある．自殺を図った患者を前にして，「周囲の人を脅かそうとしただけだ」「狂言自殺だ」といった言葉が医療関係者からも発せられることがある．しかし，これは大きな誤解である．自殺を図ったものの，幸い救

§5. 自殺対策　　261

命されたとしても，その後，適切なケアが受けられないままだと，同様の行為を繰り返して，自殺により死に至る危険は，健康な人に比べてはるかに高い．

　自殺を図ろうとした人について，その意図，手段，状況などについて十分に情報を得ておく．その人は自分の行為がどのような結果をもたらすと考えていたのだろうか？　用いた手段は，確実に死につながる危険が高いものであったか，あるいは介入の可能性が十分あっただろうか？　自殺未遂が生じた場所や時間は，綿密に計画されていて，救命されたのは単なる偶然に過ぎなかったか，最初から救命されるような時や場所を選んでいただろうか？　救命されたことについてどのような態度を取っているだろうか？　自殺未遂によって何を，誰に訴えようとしていたのか？　このような点について，可能な限り確実な情報を得ておく（もちろん，最初から矢継ぎ早にこういった質問ができる状況ばかりではない．一度に情報を収集するのが難しい場合には，患者との信頼関係を打ち立てることを優先し，数回にわたる面接を通じて全体の情報をつかむ）．

　さて，自殺未遂に関しては，判断の誤りをもたらしかねない側面がいくつかある．

a. 選ばれた手段の致死性

　客観的に致死性の高い自殺手段が用いられたことが将来の自殺の危険と直接結びつき，致死性の低い手段の場合は予後がよいかというと，かならずしもそうではない．自らの行為がどのような結果をもたらすと患者自身が考えていたことと，現実的な致死性との間に隔たりを認めることがしばしばある．

　ある高齢者がベンザリン®（ニトラゼパム）（5 mg）を5錠服用して，自殺を図った．この人は担当医から毎晩1錠服薬するように（それ以上をけっして服薬してはならない）と強く指示されていた．医療従事者ならば，この量で死に至ることはないと理解できるが，この人はこれで確実に死ねると信じていた点こそが重要である．

　同様のことは自殺の危険の高い子どもにも当てはまる．小学生くらいの年齢で，インクを飲む，画鋲を口に含むといった行動を認め，周囲の大人からは単なる悪ふざけや事故と片づけられている場合がある．「悪ふざけや事故であってほしい」という大人の先入観をひとまず置いておいて，子どもにその意味を尋ねると，自己破壊の衝動が明らかになることがある．客観的な事実が死に直接つながらなくても，行為を起こした本人が抱いている主観的な死の願望に救いの手を差し伸べる必要がある．

b. 自殺未遂直後の感情

　自殺未遂に関してもう一点留意しなければならないのは，その行為に及んだ直後の感情状態である．自殺を図った直後の患者というと，抑うつ的であったり，不安や焦燥感が強い心理的状態を思い浮かべるだろう．しかし，外見上はけっして抑うつや不安焦燥感が強いとは見えない患者も少なくない．

　救命されたことに対して医療者にあからさまな敵意を示す場合は，まだ自殺の意図が明らかであるだろう．しかし，患者自身が自殺の意図を否定し，まるで他人事のように自殺未遂について語ったり，それどころか，どこか妙に昂揚した気分でいたりすることさえある．このため医師や看護師が，患者の自殺の意図を疑ったり，「狂言自殺」ではないかと考えてしまいかねない．家族や知人は，専門的な知識も乏しく，そして，患者が自殺を図ったことに対する自らの罪責感を晴らそうとするあまり，患者の死の意図を頑なに打ち消そうとする傾向はいっそう強い．

そして，医療スタッフの判断や家族の希望から，あるいは患者自身の主張から，身体的な治療を済まされただけで退院となり，精神科治療を受けないことも多い．患者の置かれていた環境，人格構造，精神症状などに救いの手が差し伸べられずに，身体的な処置だけされて退院し，以前と同様の環境に戻ると，再び自殺の危険が高まるという症例も多い．自殺行動が攻撃性の抑圧に伴う内的緊張を解放し，自殺未遂後に一見して精神的な問題がないように見える患者の存在を，大原は指摘している[3]．このような状態になった者でも自殺未遂によって環境の改善される例は少なく，現状のままかむしろ増悪している例も多いことから，自殺未遂者を短期間病院に収容し身体的な治療を実施するだけでは，問題の根本的な解決には程遠いことを大原は強調した．

医療者の側に患者の自殺の意図を否認する心理が働くことも事実である．患者が抱く自殺の意図は，ときに医療者の全能感に対する大きな挑戦となる．その結果，自殺未遂を事故や単なる偶然であると無意識のうちに解釈するといったことも起きかねない．一見，致死性の低い，あるいは単なる偶然と思われるような事故を認めた場合でも，それが確実に自己破壊行動ではないと確認されるまでは，患者の自殺の意図を注意深く見守るべきである．

2. 精神疾患

精神疾患については他の章で詳しく解説されているので，ここでは自殺との関連について簡潔に述べておく．さまざまな調査が共通して指摘しているのは，自殺者の多くは最後の行動に及ぶ前に，うつ病，統合失調症，アルコール依存症，薬物乱用といった，何らかの精神疾患に罹患していたという点である（図3-13）[4]．しかし，それが適切に治療されていた人となるときわめて少ない．

また，たとえば，うつ病患者の飲酒量が増し，アルコール依存症の診断にも該当する

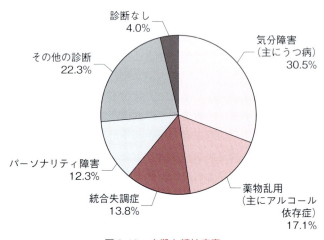

図 3-13 自殺と精神疾患
(World Health Organization: Suicide Rates (per 100,000), by country, year, and gender. http://www.who.int/mental_health/prevention/suicide/suiciderates/en/, 2004)[4]

ようになるとか，統合失調症患者が薬物依存に走るといった具合に，複数の精神疾患に同時に罹患している場合には自殺の危険はさらに高まる．このように十分にコントロールされていない精神障害の存在は重要な危険因子である．

アルコール依存症や薬物依存症それ自体を無意識の自己破壊傾向の発露としてとらえ，慢性自殺（chronic suicide）の概念を提唱した精神科医もいる[5]．アルコール依存症や薬物依存症の結果，判断力も低下し，さらにさまざまな社会的な問題のために，多くの人々のなかで孤立を深めることになる．

また，アルコール依存症の診断基準を満たさないまでも，自殺を図る人の多くが自殺行動を起こす際に酩酊状態にある点も注目される．飲酒量が徐々に増加していく傾向については厳重な注意を払わなければならない．うつ病患者で本人も周囲も症状の増悪に気づかれない時期に，次第に飲酒量が増加していくことはよくある．

特に中高年の人で，これまでは付き合い程度であったのに，徐々に酒量が増していく場合は，背後にうつ病が潜んでいる可能性がある．飲酒をすると，一時的に気分が晴れることを経験しているために，抑うつ的になった人が，ついつい酒に手を伸ばすことがある．飲酒によって不眠が改善すると固く信じている人もいる．しかし，アルコールは中枢神経系の活動を抑制する薬物であり，長期的にはうつ病の症状を悪化させる．また，酩酊状態で自己の行動をコントロールする力を失い，自殺行動に及ぶ人も多い．

3. サポートの不足

自殺は「孤立の病」であると指摘した精神科医さえいる[6]．未婚の人，離婚した人，何らかの理由で配偶者と離別している人，近親者の死亡を最近経験した人の自殺率は，結婚し配偶者のいる人の自殺率よりも約3倍の高さを示す．

また，家族が全員揃っていて，表面的には特に問題がないように見えることがある．しかし，詳しく検討すると，そのなかで自殺の危険の高い人が疎外されている状況が明らかになってくる場合も少なくない．

高齢者の自殺を検討すると，3世代同居で，外見上は楽しく過ごしているように見えるが，多くの家族の中で疎外を感じている高齢者の自殺率が高いことも指摘されている[7]．この意味でも，結婚や生活の状態を機械的に検討するだけでなく，たとえ家族が揃っていたとしても，家族との関わりの質を検討することも重要である．

4. 性別

自殺率は，ごく一部の例外を除いて，ほとんどの国で圧倒的に男性のほうが高い．それとは対照的に自殺未遂者数は女性が多い．もっとも，わが国でも自殺者は男性に多いのだが，他の国々に比べて女性の自殺率が高く，男女差が比較的接近していることはわが国（そして，アジア）の自殺の1つの特徴である．

5. 年齢

図3-14に示したように，第二次世界大戦直後は，わが国の自殺曲線は，男性では20歳代の青年期と老年期に2つのピークを描いていた．大きな社会変動が生じたときには，若年男性の自殺率が上昇するというのが世界的な傾向である．しかし，近年では，

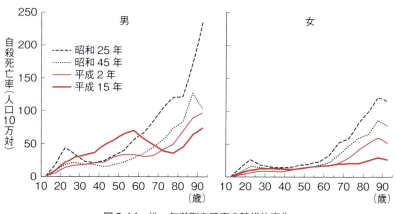

図 3-14 性・年齢別自殺率の時代的変化

わが国の若年層の自殺率は欧米に比較して際立って高いわけではない．特に男性では 40～50 歳代に 1 つのピークがあり，高齢者層に 2 つめのピークを認める．

6. 喪失体験

各種の**喪失体験**には，経済的損失，地位の失墜，病気や怪我，近親者の死亡，訴訟を起こされることなどがあげられる．ここでも指摘しなければならない点は，これらの喪失体験が，自殺を図る人にとって，どのような意味をもつかを十分に理解しなければならないという点である．各種の喪失体験を，1 人 1 人の患者の生活史に照らしあわせて，本人にとってどのような意味を持つのかを把握しておく．

自殺の危険の高い小児や思春期の人の場合，大人の目から見ると，「なぜこれくらいのことで，自殺を図るのか？」と思えるような些細な出来事をきっかけにして，自傷行為に及ぶ例がある．こういった例でも，その体験が本人にとって，どのような意味をもっているのかを考えなければ，その心理を理解することはできない．

7. 他者の死の影響

家族や近親者に自殺者が存在するかどうかという点についても十分な注意を払う．うつ病を除外しても，同一家系に自殺が多発することがしばしば報告されており，遺伝が自殺に果たす役割さえ指摘されている．ただし，この点については異論も多く，近親者の自殺を経験することが一種のモデリング（学習）となって，他の自殺を誘発すると主張する研究者もいる．現段階では，遺伝か学習かの議論に決着はついていない．

さらに，**群発自殺**にも注意を払う[8]．他者の死が遺された人に影響を及ぼし，複数の自殺が生じることがある．家族以外にも親しい人の自殺，事故死，不審死を最近経験したことはないか，また，著名人の自殺がセンセーショナルに報道されて，それに影響を受けていないかという点にも注意する．

8. 事故傾性

自殺はある日突然何の前触れもなく起きると考えられる傾向があるが，実はそれに先

行して自己の安全や健康を守れなくなる状況がしばしば生じている．自殺に先行するこのような現象を事故傾性（accident proneness）とよぶ．自殺の直前ばかりでなく，生活史上に長年にわたり事故傾性を認める患者も存在する．すなわち，繰り返す事故が，患者にとって意識的あるいは無意識的な自己破壊傾向の発露となっている例である．事故を起こす本人にとっても，それは事故以外の何物でもないととらえられている．生活史上に多くの事故を認める，事故を防ぐのに必要な処置を不注意にも取らない，慢性疾患に対して当然の予防あるいは医学的な助言を無視するといった人については，自己破壊傾向について検討する必要がある．自己の身体面での管理にまるで無関心で必要な処置を取らないことはないか，しばしば怪我で入院したり，職場を欠勤したりするようなことはないかなどの情報を詳しく収集する．

　たとえば，医療の現場では次のような例がある．糖尿病でそれまでは十分に管理できていた人が，ある日を境に，食事療法，薬物療法，運動療法を突然やめてしまったりする．あるいは，医師の指示以上の量のインスリンを注射する．また，腎不全の患者が人工透析を突然受けなくなったり，臓器移植を受けた後に，免疫抑制剤の服用を止めてしまったりすることがある．これらの行為を認めた後に，自傷行為に及ぶことがあり，これは事故傾性の実例である．

　一般の職場では，真面目な仕事ぶりだった会社員が，借金をして無謀な株式投資をするようになったり，何の連絡もなく失踪してしまったり，性的な逸脱行為を認めたり，いつもは温和な人が酩酊して大喧嘩をしたり，全財産を賭けるような株式投資に打って出るといった行動の変化を，自殺の前に認めることがある．抑うつ的な人が失踪に及んだ場合には，それを自殺の代理行為として真剣にとらえる必要がある．まず，本人の安全を確保した上で，かならず専門の精神科医による診断につなげるようにすべきである．

9. 虐待

　身体的・心理的・性的な虐待を受けた経験のある人では，正常に発達すべき自尊心の欠落を認めて，容易に抑うつ的かつ自己破壊的になりやすく，強い自殺傾向を示すことがある．虐待をした人が，実の家族，あるいは養父母，義理の同胞といった場合が多いことから，背景に崩壊家庭や親の不仲や離婚といった問題も同時に存在しがちである．

　また，直接的に虐待を受けなくとも，何らかの原因で人生の早期に適切な養育や愛情を得られなかった人についても注意を要する．幼小児期に父，母，家族の誰かが重病で入院していたか，仕事で長期的に不在であったか，犯罪のために入獄していたか，家族の誰かの死を発達の重要な段階で経験してはいないかなどという点についても把握しておく．

　以上，一般的な自殺の危険因子について解説した．このなかでも特に重要な因子をあげると，自殺未遂歴，十分にコントロールされていない精神障害，周囲からのサポートの不足，事故傾性などだろう．これらの因子を一言でまとめると，衝動性をコントロールする能力がきわめて低下した状態を現している．特に，精神科以外の科で患者に自殺の危険が疑われた場合には，早い段階で精神科コンサルテーションを要請してほしい．

266   3. 治療と予防

B   自殺の危険の高い患者への対応の原則

　自殺の危険の高い患者に気づいた場合に，どのように対応したらよいかは，「TALK
の原則」としてまとめられる．TALK とは，tell, ask, listen, keep safe の頭字語である．
　　T: はっきりと言葉に出して「あなたのことを心配している」と伝える．
　　A: 真剣に取り上げるつもりならば，自殺について率直に質問して構わない．それ
　　　　は自殺の危険を判断する第一歩になる．
　　L: 相手の絶望的な気持ちを徹底的に傾聴する．絶望的な気持ちを一生懸命受けと
　　　　めて聞き役に徹する．
　　K: 危険を感じたら，その人を 1 人にさせない．その人と一緒にいて，まず安全を
　　　　確保した上で，周囲の人々の協力も得て，適切な対処をする．危険を察知した
　　　　ら，1 人で抱えこまずに，専門家のもとに受診させる．

　自殺の危険を察知した場合の一般的な原則をあげたが，このような人が確実に精神科
的評価に導入されるようにすべきである．

C   演習

　以下にあげる例は，ある総合病院で実際に起きた事例である．ただし，プライバシー
の保護のために，患者を同定できるような情報は意図的に変更してある．読者ならば，
この状況で看護師としてどのように対応するか考えてほしい．

症例: 72 歳，女性，左大腿骨人工骨頭置換術後
　整形外科病棟に入院中の患者が 30 代後半の看護師を呼び止めて，少し話を聞い
てほしいと声をかけた．この患者はこれまでもこの看護師によく話を聞いてもらっ
ていた．たまたまそのときは，看護師がいくつかの用事を抱えていて，「今，忙し
いから，後でね」と答えて，仕事を続けていた．しかし，それから間もなく，その
患者は 5 階の非常階段から身を投げて，命を絶った．
　看護師は，「あのとき，すぐに対応していたら」「自殺を防げなかったのは私の責
任だ」と強く自分を責めた．後に振り返ってみると，この患者は単身生活を送って
いた高齢女性で，遠方に住む子ども達もほとんど面会に来なかった．病棟でも孤立
しがちで，口数も少なく，この看護師が病室に来るのを待ちわびて，話しかけてき
た．術後のリハビリの苦痛をしばしば訴え，退院後の単身生活の不安も話題にして
いたことも，看護師は思い出した．

　さて，読者がこのような場面に遭遇したら，どのように対応するだろうか．
　もちろん，仕事の手を止めて，ただちに患者に向き合うことができれば理想的であ

JCOPY 498-17502

る．しかし，日々の活動で看護師が多忙であることも現実である．そのような場合には，どう対応すべきだろうか？　すぐに対応できないとしたら，次善の策として，近い将来の確実な時間を指定して，そのときに，話を聞くという約束をするという方法がある．あまり遠い将来，たとえば「明日から2日間有休をとるので，その後で」では，先過ぎる．「今の用事を片づけたら，かならず病室に行きます．15分くらいで終わりますから，待っていてください」などと，近い将来の具体的な時間を伝える．

　看護学生にこの課題を出したところ，「私を待っている間に，話す内容をメモに箇条書きにしておいてください」と答えた学生がいた．家族と連絡を取り，面会に来るように働きかけるとか，担当医やリハビリのスタッフから予後について，本人が理解できるように詳しく説明してもらうと提案した学生もいた．ここにあげたものが完全な正解というわけではない．それぞれの状況で，どのように対応できるか一度考えてみてほしい．

文献

1) 高橋祥友. 医療者が知っておきたい自殺のリスクマネジメント. 2版. 東京: 医学書院; 2006.
2) 高橋祥友. 自殺の危険: 臨床的評価と危機介入. 3版. 東京: 金剛出版; 2014.
3) 大原健士郎. 臨床場面における自殺. 臨床精神医学. 1979; 8: 1255-9.
4) World Health Organization: Suicide Rates (per 100,000), by country, year, and gender. http://www. who.int/mental_health/prevention/suicide/suiciderates/en/, 2004.
5) カール・メニンガー. おのれに背くもの. 東京: 日本教文社; 1963 (Menninger K. Man again Menninger st himself. New York: Harcourt Brace Jovanovich; 1938)
6) Eisenberg L. Adolescent suicide: On taking arms against a sea of troubles. Pediatrics. 1980; 65: 315-20.
7) 上野正彦, 庄司宗介, 浅川昌洋, 他. 老人の自殺. 日大医誌. 1981; 40: 1109-19.
8) 高橋祥友. 群発自殺. 中公新書. 東京: 中央公論新社; 1998.

〈高橋祥友〉

4

精神保健看護

精神科看護の特徴

A 精神医学と看護ケア

1. 精神医学の知識

科学としての精神看護の知識は精神医学に負うところが大きい. 生物学的精神医学の知識は, たとえば薬物療法が円滑に行えるように援助するための客観的知識として看護に応用されている. どのような診断によって処方されたのか, どのような作用があるのか, どのような副作用が生じる可能性があるのかなど, 薬物療法についての医学的知識なしには看護はできない. それは電撃療法に代表される身体療法についてもしかりである. 診断や治療についての基礎的知識を十分に学ぶ必要がある.

2. 個別看護の知識

看護は個々その人を対象としている. 喜んだり悲しんだり, 考えたり何かを目指したり, 個性ある人格として生きている1人の人である. そもそも, そうした目のまえの人が傷ついたり苦しんでいるときに, 1人の人間として関わり癒すことが看護のはじまりであった. それは, 病んでいる人, 老いゆく人, 死にゆく人に対して, 自分もまた病み, 老い, 死ぬ, 同じ人間として, ともに困難な状況に立ち向かい, あるときはともによどみ足踏みし, あるときは受身的にたたずむ関わりである.

個別看護は一般化することが不可能な, その時その場の現実のやりとりのなかで実践される. そこで, 精神看護では, 看護理論家ペプロウ Peplau HE の時代から, プロセスレコードという方法によって, 関わりのプロセスを明らかにし, そこから患者理解や自己理解, そしてプロセス理解を行うことによって治療的な関わりを目指してきた. 清拭や足浴などの日常生活援助やセルフケアへの援助も, 身体的ケアを意味すると同時に, 身体を通しての, 言葉を通しての, 心理的ケアとなって刻一刻の関わりのプロセスのなかで展開されていく. つまり1つ1つの日常生活援助が精神療法的な関わりとなっていくのである.

3. 精神医学と看護ケアの接点

看護ケアは, 客観的な見方と, 主観的な見方が交わる接点で, 実践されるものである. 全体的な人間として看護師の前に立ち現れる患者に対して, 看護師には, 客観的な見方で, 主観的な見方で, 知的な関心を幅広く深く継続的に漂わせながら観察し, 関わる技術が必要となる.

患者もまた, その時の心理的状態によって, 自分は貶められているのだと思ったり,

気のせいかもしれないと思ったり，これは妄想だと思ったりと，より主観的になったり，医学用語を使って客観的に距離を取ったりしながら日々過ごしているだろう．地域生活での人間関係や生活に緩みを与えているのは，ああ思ったりこう思ったりというようなこの思考の幅や感情の幅なのである．この幅によって精神的健康が維持されている．一方で，こだわりや感情が一点に向かって強くなって，心理的な緩みがなくなり恒常性が保たれなくなる時，さらには精神が解体しそうになる時に患者は入院してくるのである．

　治療的な関わりや治療的環境が提供されることによって，患者が，あの考え方もこの考え方もあると再び思えるような，心にゆとりを持った状況に戻っていくことが退院に結びついていく．看護は，このプロセスの只中である生活の場で毎日援助している．患者の回復の第一歩は看護から，看護師が提供する，知的に広く感情的に柔らかい関心に基づいて築かれる入院生活のトーンとも形容しうる環境から作られるのである．

〈榊　惠子〉

精神保健とライフサイクル 2

A 精神保健と危機

1. ストレスと危機

a. ストレス（stress）の定義

ストレッサー（stressor）は，生体や個人に与えられる刺激で，ストレッサーによって生じた様々な心理的，身体的反応，また引き起こされた行動をストレス反応という．

b. ストレスの種類

1）精神的ストレス

①社会的ストレス

就職，転職，昇進，左遷，失業，結婚，離婚，子どもの独立，同居，別居，転居，入学，転校，進学，成績不振，家庭不和，近隣トラブル，職場の上司／同僚との対立

②心理的ストレス

不安，恐怖，怒り，失敗，失恋，挫折，心労，家族や友人の病気，親しい人との死別や離別

2）身体的ストレス

①外的ストレス

暑さ，寒さ，高気圧，低気圧，花粉，ほこり，空気汚染，化学物質，騒音

②内的ストレス

病気，けが，過食，偏食，栄養不良，過労，睡眠不足，月経や妊娠などの身体変化
不規則な生活，運動不足，運動過剰

c. ストレスによる反応（セリエによる一般適応症候群の段階）

セリエ Selye H は，ストレッサーの侵襲を受けた生体には，一定の全身的な変化が生じるとした．適応が獲得できていない警戒反応期，一時的なストレッサーに対して生体の適応ができている抵抗期，生体の適応エネルギーが限界に達する疲弊期の3つの段階に分けられている（図4-1）.

d. ストレスへの対処

1）ストレスの心理学的モデル

ラザルス Lazarus RS が提唱したストレスモデルによれば，ストレスは先行する個人要因と環境要因の違いによって外部から与えられる刺激に対する反応は異なり，その刺激自体がどの程度脅威的であるかという個人の判断（一次的判断），および脅威的な場面に対してその人が直接的な反応ができるか否かの判断（二次的判断）を経た結果だと考える（図4-2）.

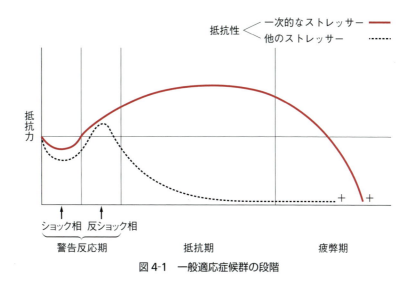

図4-1 一般適応症候群の段階

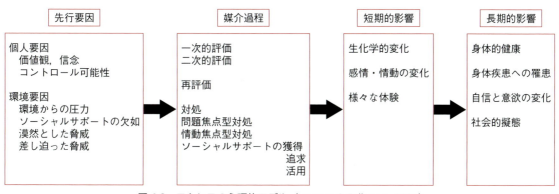

図4-2 ストレスの心理的モデル（Lazarus & Folkman, 1984）

2）ストレスの対処方略

　　　　適応に関連しているのは，情動焦点型対処方略であり，情動を処理する際に，一時的にうまく問題から回避する対処方略を用いると適応的となる．一方，問題をあたかもなかったかのように気持ちの中に押し込めてしまう抑圧を用いると不適応的となる．

　　　　脅威が差し迫っているときは，一時棚上げして気持ちを落ち着かせ問題解決へ向かわせる．

e. 危機（crisis）の定義

　　　　カプラン Caplan G は，危機を「人生の重要な目標をおびやかすような障害に直面して，過去において習得した問題解決の方法によってはそれを乗りこえることができないときに引き起こされる一時的な状態（1961）」と定義している．

　　　　危機は人を破綻させるときもあるが，分岐点として成長のきっかけや転機をもたらすこともある．

274   4. 精神保健看護

f. 危機の種類（Korchin ST, 1976）

①「発達の危機（成熟に伴う危機）」（developmental crises）

人が心理的・社会的に成長することによって，何らかの危機を迎えることがある．

人生の節目節目における危機であり，発達課題を達成することで乗り越えられる．

例として，母からの分離，入学，進学，初潮，就職，結婚，出産，転職，退職がある．

②「状況危機（状況に伴う危機）」（accidental crises）

予期せぬ出来事が人生に訪れることを意味する．

例として，災害，身近な人の死，突然の失職，病気などの不幸な出来事，昇進や転居などのよい出来事も含まれる．

g. 危機の特徴

①急性かつ一時的なもので，短くて1週間，長くて6〜8週間続く．

②行動が著しく変化し，いつもに比べて非効果的な行動をとる．

③人生の重要な目標が脅かされると知覚し，不安や恐れを感じる．

④危機の知覚はその人独自のものである（別の人にとってそれが危機でないことがある）

⑤危機に陥っている人は，不安・緊張による身体反応を示す．

h. 危機への対処

危機を回避するには以下の3つの要因がある（アギュララ Aguilera DC, 1997）．

①出来事の現実的な認知

ストレスの多い問題に遭遇した時に生じる否定的な感情や，本人の物事に対する評価が周囲とはかけ離れた評価となった場合は，現実に対して歪んだ認知となりやすい．そのため，出来事を現実的にとらえ，適切な対処行動をとれるような援助が必要である．

②適切なソーシャルサポート

一緒に考え行動し，支えになってくれる人の存在や，必要な社会資源を適切に用いることによって，自主的に行動しようとする姿勢が生れてくる．

③適切な対処機制

適応的な防衛機制を用いることによって，心理的な動揺を乗り越え，問題解決に向けて行動することができる．

2. ライフサイクルと危機

a. ライフサイクル　life cycle（人生周期）

ライフ life は，生命，生活，人生といった意味をもち，語源的には身体，生命，生きるという意味と接続，保存の意味をもつ．サイクル cycle は，輪，循環という意味をもち，エリクソン Erikson EH は，人間が生まれ死んでいくという人生としての人間生涯に重きを置いている．さらに，これに相互性や親と子の発達的危機の重なり合いからくる大人と子どもの世代的な発達的循環をイメージすることで，心理社会的なライフサイクルの拡がりがみえる．つまり，ライフサイクルは，すべての人が周期的，循環的に一定の段階を経過する過程であり，個人が自分自身の1回限りの生涯をたどるという意味をもつと同時に，個人が次の世代につながり，次々と後の世代に引き継がれてい

§ 2. 精神保健とライフサイクル　*275*

くという意味をもっている.

b. エリクソンの漸成的発達論

フロイトの精神分析的発達論を基盤に置きながらも，身体の発達と心の発達，そしてそれを取り巻く社会との相互交渉をとらえようとする視点をもち，人間生涯の展望のなかで発達をとらえたライフサイクル論でもある.

1）漸成発達 epigenesis（epi = upon, genesis = emergence）

成長するものはすべて「予定表」ground plan をもっていて，すべての部分が1つの「機能的統一体」functional whole を形づくる発生過程のなかで，この予定表から各部分が発生し，その各部分は，その成長において適時性をもって経過する.

つまり，エリクソンは，形成体による誘導連鎖という生物学的な知見をもとに，人生周期の各階層が，順序をとばすことなく，前のものを土台として，時間的空間的に次のものが発達するという過程を図式化し，発達的危機を乗り越えるということは，次の発達的危機を迎える素地となることを示した．さらにこの図式には，「退行」や「停滞」，「早熟」といった状態が，上下の時間軸として示されるのではなく，左右の空間軸の移動として示されることから，年齢的な退行（時間的退行）を意味せず，心理社会的発達の様態の変化とする退行（空間的退行）としてとらえることができることを示している.

2）適時性

人生周期の各階層は，順序をとばすことなく前のものを土台にして次のものが発達する.

3）器官様式　organ mode と社会的様態　social modality

フロイトは各段階を特徴づけるものとして，口唇，肛門などの部位のもつ発達的意味づけを用いた．エリクソンは，口唇などの身体的部位のもつ機能から，口は「ものを取り入れる」「受けとめる」「受け入れる」「飲み込む」「消化する」などの心理社会的様態を示すことに注目し，これらを「器官様式」とよんで，フロイトの心理・性的発達論を心理社会的発達論に結びつけて統合させた.

4）相互性　mutuality

母子間の相互調節作用は，乳児の発達を保障するだけではなく，母親の側も子どもの世話を通して，母親の世代の発達課題を達成していく．子どもは，大人によって成長を促されるが，同時的に同じ重みづけをもって，大人は子どもによって成長させられる．その関係を相互性とよび，相互の心の内部に，基本的強さ（virtue）を活性化させる関係のありかたとして示した.

5）発達課題（精神社会的課題）　developmental task

ライフサイクルの各段階は，その段階で解決せねばならない段階特異的な発達課題によって特徴づけられる．発達課題によって，個人の欲望と個人の生きている社会文化からの期待との間の葛藤と緊張のもとでいきることが必然となる.

6）発達危機　developmental crisis, normative crisis

心理・社会的危機とは，人がそのライフサイクルのなかで，発達課題に直面するときに包蔵されている，前進や統合に向かう方向ではなく，停滞や後退，拡散の状況に陥る危険性を示している．エリクソンは，この危機を「岐路であり，決断のときである」よ

うな事態ないし状況であるととらえている.

対立する人格特性の対（vs）によって表現される8つの危機は，versus「〜対〜」，vice versa「〜とその逆の〜」の意味をもち，対比されながらも相補性がある対立命題として示され，危機的状況に傾いた時に，中核的な病理が生じる恐れがある.

7）基本的強さ　virtue（徳，人格的活力）

各々の階層の危機の解決と発達課題が達成されるなかで獲得される，人間の人生周期を通じて人格を力強く組織づけ，よりよく生きるための最良の倫理. 本来，薬の効能を表す言葉，生命にかかわるもの，活力を与えるもの，価値あるものの魂. 適時性があり，薬効と同じく，あまりにも長く放置されるとその効力を失ってしまう.

8）同一性　identity

アイデンティティは，個人の意識としての「自分は何者か」「自分は自分をどのような人間であると定義するか」ということに関係したものであり，アイデンティティの中核にある自己意識は，思春期・青年期に突然出現するものではなく，むしろ生涯を通じてなされる過程である.

臨床的記述概念から定義すると「自分は他者と違って自分である」という斉一性の感覚（self-sameness），および「自分はこれまでいかにして自分になってきたのか」という一貫性の感覚（continuity）であり，生物・心理・社会という諸次元のなかにあって，自我によってもたらされる人格の統合性を表す用語である.

9）世代の循環

次代に引き継がれて終わる世代の循環と，それ自体で終わりを遂げる個人の生涯がある.

自己の精神が次の世代に受け継がれていくことを信じる知恵によって，死がすべての終わりとはならず，人類の流れのなかに昇華されうる.

10）発達課題と危機（表4-1，図4-3）

①基本的信頼 vs 基本的不信（乳児期）

乳児期の対立命題は，基本的信頼 vs 基本的不信である. 母親もしくは重要な養育者からの世話によって，培われる信頼感. つまり絶望的な不安に押し潰されそうになったときには適切な慰めによって回復される信頼感という意味での基本的な信頼を得ることによって，基本的強さの「希望」が現れる.

自我発達の最初の強さと根源は，この段階の発達的対立命題から現れる信頼によって，心の最も深いところで自己肯定し，自分を取り巻く世界を肯定することができるようになる. 一方，心の最も深いところで不信感があるとき，周囲は悪意に満ちて見え，防衛する猜疑的な態度で生きていくことになる.

②自律性 vs 恥と疑惑（幼児期初期）

幼児期初期の対立命題は，自律性 vs 恥と疑惑である. この時期の子どもには，反抗的な衝動に完全に身を委ねて誰にも依存しないかのように振る舞うときと他者の意志を自分自身に強制して再び依存的になるときがあり，この2つの傾向の均衡をとるために，芽生え始めた意志の力が，自由な選択と自己抑制の成熟をともに助けるといわれる. 親という外からの命令や禁止を幼児自身が内在化していく親と子の躾の構造のプロセスであり，基本的強さの「意志」が生れる.

§2. 精神保健とライフサイクル　　277

表4-1　エリクソンの漸減的発達段階

発達段階	A 心理・性的な段階と様式	B 心理・社会的危機	C 重要な関係の範囲	D 基本的強さ	E 中核的病理 基本的な不協和傾向	F 関連する社会秩序の原理	G 統合的儀式化	H 儀式手技
I 乳児期	口唇-呼吸器的, 感覚-筋肉運動的（取り入れ的）	基本的信頼対基本的不信	母親的人物	希望	引きこもり	宇宙的秩序	ヌミノース的	偶像崇拝
II 幼児期初期	肛門-尿道的, 筋肉的（把持-排泄物）	自律性対恥, 疑惑	親的人物	意志	強迫	「法と秩序」	分別的（裁判的）	法律至上主義
III 遊戯期	幼児-性器的, 移動的（侵入的, 包含的）	自主性対罪悪感	基本家族	目的	制止	理想の原型	演劇的	道徳主義
IV 学童期	「潜伏期」	勤勉性対劣等感	「近隣」, 学校	適格	不活発	技術的秩序	形式的	形式主義
V 青年期	思春期	同一性対同一性の混乱	仲間集団と外集団: リーダーシップの諸モデル	忠誠	役割拒否	イデオロギー的世界観	イデオロギー的	トータリズム
VI 前成人期	性器期	親密対孤立	友情, 性愛, 競争, 協力の関係におけるパートナー	愛	排他性	協力と競争のパターン	提携的	エリート意識
VII 成人期	（子孫を生み出す）	生殖性対停滞性	（分担する）労働と（共有する）家族	世話	拒否性	教育と伝統の思潮	世代継承的	権威至上主義
VIII 老年期	（感性的モードの普遍化）	統合対絶望	「人類」「私の種族」	英知	侮蔑	英知	哲学的	ドグマティズム

(E.H. エリクソン, 他著. 村瀬孝雄, 他訳. ライフサイクル, その完結. 増補版. 東京: みすず書房; 2001)[4]

このときの外部の命令は「自分の足で立つことを励ます」が, 過度の命令は, 自己嫌悪感や無力感からくる防衛的な行為を生むため, 強迫的な傾向を強めることにもつながる.

③自主性 vs 罪悪感（遊戯期）

エリクソンは, 学童期, 青年期の前に, 遊戯期という発達段階を置き, この時期の対立命題を自主性 vs 罪悪感とした. いわゆる「ごっこ遊び」により, 社会的役割やしくみを学ぶ時期であり, 失敗を繰り返しながら, それにひるまずより適切に接近していくようになり, 実験し予測をたてることで現実を支配することで, 基本的強さの「目的」が生れる.「目的」はこれから起こる事態に対する創造性の源泉にもなりうるものである. その反面, 競争に負けると自分の力の不信を味わい, やりすぎると処罰されるという不安を引き起こし, 行動を制止する傾向を強くする.

④勤勉性 vs 劣等感（学童期）

学童期になると, 社会的な対人関係は家族から, さらに近隣, 学校へと拡がる. 学童

	1	2	3	4	5	6	7	8
I 乳児期	信頼 対 不信				一極性 対 早熟な自己分化			
II 早期児童期		自立性 対 恥, 疑惑			両極性 対 自閉			
III 遊戯期			積極性 対 罪悪感		遊戯同一化 対（エディプス空想同一性）			
IV 学童期				生産性 対 劣等感	労働同一化 対 同一性喪失			
V 青年期	時間展望 対 時間拡散	自己確信 対 同一性悪感	役割実験 対 否定的同一性	達成の期待 対 仕事の意欲麻痺	同一性 対 同一性拡散	性的同一性 対 両性的拡散	指導性の分極化 対 権威の拡散	イデオロギーの分極化 対 理想の拡散
VI 初期成人期				連帯 対 社会的孤立		親密さ 対 孤立		
VII 成人期							生殖性 対 自己閉塞	
VIII 成熟期								安全性 対 嫌悪, 絶望

図4-3　エリクソンの精神分析個体分化の図式（E.H. エリクソン，著．自我同一性―アイデンティティとライフ・サイクル―．東京: 誠信書房; 1973. p.158[3]）より改変）

期の対立命題は，勤勉性 vs 劣等感であり，他に働きかけ，他を統制し，自己の正解に作りかえていく「技術獲得」のプロセスとなる．将来の労働に必要な技術的な基本原理を身につけることで，基本的強さの「適格」を生むことになる．しかし，この時期に，「完成する喜び」が得られなければ，自己卑下と低い自己評価を生み，劣等感という危機的な感覚を抱くことになり，ひきこもりや不登校などの病的状況につながる恐れがある．

⑤同一性 vs 同一性拡散（青年期）

青年期は人格の形成過程において重要な自己確立の時期にあたり，この時期の対立命題は，同一性 vs 同一性拡散である．仲間集団と外集団との関係の中で，自分は社会的存在として「何者であるか」を問い，他人との経験の共通性と自分の独自性を認めることによって，「自我同一性（ego identity）」を確立する．同一化する人物や社会環境との出会いによって，基本的強さの忠誠が生れる反面，疾風怒濤の変化の中で，自我同一性の揺らぎが生じやすい時期でもある．同一性の拡散状態は，青年期特有の心理的葛藤として現れることもあるが，役割拒否や，対人恐怖，摂食障害，自殺，無気力，統合失調症，うつ病などの発病の危機となる．

⑥親密 vs 孤立（前成人期）

青年期の同一性感覚の探求を潜り抜けてきた前成人期の対立命題は，親密 vs 孤立で

ある．個々がもつ同一性を相互の親密性の中で融合させ，仕事や性愛，友情の中で相補的な関係をもつことで，基本的強さの「愛」を獲得する．

他者との親密な関係を作り上げる能力をもつことで，「自己」を失うような危機に曝されても自己を失うことはない．一方，誰からも離れ，誰からも目を向けられぬ状態にある自己喪失の恐怖から他人と深く関わらない「排他性」をもち，孤立を生んでしまう危険性も併せもっている．

⑦生殖性 vs 停滞性（成人期）

成人期に分担する労働と共有する家庭の中で生じる対立命題は，生殖性 vs 停滞性である．ここでいう生殖性は，子どもを生み育てる，創造的なアイディア，仕事を生み，そして世話する，成人して若い世代から求められ与える存在を含み，新しい存在や新しい観念を生み出すことを表している．自己愛的な動きは，停滞と退廃を生み停滞を招くが，次の世代を確立させ，導くことに関心を持つことで，世代継承的サイクルの基本的強さである世話を獲得する．

⑧統合 vs 絶望（老年期）

老年期の対立命題は統合 vs 絶望であり，過去の自己を振り返り整理することで自分の人生の意味を知り，高価な代償を払ってでも，世の中の秩序や精神的意義を伝えようとする活動によって，基本的強さである英知を得ることができる．

自分の人生を唯一の自分の所属するあるべき人生だったと受け入れることで，老年期の命題である人生の「統合」へと向かわせ，自己の統合が世代の循環の中で生かされていくこととなる．自分の人生を受け入れることができなかった場合，うつ病，自殺などの危険性が増すことになる．

c. 危機を乗り越える力

リジリエンス（resilience）の概念は，1970年代に小児精神医学と発達心理学の分野で導入された．リジリエンスとは，回復力，快活，元気，弾性の意味をもつが，Wolin SJ と Wolins S[6] は，発達精神医学の立場から，リジリエンスを人生初期に苦しめられた困難から回復する力として説明した．すなわち，発達する過程で，鋭い質問を投げかけては，それに正直に答える精神的習慣である「洞察」，いくつかのせめぎあう要求の中から，できるかぎり最善の取引をするという「独立性」，他者との親密で満足のいく絆である「関係性」，自分自身を主張し，自分の環境を手なずけようとする決意である「イニシアティヴ」，何でもないことを価値ある何かにおきかえることのできる「創造性」，重大なことを何でもないことに変えることができる「ユーモア」，充実した良い人生を願いながら行う見識ある良心的活動である「モラル」という7つのリジリエンスに分けられ，自我を育てることによって，リジリエントに成長していけるとした．現在，リジリエンスは，防御因子と力動的過程の2つの意味に使用され，発達過程とともに変化すると考えられている．

文献

1）Aguilera DC. 著. 小松源助，荒川義子，訳. 危機介入の理論と実際. 東京：川島書店；1997.

2）バーバラ M. ニューマン，フィリップ R. ニューマン. 新版生涯発達心理学　エリクソンによる人間の一生とその可能性. 東京：川島書店；1988.

280　4. 精神保健看護

3）E.H. エリクソン, 著, 小此木啓吾, 訳. 自我同一性―アイデンティティとライフ・サイクル―. 東京: 誠信書房; 1959/1973.

4）E.H. エリクソン, 他著, 村瀬孝雄, 近藤邦夫, 訳. ライフサイクル, その完結. 増補版. 東京: みすず書房; 1998/2001.

5）Selye H. A syndrome produced by diverse nocuous agent. Nature. 1936; 138: 32.

6）鑪幹八郎. アイデンティティとライフサイクル論. 京都: ナカニシヤ出版; 2002.

7）Wolin SJ, Wolin S, 著, 奥野　光, 小森康永, 訳. サバイバーと心の回復力. 東京: 金剛出版; 1993/2002. p.12-33.

8）フリードマン LJ. エリクソンの人生　アイデンティティの探求者. 上・下. 東京: 新曜社; 2003.

9）Lazarus RS, Folkman S. Stress, appraisal, and coping. New York: Springer; 1984.

10）村瀬孝雄, 福島　章, 編著. 臨床心理学大系 16 臨床心理学の先駆者達. 東京: 金子書房; 1990.

〈石橋通江〉

B　死にゆく人とケア

　　自分の死が近い将来に迫っている現実を認識すると, 人は未知なる死への恐怖, 怒り, 絶望など, 激しい感情を体験し, 大きく揺れ動くものである. 家族にとって身近な人の死は大きな喪失体験であり, 死にゆく患者と関わる看護師も, さまざまな困難感や葛藤を抱く. ここでは, 死にゆく人の理解とケア, ケアを振り返ることの意義などについて述べる.

1. 死にゆく人の理解

a. 全人的苦痛の理解

　　シシリー ソンダース Cicely Saunders は, 死にゆくがん患者の複雑な苦痛について, 全人的苦痛（トータルペイン）という概念を提唱している[1]. 患者の苦痛は, 身体的苦痛だけでなく, 精神的苦痛, 社会的苦痛, スピリチュアルな苦痛が互いに影響し合って形成されているという考え方である. 主にがん患者の緩和ケア領域で活用されている概念であるが, がん患者に限らず, 死にゆく人を理解する際に広く参考にできる.

b. 死にゆく人の心理的プロセス,

　　キューブラー-ロス Kubuler-Ross の死にゆく人の心理的プロセスでは, ①否認, ②怒り, ③取引, ④抑うつ, ⑤受容の 5 段階をたどり, 一連の過程で患者は何らかの形で希望を持ち続けるとされる[2]. 実際は, 順序通りに段階を進むわけではなく, 葛藤しながら行き来し, 受容に至らず生を終える人もいる. 医療者は, 否認が強い患者を理解力がないととらえたり, 怒りが強くその矛先を医療者に向ける患者とは関係性の構築に困難感を抱くこともある. 患者が示す反応だけでなく, 背景にある心理を理解することが重要である.

c. 老いの先に迎える死

　　人が老いの結果として生を終えることは自然であるが, 医療の進歩はさらなる延命を可能とし, その結果, 患者の望まない医療の実施・苦痛の増大・QOL の低下などの弊害が生じている. 日本看護協会は, 穏やかに死を迎えることへの支援として「超高齢多

§ 2. 精神保健とライフサイクル　　*281*

死社会となり，いかに生き，いかに死ぬかという死生観に対する認識が高まっている．看護職は，人生の最終段階においても，その人の価値観や信念が尊重され，尊厳を持ってその人らしく過ごせるよう支援する」としている[3]．患者を理解する際は，回復への希望と共に，患者が望む死や穏やかな死という視点も併せ持つようにする．

　こういったモデルや概念は，患者の理解にあたっては有意義である．しかし，枠組みに患者をあてはめて理解したつもりになったり，患者の状態が枠組みどおりでないことを異常や問題としてとらえないようにする．1人1人の患者は，それぞれ固有の存在である．その人をありのままに理解しようとする姿勢こそが最も重要であり，そのような看護師の姿勢が患者に寄り添うケアとしての意味を持つ．

2. 死にゆく人へのケア

a. 患者の体験に寄り添い続ける

　患者は，日々衰弱する自分の身体を感じながら，セルフケアを他者に依存せざるをえなくなる．誰かの役に立っていると実感する機会が減り，一方的にケアを与えられるだけの存在になったと感じ，自尊心が脅かされて，自責感・無価値観・孤立感が高まる．拒絶的な態度がみられることもあるが，基本的には患者は人とのかかわりを求めていることを念頭におき，患者に寄り添い続ける．上手に言葉を使う必要はなく，安易に大丈夫と言うことは避ける．傍にいて日常の話をしたり，体をさするなどのケアが，患者の孤立感を和らげる．患者と関わった際には，時間を共有できたことへの感謝の気持ちを伝える．

b. 患者の意思決定を支援する

　いのちの終わりにかかわる意思決定支援として，アドバンスケアプランニング（Advance Care Planning: ACP）という方法がある．将来の意思決定能力の低下に備えて，今後の治療・ケア・療養に関する意向，代理意思決定者などについて患者・家族，そして医療者があらかじめ話し合うプロセスである[4]．

　治療方針や療養の場の選択といった大きな意思決定だけでなく，日々のケアにおける食事や排泄などセルフケア支援での患者の意思の尊重が重要となる．看護師の価値観はケアのありように影響するため，自己の倫理観や死生観を常に問い直し，その上で患者の希望を尊重するために行動する．

c. 今を生きることを支える

　死にゆく人は死を待つだけの存在ではなく，今を生きている．近い将来の死にとらわれて今を見失わないよう，その人らしく質の高い1日1日が送れるよう，励まし支える．そのためには，患者のもつ力を信じ，最大限に引き出して発揮させる支援のあり方を模索する．このような日々の関わりが，穏やかな死へのケアにつながる．

d. 家族へのケア

　家族の心理面や疲労に配慮しながら，予測される患者の変化を説明する．心の準備が整わない場合には，その思いを受けとめ，家族のペースに合わせる．後で家族が看取りをやり遂げたと感じられるよう，患者や家族の希望を確認しながらケアに参画してもらうこともある．家族は，患者の変化や看護師の言動に敏感に反応しやすい．家族が心穏

やかな状態で患者との時間を過ごせるように，患者に敬意を払って接する．看護師のこういった態度は，家族にとって「大切な人が大切にされている」と感じられるケアとなる．

患者の死後，遺族には悲嘆といわれる身体的，心理的，社会的な反応が生じる．悲嘆のあらわれ方や回復には個人差があり，回復のプロセスをたどれず複雑性悲嘆といわれる状態に至ることもある．グリーフケアの重要性を認識し，必要に応じて遺族にケアが行き届くように調整する．

3. 患者の死を悼み，専門職としてケアを振り返る

患者の死後，振り返って今後の看護の質を高めるために，デスカンファレンスを開催する．患者の死を悼み，患者と医療者の関係で生じた情緒的交流に1つの区切りをつける意味もある．看護師は，経験から学びを得て，さらなる実践に活かすことができる．患者に関わった多職種スタッフが率直に語り合い，互いの貢献を確認して尊重し合うことで，チーム力を高める機会にもなる．

死にゆく人へのケアは容易なことではない．援助者である看護師が疲弊せずにケアの質向上を目指して実践し続けるためには，看護師が自己のメンタルヘルスを良好に保つセルフケアと，周囲からの支援が必要である．

文献

1) Saunders C. The Management of Terminal Malignant Disease. 2nd ed. London：Edward Arnold；1984. p.232-41.
2) E. キューブラー・ロス著，川口正吉，訳，死ぬ瞬間—死とその過程について．東京：読売新聞社；1998.
3) 日本看護協会．2025年に向けた看護の挑戦．いのち・暮らし・尊厳をまもり支える看護．2015. p.17.
4) 阿部泰之．第9章アドバンス・ケア・プランニングとベストインタレスト編．In：木澤義之，他編．いのちの終わりにどうかかわるか．東京：医学書院；2017. p.274-83.

〈河野伸子〉

C 学校のメンタルヘルス

1. 学校とは何か

法律に定める学校として，教育基本法では，学校教育法の定める学校制度を念頭に置いて規定している．それは，学校教育法第1条に定める学校のことを指し，具体的には，小学校，中学校，高等学校，中等教育学校，大学，高等専門学校，盲学校，聾学校，養護学校および幼稚園をいう[1]．すなわち学校とは小学校就学前にある幼稚園から大学までの成長期にある子ども（園児，児童，生徒，学生を総称して）が必ず所属する機関であり，だれもが人生の成長期を一時期そこに身を置いて過ごす場所である．だからこそ学校でのメンタルヘルス支援のあり方は重要となるのである．

§ 2. 精神保健とライフサイクル   *283*

2. 学校をめぐるメンタルヘルスの状況

　　子どもは学校において成長に欠かせない経験を積んでいく．しかし本人にとって良い経験ばかりではない．嫌な経験も多くある．例えば日常のささいな喧嘩などの出来事でもそれをきっかけに大きな出来事に発展する．喧嘩が発展していじめへとつながり，不登校や自殺企図につながることもある．

　　学校現場の心のケアの重要性が増している．学校をめぐる問題として事件や事故，災害などはたびたび起こり，子どもの心理面に大きな影響を与えている．そして今も様々な事件や事故などが起こった後は，心のケアを実施するための専門家の派遣が行われる報道が各地でなされている．これは学校を起点に様々な諸問題が日々起こっており，子どもたちが影響を受けているという証しでもある．事件や事故が起こることは頻度としてあまり多くはない．しかし事件や事故はたとえ1件でもメンタルヘルスに大きく波及する．さらに子どもらが生活する学校では生活の出来事でもメンタルヘルスに影響することは毎日起こっている．我々に必要なのはメンタルヘルスに影響を及ぼすことが前提としてあることを認識し，それを回避するのではなく，否定的な影響をいかに最小限に食い止められるかという視点である．

3. 学校のメンタルヘルスの特徴と対策

　　子どもは体と同時に心も急速に発達していく時期であり，成長過程にある生徒たちが共に在籍し，刺激し合いながら成長する．個人的な要因もさることながら学校は集団であるため，相互の影響が看過できない．問題が起こった際は周りの者への影響も大きく波及する．

　　また，学校に所属する者は子どもや教職員が主であるが，保護者の関わりも大きいし，学校のある地域という環境から捉えれば，地域住民とも密接に関連する．そして地域の出来事，例えば何らかの事件が生じた際には，学校の子どもや保護者，教員にも心理的動揺が起こるであろう．

　　メンタルヘルスの対策を立てる上で，子どもらの個別的な問題を知ることのほかに，学校であるいはその地域で起こりやすい問題を整理すること，そしてメンタルヘルスに影響する出来事を集団で考慮すべき事例と，個別に考慮すべき事例とに整理して対策を立てることが肝要である．

4. 集団および個人で対策を考えるべき事例

a. いじめ

　　文部科学省（2017）の報告によると，全国の小中高および特別支援学校におけるいじめの認知件数は 323,808 件であり，近年増加傾向にある．児童生徒 1,000 人当たりの認知件数は 23.9 件である（小学校 237,921 件，中学校 71,309 件，高等学校 12,874 件，特別支援学校 1,704 件）．

　　いじめ防止対策推進法[2]（第 28 条第 1 項に規定：いじめにより当該学校に在籍する児童等の生命，心身又は財産に重大な被害が生じた疑いがある）による重大事態の発生件数は 400 件であった．報告されない潜在事例を含めればかなりの数に上ると予想さ

284　4. 精神保健看護

れる．いじめは今起こっている学校の問題として子どもにとって痛みを伴うつらい体験であるが，予後にも大きな影響を及ぼすとされており，精神的な苦痛の継続や，精神疾患の発症，自殺のリスクが高まるなどの報告がされている[3]．

b. 事件・事故

　近年，数多く発生する自然災害や事件・事故に子どもらが巻き込まれることがある．PTSD（posttraumatic stress disorder），ASD（acute stress disorder），うつ病などの問題がそれに伴って生じる．かつては心の問題はそれほど注目されることなく，ケアをする対象になっていなかった．しかし阪神大震災以降，心のケアの必要性から社会全体の機運が高まってきた．文部科学省は続発する災害や事件・事故発生時に伴い，子どもの心のケアをさらに学校現場で積極的に導入しようと「子どもの心のケアのために―災害や事件・事故発生時を中心に―」を作成した[4]．そこでは，子どもの心のケア，子どもの心のケアの体制づくり，危機発生時における健康観察の進め方や，対処方法など，参考事例で構成されている．

　心の健康問題の対応において養護教諭の役割は，「心身の健康問題のある子どもを支援していることが多いことに加え，担任，保護者からの相談依頼も多いため，学校における心身の健康問題への対応に当たっては，中心的な役割を果たすことが求められている．」と記載されており，専門職の中でも中核となる専門家としての期待は大きい．

c. 不登校

　文部科学省では，小学校および中学校における長期欠席の状況などを理由別に，年度間に連続または断続して30日以上欠席した児童生徒について調査している．その中で「不登校」とは，何らかの心理的，情緒的，身体的，あるいは社会的要因・背景により，児童生徒が登校しないあるいはしたくともできない状況にある者（ただし，「病気」や「経済的理由」による者を除く）と定義している[5]．
※「不登校」の具体例
・友人関係または教職員との関係に課題を抱えているため登校しない（できない）．

5. 主に個人で対策を考えるべきこと

　学校で起こることばかりではなく，もともと養育されている家庭などの養育環境の影響を強く受けつつ，将来の自立に向かって社会的な居場所を見つけていく時期でもある．高校生や大学生などの青年期の発達課題としてアイデンティティの確立があるが，その時期は思春期特有の不安や悩みが多くみられる．また精神疾患などの病などを発症する事例も多い．精神疾患は児童思春期や青年期に多くが初発するといわれ，24歳までに3/4が発症していたことが明らかとなった調査がある[6]．

　心の病は初発から治療開始までの期間（DUP：duration of untreated psychosis／精神病未治療期間）が非常に長いことが特徴となっている．そして長短は，統合失調症の社会的予後に大きく影響を与え，長いほど予後は悪いといわれる[7]．

6. 教育のなかの心の健康の位置づけ

　学校のなかで心の健康について対策を講じる上では，教育のなかで心の健康を学ぶ際の教科としての扱いを知っておく必要がある．道徳（いじめ防止など）でも扱われては

§2. 精神保健とライフサイクル　　*285*

表 4-2　心の健康についての説明（学習指導要領）

小学校

心の健康について，課題を見付け，その解決を目指した活動を通して，次の事項を身に付けることができるよう指導する．

1. 心の発達および不安や悩みへの対処について理解するとともに，簡単な対処をすること．
   ①心は，いろいろな生活経験を通して，年齢に伴って発達すること．
   ②心と体には，密接な関係があること．
   ③不安や悩みへの対処には，大人や友達に相談する，仲間と遊ぶ，運動をするなどいろいろな方法があること．
2. 心の健康について，課題を見付け，その解決に向けて思考し判断するとともに，それらを表現すること．

中学校

心身の機能の発達と心の健康について，課題を発見し，その解決を目指した活動を通して，次の事項を身に付けることができるよう指導する．

1. 心身の機能の発達と心の健康について理解を深めるとともに，ストレスへの対処をすること．
   ①身体には，多くの器官が発育し，それに伴い，様々な機能が発達する時期があること．また，発育・発達の時期やその程度には，個人差があること．
   ②思春期には，内分泌の働きによって生殖に関わる機能が成熟すること．また，成熟に伴う変化に対応した適切な行動が必要となること．
   ③知的機能，情意機能，社会性などの精神機能は，生活経験などの影響を受けて発達すること．また，思春期においては，自己の認識が深まり，自己形成がなされること．
   ④精神と身体は，相互に影響を与え，関わっていること．欲求やストレスは，心身に影響を与えることがあること．また，心の健康を保つには，欲求やストレスに適切に対処する必要があること．
2. 心身の機能の発達と心の健康について，課題を発見し，その解決に向けて思考し判断するとともに，それらを表現すること．

高校

保健の見方・考え方を働かせ，合理的，計画的な解決に向けた学習過程を通して，生涯を通じて人々が自らの健康や環境を適切に管理し，改善していくための資質・能力を次のとおり育成する．

精神疾患の予防と回復には，運動，食事，休養および睡眠の調和のとれた生活を実践するとともに，心身の不調に気付くことが重要であること．また，疾病の早期発見および社会的な対策が必要であること．

いるが主な科目としては保健の科目である．表 4-2 は保健の学習指導要領の抜粋である．

7. 子どもを支援する体制

学校内で子どもの最も身近な支援者は教員である．家庭では家族などの保護者である．そして学校の主たる専門職は養護教諭があげられる．主に心をケアする専門家という立場から考えれば，スクールカウンセラーやスクールソーシャルワーカーなども配置が進んでいるなかで，子どもにとって相談相手の選択肢は広がりつつある．しかし総じて心の専門家への敷居は高く相談しにくい，あるいは悩みを相談できない子どもも多くいる[8]．心の支援においては学校に携わる教員や保護者，各専門職が見えにくい子どもたちの問題を把握し，連携を積極的に行うことで早期の支援につなげられるよう協働体制をとることが望ましい．

文献

1）文部科学省ホームページより引用．http://www.mext.go.jp/b_menu/kihon/about/004/a004_06.htm

286   4. 精神保健看護

2）文部科学省ホームページより引用．http://www.mext.go.jp/a_menu/shotou/seitoshidou/1337278.
   htm
3）児玉隆直，日本学校メンタルヘルス学会．「学校メンタルヘルスハンドブック」こころの不調―
   児童生徒の早期兆候．東京：大修館書店；2017．p.104-10.
4）文部科学省ホームページより引用．http://www.mext.go.jp/a_menu/kenko/hoken/1297484.htm
5）文部科学省ホームページより引用．http://www.mext.go.jp/b_menu/toukei/chousa01/shidou/
   yougo/1267642.htm
6）Kessler RC, Berglund P, Demler O, et al. Lifetime prevalence and age-of-onset distributions of
   DSM-IV disorders in the National Comorbidity Survey Replication. Arch Gen Psychiatry.
   2005；62：593-602.
7）McGorry PD. The concept of recovery and secondary prevention in psychotic disorders.
   Australian and New Zealand Journal of Psychiatry. 1992；26：3-17.
8）筒 宗一．第5章大学生のメンタルヘルスの危機―仲間づくりの失敗，2 心の病の実態と早期介
   入の意義．高校生・大学生のメンタルヘルス対策　学校と家庭でできること．東京：青弓社；
   2013.

〈筒 宗一〉

D 災害時の精神保健医療活動

災害は地震や津波，台風による洪水や土砂崩れなどの自然災害だけでなく，大規模な
火事やガス爆発，航空機墜落事故や電車の脱線事故，テロなども人為災害である．いず
れの場合も，被災者やその家族に深刻な心理的かつ社会的なダメージをもたらす．

1995年1月の阪神・淡路大震災を契機に，被災者に対するこころのケアの重要性が
認識され，その後の新潟県中越沖地震等では，心身の健康と生活への援助をとおして積
極的にこころのケアが行われた．そして2011年3月に発生した東日本大震災において
は，被災直後から救護班にこころのケア要員を加えた派遣や，こころのケアチームが多
数編成され，様々な活動が行われている．しかしあまりに衝撃的な大規模災害であった
ため，被災者だけでなく，救援活動に携わった多くの人々も心的外傷（トラウマ）を受
けていたといえる．

ここでは，突然で衝撃的な出来事である災害時に生じるストレス反応と，その対応，
そして災害救援活動に従事する人々に生じるストレス反応について述べる．

1. 災害によるストレス[1-3]

災害は，突然で死の恐怖にも晒される衝撃的なできごとであり，被災者に大きなスト
レスを与える．心理的なストレスには様々なものがあるが，大きく次の3つに分けて
みる．①災害そのものによる外傷後ストレス，②災害によって大切なものを失ったスト
レス，③生活環境上のストレスである．

①外傷後ストレス（心的トラウマ）

自分自身が体験した地震の揺れ，痛み，火災の炎や熱，爆発の音や熱風に，自身の負
傷，近親者や友人の死傷，家屋の被害や財産の喪失などに加え，建物の倒壊，津波，遺
体や傷など，被害の目撃も大きな衝撃となる．

②喪失によるストレス

JCOPY　498-17502

災害直後は強い衝撃や混乱の中で現実的な判断が麻痺しているが，次第に茫然自失の状態から深刻な喪失感や悲哀感を抱く．被害者であるのに自分に落ち度があるように感じることや，自分だけが生き残ったことが申し訳ない気持ち「サバイバー・ギルト：生存者の罪悪感[4]」，自分の対応がまずかったと自責や後悔の念をもつ．

③社会・生活環境ストレス

避難所や転居による不慣れな生活，それまでの生活の破綻や新たな対人関係の負担など被災後の日常生活の変化に加え，被災者として注目されることもストレスとなる．

2. 急性ストレス反応：災害後から1カ月位まで[2,3,5,6]

災害のような強いストレスを受けると，その結果「急性ストレス反応（DSM分類では急性ストレス障害）」を生じる可能性が高い．通常は一過性で時間の経過と共に徐々にその症状は治まっていくが，数カ月から数年にわたって影響が残ることもある．

表4-3のように症状は多彩で，しかも不安定であるため精神医学的な診断自体は難しい．初期の様子はストレス反応としてとらえ，被災者には，「災害後のさまざまな心身の変化は，異常なできごとに対する正常な反応である」「多くは自然に回復するが，症状が長引き，つらい時には気軽に専門家に相談できる」ことを情報提供していくと，自分に何が起こっているのかが理解でき安心できる．個別に対症的な対応をしながら自然な回復を待つ．

表4-3　災害後の急性ストレス反応

感情面の変化	わけもなく不安で涙が出る，気分の落ち込み，イライラ，怒りっぽい，何をする気にもなれない，周りから孤立しているように感じる，いきいきとした感情が湧いてこないなど
思考面の変化	集中力が鈍る，考えがまとまらない，もの忘れしやすい，選択や決断が鈍る，理解力が低下するなど
行動面の変化	興奮しやすく突然怒り出す，口論が増える，他人と距離をとり1人で行動する，飲酒や喫煙量が増える，食欲の低下や過食，不眠など
身体面の変化	頭痛，高血圧，肩こり，胃腸障害（吐き気，胃痛，便秘，下痢），寒気，発汗，めまい，疲れやすさ，風邪のひきやすさなど

3. 心的外傷後ストレス障害（PTSD）：1カ月以上[2,3,5,6]

災害後に急性ストレス反応が1カ月以上にわたり持続した状態を，心的外傷後ストレス障害という．これらも自然に回復するが，一部は遷延し日常生活や就業に影響をおよぼすことがあり，専門的な治療が必要となる．症状は次のように分けられる．

①再体験・侵入症状：外傷的な記憶がしつこくよみがえる（フラッシュバック）．時に，精神的な苦痛や，様々な身体症状が出現する．

②回避・麻痺症状：外傷の記憶を思い出すような場所や機会を避けるように引きこもったり，考えることを避けたりする．また，心的トラウマ体験が意識から切り離されたようになり，記憶や実感が乏しくなる．

③過覚醒症状：些細なことでビクビクして眠れなくなる．あらゆる物音や刺激に対して気持ちが張り詰めて，イライラして，自暴自棄になったり，過敏に警戒したりす

る.

症状を示す期間は，数カ月から数年続くことも珍しくなく，被災者の社会生活に重大な影響を与えることになる．災害を体験した被災者だけでなく，その被害を目撃した人や，身近な人が災害に遭ったことに直面した場合でも診断されることがあり，長引くと適応障害やうつ病に移行することもあり得る．

外傷のあった日付近くなると不安や悲嘆，不眠症状があらわれる「記念日反応」も数十年間持続する．これは日ごろの患者対応においても留意する点となる．

4. 喪失体験による反応：災害における死別の特徴 [7]

悲嘆反応には，ショック，茫然自失，感覚鈍麻，事実の否認，怒り，後悔，自責，絶望，あきらめ，抑うつ，受容など様々なものがある．悲嘆反応自体は，喪失を体験した後には誰にでも生じうる正常な反応といえるが，その悲嘆の程度が強かったり，遷延していたり，時期が遅れて表われたり，うつ病やアルコール依存症など，正常でない経過をたどることがあるので注意を要する．

特に，「怒り」については，自然災害の場合は加害者がいる人為災害とは異なり，時には理不尽な怒りとして，罪のない救援者や周囲の人たちに向けられることがある．また，自殺という形で自身に向けてしまうことは深刻な課題である．

災害における死別の特徴には，①予期せぬ突然の死別である，②若年者の死も多い，③死因がはっきりしていないことや，人為災害では納得できない状況がある，④遺体が損傷していたり，識別できなかったり，見つからないこともある，⑤家屋の倒壊や経済的な被害などその他の喪失体験も重なるという特徴がある．遺族は同時に被災者であることも多く，生活再建に追われて，家族の死に向きあうこともできず，遺族本人がそれに気づかないまま，身体症状を呈する．このような場合は，遺族の悲嘆のプロセスは複雑化してしまうため，グリーフワークや喪の作業への対応が重要になる．

5. 生活上のストレスを緩和する：支援者間の連携と支援の継続 [1,2]

被災者にみられるストレス反応は，災害によって引き起こされた生活上の問題から発生していることが多いため，心理的支援というより，生活再建に即した一般的な支援が望まれる．被災者が自ら「こころのケア」を望む場合は少ないため，避難所や仮設住宅に出向いて健康相談とか生活相談の形で，現場のニーズと共に支援の必要な被災者を把握する．精神疾患患者には，地域の保健師や精神保健福祉センター職員と情報を共有して対応する．

現地の保健所を中心にした「見守り体制」の構築と継続によって，生活が安定し，安心感や安全感が回復していくことになるため，年単位に継続した支援が望まれる．

6. 救援者のこころのケア：影の被災者にならないために [4,5,8,9]

災害時に受けるストレスは被災者だけでなく救援者も同様で，急性ストレス反応や，サバイバー・ギルト：生存者の罪悪感，悲嘆反応が生じてもおかしくない．しかし，人命救助に熱意をもって臨む救援者たちは，自分が受けているストレスには気づかず任務に没頭してしまう傾向がある．さらに，過酷な体験ほど強いストレスを受けているにも

§2. 精神保健とライフサイクル　　*289*

かかわらず，そのことを口に出せず，罪悪感や無力感を抱いたままとなり心身の不調となってしまう．

　「影の被災者（二次的被害者）」にならないためには，個人の自己管理だけではなく，救援前後の心理教育や体験の分かち合い，帰還後の十分な休暇の保証など，組織ぐるみの教育や制度化も必要となる．

文献

1）前田　潤．被災者と救援者に対する「こころのケア」．In：小原真理子，他編．災害看護―心得ておきたい基本的な知識―．第2版．東京：南山堂；2012．p.201-22．

2）内閣府．被災者のこころのケア　都道府県対応ガイドライン．2012年3月．www.bousai.go.jp/taisaku/hisaisyagyousei/pdf/kokoro.pdf

3）日本集団災害医学会 DMAT テキスト編集委員会．DMAT が知っておくべき災害時の知識『災害超急性期における被災者のこころの変化』．日本集団災害医学会．DMAT 標準テキスト．東京：へるす出版；2011．p.268-71．

4）Underwood P 著 / ウイリアムソン彰子，訳．サバイバー・ギルト：災害後の人々の心を理解するために．日本災害看護学会誌．2005；7（2）：23-30．

5）槙島敏治，前田　潤．災害時のこころのケア．東京：日本赤十字社；2004．p.26-35．

6）松井　豊．組織で行うこころのケア『被災職員へのこころのケア』．In：奥寺　敬，他編．災害時のヘルスプロモーション 2 災害時に向けた施設内教育研修・訓練プログラム．東京：荘道社；2010．p.281-95．

7）村上典子．災害時の遺族への対応『グリーフケア』．In：奥寺　敬，他編．災害時のヘルスプロモーション 2 災害時に向けた施設内教育研修・訓練プログラム．東京：荘道社；2010．p.259-67．

8）日本集団災害医学会 DMAT テキスト編集委員会．DMAT が知っておくべき災害時の知識『救援者ストレス』．日本集団災害医学会．DMAT 標準テキスト．東京：へるす出版；2011．p.263-67．

9）兵庫県看護協会災害看護特別委員会．災害支援ナース実践マニュアル．兵庫：兵庫県看護協会．2012年1月．

参考文献：アメリカ国立子どもトラウマティックストレス・ネットワークアメリカ国立 PTSD センター．サイコロジカル・ファーストエイド実施の手引き第2版．兵庫県こころのケアセンター訳．2009年3月．http://www.j-hits.org/

〈曽根原純子〉

E　看護職とメンタルヘルス

1. 感情を包む容器として機能する看護師

　　看護場面での看護師と患者との話題は多岐にわたる．症状の変化や食事や入浴や洗濯などの日常生活についてはもちろん，療養生活の困難感，回復の途上では，疾患を患ったことの経緯や，辛い人間関係についての体験談など，過去を振り返る語りに触れることもある．

　　そのとき，話を聞く看護師には，相互交流による追体験から共感が生じ，患者とともに辛くなったり悲しくなったりと大きく心が動く．ウィルフレッド ルプレヒト ビオン Bion WR は，苦痛に苦しむ赤ん坊をあやし，不安を和らげる母親の心模様をもの想い

reverie と呼んだが，看護師は患者にとっての母親のような役割を取るため，さまざまな患者の苦痛を心に投げ込まれるなかで，さまざまな心模様を体験している．例えば，拒食が続いている患者を前に，看護師はどう感じるだろうか．どのような感情を投げ込まれるだろうか．もちろん，回復途上の患者からは，喜びや関わりのなかから生まれる安心感などのポジティブな感情も投げ込まれるであろう．

　ビオンは，患者が投げ込んでくるさまざまな感情や思いを，記憶なく，欲望なく，理解なく向き合う治療的態度について述べているが，それそのものが，母親のもの想いなるものである．のちに，ナラティブアプローチにおいては，クライエントに対する「無知の姿勢」とも言われている．つまり専門家としての自分からいったん離れて，相手の思いに寄り添うという意味であるが，これにもつながるものである．看護師が理解を保留しながら聴くことにより，患者による自然な再構成と回復がはじまっていく．看護師は患者の思いを容器となって受け取ることで，その持ち込まれたものを理解し，患者のために活用することができる．

2. 共感ストレスと二次的外傷性ストレス

　患者の体験には，トラウマを背負っているための苦悩もまた含まれている．看護師は患者の痛みを理解し寄り添い，回復までの道のりを伴走しているが，患者の苦痛に寄り添い，あるいは取り除くプロセスで，患者の外傷体験から発生するさまざまな感情や思いに二次的にさらされた結果，看護師自身が傷つくことがある．二次的外傷性ストレス，共感ストレス，共感疲労と呼ばれている[1]．

　外傷体験にさらされてきた患者の語りを聞いたり接したりするなかで，「何とかしてあげたい」「何とかしてあげなくてはならない」という思いが生じストレスとなる．子どもや高齢者など弱い立場の人々，あるいは看護師自身の過去の体験のなかで，助けることができなかった思いなどがある対象には，こうした思いがさらに募りやすい．

　外傷体験を負った患者に一生懸命関わっても，必ずしもすぐに回復するとは限らないため，看護師は無力感やむなしさや申し訳ない思いや，さらには怒りなどの感情を抱き疲弊することがある．DSM-5 における心的外傷後ストレス障害の定義においても，他人に起こった出来事を目撃したり耳にしたりすることがトラウマを引き起こす引き金になることが明確に述べられている．精神保健医療福祉に携わる者のほかにも，災害救援に当たる職種や一般の人々，報道関係者や研究者も体験することがある．

3. 看護師の共感疲労とサポートの必要性

a. 共感疲労とは

　誰しも承認されたり褒められたりを望む，健康な自己愛を持っている．この自己愛が満たされないと，感情が疲弊してしまう．看護師の多くは患者への援助に対して認めてほしい欲求を持っている．そこに，笑顔でやさしく，とか，思いやりと温かさ，ていねいにきちんとした応対を，といった看護集団の感情ルールを専守し続けたり，何とかしてあげたい，何とかしてあげなければというストレスがかかり，しかし，実際は何ともできない状況に進み，その結果，無力感や罪悪感に陥ると，共感疲労（思いやり疲労）が生じる．これは，援助者や目撃者が負うトラウマであるり，自己愛の傷つきである．

§ 2. 精神保健とライフサイクル　*291*

　　特に，辛い思いのさなかにいる患者の否定的な感情に触れているにもかかわらず，役割上，否定的な感情を持ってはいけないという規制が心にのしかかってくると，ますます葛藤が強くなる．

b. 共感疲労の症状

　　共感疲労が生じると，患者を避けたくなったり関心が低下したりする．イライラと集中できず，次第に意欲が低下，不眠，頭痛や腰痛，疲労感，胃腸障害など身体症状が起こり，思うような仕事ができず自信が低下しがちになる．飲酒や喫煙，ギャンブルや摂食障害などのアディクションに陥るようなこともある．

　　こうした状況に対して，患者に巻き込まれないよう，感情的にならず冷静に効率的にという感情ルールが生じ，本格的な感情管理が必要となっていく．

c. 表層演技と深層演技

　　感情管理の1つは，笑顔の仮面や親身な振りなどの表層演技である．自分本来のモードと表層演技の仕事モードを切り替えながら仕事をする日々が始まる．スイッチを切り替える，など一見リズミカルで適応的に見えるが，周囲からそれとわかることもある．

　　もう1つは，看護師として，感じるべき感情を感じるように「ここは仕事」と自分に強く言い聞かせて自己の深い部分で管理する深層演技である．習慣化されていくと，自分でスイッチを切り替えることができなくなり疲労がさらに強くなっていく．

d. 看護師のサポートの必要性

　　看護師は，家族やグループではケアテイカー役など他者の感情を抱える世話焼きの役割を引き受けていることが多い．しかし，自分の日頃の傷つきを横に置いてしまって，世話焼きに没頭するようなことになると，患者の持てる自立力や自由を妨げるばかりか，自分自身のセルフネグレクトへと進んでもおかしくはない．

　　看護師自身が自分自身をケアする時間や場所や人とのつながりを維持していくことが大切である．ケアすることは，触れ合うなかで他者の痛みに触れることである．痛みに触れることで傷つき，過去の自分自身の痛みが呼び覚まされることもある．自分の抱えてきた痛みが看護職を選択してきた動機になっていることも影響している．

　　しかし，サポートを得ず，強い無力感，罪悪感を抱え込むと，他者への不信感や孤立無援感が追ってくるようになる．ケアをする看護師こそが，同時にケアを受ける必要がある．そして，ケアを受ける体験を通して，他者にケアをする能力を身に付けていく．

文献

1) Figley CR. 共感疲労－ケアの代償についての新しい理解に向けて－. In: BH. スタム，編. 小西聖子，金田ユリ子，訳. 二次的外傷性ストレス　臨床家，研究者，教育者のためのセルフケアの問題. 東京: 誠信書房; 1999/2003. p.4

〈榊　惠子〉

3 精神看護プロセスと 援助的人間関係

A 個別看護のプロセス

　　看護は患者への関わりを通して行われるケア実践である．その関わりの特徴は，その場の相互関係に参加しつつ，患者を観察し，さらに患者と自分自身の相互作用を観察しながら，関与し続けつつ，ケア実践を行うことである．精神医学を対人関係の学問であると定義した，ハリー スタック サリバン Sullivan HS は，人間の生について，「関与しながらの観察」によって接近しうると述べている[1]が，看護はまさに，相互作用を通して関与しながらの観察によって，患者の生に接近するものである．

1. 感情を通して他者を理解する

　　人間の感情は，生まれてから出会う重要他者や環境によって刺激を受け加工されつつ分化していく．そのなかでも，怒り，嫌悪，恐れ，幸福，悲しみ，驚きは，心理学者ポール エクマン Ekman P によって，文化を超えた普遍的な基本的感情とされている．また，感情は意識されることもあるが，無意識のうちに心に押し込められ，風邪を引いたりアレルギーがひどくなったり，と身体の反応として現れることもある．

　　相互関係のなかで個々の心理的経験の中心となるのは，感情や感覚である．好物の匂いとともに気分よく目覚めるのと，嫌な夢でむかむかとした気持ちで目覚めるのとでは，同じ目覚めでも，まったく異なる心理的経験を作っていく．

　　看護師は，患者の「辛い」「苦しい」などの苦痛な感情や，回復の喜びなどの肯定的な感情に多く接触する機会をもち，患者によって感情を揺さぶられている．日常生活の流れのつなぎ役となる看護師は，こうした感情交流を通して，患者を理解して心理的経験のつなぎ役になる位置にいる．

　　感情は，自分が置かれている環境にも大きく影響されている．例えば，初めて病棟に配属された看護師は，患者も看護チームにも知り合いがいない，ある意味孤立無援の状況に投げ込まれる．そうしたとき，入院によって家族や職場から切り離されている孤立無援な患者の気持ちにとても敏感になることがある．患者や看護師自身の感情について，互いの相互作用や周囲を取り巻く人間関係やグループの動きについての理解も必要となろう．

　　自分の感情や感覚に心を開けるほど，他者の気持ちを理解できる共感能力は高くな

る．それに関して，感情の読み書き能力を高める感情リテラシーが注目されている．この能力を高めるには，まず自分の感情に気づくこと，それを言語化できること，そして，声の調子，仕草や表情などの非言語的な伝達手段を読み取る力，つまり相手が「どのように表現しているか」をキャッチできる力が必要である．さらには，ある人や場のつくる文脈の理解のために，1つの感情を他の感情や思いと結び付けて理解する力が育まれると，自己の感情を管理し他者の感情に対応する能力も向上する．

2. 患者のストーリーを理解する

　　患者と出会ったそのときから，患者からの情報収集を行うが，それは同時に看護ケアの始まりである．看護師の場合，入院時のオリエンテーションから関わる場合もあるが，勤務の都合によって，食事や清潔などの生活場面で初めて出会う場合もある．こうした場面が日々積み重なるなかで，看護師は患者のストーリーを捉えていく．

　　医療現場では，生育史や，現病歴などによって，医療情報として活用するために患者の経過をまとめている．一方，患者には，個々の体験から編み出された患者独自のストーリーがあり，それは，医療情報としてまとめられたものと必ずしも一致しない．独自のストーリーは，疾患以外の患者の人生上の出会いや出来事をも通して何度も再構成されていく．日頃の経験のなかで，その時はつらい毎日だと思っても，後になって改めて考えてみれば良い経験になった，という体験はあるだろうか．経時的に受けとめ方は変化しストーリーも変化するのである．

　　看護師との日々の相互作用のなかで，患者のストーリーの再構成は頻繁に営まれ，看護師は，患者が回復のストーリーを構築する手助けをしている．看護師は，患者の話を，ストーリーを読むように聴くことによって，患者の思いに心を寄せつつ，患者の精神状態についてより深く知ることができる．一方で，自分の過去の看護体験から知りえた患者のストーリーのパターンが目の前の患者理解を邪魔をすることもある．いったん過去の患者との体験から離れて，自分が知らないこと，わかっていないことに心を開き，じっくり聴くうちに，相互作用のなかで，新たなストーリーが生まれ，患者も看護師も，しっくりするストーリーが構築される．ここに至るプロセスがケアそのものである．

3. 看護過程における問題解決と相互作用

　　古くから対人的な相互作用としての看護プロセスが重視される看護過程の流れがあった．アイダ ジェーン オーランド Orlando IJ は，患者の行動，看護師の反応，看護師の活動の3要素が互いに絡み合っている関係を看護過程と呼んだ．

　　その後，アセスメント，看護診断，計画立案，実行，評価の問題解決段階を示す看護過程が，1980年代に出てきたと言われている．看護ケアの個別化，心理的問題への援助，看護のアートに対して看護の科学の強調，独立した専門職としての独自の役割に対する看護師の権利を確立する，ことが目指された[2]のである．現在では，この狭義の問題解決過程としてのプロセスを看護過程と呼んでいることが多い．

　　相互作用としてのプロセスと問題解決過程としてのプロセスを厳密に分けて考えることはできない．相互作用を通して患者の情報収集や理解とケアが進み，科学的アセスメ

ントを通して，患者の目指す方向性を明らかにし，また関わるからである．

a. 問題解決方法としてのプロセス

看護に必要な情報を取集し，情報をアセスメントした結果，抽出された問題に対して，長期および短期目標および，実際の看護ケア計画を立案，実行し，評価する．評価結果から，再度，問題抽出を行うサイクルである．

どのような情報が必要か，アセスメントの視点は何か，どのような技術を活用する計画立案が可能か，ケアの実際や評価をどう行うかについての検討は，看護のみならず，患者へのすべてのヘルスサービスにおいて実施されている．そのため，患者中心のサービスのためには，保健医療福祉チームで共有できる問題解決プロセスをたどることが，大切である．

精神看護についての問題解決プロセスには，まずは，患者自身の思いや考えや意思が中心に据えられるように，つまり患者中心を重視し，また，本書における精神看護の視点や精神医学についての知識や技術を活用して，情報収集し，アセスメントすることが必要である．

看護情報としては，疾患についての情報に加えて，生活行動やセルフケア能力，心理社会的状況についての情報，さらに，生育歴や現病歴についての情報がある．精神障害者が精神症状を持ちながら生活する困難や生きにくさ，一方で当人自身の強みとなるストレングスやレジリエンスを含んだ，個別で独自のストーリーについて知ると同時に，アセスメントや計画立案作成に際しては，基盤となる精神看護や医学の知識や技術を駆使し，さらには看護チームや医療保健福祉チームでの討議，患者を含めての話し合いを行う．患者のストレングスに中心を置いたケア計画を含めることが重要である．

b. 対人的な相互作用のプロセス

精神科臨床経験や第二次世界大戦の従軍によるトラウマを受けた人々への支援を通して，看護論を確立したヒルデガルド ペプロウ Peplau HE は，看護が人間関係（interpersonal interaction）のプロセスであり，しばしば治療的なプロセスである[3] と述べた．患者-看護師間の対人的相互作用は—たとえ看護師が 1 人の人間としてありのままにみられているにせよ，あるいは患者の過去の人生におけるある人物を体現するものとみられているにせよ—多くの日常業務化した技術的手順に比べて患者自身の問題のなりゆきに対してもつ効果が大きい，というのである．人間関係のなかで生じる個人の感情を言語化できた患者は自分のニーズに自覚的になり，何を充足していけばいいのか，考えていけるようになるが，ここに至る援助的な人間関係が患者のそして看護師の成熟を促すのである．

患者のストーリーは，相互作用によって紡がれる．それを，看護のプロセスとして意識的に取り扱っていく必要がある．

4. 援助的人間関係とプロセスレコード

プロセスレコードは，ペプロウによって，看護師と患者が援助関係の形成を通じてともに成長しあうという看護の本質を学ぶ方法として活用されたが，その後，オーランド，アーネスティン ウィーデンバック Wiedenbach E，といった看護教育者も，方法の普及や発展に貢献した．

§3．精神看護プロセスと援助的人間関係　　*295*

　　　ペプロウは，精神看護を確立する過程で，精神分析学者のエーリッヒ フロム Fromm E，米国の精神科医であるサリヴァン，心理学者のカール ロジャーズ Rogers CR の影響を受けている．看護師が傾聴の姿勢を前提として患者への共感と受容に努めながら，素直な感情表現を促すことを重視した．その際，看護師が受け身な聞き役ばかりでなく，患者の表現の呼び水となる声掛けを通して，積極的に傾聴する役割の実例を示している．患者が自分の感情に気づき言葉にすることができると，自らのニードを自覚し欲求を満たす方向に活動できる[4]と説いている．こうした関係のなかで，患者は主体性を発揮し成長するが，看護師も，患者とともに患者の感情を吟味し欲求を充足することを通して，高度の人間関係能力を身につけ成長する．

a．ペプロウのプロセスレコード

　　　看護師が患者と関わるデータを集めるなかで，自分の気持ちの動きをはっきり自覚できるようになるために役立つ様式として開発された．出会った場面を，患者の反応，看護者の反応として記録し，その後，分析や考察，教師とカンファレンスを持ち自分が発見したことについて討論する手順となる．

　　　ペプロウは，この様式を使うことによって，学生が，患者の行動の変化は，患者とともにその場にいる看護師の行動の変化に大きく左右されることを学んだと述べている[3]．

表4-4　ペプロウによるプロセスレコード

患者の反応	看護者の反応	看護者による分析と考察	教師による評価
①		左記を記入後，数日後放置した後に記入	1時間のカンファレンス
	③		
②			
	④		
⑤			

b．オーランドの自己一致

　　　オーランドは，患者のニードの把握には，自己の内面に生じた反応の内容と一致する素直な言語表現によって，患者の率直な言動を引き出すことを進めている．看護過程記録として，下記の様式を作成し，事例を展開している．

　　　例えば，顔を赤くして歩いている患者に対して，挨拶をするのみよりも，看護師が怒っているように見えたことを伝える方が，看護過程がはっきりと外に表れると言う．挨拶のみの看護過程では，患者は思いを言語化できず患者側の過程がかくれたままになると説明している[5]．

表4-5　オーランドによる看護過程

患者に関して知覚したこと	知覚したことについて考えたこと，感じたこと	患者に対して言ったこと，行ったこと
①		
	②	
		③

296   4. 精神保健看護

c. ウィーデンバックの再構成

　　ウィーデンバックによると，日々の看護場面では，出来事の動きがすばやいのでその時々に勢力を奪われ，客観的に振り返る余地がない．いったん，日常場面から離れ，関わりの動機や動作について洞察することが，看護の知識や技能や価値観をつくる．その振り返りについて，事例の「再構成」という言葉を使い，オーランドの影響をもとに様式を提示した．

　　再構成は，看護師が患者との関わりのなかで体験したことを思い起こして再現するもので，かつ，効果的な自己評価による学習の手段である．特に，自分が関わった人との行動を見て気づいた，自己の不一致に注目し，細かく記述できると有効に活用できる．看護の場面で何が起こっていたのか，自分自身の対人関係にはどのような特徴があるのかについても気づくことができる[6]．主語が「私」となっている．

表 4-6　ウィーデンバックによる再構成

私が知覚したこと	私が考えたり感じたりしたこと	私が言ったり行ったりしたこと

d. プロセスレコードの実際

　　前項までに紹介してきたプロセスレコードや再構成法の記載欄の右に，振り返りのための欄を設けたプロセスレコード形式の記述の実際について述べる．

表 4-7　プロセスレコードの実際

場面の説明：
この場面を選択した理由：

私が知覚したこと	私が考えたり感じたりしたこと	私が言ったり行ったりしたこと	やり取りの意味
①	②	③	

（振り返って，わかったこと，わからなかったこと，他）

①気になった場面，気がかりが残った場面を取り上げる．

　不全感，困惑，行き詰まりなど，関わりのなかで看護師の心のなかで動いた，ちょっとしたネガティブな感情や感覚を伴う，場面を取り上げる．場面の説明と場面選択の理由を記載する．

②看護師が知覚したこと，看護師が考えたり感じたりしたこと，看護師が言ったり行ったりしたことを，関わりのストーリーを追って記載する．

JCOPY 498-17502

③簡略化せずに，その時に話した言葉をそのまま再現して書く．

記憶に残っている印象的な言葉や，会話をそのまま記載する．方言や流行語などを使っている場合も，そのまま記載する．

④感情や感覚，五感についてゆっくり思い出し記載する．

前にも述べたように，他者理解には自己の感情や感覚が大きく影響している．そのため，左から2番目の欄の，「感じたこと」が重要ポイントになる．看護師は問題解決的な思考過程中心で関わっていることが多々あるため，思ったことや考えたことを書いても，「どう感じたか」，については，紙面に向かったときに，改めて思い出すことになる場合もあるかもしれない．

また，仕草，表情，音，においなど五感を通して気づいた非言語的な場面の状況も記載する．そうすると，場が生き生きと書け，その場での感情がありありと蘇ってくることもある．今一度，その時に戻り，改めて体験することがとても大切である．

⑤書きあがった場面をゆっくりと眺めて気がついたことを書く

生き生きと書きあがった場面を，今度はじっくり眺めてみる．ウィーデンバックの翻訳者の1人である池田明子氏は，「芸術作品として眺める」と述べたが，書いた本人も，後にカンファレンスなどで，読ませてもらった他者も，ともに，書かれた場面を，少し遠くから味わってみることが大事である．そのとき，読んだ者によって，ひっかかるところ，心に響くところはさまざまであろう．

さらに，「登場人物にはどのような感情が生じているのだろうか」「それぞれの関係に何が生じているのだろうか」「場面の背景は，どのようであっただろうか」について，最右欄に記述してみる．全体を振り返って，「何がわかって，何がわからなかっただろうか」「患者理解，看護師の自己理解はどのように深まっただろうか」について，下段に記載する．

⑥プロセスレコードカンファレンスと記載者自身による自己発見

自分で書いてみたものを，カンファレンスなどで他者に読んでもらいフィードバックを得ることは，場面の理解をさらに促す．

プロセスレコードについてのカンファレンスでは，まず，書かれた場面を分け持ってくれる，発表を聞いてくれる存在がいることが大切である．発表内容を大切に扱ってくれてこそ，発表者自らの発見が促進される．

参加者が場面を分け持つには，引っかかったことわからなかったことについて，参加者が発表者に質問することも必要である．発表者の返答によって，質問者もその場面をありありと追体験でき，場面の持つ意味に近づくことができる．そうした共感的理解のもとでのカンファレンスによって，さまざまなフィードバックを得たのちに，発表者が自ら発見できた内容は，次の関わりに反映されるようになる．参加者にとっても大きな学びとなる．

文献

1) Sullivan HS, 著. 中井久夫, 山口 隆, 訳. 現代精神医学の概念. 東京: みすず書房; 1940/1976. p.3.
2) Henderson V. ザ・ナーシング・プロセス―この呼び名はこれでよいのだろうか？ In: Halloran

EJ. 小玉香津子, 訳. ヴァージニア・ヘンダーソン選集—看護に優れるとは—. 東京: 医学書院; 1995/2007. p.163
3) Peplau HE, 著. 稲田八重子, 小林富美栄, 武山満智子, 他訳（1973）人間関係の看護論. 東京: 医学書院; 1952/1973. p.5, p.325
4) 宮本真巳. ペプロウの援助関係からナラティブ・アプローチへ. 精神科看護. 2015; 42: 28-37.
5) Orlando IJ, 著. 池田明子, 野田道子, 訳. 看護過程の教育訓練. 東京: 現代社; 1972/1977. p.32
6) Wiedenbach E, 著. 外口玉子, 池田明子, 訳, 臨床看護の本質—患者援助の技術—. 東京: 現代社; 1964/1969. p.108.

B 看護ケアとグループ

　看護師は病院のなかでは最も人数が多い職種で, 医療チームのなかで最大の集団を形成している. 看護は, 24時間にわたり途切れることなく患者に関わるために, チームを編成しシフト制を取っている. 看護実践にグループの知識を欠くことはできない.

1. グループの雰囲気

　看護チームで患者に関わるとき, チームで「統一した関わりを」重視して, どの看護師が患者に関わっても, 同じ関わりが継続できるように打ち合わせている. 例えば, 看護師によって洗面介助の方法が大きく違わないようにしている.

　看護師は, シフト間の連携を十分に行い, 足並みをそろえた関わりを行うなかで, 常日頃, 看護チームの成員同士の雰囲気を読み取り協調性を維持しているのである.

　雰囲気は, 明るい, 暗い, 静か, 騒々しいなど感情表現を持って言語化されるが, しかし, グループ内の個人の感情は, 必ずしもグループの雰囲気と一致するわけではない. トランプで盛り上がった末に勝ったので, 喜んでいるかと思いきや笑顔が出ない患者や, 退院を前にして周囲からお祝いの言葉をかけられ明るい雰囲気になったグループでも退院する本人は表情が暗いなど, 普通は楽しい, 嬉しい場面と捉えられることが多い場面でも, 反対の反応が生じることもある.

　場にそぐわない雰囲気を示す患者を見ると, 明るくなるように関わらなくてはと焦りが生じることもあるだろう. しかし, こうしたときほど, 患者の言語的表現と非言語的な表現のズレに注目してみる努力をすると, 患者の抱える困難の理解が進みやすい.

2. グループ内の役割と現象

　看護チームには, 師長や主任やスタッフのように, 組織上の役割があるが, その他に, チームが作る人間関係を維持するために, 各メンバーが取りやすい傾向の役割がある. 例えば, 看護カンファレンスが行き詰まると, いつも問題点を明らかにして光を示す救世主役を自然に担うスタッフ, チームが落ち込んでいるとユーモアたっぷりに盛り上げるピエロ役, 疲れているスタッフに声をかけ世話役を引き受けるケアテーカー, 全体のまとめを取り仕切るリーダー役など, である. 適応障害を起こし病棟の配置転換が続くスケープゴート役もグループのなかの1つの役割である. もし, こうした役割の

§3. 精神看護プロセスと援助的人間関係　*299*

スタッフが病棟から居なくなると，新たにその役割を担うスタッフが現れる．どの役割もそのグループが成り立ち運営されるために必要な役割だからである．

さらに，病棟スタッフミーティングになるといつも遅刻したり欠席するスタッフが出てきたり，途中で居眠りするスタッフが増えてきたり，途中で対立が生じてきたりする現象は，グループのありように疑問を投げかけ，グループについて，もう一度振り返ってみることを求める警鐘であると位置づけることができる．

3. グループダイナミクス

グループには，ケースカンファレンスのように表向きの課題達成に向けた活動の背後に，同時に生じている相互作用がある．グループプロセスと呼ばれるものである．背後の人間関係は，表の活動の成り行きに大きく影響を与えている．ビオン Bion WR は，前者を作業グループ，後者を基本的想定グループと名付けた．基本的想定グループには，依存，闘争-逃避，ペアリングの3つがある．

依存は不安状況のなかで，誰かがリーダーシップを取ってくれないか？　と依存的になるグループ，闘争-逃避グループは，グループ内で対立したりグループの外に敵を作ったりする．欠席や居眠りが起こるのもこの例である．また，ペアリングは，親密なペアが生まれるグループで，例えば対応困難患者がいて困っているときに，病棟師長と主治医が話し合っているのを，看護師ステーションのスタッフたちが見守っているようなグループである．何かが生まれてくるような幻想が生じている．

こうしたグループのなかには，グループの凝集性や拡散性やさまざまな防衛機制が働いている．和を持って尊しとなす，郷に入れば郷に従え，などの格言はグループに対する個人のありようについての金言となるが，協調性や凝集性を高めることで個人を不自由な気持ちにさせることもある．また，自分のなかで生じた患者への怒りを認識できないと，怒っているのはスタッフ N なのだと，他者に投影する防衛機制が生じる．これを受けたスタッフ N が，怒りんぼになっていくような投影同一化が続いて生じると，グループ内の人間関係に目に見えない相互作用が頻繁に起こり，個人に対してのグループの影響が大きく出てくるようになる．同様に，うつ状態の患者を前にした看護師が，投影同一化によってうつうつとした苦しみを感じ心理的な疲労に陥ることがある．こうしたとき，看護師が自分の心の中を検索できると，患者の気持ちに触れていることを認識し関わりの糸口を見い出せる．

4. 看護師が参加するグループ

日々実施している病棟内での患者情報の共有のためのカンファレンス，ケースカンファレンス，病棟単位/病院単位での各種委員会，大部屋の患者グループ，など，看護師は常時さまざまなグループに所属している．病棟そのものも，もちろんグループと言えよう．場面場面で「グループに参加している」こと自体を認識し，グループプロセスに気づくことができると，患者グループや看護スタッフグループのダイナミクスを深く理解することができるようになる．

看護師は，病院で実施される種々の治療の場として集団療法に参加する機会を多くもつ．社会生活技能訓練（SST），レクリエーションや行事，作業療法，音楽療法，ダン

スムーブメント，がそうである．コミュニティミーティングや，患者会や家族会もある．

　看護師は，こうした場で，患者の各グループへの参加を促す役割を取っていることが多く，患者の参加を確認して日常生活の援助が必要な患者のところに戻っていくことも多い．しかし，1 メンバーとしてそのグループに参加することによって，日々の入院生活で見ることができなかった患者の側面を再発見したり，グループのなかで新たに互いにふれあったり，ケアの取り掛かりを発見することができる．患者の参加を促すことにとどまらず，グループが開催されている時間を通して看護師も参加することが重要である．

5. 看護師グループの特徴

　前にも述べたように，看護師は病院のなかでは最も人数が多い大集団である．24 時間，病棟の患者ケアにあたっている特色によって，他職種の接点となり調整役になることが多い．

　対患者では，急性期から慢性期への回復プロセスにおけるセルフケア不足に関わるために，患者の生活の自立に日々直面することになる．患者が 1 人で入浴できるのか，介助が必要なのか，1 人でできるけれど助けを借りたい患者の甘えをどう受け取り，援助に反映するのか，といった自立と依存の葛藤を持ちやすい．

　こうした患者との間に生じる自立と依存の葛藤は，看護チームとの関係にも現れてくる．自分らしい援助方法を考えているが，看護チームでは，統一した方法で関わると決まっているので，自分らしさを出せない，という思いは，看護チームからの自立とチームへの依存の葛藤になるのである．看護師のユニフォームの統一は，仕事のしやすさはもちろんであるが，看護師の依存を満たすものでもあるかもしれない．他にも化粧や髪形など，看護師集団のルールは他職種に比べて厳しく，規律を守って日々の看護にあたっている．

　まずは看護師自身の個性を認め自覚してこそ，患者の個別性を発見し個別看護を実践することができる．しかしながら，反対に，協調性を重視する看護チームがあるのである．

　武井[1] は，看護師の集団に対するアンビヴァレンスについて，集団に頼る気持ちと，それとは相反する集団に対する根強い不信感とがあると述べている．だからこそ，集団の規範からはずれたり，集団から排除されることを恐れ，強い同一化を求めるのである．

　こうした，グループ特性を知ることで，自分たちの人間関係の難しさがどこからくるのか，どう対処すればよいのか考えていくことが可能となる．

6. グループの力

　基底的想定グループでは，そのグループの本来の課題に向き合うことができず，対立や分裂が生じている．そのなかでは，患者と同じように，辛さや怒りや悲しみ，罪悪感，無力感などの感情も抱くであろう．うつ状態の患者が沢山入院している病棟では，うつうつとした気分が伝染し，看護師もまたうつうつとする感情体験をしていることが

ある.

　こうしたときに，看護師たちはどのように対応しているだろうか．うつうつとした気分を1人抱える看護師もいるだろうし，同じ病棟のカンファレンスで共有したり看護師同士で相談し合うこともあるだろうし，病棟外の第三者に話を聞いてもらうこともあるであろう.

　看護師がさまざまな対応をしながらも，病棟グループとしてその感情を持ち堪えていくことができると，患者を抱える環境が形成され，患者は抱えられたその環境によって自己を取り戻し回復の道をたどり始める.

　グループには人間同士の触れ合いとぬくもりがある．安心できる場所での人の声や動きは心地よい．人がいる場所で自分について語ってみると，はじめて自己を発見することもあるし，そのときに耳を傾けてくれるのを実感できると，自分の自信がよみがえってくる．また，他者の語りや振る舞いから，改めて自分について振り返ることができるのも，相手があってこそである．こうした関わりのなかで，明日はとりあえずこうしてみようか，もう少し進んでみようか，という希望が生じてくる．つまりグループの力が希望を呼ぶのである.

文献
　1) 武井麻子. グループと精神科看護. 東京: 金剛出版; 2012. p.132-3.

〈榊　惠子〉

病院における精神看護

4

A 病院における精神看護

1. 入院ケアとタイダルモデル（tidal model）

a. タイダルモデルとは

　　　　　タイダルモデルは，精神看護実践のためのリカバリーモデルである．英国のフィル バーカー，ポピー ブキャナン バーカー夫妻によって開発された哲学的なアプローチで ある．

　　　　　タイダルモデルは，「自分のストーリーを取り戻し」「人生のリカバリーを行う」ため のモデルで，援助の対象となるその人の「voice（声）」が語るストーリーに重きを置い ている．ケアを必要とするその人に「どういうふうによくなりたいのか」と尋ねて，そ の人の考えを尊重しながら「そのためにあなた自身ができそうなことは何で，そのあな たを，看護職がどう助けられるか」と尋ねて，自助に向けたその人の努力に看護職が一 緒に入っていける[1]ものである．

　　　　　「タイダル」とは，「潮の満ち引き」のことである．バーカーは，人生を，「大海原を 航海する」ことに例えている．航海はいつも順風満帆というわけではなく，ときには嵐 が待ち受けることもあるだろう．そんなときに人は救助や船の修理が必要となることも あるだろう．そして再び人はまた安全な航海に出る．

　　　　　問題点に焦点をあてることよりも，ストレングスを活かすことによって，その人の状 況やライフスタイルを向上させることができる．協働を重要視して，参加することを手 段とし，自己決定することを究極のゴールとしている[2]．

b. タイダルモデル10のコミットメント

　　　　　人生の航海を行う人にタイダルモデルを行う上での羅針盤となるものがこの10のコ ミットメントである．

　　　　　①患者の考え（voice）を重んじる，②患者の言葉遣いを尊重する，③専門家は患者か ら学ぶ，④利用可能なツールを活用する，⑤先に進むステップを作り上げる，⑥時間を 提供する，⑦心からの関心を示す，⑧変化は絶えず生じるものであることを知る，⑨個 人的知恵を意識できるように助ける，⑩率直さ[3]．

　　　　　この10のコミットメントをよりどころに，展開していく．

c. タイダルモデルの4つのポイント[2]

1）地域に戻る

　　　　　人のもともとの生活とは，地域という海での「航海上の経験」である．精神的危機と いうのは波にのまれることにたとえられる．メンタルヘルスのケアは，その人が人生の

航海を続けることができるように「経験の海」に戻すことなのである.

2）変化はいつも起こりうる

人々は絶え間なく変化し続ける．時にはその変化に気づいていないこともある．タイダルモデルは，ほんの少しの気づきから人生に大きな影響を与えることを示している．

3）エンパワメント

エンパワメントは，ケアリングのプロセスの一番根本にある．人々はすでに自分の「力」をもっている．看護職は，人々を「パワーアップ」させる必要がある．その結果，人々は自分のパワーを用いて建設的な方法で自分の生活を満たすことができるのである．

4）看護職とその対象となる人は協働する

ケアの対象となるその人「と共に」ケアを行う．その人「について」ケアをするのでもその人「のために」ケアをするということではない．

d. 日本におけるタイダルモデルの状況

タイダルモデルは，①インテークシート，②エピソード確認，③患者自身の問題評価と看護面接記録，④モニター評価記録，⑤安全保障プラン，⑥看護計画記録用紙，の6種類の質問シートで構成されている．日本ではそのうち①〜⑤が使用されており，自傷，自殺のリスクが高い患者や病識の不十分さや対人関係の特徴などからケアを行う上でトラブルが起きやすい患者を優先して施行されている[1].

「あなた自身のことは，あなた自身が一番よくわかっている」という患者を尊重する姿勢をもち，「だからあなたのことを教えてください」と患者から教えてもらい，ともに協力していく[4].

患者と看護師が共に対等なパートナーとなり，ともに健全に成長している環境で，患者本人のもてる力を最大限に活かすよう関わり，生きる力を支える[4]ことにタイダルモデルが果たす役割は大きい[4].

文献

1) 秋山　剛. タイダルモデル導入の経緯と，治療における位置づけ. 特集2 タイダルモデルで行う院内自殺予防. 看護管理. 2013; 23: 482-4.

2) Brookes N. Unit V Middle Range Nursing Theories, 32. Phil Barker: The Tidal Model of Mental Health Recovery. In: Alligood MR, editor. Nursing Theorists and their work. 8 ed. St. Louis Missouri: elsever mosby; 2014. p.626-56.

3) フィル・バーカー，ポピー・ブキャナン・バーカー. 英国にみる精神看護実践モデルーメンタルヘルスの回復についてのタイダルモデル. 萱間真美　野田文彦，編. 看護学テキスト NICE　精神看護学　こころ・からだ・かかわりのプラクティス. 東京: 南江堂; 2010.

4) 尾形潤子，秋山美紀. 管理者の視点から見たタイダルモデル. 特集2 タイダルモデルで行う院内自殺予防. 看護管理. 2013; 23: 495-6.

〈秋山美紀〉

2. 回復段階の看護

a. 急性期の看護

1）急性期の患者の危機的体験

　　　急性期の患者は，自殺企図，他者への暴力など自傷他害行為から保護するために入院してくることが多い．患者は，自己感覚が薄れていたりあるいは強くなりすぎたりして，自他の境界が曖昧になっている．患者の中には，「クマに襲われる瞬間のような恐怖」と振り返った者もいて，いわゆるパニック体験をしている．そのため，神経が高ぶったり，知覚過敏や認知異常が生じている．自律神経の交感神経系が亢進し心拍数や血圧が上昇，筋緊張が高まる緊急反応を呈している状態である．特に音や声への過敏さは強く，それから逃れるためにイヤホーンで大音量の音楽を聞いていたりする．これを音で自我を保護する意味から，音の外皮という．

　　　さて，治療開始までの時間が長ければ長いほど疲労はひどく，外部情報を上手く処理できなくなっている．それが，幻覚，妄想，精神運動障害などの陽性症状として現れ，外から見ると奇異な反応として映るようになる．病棟で隔離，拘束治療を開始した患者のなかには，「白衣を着た軍隊に追われている」と言ったり，次には看護師などのスタッフが敵か味方かわからなくなって「水や薬に毒を入れられている」と言ったり，被毒妄想によって拒薬が生じることもある．

2）急性期から寛解期移行時の看護

　　　危機的体験の渦中にいる患者の行動は奇異で常識から逸脱して見えることが多いので関わりが難しい．この時期のキーワードは，休息と安心であることをふまえて，患者体験を推測しながら看護にあたることが大切である．治療を無理強いせずに，相互に必要性を確認し徐々に認識のずれを修正しそばに寄り添う姿勢が必要である．

①患者と看護師の双方の安全管理に留意した看護

　　看護師は，常に危険を推測し，患者と看護師の双方の安全を図れるように行動しなくてはならない．例えば，音や声，人などが刺激となり，苦痛や混乱を助長することも知ることが大切である．保護室または，個室による静かな療養環境を提供し，患者にとって何が危険であるかを推測して刺激となる持ち込み物を制限し，看護にあたることが重要である．それでも，患者の安全が守れない場合には，精神保健指定医の指示のもと，患者家族による承諾書による同意を受け，隔離，拘束治療による行動制限が必要となる．

②行動制限中の看護

　　患者の安全確保ができるように留意し，患者の状態を悪化させないように看護にあたることが大切である．隔離は30分，拘束は15分毎に，患者の安全確認が必要となり，安楽な体位を工夫し，拘束部位のスキントラブル，血栓や拘縮予防に努めていく必要がある．その際，患者の要求は丁寧に傾聴し，慎重に対応しなければならない．例えば，飲水要求では，薬物の副作用による口渇感などの有無を確認し，多飲水とならないよう調整していくことも必要である．

　　行動制限を解除するタイミングについては，患者の状態に合わせて，できる限り制限が最小限になるように多職種で検討していくことが重要である．患者からの暴力，自室

§ 4. 病院における精神看護　　*305*

からの飛び出し行為などが推測される場合は，スタッフ 2 名以上で対応することが必須である．

③患者からの暴力予防対策における看護

　患者からの暴力は，看護師自身の衝撃的な体験となり，患者に対しての陰性感情を抱きやすいことに留意しておく必要がある．とりわけ，患者への苦痛を助長することになる行動制限や点滴などの看護にあたる際には，細心の注意を払う．まずは，看護師自身の安全確保が大切であり，危険物となり得る紐付きの名札や PHS，ボールペンなどを外してから看護にあたる．患者は，知覚や思考の異常体験から起こる恐怖から不安を惹起しており，怒りの感情が増大すると看護師を攻撃してしまうこともある．そこで，包括的暴力予防対策プログラム（CVPPP）などを取り入れ，暴力へのマネジメントを行う．その際，リスクアセスメント，コミュニケーション技術によるディエスカレーション，身体的介入技法，ディブリーフィングが用いられる．看護師自身が患者に恐怖を感じる場合は，互いにサポートを行い患者との接点の持ち方を工夫することも大切である．患者の様々な精神症状だけでなく，患者を取り巻く人的，環境的要因についても注目して看護にあたる．こうした，患者と看護師の双方の安全管理に留意し，寄り添うことによって，患者は自己感覚が保護され，敵か味方かの敵対関係にあった場合も，安定した関係へと移行し安心感を得ることができる．

3) 寛解期から臨界期時の看護

　急性期から寛解期に至るには 3 〜 6 カ月を要する．寛解期に移行する臨界期には，寛解過程へ転換する兆候として，便の性状の変化，発熱など自律神経症状が現れる．薬物の副作用が一過性に増強する時期でもあり，自我機能を回復させようと多彩な夢を見る体験をすることがある．患者は，心身の変化に不安になって，思考や判断力が低下し，甘えや依存，退行が生じる．看護師は，落ち着いて理解し，受容しながら看護にあたることが大切である．とりわけ，自尊心を守れるように欲求を調整し，身体ケアによって快適な身体感覚を得ることができる働きかけが重要である．

　寛解期初期には，それまで消耗したエネルギーを回復するために休息する時間が増え，寛解後期には，身体感覚が回復し言語活動が活発になる．患者は全力疾走で走り抜いた後のような疲労感のなかにいる．何かを語りだしても十分なエネルギーはなく，右往左往しているため，活動と休息のバランスを十分に保ちながら，患者の行動や言動に組み込まれているメッセージを丁寧に解釈し，それを患者に言語化してフィードバックし，その反応を得る，看護師による日常に繰り返されるやり取りのなかでの心理的援助が必要である．

　同時に，患者の早期の退院支援に向けて，入院時から家族の調整や家族との連携を行い，家族の協力が患者の強みになるように看護にあたることが大切である．

　自我機能の回復に向けて共に取り組んでいるという心地よい体験を積み重ね，相互の信頼関係を形成していくことが重要である．

4) 閉鎖病棟における災害発生時の看護

　看護師は，自己の安全確保をした上で，患者の安全確保に努めなければならない．災害発生時の基本的対応は，第 1 に，保護室または，個室において精神保健指定医の指示のもと，隔離，拘束が行われている患者の行動制限の解除である．その上で，①安全

306　4. 精神保健看護

点検，②病棟スタッフの招集，③情報収集と報告を行っていく必要がある．患者が，「災害」という予期しない状況に置かれたとき，どのような精神症状に陥るかは予測が難しく，場合によっては，パニック体験により自傷他害行為の恐れがある．このため，措置入院または，医療保護入院の患者の行動制限の解除後は，医師による診察後，各病棟スタッフが患者の安全を守ることができるように日ごろから災害訓練を実施し，緊急時に瞬時に役割行動が取れるように備えておく必要がある．

b. 慢性期（回復期）の看護

1）慢性期の患者の不安，恐怖体験

①寛解期への移行期の患者体験

　この時期の患者は，今後の社会生活への適応に「どうしたら良いのかわからない」とこれまでの生活における辛い体験から不安，恐怖心を抱いている．患者は，精神症状の改善と共に，処遇が拡大され，個室から大部屋への移動など，環境の変化や患者同士との対人交流が始まる．そこでの患者は，自室から集団生活の場となるホールなどに出る機会が増えるが，「部屋にいる方が楽」と安全空間である自室に引きこもってしまうこともある．何とか，看護師同伴で自室から出たとしても「疲れたからもう帰る」と集団生活の場に馴染めない患者も多い．さらに，日常のセルフケア場面でも「疲れたから明日にする」と反応が緩徐となり，整容が保てなくなることもある．これには，これまで急性期から寛解期までに消耗したエネルギーによる心身疲労が十分に回復できていないことが影響している．

②回復期の患者の体験

　徐々に活動範囲を拡大でき，集団生活の場となるホールなどで過ごすようになると，患者同士の対人関係上の問題が生じてくることもある．「悪口を言われた，もう関わりたくない」など，被害的な受け止め方が強くなる場合もある．回復期にある患者同士の関係では，患者の対処能力によって，上手く対処できずにうつ状態を呈することもある．さらに，回復期では，活動範囲が広がり，患者同士の関係から新たな情報を得ることで，「担当看護師を変えて欲しい」「薬が合わない」など治療法についてのさまざまな不安や不満が言語化されることが多い．

③退院準備期の患者の体験

　精神症状が改善し，対人関係が安定して退院の見通しがついてくると「デイケアに通いたいけど続けられるか心配」など退院後の生活に不安を訴えることが多い．あるいは「家族と上手くいかない，近所の人から嫌われている」と退院を拒絶することもある．患者を取り巻く周囲の環境や，家族が高齢で対応できないなど，自宅での療養環境の問題も明らかになる．

　退院後，地域で暮らす場面では，就労や社会参加へのニードが高く，デイケア，作業所での集団生活への参加や就労に向けた活動，グループホームなどの地域定着など，個々の地域生活促進に必要な具体的な課題も見えてくる．一方で，長期入院の患者は，精神症状の再燃，再発によって，生活能力が低下しており，陰性症状による感情の平板化，意欲や思考能力の低下，引きこもりなどにより，社会活動が制限される．これに，インスティテューショナリズムが加わり，自発性を失い社会参加をより困難にさせることがある．

2) 慢性期（回復期）の看護

この時期は，まずは，患者が十分な休養が取れる療養環境の調整が必要である．このとき，活用したいモデルとして脆弱性-ストレス-保護因子モデルがある．そこでは，ストレス脆弱性を持つ個人が社会および環境ストレスを体験すると精神障害の経過が重くなると考えられている．

保護因子は，こうしたストレス要因から患者を保護する概念で，患者が集団生活の場で生じてくる対人関係上の出来事や，個々の治療への意見には，患者の強みとなる社会的な回復力（レジリエンス），社会生活能力などの個人特性と，環境的な家族，医療スタッフなどのサポート体制の2つの側面の充実が重要である．

①患者の自己決定支援への看護

自己決定が難しい場面では，患者の訴えを丁寧に確認し，患者の思いや考えを要約しながら言語化を促し，看護にあたることが重要である．特に，日常のセルフケア場面では，患者の強みとなる多くの要素が含まれている．まず，患者の強みに注目して，回復力を高めるようにサポートし，活動意欲を高めていくことが大切である．それには，患者の自尊心を高め，日常生活でできることは自分で，できないことは，不足を補いながらサポートしていくことが大切である．患者の権利擁護として，患者の強みとなる内容についてもすり合わせて言語化できるようにしておくことが，今後の自己決定支援として重要である．

②患者の対人関係能力への看護

対人関係上では，患者のストレスが最小限になるように気を配り，その能力を高められる方向で看護にあたることが大切である．患者の訴えを聞き，感情を受けとめ，患者の思いや考えが解釈できるように関わることが大切である．実際に病棟では，社会生活技能訓練（Social Skills Training：SST）など集団活動への参加を促しながら，患者の疲労度によって適宜休息できるようにして，ストレスコントロール力を高めることも重要である．

③地域生活促進に向けた看護

ここでも脆弱性-ストレス-保護因子に注目し，患者の回復力を高めつつ，家族や医療福祉との協働を促進し，患者が生活の再構築を図れるように焦らずサポートしていくことが大切である．セルフケア場面における患者の強みとなる様々な情報を駆使しながら，より生活者の視点から地域生活への適応行動を推進していけるように看護にあたることが重要である．

〈田中　直〉

3. 精神科病棟と看護管理

a. 安全管理（セーフティマネジメント）

1) 行動制限

本人の意思に基づかない入院では入院そのものが行動制限であり，医療者の指示による買い物代行や外出の付き添いも行動制限とみなされる．入院の処遇については都道府県により設置された精神医療審査会において定期病状報告や退院請求などの審査が行われるが，日々のケアの中で何が行動制限となるのか，患者の権利擁護の観点からの

チェックが必要である.

隔離・身体的拘束といった行動制限は，精神保健福祉法では「医療又は保護に欠くことのできない限度において」行うことができると定められ（第三十六条），精神保健指定医の指示の下に行われるが，看護師は患者の精神症状を適切に観察・アセスメントし，院内に設置された行動制限最小化委員会にて他に代替方法はないかを常に確認する．特に拘束においては肺塞栓，褥瘡，麻痺，拘縮，拘束帯による事故などの重大なリスクがあるので手順を確認して行い，施行中は十分な観察とケアが必要である.

2）自殺・自傷の予防

一般的な自殺に関連する要因としては，健康問題，精神疾患，喪失体験，家庭問題および経済的問題などがあげられる．患者の言動から自殺のサインを見逃さずに，スタッフ間で共有することが重要である．また，病棟内で死角となる場所や，飛び降りや縊首につながる構造がないかを確認しておくと共に，自殺・自傷の危険物となり得るものの管理（刃物，紐類，火気類など）を適切に行う.

3）暴力の予防および対処

暴力には，身体的暴力と精神的暴力があるが，どちらも暴力を振るったもの，振るわれたものだけでなく，その場を共有するものを巻き込み，治療の場を揺るがす問題となる．暴力は，まず予防する取り組みが重要である．多くの精神科医療施設で暴力や攻撃性に適切に対処するための包括的暴力防止プログラム（CVPPP）が導入されており，日本各地で医療者向けの研修会が行われている.

4）無断離院の予防

無断離院の要因として，本人の意思に基づかない入院，精神症状の悪化，治療環境への不満，見当識障害・知的障害などがある．無断離院の間に自殺する危険性や，事件や事故を起こしたり巻き込まれたりする危険性がある.

入院に対する思いを日頃から把握するとともに，外出時にいつもと様子が違う，服装が違うなどの変化に気づくことで無断離院を未然に防ぐこともできる.

5）感染管理および身体管理

精神科病棟は，閉鎖環境であることや患者の精神症状に伴う個人衛生管理能力の低下などから感染拡大の危険性があるため，標準予防策を用いて感染予防を徹底する必要がある.

また，身体管理の観点からは，患者が自分の身体症状を把握できないことも多く，バイタルサイン，身体的主訴，活動状況などの観察による早期発見とケアが重要である．栄養状態の悪化や長期臥床，身体合併症などにより褥瘡の問題も生じるため，定期的に褥瘡リスクの評価を行い，予防策を講じる必要がある.

6）ベッドサイドにおけるリスクの管理

転倒・転落，誤嚥・窒息，誤薬は精神科病棟のベッドサイドでしばしばみられる事故である．転倒・転落は，病状と薬の副作用による活動性の低下および筋力低下に加えて集中力の欠如などから，誤嚥・窒息は早食いや嚥下能力の低下などから，誤薬は看護師の確認不足と患者の認識の低さの双方から生じる．セルフケアレベル，精神症状，薬の副作用をアセスメントし，予防策を立てることが重要である.

§ 4.　病院における精神看護　　309

7）災害時の対応

　　　　日頃から火災，地震などに備えて防災設備および避難経路を確認し，患者誘導の手順を訓練しておくことが必要である．災害発生時の職員招集方法，備蓄品のリスト，近隣病院との協力体制などもマニュアルに記載しておく必要がある．

b. 患者の権利擁護（アドボカシー）

　　　　日本の精神科医療の歴史的な背景からの反省を踏まえ，病棟の居住空間，プライバシー保護，病棟ルールに十分な倫理的配慮がなされているかといった基本的な処遇の確認が重要であり，行き過ぎた安全管理が患者の権利を侵害しないよう安全管理と権利擁護とのバランスを常に査定しなければならない．

　　　　患者の権利擁護のためにも，看護師は患者と治療的な対人関係を構築していく必要がある．患者は自分の意思を的確に他者に伝えることができないことも多く，患者の自己決定を支え，権利を擁護することは看護師の責務である．

　　　　一方で看護師が患者と治療的な対人関係を構築するには，看護師が安心して働くことのできる環境が重要である．そのためには看護師のメンタルヘルスに影響を与える病棟文化を見直していく必要がある．看護師が安心して働くことができ，患者と治療的な関係性を作ることが，患者の適切なアセスメントにつながり，前述した安全管理の査定の礎となる．

〈柴田真紀〉

B　児童思春期精神科看護

　　　　児童・思春期精神科や小児心療内科などの子どもの心の診療を行う病院の増加に伴い，看護師が子どもの心のケアを行う機会は増えている．児童・思春期精神科病棟への入院治療の対象となるのは，外来では治療効果がでない場合，症状や状況が急激に悪化した場合，家庭内暴力がある場合，ひきこもりや長期の不登校がある場合などである．入院の適応となる疾患は，自閉症スペクトラム障害，注意欠如・多動性障害，不安障害，統合失調症，抑うつ障害など多岐にわたる．また，行動の精査と診断の確定のために入院が必要となる場合もある．入院治療の目標は，精神症状や問題行動およびその背後にある葛藤や対人関係上の課題に取り組み，退院後の家庭や社会生活の見通しを立てることである．治療内容は，統合失調症などの薬物療法が中心のタイプ，神経症などの精神療法的な対応が中心のタイプ，自閉症スペクトラム障害などの生活支援・環境調整が中心のタイプに大別される．いずれの場合も，医師，看護師だけでなく，臨床心理士，精神保健福祉士，作業療法士，など多職種が協働して治療が行われる．さらに，院外の教育機関，福祉機関，行政機関との連携も不可欠である．

　　　　児童・思春期精神科病棟での入院治療においては，看護師は子どもの生活全般に関わっている．児童・思春期精神科病棟へ入院中の子どもに対して，看護師が行う主なケアを表4-8に示す．

310　4. 精神保健看護

表 4-8　児童・思春期精神科病棟におけるケア領域

子どもへの個別の関わり	子どもとの 1 対 1 のコミュニケーションを通して，信頼関係を構築し，子どもの成長・発達を促す個別的な関わりをすること.
暴力・暴言への対応	暴力・暴言を防ぐためにルールを設定し，暴力・暴言が発生した場合は，タイムリーに介入をする．介入後は子どもと一緒に行動の振り返りを行う.
子どもを知る	疾患，年齢，成育歴などのカルテ情報，他のスタッフの意見，自分が感じた手がかりについて考えながら，子どもと関わることで子どもの言動の背景にあるものを知る.
外泊・就学への支援	入院中の院内学校（学級）への通学を支援するとともに，退院後に通う地元校にスムーズに登校できるよう準備する.
家族への支援	家族が思いを表出できるよう配慮し，家族の不安などの気持ちを聞き，受け止める．また，家族の抱えている問題を見極め，子どもへの接し方などを助言する.
集団への関わり	集団としての子どもを対象に，遊んだり作業をしたりするとき，ファシリテーターとしての役割を担う．全体を見ながらも注意が必要な子どもに意識して目をむける.
医療チームの一員としての関わり	多職種チームおよび看護チームの一員として情報の共有に努めることで，子どもを幅広い視点で理解する．他の職種と連携する時は，職種の特性・役割を踏まえた上で，それぞれの専門性が発揮できるよう調整する.

(船越明子, 他. 日本看護学会論文集―小児看護―. 2010; 41: 191-4)[1]

a. 子どもへの個別の関わり

　　児童・思春期精神科看護において，看護師は 1 対 1 の関わりを通し，子どもに「守られている」「大切にされている」といった安心感や信頼関係を育むことが期待されている．患者・看護師関係はケアの基盤であり，看護師の最初の目的は，子どもや親と治療同盟を確立することである．子どもとの間に信頼関係がなければ，子どもの精神症状や問題行動の背後にある葛藤や課題を理解し，その解決のために子どもと一緒に取り組むことはできない.

　　しかし，病棟に入院している子ども全体を考えた場合，看護師が特定の子どもに対し 1 対 1 の個別的な関わりを提供することは，他の子どもへの関わりが疎かになり，不公平感が生じる可能性もある．子ども 1 人 1 人に公平で十分な個別的な関わりをするということは，すべての子どもに等しい時間関わったり，同じ援助をしたりすることではなく，1 人 1 人の特性やニーズに合わせ看護を提供することである．子ども 1 人 1 人に，いつ，どのように，どれくらいの時間をかけてどのようなケアを行うのかケアプランを立案すること，病棟全体で個別的な関わりを行う環境を整えること，ケアプランを看護チーム全体で理解し，協力し合う必要がある.

b. 暴力・暴言への対応

　　子どもの場合，ふざけや遊びが高じて暴力や暴言になるなど，どこからが暴力なのか，暴力・暴言の基準，その判断が難しい．そのため，スタッフ間の対応にも違いが生じやすく，異なる対応に混乱する子どもも少なくない．子どもが暴言・暴力を引き起こす要因を，子ども側の要因，病棟環境，スタッフ側の要因からアセスメントする．子ど

§ 4. 病院における精神看護　　*311*

もの行動化の背景には何らかのメッセージがあるといわれているため，暴力・暴言といった行為のみを取り上げるのではなく，暴力に至った背景を理解していくことが必要である．児童・思春期精神科病棟に入院してくる子どもは，自分の思いを言葉でうまく表現できない場合も多い．こうした子どもを理解するためには，日常との違いに気づくなどの看護師の細かな観察や，子どもが思いを伝えやすいような関係性を日頃から作っておくことが大切である．

　そして，物理的・人的に場面を構造化したり，暴力や問題行動に至るパターンを子どもと共有し，対処方法を一緒に考えたりすることによってそれらの行動を漸減させる．また，不適切な行動を減らし，望ましい行動を増やすために行動療法に基づいた介入を行うことも有効である．

c. 子どもを知る

　子どもの感情，認知，言語的発達や，家族・学校といった社会的環境などについて，生物学的・心理学的・社会的な視点でアセスメントし，全体像を捉えることが大切である．子どもがどのような発達のプロセスを歩んできたかをアセスメントする際には，ボウルビィの愛着理論，マーラーの分離−固体化理論，ピアジェの認知発達理論，フロイトの精神力動的発達理論，エリクソンの漸成的発達理論など子どものこころの発達に関する理論を用いることが有用である．治療のターゲットとなる最も問題を引き起こしている子どもの症状や行動を特定するだけでなく，その背景に何があるかを理解する必要がある．さらに，子どもと治療的に関わるためには，子どもの問題だけでなく，レジリエンスや強みも把握する必要がある．

d. 外泊・就学への支援

　児童・思春期精神科における外泊への支援は，子ども自身を含む家族の機能を強化することにある．外泊・就学への支援は，子どもが外泊・就学できる段階になって行うのではなく，入院したときから始める必要がある．なぜなら，家族の受け入れが良くない場合や，保健所や児童相談所などの行政機関や学校などの地域の社会資源が上手く活用されていない場合が少なくないからである．できるだけ早い段階で，各関係機関で情報の交換を行い，子どもの理解を深め，共通の目的・具体的な目標を共有する必要がある．看護師は，地域の支援機関の困難を聞き対応方法を伝えたり，病棟での実践を学校や家庭でも活用できるよう働きかけたりしている．

e. 家族への支援

　家族への支援においては，家族を責めることなく共感すること，ねぎらうことが重要である．そして，家庭のもつ課題と強み，キーパーソンを把握し，家庭の養育力をアセスメントした上で，どのような支援を行うかを決める．家族が，子どもの疾患や症状を理解するとともに子どもの良いところにも気づくことができ，子どもと新しい関わり方を学べるような支援が大切である．

f. 集団への関わり

　児童・思春期精神科病棟では，子どもの発達を促すねらいで，集団活動を取り入れている．看護師は，作業療法士などと連携し，子どもが主体となって楽しめる集団活動の計画・実施・評価を行う．集団活動の中での子どもの言動を注意深く観察することは，子どもの対人関係能力やストレス耐性などの理解に役立つ．

g. 医療チームの一員としての関わり

児童・思春期精神科病棟では，日常的に多職種で協働することが多い．それぞれの医療者が専門性を発揮し「知識」や「情報」をもちより，カンファレンスや事例検討会などで最適な医療について検討することが大切である．看護師は，医療者間でチーム活動を行う際に円滑に活動できるよう，情報を提供したり，子どもをつないだり，家族との連絡を図るなどの調整役を担っている．また，看護師の専門性は子どもや家族の生活の支援であるため，症状からくる子どもの日常生活の困難さに対し生活を整えていく役割がある．そのためには，今おきている子どもの問題，目標，治療方針，対応の意図や子どもの見立てなどについて多職種で共通理解を得ておく必要がある．

文献
1) 船越明子, 田中敦子, 服部希恵, 他. 児童・思春期精神科病棟におけるケア内容—看護師へのインタビュー調査から—. 日本看護学会論文集—小児看護—. 2010; 41: 191-4.

〈船越明子〉

C　リエゾン精神看護

リエゾンというのは，フランス語で「橋渡し」「連携する」という意味がある．リエゾン精神看護の役割は，一般病院において，精神看護の知識を用いて，①身体疾患をもつ患者・家族の包括的なアセスメントやケアを行うこと，②患者・家族を取り巻く医療チームがよりよいケアを提供できるように支援していくこと，③患者とその家族に向き合う医療者のメンタルヘルスを維持・向上できるように支援することである．

1. 患者とその家族へのケア

精神的なケアというと患者の不安などの感情に寄り添うというイメージが大きいかもしれない．しかし，「心」と「身体」はお互いに影響をうけあう心身相関の関係にある．不安や抑うつなどの精神症状は生理的反応に影響を及ぼし身体症状として出現することがある．また一方で，がんなど先の見通しが立ちにくく治療にかかる負担も大きい身体疾患を抱えることで，精神的苦痛を生じる場合もある．こういった心身相関を踏まえて考えると，精神的なケアを行ううえでも身体症状，精神症状を部分的に捉えるのではなくお互いに影響しあうことを念頭におき，その人を包括的に捉えていきホリスティックケア（人を部分的ではなくあらゆる角度から全体的に捉えケアをしていくこと）を提供していくことが重要である．

a. 包括的アセスメント

包括的に見る視点としては，身体症状，精神症状，経済社会面，心理的問題，実存的な問題があげられる．
①身体症状: 痛みや倦怠感，呼吸苦など身体的な苦痛
②精神症状: せん妄，認知症，うつ病などの精神症状
③社会経済的問題: 経済的な問題，家族など周囲のサポート状況
④心理的問題: 病気との取り組み方，家族・医療者との関係

⑤実存的な問題: スピリチュアルペイン

b. 対応

1) 苦痛症状の緩和

　　　　苦痛症状があれば，原因のアセスメント，薬物療法の適応やモニタリングを行い，苦痛を軽減，除去していけるように検討していく．患者にとって苦痛に感じる症状がなかなか軽減されず，自己のコントロール感覚を失うことで症状への苦痛が増強することもあるため，頓用の薬剤の使用方法など症状コントロールを自己で行えるように調整するなど患者自身がセルフコントロール感覚を得られるように支援していく．

2) 情報提供

　　　　情報を誤って認識したり，また情報が不足していることで不安が増強している場合もある．疾患などの捉え方，治療や症状についての患者がどう捉えているか認識や思いを確認し，患者や家族が必要としている情報について提供していく．

3) 支持的なコミュニケーション

　　　　患者や家族が苦痛に感じていることについて思いが表出できるよう声をかけていき，表出された思いを受け止めていく．医療者として患者・家族と話すときに，患者・家族からの質問にきちんと答えられないといけない，気持ちが元気になるように接しなければいけないという思いから，コミュニケーションの場において，説明や説得に偏りがちになることがある．しかし，患者・家族が思いを表出し，そのうえで患者・家族が自ら自分の気持ちに気づき，一歩踏み出そうという姿勢を支えていくことが重要である．患者の疾患や症状だけでなく人となりに関心をよせ，患者・家族が大事にしている価値観や思いが何かコミュニケーションを図ることで，ケアの方向性がみえてくることが多い．患者・家族の価値観を大切に過ごせる方法を一緒に模索していく．

4) 患者がリラックスできる時間の検討

　　　　苦痛症状を軽減できるように症状を軽減することや思いを表出することは大切だが，病気や症状などから解放できる時間をつくることも重要なケアである．患者が心地よいと感じるケアの提供や病気や治療のことを考えずにホッと一息できる時間を提供できるように検討する．患者がもともと好きなことや興味をもっていた趣味などの過ごし方を確認しながら，疾患や治療，症状などの制約があるなかでもどのように工夫をすればそれが実施できるか患者や家族と一緒に模索していく．緊張感が強い場合などは，リラクゼーションも取り入れて対応していく．

2. 患者・家族を取り巻く医療チームがよりよいケアを提供できるように支援していく

1) 患者・家族の行動の背景にある思いや精神状態についてのアセスメントを共有

　　　　患者・家族は病気や治療などの大きなストレスによって，抑うつ的になったり不安が強くなったり，ときには医療者に怒りをぶつけることもある．そんなとき医療者としてどのように患者・家族を理解し，ケアを提供していいかわかりにくくなるときがある．リエゾン精神看護では，患者・家族のアセスメントを行い，医療チームとの関係性も含めてアセスメントを実施する．患者・家族の行動の背景にある思いや精神状態についてのアセスメントを共有し，患者・家族の理解を促進できるようにする．

2）具体的なケアや関わり方を検討

医療者は患者や家族への関わりに悩んだとしても，検温や清潔ケアなどケアを提供しつづけている．医療者の患者・家族への関わり方の迷いや葛藤を少しでも減少できるように，患者・家族がどのような場面で葛藤を感じるか共有し，これなら患者や家族に提供できると思えるような具体的な関わり方やケアを検討していく．

3）ケアのゴールや目標を検討

患者の身体症状などの状況が改善していくときは，患者・家族，そして医療者も同じ方向をみてゴールに向かいやすい．しかし，疾患や治療の経過が順調ではなかったり，患者・家族の身体的・精神的苦痛が強い場合，これでいいのだろうかと迷いが生じたり，個々の医療者の思いがすれ違ったりしやすくなる．そのときは現状について，患者・家族の希望はどこにあるのか，医学的な状況，患者の QOL も含めて多角的に検討し，短期的なケアのゴールや目標を共有することが重要となる．患者・家族の思いを共有し，目標をすりあわせることで，ケアに対する迷いや葛藤が軽減しやすくする．

4）現在行っているケアの保証

医療者が最善を尽くしたケアを提供し続けていても疾患や治療による合併症などから問題が継続したり，さらには増悪することもありうる．そのようなときに，医療者は自分が医療者として役割を果たせているのだろうかと葛藤することがある．ケアや対応を検討していくことは必要であるが，そのうえで限界を認め，最善のケアを提供しているということをお互い認め合い，行っているケアの保証する．

5）医療者自身の感情労働へのケア

医療者は，患者家族に寄り添っていきたいという思いをもっているからこそ，患者・家族の思いが伝わり医療者自身も苦しくなることもある．医療者自身も人間であり，怒りや不安，罪悪感や無力感など人間として当然の感情が生じる．しかし，医療者は自身の感情を大切にするということに慣れていないことが多い．医療者自身が患者・家族に対してどのような葛藤を感じているか気づくことで，患者・家族の思いに気づくきっかけとなったり，医療者側の自己の信念や傾向に気づくことがある．そのことで，患者・家族の理解が深まり，具体的なケアの方法の検討につながっていく．医療者自身の感情を大事にしていけるように支援していくことは，患者・家族のケアを行っていくうえで重要である．

3. メンタルヘルス支援

看護師の仕事は時間に追われるなか，患者の命を扱うという責任の重大さ，患者家族対応や職場の人間関係のストレスなどを伴う．明確な正解のない仕事であり，ゴールがみえなくなることもある．そのようなストレスが大きいことから，バーンアウトや抑うつ症状につながったり，患者家族からの暴言や暴力などのストレスから急性ストレス反応などが生じることもある．

メンタルヘルス支援では，セルフケア，ラインによるケア，事業内産業保健スタッフなどによるケア，事業場外資源によるケアという 4 つのケアがあるといわれている（厚生労働省　独立行政法人労働者健康安全機構．職場における心の健康づくり〜労働者の心の健康の保持増進のための指針〜より）．リエゾン精神看護におけるメンタルへ

§4. 病院における精神看護　　*315*

ルスケアは，事業内産業保健スタッフによるケアに含まれる．同じ看護師として看護師の葛藤や思いや状況がわかるということで利点があるといえる．守秘義務を守って対応することを原則としている．なかには人間関係の調整も必要な場合もあるため，その場合は相談者本人の許可を得た内容を管理者に伝え，環境調整を依頼することもある．1人で抱えず相談できる場であることを知り，ぜひ活用していただきたい．

〈佐々木千幸〉

D　チーム医療と看護

1．チーム医療とは

チーム医療とは，「医療に従事する多種多様な医療スタッフが，各々の高い専門性を前提に，目的と情報を共有し，業務を分担しつつも互いに連携・補完し合い，患者の状況に的確に対応した医療を提供すること」とされ，その効果としては，①疾病の早期発見・回復促進・重症化予防など医療・生活の質の向上，②医療の効率性の向上による医療従事者の負担の軽減，③医療の標準化・組織化を通じた医療安全の向上，などが期待されている．

チーム医療を考える際，医療に携わるスタッフだけでなく，患者，家族も含めてチームのメンバーであると考えること．そして，患者，家族を中心にその人を取り巻く関わるすべての人でケアにあたっていく体制づくりが重要となってくる．

そのなかで看護師については，あらゆる医療現場において，診察・治療などに関連する業務から患者の療養生活の支援に至るまでの幅広い業務を担い得ること，また，チームのなかで一番身近な存在として患者に寄り添い，関わる時間がより多い特徴があることから，いわば「チーム医療のキーパーソン」として患者や医師，その他の医療スタッフから寄せられる期待が大きい．患者の観察という看護師の重要な役割は，身体状態の把握はもちろんのこと，会話のなかから感じ取れる心理状態と小さな変化や目に見えない心の揺れ動きに至るまで看護師の直観力や感性がチームとしての大きな情報源となっていく．多職種で構成されるチームに置いて，看護師の存在はそれぞれの専門職との間をつなぐ，重要な役割ともなっていくと考える．

2．精神科におけるチーム医療の必要性

日本の精神科は他国と比べて入院期間が長期化している特徴がある．2004年（平成16年）に，厚生労働省は「精神保健医療福祉の改革ビジョン」を発表し，社会的入院の患者を退院させ，病床数も削減する方針を公表した．また，近年は精神科救急病棟（スーパー救急），精神科急性期病棟，認知症病棟，児童思春期病棟，合併症病棟，医療観察法病棟と特徴的な機能をもつ病棟が整備され，早期から治療に介入し，リハビリテーションを経て，短期間で退院を進める医療体制に変化している．しかしながら，長期入院精神障害者の実態は依然として深刻であり，国の政策としては2014年7月，「長期入院精神障害者の地域移行に向けた具体的方策の方向性」が取りまとめられ，いわば病院に取り残されてしまっている方々を地域生活へつなげていくための連携強化や施策，長期入院精神障害者に対する具体的な支援の方向性，病院が病床削減できるため

316　　4. 精神保健看護

の構造改革が検討されるようになった.

　このような精神医療情勢の変遷を踏まえながら, 精神科でのチーム医療を考えていくうえでのポイントを大きく2つに分けて考えてみる.

a. それぞれの専門性を発揮できるチームを目指す

　精神障害を抱える人にかかわる職種を考えてみると, 医師, 看護師, 看護助手, 臨床心理士, 薬剤師, 精神保健福祉士, 作業療法士, 社会福祉士, 介護福祉士, ヘルパー, 臨床検査技師, 栄養士, 放射線技師, 事務職員と病院内で考えられる職種だけでも多数存在する. しかし多くの場合, チーム医療ではチームのなかのリーダーは医師であり, その権限が大きく, 他職種の専門性が重視されることは少なかった. そして, 医師とは異なる意見を他職種メンバーが出すときには, 職種間の衝突として表面化されることもあった.

　チームのなかでは, 信頼関係が重要である. チームのなかで異なる意見を言い合えないような関係では, それぞれがもつ専門性をうまく発揮することができない. 信頼関係が主従関係にならないように, 対等な立場で意見し合えるチーム環境の構築が大切である.

b. 地域の精神保健福祉を含めたチームを目指す

　精神障害のような慢性疾患をもつ人々の生活を支えていくためには, 地域での生活へとつなげていけるように治療, リハビリテーションを行っていく必要がある. 地域での生活が促進されていくと, 訪問看護師, 保健師, ケースワーカー, 地域生活支援センターのスタッフなど病院内だけでなく地域とのつながりを考えていくことが不可欠となっていく. 今後, 精神科でのチーム医療を考えていくには, 病院だけではなく, 保健所や保健センター, 精神保健福祉センター, 心のケアセンターといった地域の相談窓口との連携を意識して, 入院中から各担当者とのつながりを強化していくことが重要となってくる.

3. チームづくりに大切なこと

　臨床現場にはいくつものチームが存在している. その成果が認められ, 診療報酬に影響があるものとしては, 栄養サポートチーム (NST: nutrition support team), 緩和ケアチーム, 院内感染対策チーム (ICT: infection control team) などがある. 精神科では, 精神保健医療福祉の流れのなかで, 入院中心の医療から地域生活中心の医療へという基本概念のもと, 地域生活支援の強化が急速に進められている. ACT (包括型地域生活支援プログラム: assertive community treatment) と呼ばれる地域生活支援プログラムとして始められている. これは, 重い精神障害をかかえた人であっても, できるだけ安定して自立した質の高い生活を地域で送り続けていけるように包括的なケアを多職種チームが24時間支援していく実践モデルである.

　チーム医療というと, 協働・連携といわれることが多いが, 一番大切なことは, "なんでも本音で語り合える雰囲気" そして, "情報を共有すること" である. 職種, 立場に関係なくお互いに専門的な意見を言い合い, 指摘し合える環境を作っていくことが重要といえる. そして, 精神障害をかかえる人だけでなく, その家族も含めたニーズに柔軟性を有して対応していけるチームであることが望ましい.

§4. 病院における精神看護　*317*

4. 精神科看護師にとってのチーム医療の有用性

　精神科の病気は，薬で症状を抑えれば治るというものではない．その人がこれまで，どのような環境下で，どのような体験をされて長期にわたる対人的葛藤の中で発症する．したがって，この対人的葛藤への対処の仕方を学ぶことが治療の目標の1つとなる．そして，葛藤は感情の問題でもあるため，かかわるスタッフの感情は大きく揺さぶられる．特に看護師はチームの中で一番身近な存在として患者に寄り添い，関わる時間がより多い特徴がある．そのなかで，「なんとかしてあげたい」と思い，懸命になってかかわってしまう．慢性的な問題かつさまざまな要因が複雑に影響し合っている患者の状況を目の当たりにすることは，困難，絶望感，孤独感といったネガティブな患者の感情にさらされていくことにもなる．「なにもしてあげられない」「なにもできない」といった感情を看護師が抱き，共感ストレスから生じる共感疲労という状態になることもある．

　チームでかかわり語り合うことは，多くの視点からの解釈を得られるとともに，そうした看護師の負担を軽減し，率直な感情体験も受け入れてもらえることにつながり，看護師のメンタルヘルスサポートともなっていくのである．また，チームで患者，家族の理解を深めていくことは，自分自身を見つめなおしていく機会となる．このことは看護師として，また，1人の人としての成長につながっていくのである．

文献

1）厚生労働省．チーム医療の推進について．
　　http://www.mhlw.go.jp/shingi/2010/03/dl/s0319-9a.pdf
2）厚生労働省．長期入院精神障害者の地域移行に向けた具体的方策の方向性．
　　http://www.mhlw.go.jp/file/05-Shingikai-12201000-Shakaiengokyokushougaihokenfukushibu-Kikakuka/0000051138.pdf
3）前川早苗．チームビルディング．In：宇佐美しおり．精神看護スペシャリストに必要な理論と技法．東京：日本看護協会出版会；2009．p.144-9.

〈岩﨑壮登〉

症状と精神看護

5

A 睡眠障害

　　睡眠は，人間の健康生活には欠かせないものであるが，睡眠について，なんらかの問題を持つ人は，増加しており社会問題化している．

　　ここでは，睡眠障害のなかで，最も多く認められる「不眠症」について取り上げる．不眠は，さまざまな精神疾患の発症あるいは再発に先がけて起こる．そのため，不眠についてのアセスメントは，精神疾患の早期発見や再発の指標となり，ケアは回復の一助となる．急性症状から回復には特に良質な睡眠が必要である．したがって，看護師は患者の睡眠環境を整えるとともに，不眠に対するケアを行うことが必要である．

a. 空気・水・食物

1）行動上の問題

　　睡眠時無呼吸症候群などにより，睡眠中に呼吸障害が起こり，熟眠感がえられずに日中に眠気を認めることがある．また，自分や他者のいびきで覚醒することがある．就寝前に睡眠薬を服用している場合は，夜間に食物を摂取することで，誤嚥，窒息の恐れがある．

2）看護ケアの実際

①規則正しい食生活をすることが，睡眠リズムを整えるために有効であることを説明する．

②就寝前にカフェインの入ったコーヒーや紅茶，コーラや喫煙（ニコチン）は，入眠を妨げるので，摂取しないように説明する．

③就寝前は，食事は摂取しないように説明する．しかし，就寝前の温かい飲み物（ホットミルクなど）は，リラックス効果を高め，入眠を促す効果がある．

④睡眠薬の服用をした後は，睡眠中の呼吸状態の観察を行う．

⑤いびきをかいているときには，呼吸しやすいように体位を整える．

b. 排泄

1）行動上の問題

　　抗精神病薬および睡眠薬の服用により，熟睡し夜間に失禁することがあり，睡眠を妨げられることがある．

2）看護ケアの実際

①失禁の可能性がある場合には，患者の自尊心を傷つけることがないように配慮し，就寝前にトイレに行くことを促す．

②失禁した場合には，患者の羞恥心に配慮しながら，速やかに対処し，安心して眠れる

§5. 症状と精神看護　319

ように声がけをする.

c. 体温と個人衛生

1）行動上の問題

熟眠感が得られないことで，眠気，倦怠感が起こり，入浴や更衣などの清潔行動を行う意欲が減退する恐れがある. 室温（暑い・寒い）などによって不眠を訴えることがある.

2）看護ケアの実際

①入浴は，運動と同じ程度の快眠をもたらす効果があることを説明する.
②倦怠感や疲労感が著明な場合には，入浴や更衣の介助をする.
③暑さで不眠を訴える場合には，氷枕などを用いる.
④寒さで不眠を訴える場合には，掛物で調整する. また，足浴を行う.
⑤快適な室温ではなく，睡眠が妨げられるときには，寝具や衣類などで調節を行う.

d. 活動と休息のバランス

1）行動上の問題

夜間に眠れないことから，日中に眠気があり，眠ってしまうことがある. その結果，生活のリズムが崩れてしまい，昼夜逆転することがある.

2）看護ケアの実際

①病棟の日課に患者を合わせるのではなく，患者の家での生活のペースを把握し，活動と休息のバランスが図れるように援助する.
②適度な疲労は，入眠を導きやすいため，日中に適度な活動をすすめる.
③散歩などの楽しい気分転換は，良好な睡眠をえることにつながることを説明する.
④入眠できるためのリラクゼーションを指導し，緊張や不安の緩和を図る.
⑤就寝前に運動やゲームを行うと精神活動を高めるため避ける.
⑥就寝前には，入眠しやすくなる習慣をつける（リラックスできる音楽を聴く，趣味の本を読むなど）.
⑦入眠時間，覚醒時間，睡眠時間，中途覚醒の有無と回数，熟眠感について観察をする.
⑧就床するときは就寝することを優先せずに，ただ横になることで身体が休まり，そのうちに眠る可能性があることを伝える. 眠るように努力させることは逆効果である.
⑨看護師側から観察し，眠っていると判断しても患者の「眠れた」とは一致しないことがある. このような時は，患者の熟眠感に注目することが大切である.

e. 孤独とのつきあい

1）行動上の問題

夜間になると，孤独感がつのり，不安や緊張感が出現し不眠になることがある. また，考えごとをして不眠になることがある.

2）看護ケアの実際

①不安の表出があれば傾聴し，いつでも，話を聞くことを伝え，不安感の軽減に努める. しかし，話が長時間におよぶ場合には，入眠を妨げることにつながるので，時間を設定するか，詳しい話は，日中に聞くことを約束し，就床を促す.
②就寝後，不安な気持ちから「眠れない」という訴えがある場合には，患者の訴えを受

け止め，安心感を与えるようなに心がける．

③夜間に入眠できずに，辛そうなときには，睡眠薬の服用をすすめる．患者が服用することに不安を感じている場合には，睡眠薬の効果を説明する．しかし，それでも拒否した場合には，無理にすすめずに，辛いときには，いつでも声をかけるように伝える．

④不眠を訴える患者には，今夜も眠れないのではないかという不安や焦りがあり，眠れるかどうかという不安や緊張のために寝つけなくなる患者もいるため，不安や緊張を軽減できる関わりをする．また，以前，眠ることができた経験がある場合には，そのときの状況を振り返り，「自分は眠ることができる」という気持ちをもたせる．

f. 安全を保つ能力

1）行動上の問題

睡眠薬を服用している患者の場合には，覚醒時にふらつき転倒，転落の恐れがある．

2）看護ケアの実際

①睡眠薬を服用した後に中途覚醒した場合には，ふらつき転倒のリスクが高いため，再度，就床を促し，患者が眠れるまで見守る．

②睡眠薬を服用した場合に，持ち越し効果（薬物の効果が次の日の朝まで，続いてしまう．眠気，ふらつきなど）により転倒するリスクがあるため，患者のふらつきや歩行状態の観察をする．

③就寝前に服用した睡眠薬が効いている状態（ふらつき，呂律不良など）で，中途覚醒したために追加で睡眠薬の服用を希望する患者の場合には，看護師から観察すると眠そうに見えることを伝え，臥床を促す．

B 不安状態

不安とは，はっきりとした対象がなく，漠然と安心できない心の状態をいう．また，恐れが明らかな特定の対象に向かう場合を恐怖とよぶ．恐怖は，危機に対する防衛的な適応反応である．不安は，人間が生きてくために不可欠な感覚であるが，状況によっては，日常生活を脅かす状態になると，病的な不安といえる．ここでは，病的な不安に焦点をあてる．

不安は，つかみどころがないものであるが，明確な身体感覚を伴うものが多く，自律神経系に関与して様々な身体症状を伴うためアセスメントが重要となる．

a. 空気・水・食物

1）行動上の問題

不安への対処行動としての衝動的な飲食や，食欲不振，嘔気，嘔吐，胃部不快感，口渇などの消化器系の症状がみられることがある．高齢者は，経口摂取ができない場合に脱水になる可能性が高い．また，呼吸困難，動悸，頻脈，血圧上昇，胸内苦悶，過呼吸発作などの呼吸・循環器系の症状がみられることがある．

2）看護ケアの実際

①身体症状は，身体疾患や薬の副作用の可能性に留意してアセスメントする．

②食事は，気持ちが落ち着いたときに，刺激の少ない穏やかな環境を促し，そのときに

精神的な問題は取り上げないようにする.

③過食・拒食などの患者の食行動に変化がみられた場合には,客観的に行動が変化していることを伝えて理由をたずねるなど,患者が自分自身の不安に気づき,言語化できるように促す.

④過食傾向にある場合は,食べ物を患者の周辺に放置しないようにする.

⑤食事や水分が摂取できない場合には,水分出納のバランスや身体症状を観察する.水分摂取の必要性を患者に伝えて促す.また,食事の摂取時間や場所を配慮し,無理強いをしない.

⑥拒食などにより,経口摂取ができない場合には,医師に相談し,輸液などを検討する.

⑦過呼吸発作(呼吸の促迫が出現し,呼吸困難を訴える)が出現した場合には,患者と同じように慌てたり,騒いだりすることは避け,不安に巻き込まれないように平静を保ち,落ち着いた態度で接する.そして,安全で刺激のない場所に患者を移動し,楽な体位をとらせて,ゆっくりと息を吐くように伝え,呼吸のリズムを整えるようにする.発作がおさまるまで,患者のそばに付き添い,安全を確保する.発作は,必ず落ち着くことを伝え,安心を促す.非言語的コミュニケーション(患者の背中をさする,落ち着いた表情で患者をみる,手を握るなど)が効果的である.発作がおさまり患者が落ち着いてきた後に,過呼吸のきっかけや発作前の生活状況について振り返りを行い,過呼吸発作を防ぐための対策と,発作が起きたときの対処について話し合う.

b. 排泄

1)行動上の問題

下痢,便秘,頻尿,尿意促迫などの消化器系や泌尿器系の症状がみられることがある.

2)看護ケアの実際

①身体症状は,身体疾患や薬の副作用の可能性に留意してアセスメントする.

②心因性の排便や排尿異常は,一定のパターンで出現することがある.症状の出現と消失のパターン,生活状況やそれの伴う不安の変化の関連をアセスントする.

③心因性の排泄の異常について,患者の辛い気持ちに共感を示し,患者自らが,不安に気がつけるように促す.

④対処行動について話し合い,患者が対処行動をとれたときには,賞賛する.

⑤失禁がみられた場合には,患者の自尊心や羞恥心に配慮した関わりをする.

c. 体温と個人衛生

1)行動上の問題

不安にとらわれているために,整容に気遣いができなくなることや,清潔行動がとれなくなることがある.また,不安の増強に伴い強迫的な清潔行動が現れることがある.強迫行動については,「F. 強迫行動」(328頁)を参照されたい.

2)看護ケアの実際

①不安にとらわれて清潔行動がとれない場合には,患者の訴えを傾聴し,清潔行動がとれるように援助する.

②日課に合わせて，洗面，更衣，入浴を促し，不安に左右されずに日常生活のリズムを保てるように援助する．

③発作への不安がある場合には，清潔行動時に見守り，安心感を与える．

④不安にとらわれずに，行動できたときには，患者が自信をもてるように賞賛する．

d. 活動と休息のバランス

1) 行動上の問題

不安のために，睡眠パターンが乱れ，不眠に陥り，患者は熟眠感を得ることができない．また，強い眠気があり過眠になる場合もある．不眠に対しては，適切な睡眠のために睡眠薬が投与されることが多く，過眠の場合には，抗不安薬や睡眠薬の影響もあるので，注意して観察をする．パニック発作などを恐れて活動が困難になる場合や不安による焦燥感から過活動になり，他の患者とトラブルになることがある．

2) 看護ケアの実際

①睡眠パターンの乱れには，規則正しい生活リズムをつけるように援助する．

②日中は，レクリエーションの参加や散歩，身の回りのセルフケアなどで過ごし，活動量を確保する．

③就寝前には，入浴や暖かい飲み物をすすめてリラクセーションを図る．

④パニック発作などの症状が出ることをおそれ，活動が困難になるときには，症状を予防できることは何かを話し合う．予防する対処行動がとれたときには，それを賞賛する．

⑤患者の身体面の緊張をほぐすために，呼吸法や筋弛緩法などのリラクセーション法を取り入れる．

⑥不安による焦燥感が強い場合には，過活動になり行動の抑止ができないときには，医師に相談し，行動制限を考える．

⑦過活動により，他の患者とのトラブルを起こし，患者が落胆している場合には，患者の訴えを傾聴し，共感する．また，患者にとって落ち着ける環境を提供し，患者の不安を言語化できるように促す．

e. 孤独とのつきあい

1) 行動上の問題

患者は，不安が周囲に理解されにくいことで孤独に陥っている．また，パニック発作などの症状による苦痛や症状出現の恐怖から症状出現時にとった行動の恥ずかしさや惨めさから自尊心が傷ついている．

2) 看護ケアの実際

①不安を表出できるように共感的態度で接する．また，患者の理解に努め，患者の苦悩を受け止める．患者は自分が受け入れられたことで，自分自身を客観的にみつめることができる．

②患者自身がもっている不安について気づき，言語化できるように関わる．

③患者の人格の脆い部分（自信がない，小さいことが気になってこだわり続ける，完璧でないと気がすまない）に対しては，評価や批判せずに，そのままを受け入れる．

④患者のもっている力を支持し，自分自身の力で不安を解消できるように促し，強い不安状態に陥らないようにするための方法を話し合う．そして，患者がもっている能力

§ 5. 症状と精神看護　　*323*

を活用できるよう援助する.
⑤患者が不安やストレスの対処方法や他者からのサポートを得る方法を考えられるように援助する.
⑥家族が安定した状態で患者と向き合えるように，患者への理解を促す**教育的関わり**をする. また，患者が勤労者である場合には，職場の関係者と連絡をとり，患者への理解を促すとともにサポート体制を強化するように調整する.

f.　安全を保つ能力

1）行動上の問題

パニック発作が出現した場合には，心臓血管系，脳神経系，内分泌系の器質的疾患の可能性も否定できない. 患者はコントロールが効かない状態なので，自己の安全を守ることができない. 強い身体症状から死への恐怖感を抱くことや意識消失することもある. 不安の対処行動として，逸脱行為がみられることがある.

2）看護ケアの実際

①患者が不安を訴えるときには，心の安定が保てるように，安全と安心感を与えられるような関わりをする.
②意識消失による事故予防のために，発作が起こりそうになったときには，早めに安全な場所に移動することやしゃがむなどして転倒による危険を予防できるように指導する.
③衝動行為による自傷他害の危険性も考慮し，危険物を排除し安全で刺激の少ない落ち着ける場を提供する.
④パニック発作時には，**非言語的コミュニケーション**（患者の背中をさする，落ち着いた表情で患者をみる，手を握るなど）を適宜用いる.
⑤心理的な安全が脅かされているため，話し合いや意思決定が困難になるため，刺激の少ない環境を提供し，患者が安心して身をおけることを優先して関わる.
⑥逸脱行為（性的逸脱や器物破損）時には，患者と他者の双方の心身の安全が守られるように早期に対応する.
⑦逸脱行動の場合には，医師に相談し，必要に応じては，行動制限を考える.
⑧逸脱行動が現れた場合は，患者が心情を言語的に表出するように促す.
⑨逸脱行動に対して，患者が冷静に自分の行動を客観視して不安な状態に気づき，有効な対処行動がとれるように援助する.

〈渡辺純子〉

C　ひきこもり状態

ひきこもり状態には，幻覚・妄想などの病的体験によって周囲との関係がとれない状態や，自発的な行動がとれずに周囲の人との接触を避けて過ごす状態がある.

a.　空気・水・食物

食事摂取に対する意欲低下や，「部屋から出てはいけない」「食事をとってはいけない」などの幻聴や「部屋から出ると何か危険が待っている」などの妄想によって，食事や水分が自主的に摂取できないことがある. また，とれたとしても不規則であったり，

栄養の偏りが生じたりする．その際には，体重や栄養状態などの観察や，摂取しやすい食事内容の検討，ゆっくり安心して食事を摂取できる場所の提供を行っていく．必要時には，点滴や経管栄養による水分・栄養摂取も検討する．

b．排泄

自主的な水分摂取の低下によって脱水が生じる．また，水分摂取量の減少や活動性の低下に伴い便秘傾向となる．症状があっても自発的に訴えないことが多いため，インアウトバランスの観察や血液データなどの把握，排便状況の確認や腹部状態の観察が必要となる．

c．体温と個人衛生

自主的に入浴や更衣を行わなくなり，不潔傾向となる．人は他者から自分がどのように見られているかを常に意識して行動している．しかし，他者への関心が低下し，自身が他者からどのように見られているかということに意識が向かなくなることで，入浴や更衣，身だしなみを整えることを行わなくなる．爪が伸びていたり，髪が乱れていたり，気候に合わない衣服を着用していたりすることがある．患者の ADL にあわせて促しや介助が必要となる．

d．活動と休息

閉じこもりがちな生活を続けることで体力や筋力の低下が起こる．また，活動に関する意欲の低下によって日中臥床がちとなり，昼夜逆転が生じることもある．看護師の促しによって行動につながる場合もあるが，必要以上に看護師より促され続けることで，自身で判断する機会が失われ，さらなる意欲・自発性の低下につながる．そのような状態を施設病と呼ぶ．レクリエーションや作業療法など，患者自身が何を行いたいか，何であれば行うことができるか時間をかけて共に考えていく必要がある．

e．孤独とのつきあい

他者への関心の低下により，人との関わりが少なくなり，さらに閉じこもりがちな生活を助長させる．また，幻聴や妄想のある患者は，他者から危害を加えられるかもしれないという恐怖を感じている場合がある．過去のいじめなどの経験によって人間関係に消極的な場合もある．近年，核家族化や共働きの増加，インターネットの普及などにより家族関係や人間関係の希薄化が懸念されており，そういった社会の変化により他者との関係構築に困難さを抱えていることも考えられる．そういったことを踏まえ，ひきこもり状態から無理に表に出そうとせず，まず患者の気持ちに寄り添うことが重要である．患者の今までの生活歴について情報収集しアセスメントすることも患者理解に必要となる．看護師は患者の味方であるということを理解し安心してもらう必要がある．

f．安全を保つ能力

「殺してやる」などの幻聴や，外に出ることで何か自分の身に危険が及ぶのではないかという妄想に伴う不安によって，ひきこもり状態となる．閉じこもった生活を続けることで現実感が低下し，病的体験に左右された行動を取りやすくなり，暴言や暴力につながることがある．ひきこもり状態を続けることで不安感や焦燥感，自責的な気持ちが増加し，自暴自棄となって自傷行為や自殺企図がみられることもあり注意が必要である．

§ 5. 症状と精神看護　*325*

D　拒否（拒食，拒薬）

　　臨床の場面では，患者の拒否行動に遭うことがしばしばある．例えば，拒食や拒薬，清潔ケアに対する拒否，コミュニケーションの拒否などがある．拒否行動に対して看護者は，陰性感情を持つことがある．しかし，患者の拒否行動の裏には様々な感情や理由が隠されている．拒否という行動には，不安や逃避，怒り，甘えなどの感情が関係している．患者は，他者から自分が脅かされないよう自分を守ろうとしている．また，人とのコミュニケーションが苦手で，過去の失敗体験により辛い記憶が残っており，それがもとに関わりを拒否することもある．拒否の背景に，どのような症状（精神的または身体的）や患者の思いが隠されているか，注意深く観察しアセスメントする必要がある．

a. 空気・水・食物

　　妄想によって食事のなかに毒や体に有害なものが混ぜられているのではないかと感じ，食事を拒否する場合がある．また，幻聴により，食事をとらないよう命令され，それに従おうとする場合もある．うつ病の患者では，「自分が罪を犯してしまった」「お金がなく入院費や食事代が払えない」という妄想によって食事を拒否する場合もある．そういった場合は，患者の訴えを十分傾聴した上で，安全な食事であることや費用の心配はしなくてよいということを丁寧に説明し，食事摂取に繋がるように関わる必要がある．食欲がわかない場合は，食事形態や嗜好に合わせた食事内容への変更，補助食品や間食の利用などにより栄養摂取できるよう支援していく．摂食障害の患者において，体重増加を恐れ，生命の危機に陥るまで食事摂取を控えたり，食事摂取後にすべて嘔吐したりする場合がある．摂食障害の患者に対しては，身体状況の観察（体重，BMI，バイタルサイン，血液検査データなど）を密に行うとともに，治療目標を患者と共有し目標達成に向けた関わりが必要となる．

b. 排泄

　　患者は向精神薬の副作用によって便秘傾向になりやすい．排便コントロールを目的に下剤を使用することがあるが，下剤の内服を拒否する場合がある．その理由として，腹痛の出現や便失禁への不安があげられる．過去に便失禁してしまった経験があり，下剤服用に不安を抱えている患者も多い．翌日に入浴や外出を控えている場合などは特に，無理強いすることで患者との関係性悪化につながる可能性がある．排便コントロールに下剤の服用も必要であることを説明しつつ，患者のスケジュールや拒否する理由を把握することが重要である．また，薬剤に頼らずに腹部温罨法や腹部マッサージ，適度な運動などによって自然排便を促す関わりも重要である．

c. 体温と個人衛生

　　患者の中にはシャワーや入浴，更衣などの清潔行動に対する拒否を示す者がいる．その理由として，抑うつや判断力の低下のため自身の保清への意識が低下していたり，シャンプーや石鹸に有害なものが含まれているという妄想の影響を受けたりする場合がある．また，病棟において複数の患者が同時に入浴する場合には，「他者に裸を見せたくない」「他者と同じ湯に浸かりたくない」「（看護師を含む）他者に触れられたくない」などの感情を持っていることがある．一方で，自分の周囲の環境について強いこだわり

JCOPY　498-17502

をもち，決まった場所に決まった物を置かなければ落ち着かないなど，ベッド周囲の環境整備など看護師の介入を拒む患者もいる．こういった場合には，衛生面を考慮しつつ，患者の意向を踏まえながら対策（一度に全部しようとせず，部分的に介入するなど）を検討する必要がある．

d. 活動と休息

抑うつや陰性症状によりベッド臥床になりがちな患者がいる．臥床がちな生活は，筋力低下や褥瘡の発生を引き起こす．しかし，無理に離床を進めることは患者に苦痛を与える可能性がある．患者の思いを聞くことを意識し，無理強いはせず，「まずは食事だけ」「廊下を1周だけ」など負担の少ない活動から促していく必要がある．散歩など屋外に出て気分転換を図ることも有効である．疲労感や倦怠感を述べる患者に対しては，日中の仮眠も有効に使うことが望まれるが，長時間眠りすぎないように時間を設定するなどの関わりが必要である．一方で，躁状態である患者は自身の身体的な疲労に配慮することができず，活動量亢進や体重減少につながる．確実な薬剤投与により精神症状の安定を図ったり，休息を促すなどの関わりが必要である．なかには夜間の睡眠が不十分であっても入眠導入剤を飲まない患者がいる．その理由として，入眠導入剤内服により朝の覚醒不良や日中の強い眠気，夜間のふらつきなどが生じることがある．副作用の把握と患者に適した睡眠薬の検討を医師に相談する必要がある．

e. 孤独とのつきあい

拒否的な患者に対して看護者も陰性感情を抱えることがある．陰性感情を抱えることで，余計患者との溝を深めてしまうこととなる．症状によって患者の行動が生まれることや，様々な感情を抱えながらやむを得ず拒否という行動を取らざるを得ないという患者の苦悩を把握する必要がある．患者を氏名で読んだり，反応がなくても見かけたら挨拶したりするなど，患者の存在を認める関わりが必要となる．措置入院や医療保護入院など本人の同意なしに入院している場合などは特に，医療者に対して不信感を抱いていることも多い．その場合も，治療や看護に関する説明や配慮が不足しないよう注意する必要がある．また，看護師自身も患者に対して陰性感情を抱えてしまうことを自分の中に留めておかず，他スタッフとも感情の共有を図り対応策を皆で検討する必要がある．チーム全体で患者をサポートする体制を作ることや，患者との距離を無理に縮めようとせずに，見守りの姿勢で関わる必要がある．

f. 安全を保つ能力

患者は拒否という感情を暴言や暴力として表出する場合がある．服薬を拒否することで症状悪化につながる場合もある．その際には，行動制限や注射などによる薬剤の投与も必要となる場合がある．しかし，そういった治療は患者に対し身体的・心理的に大きな負担を強いることとなる．治療の必要性に関する説明を根気強く行い，早期に行動制限や点滴による薬剤投与などが終えられるよう関わっていく必要がある．また，薬剤による副作用の出現や副作用に伴い転倒や誤嚥・窒息などが生じることで，患者がより服薬を否定的に捉えることがないよう，副作用の観察や副作用出現時の早期対応を行うと共に，転倒や誤嚥・窒息予防に努める必要がある．

〈野村賢一〉

§ 5. 症状と精神看護　　*327*

E　攻撃的行動

　「攻撃」とは，怒り，敵意，憎しみ，不満などに基づき，他者や自己に対し身体的，言語的に危害を加える行動である．精神病理的な攻撃的行動の要因には，命令的な幻聴に左右された攻撃的行動や，被害妄想などにより，自らを他者の迫害から守るための防衛的行動，また気分の著しい高揚からくる万能感，易刺激状態による攻撃的行動などがある．また環境的な要因として，入院環境へのストレスや，スタッフの対応など要因は多岐にわたる．看護師は，どのような行動が患者の攻撃の要因につながるのかを考慮し，慎重に関わることが重要である．また攻撃に移行しそうな場合には，言語的，非言語的コミュニケーションを駆使し気分の安定に努めると共に，患者に対し危機を救いにきた味方としての姿勢を示し，治療的信頼関係をつくることで，共に問題解決を見出していくことが重要となる．しかし残念ながら攻撃的な行動に移行してしまった場合は，患者本人，他患者，看護者の安全を配慮した速やかな対応が重要となる．

a．空気・水・食物

　入院時，攻撃的行動をとる患者の中には脱水，また低栄養状態にある者も少なくない．

　この要因の1つには，外部の刺激が侵入的にはたらくことから，恐怖感や猜疑心などにより，食事や補水がままならない状態にあると考えられる．そのため，看護師のすすめに対しても拒否することが多く，介入は困難である．患者が安心して食事を摂れる環境をつくるため，食堂ではなく，個室や自室での摂取を勧めるなど環境調整が重要となる．それでも拒絶が強い場合は，身体面，精神面のアセスメントを行い，場合によっては生命を守るために身体拘束を行い，補液などの方法を取らざるを得ない．その際にも患者に対し，興奮を助長しない程度に繰り返し必要性を説明し，安全であることを保障する声かけが重要となる．また治療がすすみ，食事に応じるようになることは患者に安全感が生まれてきたサインともなる．

b．体温と個人衛生

　患者は，外部の刺激に対する防衛的な行動として，ときには真夏であっても布団を頭からかぶる行為や衣類を何枚も重ねて着る多重装衣などの行動をとる．しかしこの行動を無理に制止する行為は，患者に対し侵入的にはたらくことから，攻撃的行動につながることも考えられる．そのため患者の観察を十分に行い，室温調整など行う必要がある．

　また攻撃的行動により身体拘束を行う場合などには，多くの個人衛生は看護者にゆだねられる．防衛的に攻撃的行動をとる患者に対し身体を触れる行為は，強い恐怖感につながる．そのためケアの際には，これから何を行うか，1つずつ説明し安全であることを伝えていく．また，身体に触れることに対する抵抗が減ってくることは，安心感の表れと捉えることができ，行動制限の拡大にむけた1つの指標となる．

c．活動と休息

　攻撃的な行動をとる患者は，活動と休息のバランスが崩れている者が少なくない．外的刺激に対し，防衛的に攻撃的行動をとる患者の多くは，恐怖心などにより休息をとる

JCOPY　498-17502

328　4. 精神保健看護

ことは困難である．また，気分の高揚や，意欲の亢進による過活動状態にある患者も，同様に休息をとることは難しい．そのため，攻撃や興奮の強い場合には，保護室の使用や身体拘束などにより，自らに対し攻撃的または侵入的に働く外的刺激を遮断し，静穏な守られた環境を整えることで，休息を優先する必要がある．

d. 孤独とのつきあい

　攻撃的な行動をとる患者は対人関係能力の未熟な者が多い．例として親による暴力を受けた者の中には，暴力を問題の解決手段として学習していることから攻撃的行動に出やすい．また，自尊感情が十分に育まれないことから劣等感などにより，否定的な幻聴や妄想が増強し，ときにそれに従い攻撃的行動に出る者もいる．そのため看護師は，患者との信頼関係を育むことが重要となる．そのうえで攻撃的行動が見られたさいには，自己洞察の援助を行い代替的な行動をとれるよう共に振り返る．この振り返りは患者が十分に落ち着いてから行うことで怒りの再燃を避けることに繋がる

e. 安全を保つ能力

　攻撃的行動をとる患者は，自らの攻撃行動による怪我や，周囲にいる者への暴力など，自らの感情がコントロールできないことから安全を保つことが困難である．このような場合にも，保護室の使用や身体拘束の処置が行われるが，その際には患者の尊厳やプライドを傷つけない治療的介入が重要となる．

F　強迫行動

　自らがバカバカしく意味のない行動だとわかっていても，やめることのできない一定の行動をいう．この行動は反復して現れる傾向があり，多くの患者は，自身なりに強迫行動を起こす状況や対象を避けて行動する．深刻になると日常生活に大きな支障となる．強迫行動の例として，手を何度も洗うなどの清潔行動に関連したものや，戸締りやガスの元栓を確認するなど，何らかの失敗を恐れ確認する行動，また食事の前に一定の時間息を止めなければ食事を摂れないなど，一見奇妙にも見える儀式的な行動など多岐にわたる．

　これらの行動は強い不安に対する防衛として考えることができる．そのため中断することを重視した関わりは患者に対し耐えがたい不安に直面させることとなる．また患者は，強迫行動に対し強い後ろめたさも兼ね備えている．それゆえに看護者は，強迫行動の起こる病態や，影響する要因など，多角的な理解に努めると同時に患者が強迫行動について語ることのできる関係を構築する必要がある．その上で，患者と共に強迫行動に対する課題を達成することで，患者自身のコントロール感を育んでいく．また強迫行動の改善には時間を要することが多い．そのため繰り返す強迫行動に看護師は無力感やいら立ち，そして怒りなどの陰性感情を抱くことも少なくない．そのような場合には，カンファレンスやミーティングを通して第三者の意見に耳を傾け，その感情は自らにだけ生じているものなのか，それとも他のスタッフにも生じているのか，またその感情がケアにどのように影響しているのかを確かめることが重要となる．

a. 空気・水・食べ物

　患者は，強迫行動に時間を割かれることが多く，場合によっては補水すらままならな

§5. 症状と精神看護　*329*

いこともある．そのため患者の強迫行動の意味に目を向けながら，実施状況を観察し必要に応じて声かけを行っていく．

b. 排泄

　　強迫行動は排泄にも影響を及ぼすことがある．例えとして，排泄要求があっても繰り返しドアノブを回し確認するため，トイレに入室できない．排泄後の手洗いを気にして排泄を我慢するなど適切な排泄がままならない場合もある．そのような際には代わって扉をあけるなどして促してみる必要もある．

c. 体温と個人衛生

　　手洗いを繰り返す，入浴の際，洗う部位の順番や回数などに固執する．その結果として洗い場を専有し，順番を巡る患者間のトラブルに発展するなど，清潔行動に関連した強迫行動やトラブルは少なくない．また他の強迫行動に時間を割かれ不潔になってしまう場合もある．このような場合にも，個人衛生に関連したアセスメントを行い，強迫行動にかかる時間を患者と共に設定するなど援助に努める．

d. 孤独とのつきあい

　　強迫行動の病態の把握には，強迫行動を自ら1人で行うタイプと，自らの強い不安を打ち消すために家族や周囲の人間を巻き込むタイプがある．後者については，巻き込まれる対象，特に家族は困惑し徐々に疲労困憊していく．そのことからも，院内生活を送るうえで他者との関わりを観察することは重要である．そして強迫行動が院内ルールや他者との生活に障害となる場合には，他患者に不利益が及ばないように院内でできること，できないことを明確にした上で，代替行動の提案や回数制限など，具体的な方法で介入し，不安の軽減に努めることが重要である．

e. 安全を保つ能力

　　強迫行動による自傷や他者への影響が大きい場合にはその程度をアセスメントし身体的安全を保つ．さらに周囲の刺激に敏感であることから個室の使用など環境調整を行う場合もある．また強迫行動の無理な中断は，攻撃行動につながることもある．無理に中断するのではなく場合によっては一連の行動がおわるのを待つ必要がある．

〈藤城久嗣〉

G 操作・試し行動

　　操作・試し行動とは患者自身の願望や欲求を満たすために，周囲の人間関係を感情的に巻き込み，結果的に自分に対して関心を向けさせるような状況にすることである．これを「操作的」「対人操作」という．患者は医療者に対して意識的ではないが「敵」「味方」を区別するために問題行動や逸脱行為に及ぶことが多いため，陰性感情が充満して医療チームが分断され混乱する．実際に操作・試し行動に関しては何度かの経験を通して初めて医療者が気づくこと多いため，患者の操作・試し行動であることに気づいた時点で早期に医療チーム全体で一貫した対応がとることが重要である．

a. 空気・水・食物

　　食欲不振，嘔気，各所の疼痛など，様々な身体症状を訴えることが多い．いずれも身体疾患の可能性に留意してフィジカルアセスメントを行い，治療者に情報提供してい

く.

患者に疾病利得がある場合は，患者の訴えに過剰な対応をしないように気をつける．巻き込まれないように冷静に接することで，依存させるような介入は避ける．

b. 排泄

前項と同様，腹痛，便秘，下痢など，様々な身体症状を訴えることが多い．対応は前項と同様．

c. 体温と個人衛生

操作・試し行動と直接関係する問題点はない．

d. 活動と休息

身体や気分の不快を理由に，集団プログラムに参加できないことが多い．患者は協調性に乏しく，他の患者や病棟の日課に合わせた社会的な行動がとれない．重要なことは日課を守れないことに着目することではなく，患者の感情を受け止めながら話し合って日課を決め，規則正しい生活が送れるように促すことである．また，病棟内で守らなければならない生活ルールについて話し合い，自律した行動がとれるように援助する．

e. 孤独とのつきあい

患者は，相手の注意を自分に向けようとし，その場に応じて，誉めたり，親密に近づいたり，批判したり，脅したりと，多様な反応を示す．また，患者は概してコミュニケーションによる「かけひき」が巧みである．そのため患者自身の事実が不明確になってしまうことが多い．このような対人関係の結果，患者は自分にとって利益を与えてくれる人をよい人，それ以外の人（思い通りにならない人）を悪い人と位置づける．表面上患者とうまくいっている人と，うまくいかなくなってしまった人が明確に分けられてしまい，その両者に葛藤を生むことになる．患者は，好む人を近づけ好まない人を遠ざけることで，自分の周りに，問題への直面を避けることのできる安全な人間関係を作ることに成功する．同時に，治療チームは患者をめぐる葛藤に巻き込まれ，患者の自分勝手な行動を問題視するが，結局患者にとっての本当の問題や患者自身の課題を見失ってしまう．患者をめぐって，治療チーム内に分断がおき（スタッフ間に葛藤や不調和をもたらす）挫折感をもたらすことも少なくないため注意が必要である．

患者は，傷つきやすく，退行しやすい．患者の傷つきやすさに対して保護的に関わると，患者に巻き込まれ，気がつくと援助者自身が操作されていたという結果を招きやすい．その上，患者は退行し，前向きに問題解決することが困難になる．看護師は，患者の行動パターンを冷静に観察し，患者が抱えている本当の問題は何かを見極めていく．患者の操作には乗らず，患者が問題への直面を避けるために操作行為に及んでいる事実，すなわち，そのような試し行動に出会っている事実そのものを，しっかりとした態度で受けとめることが大切である．患者は操作に失敗することで不安定になるが，そのときはじめて，操作以外の問題解決方法を自ら獲得しはじめることになる．

患者は感情表現が未熟で，自分の感情を言語的に表現することが苦手なことが多い．看護師は，患者の変化が促進されるように，患者が困難に向かっているときにはそこから逃げないように支え，患者が言葉で感情を表現できるよううながす．患者が感情を言語化することができたときには，十分理解を示し共感することで肯定的フィードバックをする．また，患者が操作以外の方法で問題解決ができたときには，成功体験を賞賛す

§5. 症状と精神看護　*331*

る．このように関わり見守ることで，患者は他者への信頼を学び，自らの課題に向き合い問題解決ができるという自信をもてるようになる．

　家族（それに準ずる近親者を含む）も患者とよく似た行動パターンをもっていることがある．患者の操作的な行動に家族が巻き込まれるパターンがみられるが，患者が操作的に振舞えず不安定になると，家族が患者に代わって操作的な行動を示す場合がある．この場合も，患者への援助に準じて対応する．患者を含む家族全体がもっている関係のダイナミクスを観察し，患者も家族も，ともに新しい対処行動を学び変化していけるよう見守り，支えていかなければならない．

f. 安全を保つ能力

1）心理的な安全の維持

　患者は他者を操作することで心理的な脆弱性を守っている．周囲が患者の操作に反応しなくなると，自らを守る術を持たず一時的に不安定になるので，安定した態度で患者をうけとめ，安心して他者と関わりがもてるよう支持する（詳細は**e. 孤独とのつきあい**の項を参照）．

2）逸脱行動

　操作的な患者は，社会的な規則を無視したり，他者に対して攻撃的になったり，性的に逸脱した行動をとったりすることがある．看護師は，患者の行動と患者をとりまく周囲の人の動きを冷静に観察し，患者の要求が何であったのかを考え，患者が直面している本当の問題に焦点をあてる．看護師は，患者に対して安定し毅然とした態度で接し，そのような逸脱した行動をとるに至った感情を言語化できるよう援助する．

　また，してよい行動としてはいけない行動を具体的に示す（リミットセッテング）ことで，社会のなかで生活するために守る必要がある規則について理解をうながす．自分や他人を傷つける行為についても，してはいけないこととその理由をわかりやすい言葉で伝え，傷つけた相手に謝罪をする必要がある場合にはそれを支援する．さらに，具体的にどのように対処すれば逸脱行動に至らずに対処することができたのかを考え，それを生活の中で実行するよううながす．実施したときには，そのことを賞賛し，成功体験を支持して行動の変容をうながす．

H　自傷・自殺企図

　精神障害者における自殺企図は，うつ状態の初期および回復期，アルコール・薬物依存症，統合失調症の幻覚妄想状態，境界性パーソナリティ障害などにみられる．ストレス状況や喪失体験に起因する場合もあるので，対象となる患者は多い．そのため看護者は常に自殺のリスクをアセスメントしながら介入を行うことが重要である．

　「自傷行為」とは，自殺以外の意図から，致死性の低い方法を用いて，自らの身体を傷つける行為である．断続的に襲ってくる不安や疎外感などの精神的苦痛に対して，攻撃的行動が患者自身に向かうことであり，壁に頭をぶつける，リストカットをするなどの行動がみられる．これらは一時的に苦痛を緩和する方法であるため，生命には影響しない程度の自傷行為が繰り返される場合がある．一方，「自殺企図」とは，自己の生命を絶つことを目的とした積極的または消極的行為であり，「自殺念慮」とは，死にたい

という考えを持っていることである。近年では特に遺族の立場から「殺す」という表現を避け「自死」とよぶこともある。ただし法律や医学用語としては、自殺という。

a. 孤独とのつきあい

繰り返される軽度の自傷・自殺企図に対して、患者の行為を安易に受け止めず、サインを見逃さない。自殺の危険が高い人の徴候として、人との接触が希薄である。周りの人とかかわりがもてない。疎外感、根無し草感。家族に自殺者がある。低い自尊感情・自己価値・役立たず感、役割をあたられていない感覚、などがある。

死にたいという訴え「自殺念慮」があるときは、患者が誰にでも安易に訴えているのではなく、看護者を選んで訴えていることを意識して、患者の思いに逃げずに向き合うことが大切である。いつもと違う患者の様子（何となくおかしいなど）に気づいたときは、患者の思いを直接問うという行為は、前述した徴候から推測する以上に確実な自殺のリスクを確かめる方法となる。誠実に傾聴し、共感的に聴く態度で接する。表面的な激励や、価値観の押しつけ、命令、叱責、脅迫、話をはぐらかすことは禁忌である。

看護者は「誰にでも気軽に話せないような思いを話してくれたのは、私を選んでくれたということだ」という事実を尊重するが、看護者自身の心も強く揺さぶられやすいため、看護者自身が死生観や感情について気づいていく必要がある。その上で自殺危険度の判断に応じて方策を検討する。患者を孤立させないことと同時に、看護者が孤立することなく多職種のチームでその事例を支えること（ネットワークを素早くつくること）が重要である。

b. 安全を保つ能力

1）自殺企図の可能性のアセスメントと観察

自殺念慮は、自殺企図につながる可能性があるため、患者の表情や言動、日常生活の状況などについて詳細なアセスメントを行う。

抑うつ状態で不安、焦燥感が強い、特に抑うつが重篤だった時期からの回復期。回復期に病識を持つことにより現実感を取り戻し、今までの自分に対する自責の念や後悔などで自殺念慮が深刻になる場合がある。

うつ病、統合失調症、その他の精神障害。長期の不眠。不眠、熟眠感のなさ、および早朝覚醒の有無。良質な睡眠をとれない患者は、夜間、孤独に自分自身に向き合うことになるため悲観的になりやすい。看護者の少ない夜間帯に自殺企図を行動化するリスクが高くなることに注意をする。

身体的苦痛を伴う疾患、慢性疾患や悪性疾患などの身体合併症や手術の有無、および疼痛の程度や予後に対する患者の受けとめ方。食欲低下、頭痛、動悸、便秘などの身体症状の有無を観察する。

アルコール・薬物依存症の既往がある。自殺未遂の既往がある。すでに自殺の方法を決めて、準備行動を始めている。身辺の整理を始めている。自分固有の人生哲学や宗教がない。経済的困難。などを観察する

2）自殺念慮および自殺企図の既往

死をにおわす言動の有無や、自責感および絶望感の表出。一方、患者のなかには、表面上は平静を取り戻したように見えても、内面では深刻な自殺念慮が持続していることがあるので、十分な観察が必要である。自傷行為を繰り返している場合、致死性の高い

方法に変化しているかどうか．自殺企図の既往（時期および回数），過去の自殺企図の方法，救命されたことに対する患者の認識．自殺企図後の1年以内は，再企図のリスクが高いことを考えて観察する．

①自殺企図の計画

自殺の計画の具体性および現実性．致死の可能性の高い方法かどうか．

②親しい人の死および喪失体験

家族や重要な関係にある人の死の有無，および最近の喪失体験や，ストレスとなる状況の有無．

③情緒的サポートシステム

家族，配偶者，友人などからの情緒的サポートの程度，居住状態，および仕事を有しているかなど．外泊や家族との面会後の患者の言動．

3）安全な環境の確保

刃物，ライター，紐など，自傷・自殺行為に使用する恐れのある危険物を預かり，患者の周囲に置かない．外出禁止などの行動制限をする場合もある．また，薬をきちんと服用しているかなどの服薬状況や，副作用にも注意する．夜間，睡眠がとれて，患者にとって熟眠感が得られるように援助する．

4）自傷行為の早期発見

自傷行為は，患者からの**SOS**のサインであることが多く，患者自身に自殺の意図がない場合であっても，誤って死に至ることもあることや，命にかかわることがないような自傷行為であっても，これを繰り返す患者は近い将来の自殺リスクが高いことがわかっている．自傷行為は「苦しい気持ちを別の小さな痛みや苦しみでまぎらわせる不適切なストレス対処」であり，それによって問題が根本的に解決するわけではないので，近いうちに同じ状況をくり返す可能性が高いため，見逃さないよう注意深く観察することが大切である．

5）救命処置

自殺企図の場に居合わせた場合には，呼吸・循環管理など救命処置を優先させる．また，他の患者の自殺企図を誘発する場合もあることに留意して，患者や家族への対応を行う．救急現場ではただちに区別しにくいことがある．これらの患者について，第1に救命が必要で，身体的状態が落ち着いたら，死のうとする意図の有無，現在の自殺念慮の有無，精神科受診歴を確認する．自殺未遂をしたばかりの人は，近いうちに再び自殺企図をして死に至るリスクが高いので，自殺リスクを見逃したまま帰宅させないことが重要である．

文献

1）吉浜文洋．学生のための精神看護学．東京：講談社；2010. p.226-9.
2）太田保之．学生のための精神医学．3版．東京：医歯薬出版；2015. p.112-7.
3）阿保順子．境界性人格障害患者の理解と看護．東京：精神看護出版；2008. p.36-53.
4）坂田三允．精神科エスクペール20 衝動性と精神看護．東京：中山書店．2007. p.88-99
5）吉松和哉．精神看護学Ⅰ精神保健学．6版．東京：ヌーヴェルヒロカワ；2015. p.272-7.

〈北原佳代〉

334   4. 精神保健看護

Ⅰ 幻覚・妄想

幻覚とは，"対象なき知覚"であり，感覚された対象に過去の経験・記憶・感情など に基づいて判断する知覚の障害である．統合失調症においては聴覚，すなわち幻聴とい う形をとることが圧倒的に多く，幻視はまれである．幻視を認める場合は他の脳器質疾 患を除外する必要があり，レビー小体型認知症やアルコール依存症の離脱症状で小動物 幻視（小さな虫が見える）が多いとされている．妄想とは，内因性精神病の代表的な状 態像の1つであり，現実には起こりえないのに，本人には強い確信となる思考形態の ことをいう．他者からの訂正には応じることができず，あまりに訂正を強いると本人は 訂正している他者に強い不信感を抱くこととなる．1人の患者に1つの症状があらわれ るということではなく，たとえば幻覚・妄想状態と疎通性のなさ，あるいは躁状態が セットになって出現しているケースが多い．まずは，患者にいま何が生じているのかと いうことを冷静に捉えようとすることに主眼を置きながら，患者の心の状態を全体とし て理解することが適切な看護ケアが行えるかどうかの鍵になる．

幻覚・妄想の症状をもつ患者をケアするときに，怖さ，その言動は何を意味するのか という"わからなさ"を抱くことも少なくない．そうした幻覚や妄想の内容については 理解ができなくても，その辛さなどの感情に援助者が共感することは多々ある．そし て，共感するためには相手を知ろう，わかろうとすること，関心をもつことで患者の新 たな「語り」を生み出す．幻覚や妄想の機序についていまだ解明されていないことも多 いが，患者の問題行動のみに注意を向けるのではなく，その行動の背景をいつもみてい くことが大切である．それは，過去の現実的な体験の片鱗を表現していることが多く， 生育歴を辿っていくと，意味がわかってくることも多い．そうしたストーリーを感得し 着目する看護がとても大切になる．

a. 空気・水・食物

1）行動上の問題

幻覚・妄想に巻き込まれている場合や精神運動興奮が強い場合，また，被毒妄想があ る場合に，「食事が苦い」とか「毒が入っている」という理由で食べたくても食べられ ない患者もいる．よって，拒食による体重減少と衰弱，脱水，電解質の不均衡，そして 薬物による副作用として，口渇，便秘，悪性症候群，病的多飲と水中毒などの出現に注 意を十分に払う必要がある．

2）ケアの実際

①被毒妄想などが原因で食事摂取できない場合，患者の表情，行動，感情，会話などか ら食事を拒否する状況を多角的に観察しアセスメントする．

②幻覚・妄想に巻き込まれている場合，食事に意識が向かないことがある．食事に集中 できるような静かな環境（個室）を提供し，看護師がそばにいることで安心して食事 を続けられることがある．

③食事をしない患者の行動に対し，脱水や栄養状態の低下など生理的な問題にとらわれ 患者の気持ちを無視し，無理に食事を勧めたりする場合がある．しかし，患者がどう 感じ，どのように捉えているかを理解し，自分で食事を摂取しようと思えるようにな

§5. 症状と精神看護　　*335*

るまで待つことが重要である.

④幻覚・妄想出現により拒食が続く場合, 代替食考案を含め, スタッフとどのようにすれば食事が摂取できるのかを検討する (例えば, 家族へ本人の好む食べ物の差し入れを依頼する. また, 栄養士と相談し, 栄養補助食品の選択).

b. 体温と個人衛生
1) 行動上の問題

ここでは抗精神病薬の副作用である悪性症候群の観察は必須であり, 急な発熱, 筋強剛, 意識障害, 頻脈がみられた場合は, ただちに医師に報告する. また, 幻覚や妄想に支配されている場合は, 興奮が強く, 身だしなみや保清に意識が向かなくなることが多い.

2) 看護ケアの実際

①バイタルサインの測定, 筋緊張の有無, 血液データをもとに生理的問題をアセスメントする.

②患者の更衣・洗面・入浴の能力を観察し, 1人でできない部分はともに行い, 徐々に1人でも行えるように退院後の生活をイメージしながら介入する.

c. 活動と休息
1) 行動上の問題

幻覚や妄想に巻き込まれ, 行動が支配されてしまうことがあり, その結果, 自傷他害の危険性を伴うこともある. また, 過活動, 易刺激性亢進によりまとまった睡眠がとれなくなる.

2) ケアの実際

①言動を観察し, 自己と他者の安全が守れる状態であるかアセスメントする.

②幻覚・妄想が強く, 自傷他害の危険性がある場合は, 安全と安静を保つために, 精神保健指定医師の指示のもと隔離を検討したり, さらに保護室内でも自傷他害の恐れがある場合は, 身体拘束が検討される

③状態変化している患者に向精神薬の調整が行われるが, 薬の効果を患者の状態からアセスメントする. また, 過活動, じっとしていられない, ムズムズするなどの訴えがあった場合は, 薬の副作用の出現なのか, 病状なのか両側から評価する必要がある.

④看護師が患者と共にいて, 患者の訴えをありのままに聞こうとする姿勢をとることだけで幻覚・妄想は落ち着くことも多い.

⑤睡眠は精神症状の回復に重要であり, 状態の評価としても有効である. 十分な睡眠がとれるように, 不眠に繋がっている要因を明らかにして睡眠薬の調整や, 日中活動への介入, 環境調整, 不安や焦りなど抱えている思いの受容をしながら, 熟眠感の獲得へ繋げていく.

d. 排泄
1) 行動上の問題

抗精神病薬の副作用から便秘になることが多いが, 本人は排便の意識が低いためイレウスへ移行しないように, 腸蠕動や回数, 性状の確認が必要である. また, 病状によって, 排泄行動が阻害され, 失禁で下着を汚染してしまうなどセルフケアの低下が目立つ.

336　4. 精神保健看護

2）看護ケアの実際

①便秘の有無のみではなく，腹部の触診，聴診を行い排便状況を把握し，必要時，下剤で排便コントロールする．身体に触れる際には，目的を説明し，患者の安全感を維持する．

②患者は排泄に関して，羞恥心を有し言い辛さを抱えていることを理解したうえで，看護師は，気になっていることはないか，困ってはいないかを，自尊感情を低下させないよう配慮しながら聞いていく．

e. 孤独とのつきあい

1）行動上の問題

多くは，人からの注目を恐れ，周囲の物音におびえて，家や自室に閉じこもる生活を送るようになり，自ら積極的あるいは健全な対人関係を作り上げることが難しくなる．

2）看護ケアの実際

①看護師は，患者との間に信頼関係を築くことが重要で，安心して，安全な治療・看護を受けられていることを保証する．例えば，医師からのインフォームド・コンセントの内容をわかりやすく，患者が納得できるかたちで説明を補足したり，「○○さんがゆっくり休めるように私たちがお手伝いしますね」というように伝える．

②幻覚・妄想の世界から徐々に離れられるようになる時期に患者は，「自分が苦しんでいたのは幻覚・妄想のせいだったかもしれない」と自覚が芽生える．看護師は，改めて患者の思いを中心に置きながら，病気への理解を促し，休息することが助けになること，信頼感を持てる人との関わりが重要であることを患者の状態に合わせて伝えていく．

③他者とのコミュニケーションが図れないときは，困っていることはないか，なるべく具体的にあげてもらい生活技能訓練（social skills training：SST）を行うなどして，コミュニケーションパターンを学べるように援助する．

f. 安全を保つ能力

1）行動上の問題

感覚は，外的・内的刺激によってもたらされるものであるが，幻覚や妄想がある場合では自分で制御することが困難になり，現実的なものとして知覚される．内的知覚は外的現実よりも強い影響力を持つようになり，患者はしばしばそれに従って行動しようとするため自傷他害の危険が高まることがある．例えば，あちこち動き回る，不要なマスクや室内でサングラスをかけるなどの行動障害や，身だしなみが場に不適切になる，突然不要な契約解除など判断の障害が生じやすい．

2）看護ケアの実際

①患者がどのような幻覚や妄想を持っているのか，どの程度巻き込まれているのか，それは1人で完結する内容なのか，他者を巻き込む可能性があるか，またそれによる不安のレベルはどの程度なのかなどアセスメントする．

②不安や恐怖が強い場合には，安心して休めるよう，個室や保護室など，刺激を避けた環境を準備して，ゆっくりと休んでもらう．

③幻覚妄想状態や病苦（絶望感，孤独感など）から突発的に自殺を完遂する可能性も鑑みて，常に患者の言動の変化や希死念慮の有無を注意深く観察する．希死念慮の有無

§5. 症状と精神看護 *337*

を確認することは，それをもつ患者のケアにおいて最も重要なケアの1つである．直接的に「死にたくなることはありますか」と聞くことがためらわれる場合は，「死んでしまいたいくらい辛いことはありますか」「もういなくなってしまいたいという思いはありますか」などと尋ねる方法もある．

④患者の興奮や落ち着きの程度，日内変動の有無，幻覚・妄想のレベルをアセスメントし，行動制限をできるだけ短期間で解除できるように患者のニードに関心を寄せ，共感し，傾聴し自尊感情を高める関わりを展開していく．

⑤幻覚・妄想はなくなってしまうものではなく，マイナス面とされる症状を持ちながらも距離を保ちプラス面を強化しながら回復（リカバリー）をサポートしていくことが大切である．

〈平井尚子〉

J 抑うつ状態

抑うつ状態とは，ストレスなどにより気分の落ち込みを認め，自身でストレスに対処できなくなった結果，「なにもできない．やる気が起きない．こんな自分は情けない．生きている意味はない」など，心的エネルギーが枯渇した状態であり，自尊心の低下も認められる．そのため，自尊心を尊重しながら心的エネルギーの充足とストレスなどに対する対処方法を獲得する必要性がある．初期には環境調整を行い，休養を促しながら不足したセルフケアの充足を行う．状態に応じては薬物療法を行う．回復期にはSSTや認知行動療法を通して個々に応じたストレス対処方法を獲得していく．

セルフケア不足に対して身体的援助などのニーズを看護師が満たすことで信頼関係の構築，問題解決に向かっていくプロセスをたどることができるため，セルフケアの状態を以下の視点に留意しながら，不足している部分に介入する必要がある．

a. 空気・水・食物

1）身体症状と飲食の困難

患者は，気分の落ち込みや不安などの精神症状により身体各部の疼痛，めまい，嘔気，便秘，排尿障害，などの身体症状を訴える．また，「喉を通らない」，「食べ物の味がしない」などと食思不振を訴える．

これらが心身相関による精神症状に起因するものだけではなく，身体疾患や薬の副作用に起因する可能性があることに留意してアセスメントする．身体症状に対しては医師に身体疾患がないか精査を依頼し，身体疾患を認める場合には，まず疾患の治療を行う．疾患が否定された場合には，身体に異常がないこと，症状は精神的なものであることを丁寧に伝える．しかし，患者は症状の苦痛から，身体疾患がないことを受け入れづらいため，看護師は患者の訴えを否定せず，共感し，患者の訴えにきちんと対応することで身体症状の軽減を図る．食思不信に対しては患者の状態に応じて嗜好や食べやすい形態に合わせた食事を提供する．自力で摂取できない場合は，食事介助を行うが，介助をうけることでの自尊心の低下に配慮することが重要で，自尊心に配慮することで精神状態の悪化を防ぐことができる．また食事の環境にも配慮し，患者が食事をしやすい環境を整える．薬剤の副作用によるものであれば，医師や薬剤師と協働し，副作用が最小

限になるよう調整する.

2）栄養状態および水分出納バランス

食思不信による食事と水分の摂取量が不足することによって，栄養状態の低下や脱水に陥る危険性がある．抑うつ状態が続いていた場合は，低栄養状態が進んでいる場合もあるので入院時に栄養状態のスクリーニング（血液検査やバイタルサインズ，皮膚の状態，体重測定，口腔・嚥下状態，食思など）を行い，現在の栄養状態の評価および今後の栄養状態の悪化のリスクの有無を評価する．低栄養状態および低栄養状態に陥るリスクがある患者に対しては，専門の医療チームと協働し，定期的にカンファレンスを行い，経口摂取で不足が生じる場合には輸液や経腸栄養剤の経口摂取など必要な処置が速やかに受けられるように調整し，患者個々の状態に応じた対応策を講じていく必要性がある．

b. 排泄

1）便秘

活動性の低下，食事および水分の摂取不足により便秘が起こりやすくなる．薬物療法を受けている患者では，抗コリン作用により便秘が起こりやすい．排便状態，腸管の動きなど，腹部状態をアセスメントし，状態に応じてマッサージや罨法を行い，水分摂取を促すと同時に，必要に応じて緩下剤を用いるなどの処置をする．また，便秘が継続するようであれば，X 線検査など画像検査による定期的な精査を行う．

2）排尿困難

薬物療法を受けている患者では，抗コリン作用による排尿困難が生じることがあるので，排尿の有無，回数，残尿感などの有無をアセスメントする．高齢者は排尿障害を抱えていることが多く，特に男性の場合は前立腺肥大を認めることが多いため，既往歴にも留意し，必要な処置が受けられるよう調整する．

3）性機能障害

月経不順・インポテンツなどの性機能障害は個人の自尊心やパートナーとの人間関係に深刻な影響を及ぼす場合がある．表出しづらい内容なので，身体的援助のケアを通して信頼関係を構築し，表出しやすい環境を提供する．身体疾患や薬物の副作用との関連に留意して患者の訴えをよく聴き，患者の心情をよく理解するようにつとめ，抑うつ症状や薬物療法との関連などの適切な情報を伝え，過度な不安や落ち込みが軽減できるよう援助する．

c. 体温と個人衛生

1）清潔の保持

抑うつ状態により，患者は清潔の保持が不足する．患者が自分でできる部分を尊重し，患者の状態に応じて見守り，部分介助，全介助を行い，不足している部分を充足する．長時間臥床している患者や高齢者の場合は，皮膚の湿潤，圧迫，血行不良による褥瘡のリスクもあるので，血行の改善と清潔を保持する．

2）整容

患者は，心的エネルギーの低下により整容に気を使えなくなり，乱れることが多い．また，入院環境という閉鎖的空間から整容への無関心も出現してくる．患者の自主性や生活リズムに応じて更衣，整髪，髭剃り，爪切りを促し，不足している場合には介助す

る．また，離床を促し，他患者との交流や生活リズムを整えることも整容を保持するために必要である．

3）適正な空調管理と寝具の調節

温度・湿度が適正に管理されないと患者が不快になったり，感染症にかかりやすくなったりする．特に閉鎖病棟では患者自身が調整することが困難であるため看護師が随時，配慮する必要がある．高齢者は温度に対する感覚が低下するため寝具のかけはずしを調節するなど，十分な配慮が必要である．

d. 活動と休息

1）睡眠障害

抑うつ状態になると睡眠障害が出現する．睡眠障害が生じると脳が活動したままになり，十分な休息が取れないことで日中の活動性が低下し，思考が整理しづらくなる．また，入眠できないことに不安が増強する患者もいる．睡眠障害の改善には薬物療法が行われるが，薬物療法と併用しながら日中の活動を維持させ，嗜好品や精神面への刺激が最小限になるようにコントロールする．また，温度や湿度，光，周りの患者のいびき，看護師の足音など環境にも配慮する．薬物療法の反応に関しては，入眠困難，中途覚醒や早朝覚醒の有無，排尿覚醒の回数，睡眠の満足度を観察し，睡眠薬の効果をアセスメントする．睡眠障害出現時は，患者の状態に応じて薬剤を用いるとともに，患者の状態に応じて付き添うなど患者の安全を守ることも必要である．薬物によっては，呼吸抑制，覚醒困難，せん妄，ふらつきが出現することがあるので投与後は十分な観察が必要である．睡眠障害に対して薬剤を使用することに抵抗を示す患者には，一時的であり継続的に使用する必要性はないと説明し，理解を得る．

2）意欲の低下と行動抑制

心的エネルギーの減少により意欲の低下，行動抑制が出現し，趣味などの気分転換活動もできなくなる．特に午前中は行動抑制が強く，今まで自分でできていたセルフケアができなくなり，着替えや洗面などの整容が困難でベッドで臥床していることが多い．そのため，午前中は無理に活動を促さず，不足しているセルフケアを援助し，午後に活動を促す．症状の改善に応じて活動性を高められるよう他患者との交流，散歩やレクリエーションの参加などを促していく．

e. 孤独とのつきあい

1）患者への関わり

心的エネルギーの低下により対人関係を良好に保てなくなるのと，自尊感情の低下により患者は対人関係を遠ざけるようになる．患者は思いを表出できずため込むことが多く，医療関係者や他の患者と対人関係を結ぶことがストレスである．そのため，患者を尊重し，訴えに傾聴，共感しながら，信頼関係を築き上げる．また，身体的援助を通して不足しているニーズを充足することも信頼関係の構築につながる．

回復期になると心的エネルギーが充足し始め，活動性が上がってくる．それとともに，他患者との交流が出てくる．そのなかで患者の対人関係の対処方法が見えてくるため，過去の生活史を考慮しながら行動や言動を注意深く観察し，問題がある対処行動に対しては，認知行動療法やSSTなどを行い，どのような対人関係をもつとよいのかを患者と話し合う．また，課題の克服だけでなく，今までの生活の中で上手にストレスを

340   4. 精神保健看護

克服した行動に着目して，ポジティブフィードバックを行うことも大切である．

2）家族等への関わり

患者が抑うつ症状により，仕事を休んだり，家事・子育てができなくなったりと家庭や社会での役割が遂行できなくなる．また，患者が自尊心の低下により，辞職を考えていたり，家族も患者の対応に疲弊し，離婚を考えている場合もある．特に希死念慮，自殺企図がある患者の家族は不安を強く抱いている．まずは，家族の不安や辛い思いに共感し，現在の状態は病気であって，重要な決定事項は治療が終わってから決定するように説明する．今後の治療経過を医師に説明してもらい，家族の不安軽減に努める．回復期には家族のサポート体制や，職場におけるサポート機能を強化できるように調整する．必要であれば地域と連携する．

f. 安全を保つ能力

1）自殺

抑うつ症状から自尊感情が低下し，「自分は生きている価値がない．死んだほうがましだ」という思考が生じ，希死念慮を抱き，自殺企図を起こすことがある．心的エネルギーの低下が著明である場合は活動が困難であるため希死念慮を行動化することはないが，心的エネルギーが回復するにつれ自殺のリスクが高まる．特に，朝方は気分が落ち込みやすく，行動化しやすいため，注意が必要である．以下の項目を入院時にアセスメントし，自殺のリスクを判定する．

①患者の訴え

死や自殺の願望・意志を口にしている．絶望感やあきらめを口にしていている．身体機能の喪失や疼痛により強い苦悩・苦痛を訴えている．

②既往歴・家族歴

自傷・自殺企図の既往がある．自殺の家族歴がある．

③生活環境・ライフイベント

失業・経済破綻，親しい人との離別・死別，絶望感・孤独感の程度，患者を危機的状態に至らしめる生活エピソードの有無，日常生活行動の変化の有無，患者の存在意義を支える人や事物の有無，宗教や信仰．

自殺のリスクがある患者に対しては，入院時より，自殺予防プログラムを立ち上げ，医療チーム全体で定期的なカンファレンスを行い，患者の精神状態を共有し，行動観察の強化に努める．また，行動化することがないよう危険物を除去し，終始，行動観察ができる環境を整備する．必要な場合は，行動制限を行う場合もあるが，行動制限は患者に苦痛であるため，十分な説明と同意が必要である．

2）治療の継続と治療に伴う事故

薬物治療は症状を改善するのに重要な治療であるが，薬物の副作用も考慮する必要がある．一定の服用期間を経ることで効果が得られる薬剤が多く，薬剤によっては一定期間服用することで消失する副作用を有する場合もあるので，副作用の有無を観察すると同時に患者に適切な説明を行い，薬剤を継続して内服しつづける必要性を説明するなど，安心して薬物治療が受けられるように調整する．回復期には，薬剤を自分の意志で服用し続けられるよう服薬自己管理訓練などを多職種で行う．

薬物治療が奏効しない場合では電気けいれん療法を行うこともある．今まで内服して

§5. 症状と精神看護　　*341*

いた薬剤の減量・中止に伴い精神症状の悪化が起こりやすく，治療開始直後は効果も奏効しない．しかも，治療直後は躁転，せん妄，認知障害，高血圧などの心血管性合併症が出現する可能性もある．転倒や挿入物の計画外抜去，躁転にも十分に注意し，回復の経過を注意深く見守ることが必要である．

3）心理的な安全の維持

対人関係においてストレスを感じていることが多いため，心理的ストレスになるような様々な外的刺激に注意する．看護師は患者を脅かすことなく，言動に注意しながら，信頼関係を構築し，患者が家族・仕事などの社会とどのように関わりをもっているか，どのような外的刺激に反応を示すか，患者の周囲の反応も合わせて継続的に観察する必要がある．患者個々の状態に応じては電話，面会などを制限する場合もある．

K 躁状態

躁状態は，易刺激的で高揚し，誇大的で，怒りっぽくなるなど思考の促進と意欲が高揚した状態である．また，自傷や他害のリスクもある．そのため，外的刺激を最小限にし，安全を保つ必要がある．活動性が亢進し，思考がまとまらなくなり，セルフケア行動がとれなくなるので，不足している部分を補う必要がある．急性期では，自傷他害に注意し，患者本人と医療者の安全が保てるように環境を整備する．薬物による鎮静を行い，休息を促す．セルフケアの不足に対しては援助し，自制できない場合は制限を設ける．回復期では，できていることにはポジティブフィードバックをして，自尊感情を高める援助を行う．看護師は患者の日常生活のセルフケアの状態を以下の視点に留意しながら注意深く観察し，不足している部分に介入する必要がある．

a. 空気・水・食物
1）摂取量と服薬

行動がまとまらず，食事に集中できないため食事や飲水を忘れる．食欲亢進により暴飲・暴食をする．病識欠如や副作用の辛さから，拒薬をすることがある．そのため，食事に集中できないときは，必要時，声をかけたり，食べられる時間に余裕をもたせる．食欲亢進により暴飲・暴食をしている場合は，身体に影響がなければ見守る．リチウムによる治療中は，水分が足りないと，血中濃度が有効レベルを超える恐れがあり，水分が多いと血中濃度が有効レベルに達しづらいので，水分摂取量に注意する．拒薬する場合は，拒薬する理由と，本人の服薬に対する思いを聞く．副作用がつらいのであれば，本人の辛さをうけとめ，医師や薬剤師とともに話し合う．

b. 体温と個人衛生
1）整容の変化

頻回に入浴し，状況に即さない服装をする．女性は派手な化粧をしたりする．反対に衛生に興味をしめさず，入浴をせず，更衣をしないこともある．そのため，個人衛生に対する行動がとれないときは必要に応じて介助する．頻回な更衣などは，そのことが日常生活全般に支障がない限りは見守る．派手な化粧なども，日常生活に支障がない場合は見守る．また，その理由を尋ねて，本人と考えてみてもよい．

c. 活動と休息
1）疲労感の消失

　　　　易刺激的で気になるとすぐに行動し，多動で，まとまりがなく，1つのことに集中できない．また疲れを感じない，睡眠を取らなくても，疲労感を訴えることはない．そのため，患者は活動性が亢進し，疲労を感じないので，刺激を最小限にし，休息を促す．全く睡眠や休息が取れていない場合は，服薬をすすめてみる．

d. 排泄
1）便秘

　　　　食事・水分摂取の不足や偏食，薬剤による抗コリン作用により便秘傾向になる．そのため，排便の有無，回数，性状，腹部状態を観察し，必要があれば，医師と緩下剤の検討をする．

e. 孤独とのつきあい
1）対人関係のトラブル

　　　　感情が高揚し，自己評価は過大で，周りの人に対しても尊大，無遠慮，傲慢である．そして，過干渉，易刺激的で攻撃的になりやすい．異性関係でも逸脱行動が多くなるが，自分では気づかない．そのため，行動が他患者に影響を及ぼす場合は，患者を責めるのではなく，行動が他患者にどのような影響を及ぼすか，本人と話し合ってもよい．攻撃的な場合には，刺激が少ない環境を提供するために，精神保健指定医による指示で行動制限を行うこともある．他患者に影響がなければ見守っても良いが，適正な行動には，ポジティブフィードバックをして患者の成長を強化し，支持する．異性の他患者との心的距離が近い場合，看護師が介入し，適切な距離が取れるようにする．また，個室を提供するなど，本人が休める環境を提供する．

f. 安全を保つ能力
1）自傷他害

　　　　些細なことが刺激になり，自傷や他害に及ぶことがある．また危険認識ができず転倒したり，物品を壊してしまうこともある．そのため，看護師は落ち着いた態度で接し，外的刺激を減らすために，個室を提供したり，興奮が強いときは，臨時薬を与薬する．躁状態が躁的防衛として表れていることもあるので，心理的ストレスになるような外的刺激との接触に十分注意を要する．必要に応じて電話や面会を制限する場合もある．患者が周囲とどのように関わりをもっているか，どのような外的刺激に反応を示すか，成育歴や患者の周囲の反応も合わせて継続的に観察する必要がある．場合によっては精神保健指定医の指示で隔離を行い，休める環境を提供する．精神症状が落ち着いてきたら，患者に感情を言葉で表現させ，一緒にストレス発散方法やストレスへの対処行動を考える．

2）治療の継続と治療に伴う事故

　　　　躁状態の時は自分が病気であると認識しづらいため，服薬を拒否することもある．退院時には，必要な薬剤を飲み続けられるように，調子が悪くなったときのエピソードを振り返り，継続した服薬の必要性が認識できるよう介入する．また，薬物が奏効しない場合では電気けいれん療法を行うこともあるが，治療直後は躁転，健忘，せん妄，心停止，高血圧症など，精神症状も身体活動も予期せぬ変化が起こりやすく，事故につなが

§ 5. 症状と精神看護　　*343*

りやすい．転倒や他患者とのトラブルなど，躁転に伴う事故にも十分注意し，回復の経過を注意深く見守ることが必要である．

〈河口良登〉

L 昏迷状態

　　昏迷（stupor）とは意志表出がきわめて乏しくなり，一切の自発的な行動がなくなった状態である．患者はほとんど動かず，食事も摂らない．自発的な運動は完全に欠如し，声かけやタッチングなどの外的刺激にもまったく反応しない．しかし，患者は多くの場合，眠っているわけでも意識障害に陥っているわけでもないため，不用意な発言や行動は慎まなければならない．患者ケアをしているときに，それが刺激となって活動が再開し，衝動性が亢進し，暴力，自傷へ移行することもあるため，易刺激的状態であることを留意しながらケアにかかわる必要がある．必ず声かけをしながら患者に誠意をもって接することが重要であり，それも昏迷から脱した後の看護援助の効果を左右する大きなファクターであることを意識する．

a. 空気・水・食物
1）食事
　　食事については，自力では食べられず拒食傾向になるが，水および食事摂取量を確認する．また，食事介助したり，自分が食べるような気持ちで根気強く摂取を勧める．拒否が続く場合は多くの場合，点滴や鼻腔栄養が必要となってくるが，これは経口摂取を試みそれができない場合のみ経鼻カテーテルで与えるようにし，経口からの摂取の必要性を説明していくことが大切である．

2）身体合併症の予防
　　栄養の低下や体力の消耗，脱水，循環障害などにより易感染状態となり誤嚥性肺炎や尿路感染症などの身体状態悪化のリスクが高まる．患者が自覚症状を訴えることはないため，バイタルサインを測定し，定期的に採血を行って全身管理に努める．

b. 体温と個人衛生
　　自発的な活動の停止により，歯磨き，入浴，更衣などの清潔行動がとれなくなり，不潔になりやすいので全介助を要する．ケア前に説明をして，患者の反応を確認した上で，声かけをしながら実施する．

c. 活動と休息
　　活動の停止から同一体位をとることが多く，食事摂取量低下に伴う低栄養状態であるためスキントラブルや褥瘡発生予防に努める必要がある．褥瘡が発生した場合は悪化しやすいため，皮膚科医およびWOC（創傷，オストミー，失禁に関する認定看護師）へのコンサルテーションを検討する．

d. 排泄
　　失禁もみられるが，便秘や尿閉になる場合が多いため，排泄の有無に注意しなければならない．一般的には，尿閉になるとバルンカテーテルを留置しがちである．しかし，その前に，排尿については流水音を聞かせたり，陰部に体温程度の温湯をかけて刺激してみる．排便についても腹部をマッサージするなどして，自然な排泄を促す試みが必要

JCOPY 498-17502

344 4. 精神保健看護

である.

e. 安全を保つ能力

自発的な行動性が停止している状態を無理に動かそうとせず，むしろ周囲からの刺激を避け，静かな環境を整え患者の安全を守り，安心感を与えることが重要である．また，特異な精神症状があり，患者の思考過程は破綻しており，行動の予測が困難であるため，自傷予防のため危険物は除去し，転落防止対策を見直し強化する．また，同一体位の保持から血栓が生じやすく，活動性の再開とともに肺塞栓，心筋梗塞，脳梗塞など移行する可能性がある．弾性ストッキング着用と定期的に下肢の他動運動，D ダイマー値測定の実施が重要な予防策となる．

〈平井尚子〉

M 衝動行動

衝動行動は，人間の活動の源である欲動に含まれる欲求が突発的に始動され，それが即座に行動に移される行為である．これは，自分に害となる場合であっても，結果の予見性がなく発作的に行動化され，因果の関係もはっきりしないこともあり，社会的規範を侵害する重要な事象を引き起こす可能性もある．衝動行動は，前頭前野の器質的障害による思考や分析，感情の障害によって引き起こされることもあるが，精神分析学的理解では，道徳や良心によって形成された超自我が欲動の突き上げを統制できない自我機能の障害とされている．そのため精神科領域で扱う様々な疾患で，衝動行動は出現する．

a. さまざまな衝動行動

病棟における衝動行動には，事物の破壊や暴力，性的逸脱行為，窃盗，盗食など，他者へ向かう攻撃的な行動のほか，リストカットや過量服薬などの自傷行為や自殺企図，過食，嘔吐，異食などの自己へ向かう行動がある．病棟外では，濫買，アルコールの乱用，盗み，放火，賭博，住居の移動や遁走といった突然の放浪など，衝動コントロール障害としてあげられるものや，触法的な行動がある．

b. 衝動行動患者の看護の実際

衝動行動は，突発的に始動され，それが即座に行動に移されることから，患者自身が注目することができない行動化に至る背景が存在する．そのため，衝動行動の十分なアセスメントが必要である．まず，器質的な側面と精神病的な側面から，患者の衝動行動を起こしやすい素因を明らかにする．次に，これまでの衝動行動を振り返り，その時のストレスや社会的環境，精神状態をアセスメントし，患者の欲求に隠されている感情と，様々な葛藤を統合する自我機能の評価を行う．衝動行動の出現を予見し未然に警告を発し，患者が自己の衝動をコントロールする力を獲得，強化することを看護師は支援する．

1）空気・水・食物

多量の飲酒や過食などの衝動的な飲食行動は，患者の身体状況を悪化させる．特に精神疾患患者では大量飲水の水中毒として衝動行動が出現することもあり，電解質バランスの異常に注目する．拒食や過食としての衝動行動も含め，看護師は，不適切な摂食行

§ 5. 症状と精神看護　　*345*

動をやめようという患者の動機付けを高め，健康的なストレスコーピング行動を援助し，段階を追って，患者とともにセルフケアを改善してゆく．

2）排泄

摂食行動の衝動と合わせた下剤の乱用の有無に注意する．

3）活動と休息

衝動行動を起こしやすくする要因や，衝動を高めるきっかけとなる状況について十分にアセスメントし，それらの要因や状況を改善させるか，患者を遠ざける．そして他の興味ある活動や生産的な活動を促し，リラックスして休める環境を提供することで，精神的安定を図り，衝動行動を予防する．

4）孤独とのつきあい

衝動性が高まった際は，行動に移す前に言語化して看護師に報告するように指導する．看護師は言語化できたことをポジティブにフィードバックし，不安や恐怖，怒りなどの患者の気持ちについて話し合う．こうした話し合いの機会を持つことが治療的関わりとなる．また暴力や性的逸脱行動は，相手に危害を及ぼし，周囲に恐怖感を与えた結果，患者が孤立することがあるため，看護師は病棟や社会で孤独に生活する患者の気持ちを考慮しつつ，その行動に至る背景にある不安や怒り，恐怖などの感情の存在を抽出し認める．こうした衝動性の高まりを報告することや，話し合いのできる信頼関係を，患者と看護師の間で築くことが大切である．

5）安全を保つ能力

自傷，自殺企図，多量飲酒など患者自身へ向かう衝動行動は，その手段となる危険な物を患者の生活範囲に置かないように環境調整をする．病棟ではときに，手指消毒剤が自傷手段となり得るため，衝動性と自我機能の査定に応じて配置を考慮する．暴力，破損，性的逸脱のリスクが高いと判断されるときは，医療スタッフ，他患者の安全確保に十分注意する．

N せん妄，もうろう状態，アメンチア

せん妄は，認知機能障害や注意障害，睡眠覚醒のリズム障害，幻覚妄想，精神運動興奮，情動不安定などの精神症状を呈する軽度の意識障害である．もうろう状態は，比較的軽度な意識混濁を土台に強い精神運動興奮などを呈する．アメンチアは，軽度の意識混濁に高度の思考散乱，困惑状態が特徴で，場合により幻覚・妄想などを伴うこともあり，中毒や感染症などによる意識混濁の一型である．

いずれの場合にも，意識水準の低下から引き起こされる病態であるが，これは病歴，身体診察，臨床検査所見，物質の曝露など様々な要因で起こる可逆的なもので，数時間から1日単位で症状が変動することが特徴であり，その要因を除去することで回復する．しかし，遷延すると身体疾患の悪化による入院期間の延長や，普段と様子の違う状態の患者をみる家族にとっての不安材料になる．そのため，予防とケアは必須である．ここでは主にせん妄の看護について以下に述べる．

a. せん妄の特徴

せん妄は，興奮や焦燥感，幻覚，妄想などの過覚醒症状を主とした過活動型せん妄

346 4. 精神保健看護

と，鎮静や傾眠を主とした低活動型せん妄，そしてこれらの混合型せん妄に分類される.

1）せん妄の要因

せん妄の発現には，代謝障害などで生じた酸化ストレスによる神経機能の可逆的障害や，炎症性サイトカインによる海馬や大脳皮質への神経炎症が起こる神経炎症仮説があげられるが，すべての病態を説明できるものではない．しかし，せん妄の発生要因を準備因子，直接因子，促進因子として分類し考えることができる．準備因子はその患者が持ち合わせているものであり，介入が困難なものである．直接因子は医学的な介入に関連するもので，看護ケアとしてデータや症状のモニタリングで介入ができる因子である．そして，促進因子は看護ケアによって介入することができる因子で，苦痛を最小限にとどめることや，環境調整によって因子を除去することが可能である.

b. せん妄患者の看護の実際

せん妄は，予防的介入ができる症状であるため，事前に発現のリスクをアセスメントし，せん妄の促進因子を除去することが可能である．特に，疼痛や尿意などの身体的ストレスや，入院により離れることとなった家族を心配する思いなどの心理社会的な不安と，それらに関連した睡眠障害がせん妄を惹起することがある．看護師は，起こりうる身体的ストレスを予見し，緩和の手段を準備し，安心して療養できる環境づくりを普段から行う．睡眠パターンの乱れは，失見当を起こしせん妄に移行しやすいため，夜間の睡眠と昼間の午睡の両方を観察する．直接因子については，身体疾患の治療効果のモニタリングを行い，医療チームとして関わる．そして，いつもと違う様子が現れた際には，その患者の背景にある要因を明らかにし，紹介した表4-9に示す促進因子を可能な限り除去するよう努める.

せん妄の症状には，他の病態と酷似した症状が多くある．特に認知の歪みや短期記憶

表 4-9 せん妄の要因

準備因子	直接因子	促進因子
患者が持ち合わす脳機能の背景要因	せん妄を引き起こす医学的な要因	直接的な原因にはならないが発生を促進，重篤，遷延させる要因
高齢 認知症 脳の器質的疾患の既往　など	身体 　脳器質的疾患 　代謝障害 　感染症 　低酸素　など 薬剤 　オピオイド 　ステロイド 　抗不安薬　など	不快な症状 　疼痛 　呼吸困難感 　脱水や口渇 　排尿障害 　身体拘束 　不眠やストレス　など 環境 　光や音 　転床　など 感覚 　視覚障害 　聴覚障害　など

§5. 症状と精神看護　　*347*

の障害は認知症との鑑別に迷うことがあるが，せん妄の発現は急速で，症状は日内変動し，可逆的であることがせん妄の特徴である．低活動型せん妄は，うつ病との鑑別が必要だが，決定的な違いは意識障害の有無である．せん妄の発現を確認するツールの1つである，CAM-ICU（Confusion Assessment Method for the ICU）や，ICDSC（Intensive Care Delirium Screening Checklist）を活用し，正しくせん妄として認識することで，具体的な看護ケアが提供できる．

1）空気・水・食物

バイタルサインを測定し，身体の酸素化が十分されているか評価する．口渇感はせん妄を促進するため，治療上可能な限り水分摂取に務める．血液データから脱水の徴候に注目し，水分管理を行う．せん妄による意識変容により食事摂取がすすまないこともあるため飲食状況を観察し，必要があれば介助を行う．

2）排泄

排泄の欲求が満たされないために，せん妄が引き起こされることはしばしばある．排泄パターンを観察し，適宜トイレへの誘導を行い，場合により排泄行動を援助する．膀胱内留置カテーテルが挿入されている場合は，そのドレナージが有効に機能しているか観察する．

3）活動と休息

日中の覚醒と夜間の睡眠リズムをつけることが大切である．ラジオや新聞を活用し，見当識が保てるような工夫をする．ベッド上中心の生活を余儀なくされる場合でも，食事毎に離床する．日中は集中できる作業を行い，身体を動かす活動を促し，できれば午前中に日光を浴びる活動を行う．夜間は，光と音を調整し，安心して休める環境を提供する．場合によっては足浴やアロマなどを使用する．また，時間感覚を保てるように，看護師が「おはようございます」「おやすみなさい」の言葉かけをする．

4）孤独とのつきあい

患者が安心して過ごせるためには看護師の親しみやすい存在は重要である．また家族は，せん妄を呈する患者に驚きとショックを受けることがあるため，せん妄についての説明を行い，家族の理解と協力を得られるように援助する．

5）体温と個人衛生

身体疾患による体温異常に対して，保温やクーリングなどの体温調整は必須である．身体疾患や，せん妄による興奮などで生じた発汗に対するセルフケアが十分に行えないこともあるため，保清と整容を適宜援助する．またこれ以外にも空調や寝具の環境調整を行う．

6）安全を保つ能力

意識の変容や幻覚などから，ベッドからの転落や転倒を引き起こさないように安全の確保を行う．応対する看護師は，患者の訴えをよく聞き安心感を与えられるよう落ち着いた態度で接する．各種使用されている点滴などの治療デバイスは最少限にできるかアセスメントを行い，患者による自己抜去に注意する．身体拘束は，見当識を失った患者からすると到底受け入れできないことであるため，興奮を助長することもあり，慎重に検討する．患者の意識は狭窄していることを忘れず，注意障害や認識力が低下しているため，周囲の危険となる物を遠ざけ，密な観察を行う．

JCOPY 498-17502

348   4. 精神保健看護

O 離脱状態（退薬症候群）

　　離脱状態とは，大量（物質によっては少量でも），長期反復摂取を続けていた物質を，中止または減量した直後に生じる，生理学的，精神学的変化を伴う物質特異的な症候群である．この物質特異的な症候群は，臨床的に意味のある苦痛や，社会的，職業的，または他の重要な領域における機能の障害を引き起こす．この状態になると，自分の意思では物質の摂取をコントロールすることができず，様々な不快な身体症状と精神症状から逃れるために無意識に物質の再摂取を渇望する．これは，物質の反復摂取によって常態化されたそれまでの均衡状態を回復しようとする中枢神経からの命令に支配された行動である．そのため，離脱を起こす多くの物質は多くの国で非合法化しているが，アルコールや一部の処方薬などの物質は合法化され，世の中に出回っている．

　　アルコールに関しては，特に一般的に入手が容易であり，物質依存の中で最も頻度が高くなっている．アルコールは様々な身体疾患を引き起こし，また転倒，転落などの事故のリスクも高いため，身体科の救急受診に繋がりやすい．アルコール依存症の治療目的の入院でなくとも身体疾患や外傷に伴う入院治療の現場で，離脱状態となることもあるため，身体科の診療場面でも離脱状態への看護を実践することが求められる．

　　他に，長期反復摂取を続けていた物質の中断で生じる症状に，反跳現象（rebound phenomenon）がある．これは抗てんかん薬や一部の抗不安薬の中断で生じるもので，抑えていた症状が再燃することを指し離脱症状とは区別して考える．

a. 離脱状態の症状

- 身体症状：自律神経症状（発汗・頻脈・動悸・発熱など），嘔気・嘔吐，頭痛，四肢の疼痛，けいれん発作，意識障害など
- 精神症状：不眠，不安，興奮，焦燥感，いらだち，苦悶，幻覚（視覚・聴覚・触覚），妄想，せん妄など

　　多くは物質の使用中止または減量後，数時間から数日以内に発現する．アルコール離脱に関しては，6 〜 12 時間後に自律神経症状が出現し，12 〜 24 時間後に視覚・聴覚性の幻覚へ進展し，48 〜 72 時間後にはせん妄，錯乱，興奮状態となる．

b. 離脱状態患者の看護の実際

1）空気・水・食物

　　入院時に，患者本人または付き添いの家族から，患者の使用物質の内容，最終摂取時間と量，これまでの物質使用歴，および過去の離脱症状について聴取する．入院後の患者の一般状態（体温，脈拍，血圧，呼吸），意識障害の有無，精神症状，および身体症状について詳細な観察を行い，離脱症状の出現に注意する．アルコール依存症の患者の場合，脱水症状や電解質異常，低栄養状態となっている可能性があるため，血液データなどから適正に評価し不足した水分と栄養を補給し電解質の補正を行う．

2）排泄

　　激しい興奮状態や意識障害が認められる場合には，放尿や失禁に対するケアが必要である．

JCOPY 498-17502

§5. 症状と精神看護　　*349*

3）活動と休息

不眠や焦燥感を認める場合には，睡眠導入剤や抗不安薬の使用を検討する．その際，薬効と副作用などの観察を行う．

4）孤独とのつきあい

物質依存となっている場合は，その患者が物質に依存しなければならない孤独な社会背景が考えらえる．患者への社会的サポートと，依存から抜け出す動機付けや，自助グループなどへの参加を促す．また，家族が共依存となっていることに気づき，健康行動を取り戻せるように，家族への教育とサポート，家族会の紹介などを行う．

5）体温と個人衛生

発汗や放尿・失禁などにより，身体の清潔保持が困難になりやすい．また，低栄養状態に伴う感染症のリスクが高いため，身体の清潔を保ち，合併症を予防する．

6）安全を保つ能力

意識障害や幻覚・妄想状態，せん妄がみられる場合は，患者の周囲から危険物を除去する．治療上必要な点滴などの治療デバイスは最少限にし，患者による自己抜去に注意する．身体拘束は興奮を助長することもあり，慎重に検討するべきである．

〈成瀬 治〉

P 認知症

認知症は，ある特定の疾患を指すのではなく，脳に障害をきたすさまざまな疾患によってみられる一連の症状の総称であり，日常の生活や人間関係に支障をきたすような精神面や行動面での機能障害がみられる．

認知症の原因疾患はさまざまあるが，原因疾患によって呈しやすい臨床症状が異なる．認知症の症状は，大きく分けて「中核症状」と「周辺症状」の2種類がある．中核症状は脳の障害が原因で必ずみられる症状で，知的能力の全般的な低下がみられる．代表的な症状としては，記憶障害，見当識障害，言語障害（失語），失認・失行，実行機能障害などがある．一方，周辺症状は中核症状に伴ってさまざまな要因が加わって発現する症状で，BPSD（behavioral and psychological symptoms of dementia）「認知症に伴う行動障害と心理症状」と総称される．代表的な症状としては，不安，抑うつ，不眠，焦燥，せん妄，幻覚，妄想，異食，徘徊，暴言・暴力（攻撃性の行動），ケアの拒否などがある．その発現のしかたは多様で個人差があり，一律にみられる症状ではない．

a. 認知症に伴う症状の特徴と早期介入の重要性

多くの認知症は慢性で進行性の長い経過をたどる．認知症のさまざまな症状の重症化，特に BPSD が著明となり日常生活上に支障をきたし，在宅や施設での介護や対応が困難となり精神科病院を受診し入院に至る．

認知症の中核症状である認知機能障害は非可逆性であり根本治療はないが，BPSD は可逆性であり非薬物治療や薬物治療が奏効する場合が多いことから，BPSD への早期介入は認知症患者の QOL につながるとの報告がある．そのため，認知症特有の病状の変化へのアセスメントや症状への介入が見直されており，BPSD の治療は急性期におけ

JCOPY 498-17502

る対応が重要である．本編はBPSDに焦点を当てて述べる．

b. 認知症患者への看護の実際

BPSDは，中核症状に加えて，環境の変化や身体の不調，不安感や焦燥感，不適切なケアなどが相互に影響しあって出現すると考えられている．看護師はBPSDの出現を軽減あるいは防止するために，認知症患者1人1人の生活像や生きてきた歴史や心理的背景など思慮して成り立ちをアセスメントし，不安や混乱，不穏に寄り添って援助する必要がある．

1）空気・水・食物

患者が高齢の場合，老化に伴い身体疾患を合併している，あるいは発症することがある．しかし，認知症患者は自らの異常を察知し判断して伝えることは困難であるため重症化しやすい．看護師は，誤嚥性肺炎や心疾患など内科的合併症に留意し，認知症患者の言葉や表情，しぐさ，綿密なフィジカルアセスメントを通して，身体的不調の予兆を察知し異常の早期発見につとめる．

2）排泄

失禁，放尿や弄便は，排泄動作の自立低下に伴って発現する．不潔行為の背景には，膀胱炎や便秘，利尿薬や下剤の影響，羞恥心，トイレが見つからない，衣類がうまく扱えないなど，多くの誘因が考えられる．看護師は排尿・排便パターンを把握し，認知機能の程度と動作の観察を通してトイレ誘導のタイミングやトイレ表示の工夫などを行い，自尊感情の低下を予防する．

3）体温と個人衛生

「汚れてないから」「体調が悪いから」と状況を取り繕って入浴を拒否する認知症患者は少なくない．看護師は清潔保持のセルフケアの観点から義務的に入浴をすすめるのではなく，拒否をする病態や心理症状などをアセスメントし，その患者に添った適切な促しや援助方法を判断していく．

4）活動と休息のバランス

初期にみられる徘徊には目的があるが，重度化してみられる徘徊は居心地のよい場所や落ち着く場所を捜しさまよう徘徊が多くなる．夜間に徘徊がみられる場合，不眠が加わり，身体的・精神的な消耗を引き起こすだけではなく，生活リズムにも影響を及ぼす．看護師は生活リズムを注視し，生活リズムを調整しADL低下を防止する．

5）孤独とつきあいのバランス

認知症が進行すると，言語の意味理解や的確な表現ができなくなり，コミュニケーションに支障が生じるようになる．看護師は，認知症患者が表出するBPSDを意思表現の1つとしてとらえ，どんな気持ちであるか，何をしたいのかなど，そのなかに潜む意思を受け止める姿勢で接することが大切である．

6）安全を保つ能力

看護行為に対する患者の拒否や拒絶，突発的な暴言や暴力行為など予測困難な反応や言動に困惑し苦慮することがある．看護師は認知症患者がそれに至る経緯に視点を向けて理由を推しはかり，日常生活における基本的ケアの充実が必要である．

§5. 症状と精神看護　　*351*

文献

1) ブライトン JC. 敵を知る. In：都甲　宗，監訳. もの忘れと認知症 "ふつうの老化" をおそれるまえに. 東京：みみず書房；2010. p.3-18.
2) 六角僚子. 認知症に伴う症状. In：認知症ケアの考え方と技術. 東京：医学書院；2015. p.13-27.
3) 萩野悦子. 認知症の長期経過とケア. 老年精神医学雑誌. 2009; 20: 646-50.
4) 加藤伸司. 認知症に対する心理的アプローチの重要性. 老年精神医学雑誌. 2017; 28: 1335-41.

〈林みつる〉

Q 発達障害

a. 早期からの支援

　　発達障害のある人への支援については，早期から本人の特性に合った適切な環境を整えることが大切である．そのために，保護者への支援は重要である．保護者が，子どもに発達障害の特徴があると気づいたとき，育児でどのように対応したらよいか迷ったときに早期に相談ができるように，相談機関や児童精神科専門の医療機関に関する情報を行政機関や医療機関，保育所，幼稚園などで得られるようにする．また，健診時に発達におけるアンバランスがみられる子どもの保護者に対して，看護職は家庭での状況や子育てについて話を聴く機会をもったり，相談機関の情報提供を行ったりする．継続した支援を行うため，専門職間で情報の共有を行うことも必要である．医療機関を受診する際に，保護者は，外来において発達障害の特徴のある子どもへの対応や，待合室の工夫などの配慮を望んでいる．子どもと保護者が医療機関を受診しやすいように，受診に伴う人的および物理的環境を整えることも大切である．

　　保護者は，子どもに発達におけるアンバランスや遅れがあると感じても，医療機関の受診へのハードルが高く，なかなか受診に踏み切れないことがあるが，子どもの状態に関して様々な情報を得たり，不安が増したりすることによって受診行動につながる．就学している年代では，教師が，保護者からの相談を受けたり，学校での出来事を保護者に報告したりすることなどにより，保護者が医療機関に受診しようと考える機会になる．受診した際には，看護職は子どもへのケアとともに，保護者の想いを傾聴し，育児の悩みや相談に寄り添うことが必要である．子どもに発達障害の診断がついたとき，保護者は衝撃を受け，子育てについて不安が高まる一方で，育て方の問題ではないとわかりほっとすることがある．このようなプロセスを経て，保護者は子どもの特性やどのように対応すればよいかがわかり，子どもが落ち着いていく．子どもに発達障害があることがわかると，家族全体に影響する可能性を考慮して，父親，母親，子どものきょうだいなど家族の機能もあわせて見ていくことが大切である．一方，発達障害のある人本人に対しては，得意なところとともに，適応的な行動が必要なところへの対処方法を一緒に考えていくことで，本人も対応しやすくなる．受診することで，本人が自分の特性をわかるとよい．

b. 学校における支援

　　発達障害のある人が家庭や学校，職場など地域生活において適応した生活をしていくために，学習や仕事を通して達成感を得る，ルールを守ることを学習する，基本的な生

活習慣や労働習慣を身につける，自分の特性を理解し，対処方法を知ることなどが大切である．発達障害のある人は，自分の得意なことを認められて，そこを伸ばしていくことで自信をもち，他のことにも頑張ることができるようになる．教育現場では，発達障害のある人が苦手なことに取り組む際に，本人の特性に応じたアプローチ方法を理解して，提供することが大切である．本人の特性に合った環境で，得意なことを活かして学習を進められるように，視覚的な方法を用いるなど，学びの方法が複数ある授業を展開できると発達障害のある人も適応しやすい．本人に合った環境や学習方法を工夫し，できたことを褒めることにより，本人が自己効力感を高め，落ち着いて力を発揮し，達成感を得ることにつながる．本人が落ち着いて力を発揮することで，周りにいる人たちはその人のよいところを理解し，支援することにつながる．集団生活のなかでルールを伝える際には，具体的な出来事があったときに，繰り返し対象者にわかりやすい方法で伝えることが大切である．また，保護者が教師との間で子どもの特性や状態などについて必要な情報交換を行うことにより，家庭と学校で共通した対応をすることができ，本人も落ち着く．教師が発達障害について知識をもつことで，発達障害のある人の特性をその人の個性として捉えることができる．保護者や教師など身近な大人が発達障害のある人への関わりについて説明したり，支援したりする状況を見ることによって，周囲の人は支援できるようになる．

c. 就労支援

　発達障害のある人は，職場で自分が困ったときにどのように対応すればよいかを知っていて，わかりやすく教えてくれるキーパーソンがいることで，安心して力を発揮して業務に取り組むことができる．就労へ向けて，支援者は，発達障害のある人個々の得意なことや特性を知るように努めるとともに，障害者の就労について職場の理解を促し，雇用を確保することも必要である．就労支援とともに就職後の職場定着支援も大切であり，発達障害のある人と職場の双方への支援が求められる．発達障害のある人が，実現可能な目標を立てて，自分自身の興味のあることと特性を理解して，得意分野を活かす仕事に就くことができるように支援していく．また，体調管理や生活習慣の確立，連絡，報告，相談ができることなど，基本的な労働習慣を身につけることが大切である．一方，職場の上司や同僚に対しては，障害特性の理解と協力を働きかける．また，発達障害のある人の特性に合う仕事を探すことで，本人が仕事で力を発揮することができるようになり，その結果として周囲から評価を得られるようになる．

〈河野由理〉

身体合併症の看護

6

1. 麻痺性イレウス

麻痺性イレウスは身体合併症の中でも頻度が高く，繰り返すこともある．

a. 原因

抗精神病薬や抗パーキンソン薬は抗コリン作用によって腸の蠕動運動を抑制し，便秘を引き起こしやすい．便秘が慢性化すると腸管神経の麻痺が起こり巨大結腸からイレウスに移行しやすい．便秘解消のために下剤を服用している患者は多いが，長期にわたって多量の下剤を服用していることで，結腸や直腸粘膜の知覚が麻痺して排便反射が消失し，頑固な便秘になることや，腸管神経麻痺を起こす危険性が指摘されている．

b. 症状

イレウスを起こすと，排便や排ガスがなくなり，腹部膨満感と腹痛・嘔吐がある．しかし，抗精神病薬に制吐作用があるため，吐き気や嘔吐がみられず，腹痛の訴えもない場合もある．そのため，排便の確認と，患者の訴えがなくても腹部の観察をすることが重要となる．

c. 看護ケア

イレウス治療の基本は，絶食・消化管の減圧・輸液，である．患者への説明と処置に伴う患者の反応を査定しながらケアを行う必要がある．また，絶食に伴い抗精神病薬が中止になり精神症状が悪化することが多いため，精神症状の変化を観察することが重要となる．治療上やむを得ず身体拘束が必要になった場合は，嘔吐物を誤嚥したことによる窒息が起きないよう注意する．

イレウスを早期に発見するためには，腹部状態や排便状態をていねいに観察しケアするのはもちろんのこと，身体状態だけでなく精神状態をあわせて査定する．そして，イレウスを起こさないためには，下剤に頼らない便秘予防を行うことが重要である．

便秘の予防　①排便習慣をつける．例）朝，トイレに座る習慣をつける．
②適度な運動や腹部のマッサージを行う．
③水分，植物繊維の摂取．
④乳製品，オリゴ糖などを用いて腸内環境を整える．

2. 嚥下性肺炎

精神科病院の長期入院の患者が高齢化していることや抗精神病薬を服用していることで，摂食・嚥下障害が起こりやすく，精神科における身体合併症の中でも特に起こりやすい疾患である．

a. 原因

抗精神病薬の鎮静効果や高齢化により，嚥下力や気道の咳嗽反射の低下などで嚥下障害を起こし誤嚥性肺炎を起こしやすい．また，統合失調症の患者に多い食行動の問題（かきこみ・早食い）や，セルフケア低下によって口腔ケアが不十分であることも，誤嚥性肺炎を起こしやすい要因となっている．

b. 症状

発熱・全身倦怠感・咳嗽・痰・呼吸困難・胸痛など．咳嗽や痰・呼吸困難・胸痛などの呼吸器症状が少なく，微熱や倦怠感のみの訴えの場合もある．

c. 看護ケア

治療は，絶飲食として抗生剤の投与を行う．口腔ケアや喀痰の喀出，呼吸状態によって酸素投与を行う．患者への説明と処置に伴う患者の反応を査定しながらケアを行う．また，絶食に伴い抗精神病薬が中止になり精神症状が悪化することが多いため，精神症状の変化を観察することが重要である．

嚥下性肺炎を予防するためには，「口腔ケア」「機能回復」「免疫力向上」の3つの予防因子に対して働きかけることが重要だといわれている．なかでも口腔内を清潔に保ち，誤嚥時に肺に入る雑菌を減らす「口腔ケア」は，誤嚥性肺炎予防の効果が大きい．そして，患者の嚥下機能に着目し，摂食・嚥下の状態を細かく査定する．また，落ち着いて食事ができる環境を整えることや，適切な体位での食事を提供することも重要である．

誤嚥性肺炎は，看護師の心がけと取り組みで十分に予防することが可能な疾患といえる．

誤嚥性肺炎の予防　①日常の口腔ケアの徹底．
　　　　　　　　　②嚥下障害の部位を査定し対策を立てる．
　　　　　　　　　③嚥下リハビリテーションをケアに組み込む．

3. 糖尿病

a. 原因

インスリンの作用不足による慢性的な高血糖状態を主とする代謝異常．1型糖尿病，2型糖尿病，その他の糖尿病，妊娠糖尿病がある．1型糖尿病は膵 β 細胞が破壊されて，インスリンの供給が低下する状態．2型糖尿病は，運動不足，肥満，高血圧，脂質異常症などの影響で組織のインスリン感受性が低下し，インスリンの分泌量にあった効果を発揮していない状態．

精神科に入院している患者は，運動不足や行動制限によるストレスに加えて，早食いや砂糖の多いコーヒー・コーラの多飲などの食習慣から肥満になる患者が多い．また，抗精神病薬には食欲が亢進し体重増加をまねき糖尿病や脂質異常症を誘発する薬もある．精神科の患者は生活習慣や薬の副作用によって体重が増加し，肥満になりやすく，糖尿病を併発しやすい状況にある．

b. 症状

初期段階では自覚症状はほとんどない．進行すると高血糖に伴って，多尿，口渇，多飲，体重減少，強い空腹感，全身倦怠感が生じる．高血糖によって意識障害を起こすケ

§6. 身体合併症の看護　　*355*

トアシドーシスに注意する．ケトアシドーシスの症状は，多飲・多尿，体重減少，嘔気・嘔吐，脱水，呼吸促迫，意識障害である．意識の変容が起きるので精神症状と間違えやすく注意が必要となる．治療は電解質補給，水分補給，インスリン投与を行う．

　糖尿病で高血糖の状態が続くと様々な血管に障害が起こり，種々の臓器に特有の合併症を引き起こす．血管合併症には大血管障害（心筋梗塞・脳梗塞・動脈硬化症・壊死など）と細小血管障害があり，細小血管障害の，糖尿病性腎症・糖尿病性網膜症・糖尿病性神経障害は，3大合併症とよばれている．

c. 看護ケア

　糖尿病の治療の基本は，食事療法と運動療法である．食事療法や運動療法ではインスリンの作用不足が解消されないときに，薬物療法を行う．

　これまでの食生活を変えることには苦痛や欲求不満が伴うため，安易に制限を加えるのではなく，糖尿病の状態や治療について患者と話し合いながら考えていくことが大切である．日々のケアの中に一緒に散歩をすることや体操を取り入れ，エネルギーを消費することよりも定期的な運動を継続することで得られる慢性的効果に主眼を置く．

　また，糖尿病は生体の代謝機能を低下させるため，感染を起こしやすい状態になっている．糖尿病患者には易感染性，末梢神経障害，循環障害に加え，もともとの足変形や皮膚の状態，生活など様々な要因が関連して足病変（足白癬・爪白癬，角化症，鶏眼，巻入爪，熱傷，外傷，湿疹，浮腫など）が多く見られる．けれども，足病変はしばしば軽視され，病変が進行するまで患者自身にも認識されないことがある．末梢神経障害の進行した患者は痛覚が低下しているため，外傷や熱傷を受けても疼痛を自覚せず放置され，潰瘍，壊疽，蜂窩織炎へ進行し趾肢の切断にいたることもある．日常のケアにフットケアを取り入れるなど，足病変の早期発見と，早期治療にあたることが大切である．

4. 肺動脈血栓塞栓症

a. 原因

　下肢の深部静脈にできた血栓が静脈血流に乗って肺動脈に詰まり閉塞する．急激かつ広範囲に肺塞栓を生じた場合は肺でのガス交換が難しくなり，呼吸困難や胸痛を引き起こし，時には心停止をきたす．「エコノミークラス症候群」「ロングフライト血栓症」などともよばれてきた．血栓形成の因子は，①血液凝固性の亢進，②血液の停滞，③血管内皮の損傷である．隔離室で行動制限を受けている状況では，精神運動興奮による脱水状況のため血液凝固性が亢進し，鎮静による臥床が続くことによる血液の停滞，身体拘束による血管内皮の損傷が起こりやすい．

b. 症状

　急性呼吸循環不全による症状．突然の呼吸困難，咳嗽，血痰，胸痛，頻脈，チアノーゼ，血圧低下，失神 など．

c. 看護ケア

　肺血栓塞栓症は，長期臥床や身体拘束中などで自ら動けない状態にある患者に発症しやすい．予防のためには，早期の離床と積極的な運動で下肢の静脈血流を促進させることが必要である．自動的あるいは他動的な足の伸展運動やマッサージを行うが，下肢の運動が十分にできない状態であれば，弾性ストッキングや間欠的空気圧迫法を用いる．

そのほか，水分補給，室温調整，下肢の保温などにも配慮する．

精神科においては身体拘束解除後まもなくの行動開始時に，肺血栓塞栓症による急変が起こりえる．発症を発見したら，直ちに呼吸の管理，血管確保等の救急処置を行う．

5. 多飲症，水中毒

a. 多飲症

多飲症とは，飲水に関するセルフケア能力が低下しているために，体重が顕著に増加するほどの飲水をしてしまうことであり，過剰な水分摂取により日常生活に様々な支障をきたすことをいう．

多飲症による身体症状
①水分を飲みすぎることで起こる消化器症状：悪心・嘔吐，むねやけ，胃もたれ，めまい
②水分の貯留により起こる症状：むくみ（下肢，顔面，腸管），頻尿，夜尿，尿失禁，下痢，一過性の高血圧
③慢性化に伴う合併症：巨大膀胱，尿管拡張，水腎症，腎不全，骨粗鬆症，うっ血性心不全

b. 水中毒

水中毒とは，多飲症による体内への水分貯留が原因で電解質バランスが崩れた状態をいう．血液中のナトリウム濃度が低下することに伴う血漿浸透圧の変化により，脳浮腫や肺水腫をきたして，様々な神経・精神症状を呈する状態である．

水中毒の症状
①精神症状：イライラ，ぼんやり，怒りっぽい，幻聴など精神症状の悪化
②神経症状：ふらつき，頭痛，手のふるえ，失調状態（姿勢が維持できない），不随意運動，脱力感，無気力，もうろう状態，けいれん，意識障害，昏睡

c. 原因

多飲症の原因については様々な説が考えられてきているが，確定的なものはない．
① 心因・ストレス説
② 精神症状，常同行為によるものとする説
③ 器質的な原因による水分バランスの調節障害
④ いくつかの遺伝子多型性との関連
⑤ 向精神薬との関連
　・ドパミン神経系の感受性の亢進
　・抗精神病薬による SIADH（抗利尿ホルモン分泌異常症）
⑥ 喫煙との関連
⑦ その他：カフェインの多量摂取，アルコール乱用

患者の経過をみても多飲症が蔓延する場合や跡形もなく改善する場合もあり，単一の原因ではなく，いくつかの要因が複合して出現する病態と考えられる．

d. 看護ケア

水中毒は生命予後にも影響を及ぼす．水中毒を予防するためには，多飲症患者を早期に発見し，患者が上手に水が飲めるように援助することが大切である．

常にコップを持ち歩いている，洗面所など飲水できる場面で見かけることが多い，いつも胸元が濡れている，などの様子が見られた患者については，まずは，他のスタッフと情報交換をして確認してみる．他のスタッフも同じような場面をよく見かけているということであれば，その患者は，多飲水である可能性が高い．また，患者に直接聞いてみることも大切である．その際には，どれくらい水を飲んでいるか，いつ飲むときが多いのか，どんなときに飲みたくなるのか，そのときの患者の気持ち（水を飲む前と後），体調など，患者の思いを十分に受け止めることを優先する．心理教育や，日々のかかわりの中で，多飲水による身体への影響を説明する．

患者の行動を制限する視点ではなく，患者とともに，患者が少しの努力で達成が可能な目標を設定することが重要である．多飲症患者の飲水行動が，短期に改善することは，なかなか難しい．患者のストレスとならないような目標を，患者自身が設定し，スタッフが根気よくかかわることが望ましい．

これらのかかわりを持っても，水中毒で生命に危険が及ぶような状態のときには，行動制限をかけて強制的な水分制限が必要になる場合がある．そのような場合には，行動制限が長期化しないよう密にかかわりを持ち，状態が安定したら速やかに解除していくようにする．

6. 精神科における身体合併症のケア

精神科の患者は，「私のおなかに大蛇がいる」等と身体症状を妄想にからめて表現したり，「身体の中に機械を入れられた」等と身体症状に関連して新たな妄想を抱いたりすることがよくある．患者が身体症状を訴えることが少ないので，医療者は的確な症状アセスメントを行うことが非常に難しい．そのため，患者の訴えを幻覚や妄想，あるいは身体へのこだわりなどと，精神症状として判断してしまいがちな傾向がある．

的確な症状アセスメントを行うためには，定期的な生化学検査の結果やバイタルサインなどの数値に注意をはらうだけでなく，普段から顔色・食欲・肌の状態・むくみ・歩き方・行動などを注意深く観察し，小さな兆候を見逃さないことが重要になる．そして，患者の訴えはどんなものであれ，簡単に片づけず真剣に聞いて確かめることが大切である．日常の，患者とのコミュニケーションが，症状アセスメントの鍵になる．触診などを行う場合に，精神症状がある，関心や自覚症状がない，拒否や抵抗などからスムースにいかないことも多い．看護師が根気強くかかわること，そしてその基本には，患者が身体をオープンにできる患者-看護師関係の形成が必要である．

〈瀬野佳代〉

性（セクシュアリティ）を
めぐる問題と看護

7

　LGBTQ（Lesbian, Gay, Bisexual, Transgender, Queer）などのセクシュアルマイノリティや ED（Erectile dysfunction）など性に関連した様々な情報が，多様な価値観や考え方によって心理社会的問題として，メディアで取り上げられるようになってきている．
　性（セクシュアリティ）は，人が生きていく上で，身体面，精神面，そして社会面に幅広く関連し健康行動に影響を与えている．また，染色体によって識別される性，性的な営みや恋愛や避妊にとどまらず，性別に関わる人間のアイデンティティつまり，同一性に関連する．セクシュアリティにおける個人の認識，行動，感情などを統合的に捉えることによって，人間のアイデンティティ，存在や心情を深く理解する必要がある．
　看護師として，セクシュアリティに関する健康問題や心理社会的問題を抱えている方々の心情を理解し，人権を守り，より安心できるケアを提供するためには，まず看護師が自らの性の考え方を知り，そして性に対する様々な価値観や感情を十分理解し，健康活動を促進することが求められることを知っている必要がある．
　性の健康に関する心理や行動を捉えるときの基本的な知識として，1. セクシュアリティの6要素，2. 性をめぐる健康問題，さらに，3. 看護師としての自己認識について，以下で述べる．

1. セクシュアリティの6要素

①**戸籍上の性別**: 戸籍に登録されている性別．
②**身体的性別**: 生物学的な性的特徴（男性・女性）だけでなく，インターセックス（性分化疾患），半陰陽などの形態的特徴，両性を併せ持った特徴などの非典型的な性別．
③**性同一性**: 生物学的性別と心理・社会的性別が一致していることではなく，自分が感じている性別．また，男性・女性に属さない性別に，Xジェンダー（エイジェンダー：つまり，出生時に付与された男性，女性のいずれでもないという性別の立場）といったカテゴリもある．
④**性役割**: 社会における性役割．女性としての役割，男性としての役割．
⑤**性的指向**: 魅力に感じたり，好きになる対象の指向．男性なのか女性なのかその他なのか，恋愛対象なのか，セックスの対象なのか，独占したい対象なのかなど．
⑥**性的嗜好**: 性的興奮を喚起するもの．フェティシズム（命のない対象への強い性的興奮を示す空想や衝動行動），年齢，方法，手法など．
　セクシュアリティを考える場合，男性か女性かの2択の考え方だけではなく，これ

§7. 性（セクシュアリティ）をめぐる問題と看護　　*359*

らの6要素を捉えることにより，その人の思いを推し量り，正しく理解し受けとめる
ことができる．さらに，それによって，その人らしさを大切にした健康への支援につな
げていける．

2. 性をめぐる健康問題について

　性をめぐる健康問題について理解するには，過去の，制度上，診断上，治療上の動向
を知ることが大切である．

a. 制度と治療

　性別適合手術は海外で実施されることが多かったが，日本では1998年に初めて手術
が実施されその後臨床活動が普及した．2003年当時，DSM-Ⅳに基づく「性同一性障
害」の診断分類のもと，「性同一性障害の性別取り扱いの特例に関する法律」が成立し，
性別適合手術の実施や一定の条件のもとでの戸籍の性別変更が可能となった．その後，
精神神経学会が中心となって作成した「性同一性障害の診断と治療のガイドライン」が
改訂された．さらに，治療の普及に伴い若年層の受診者の問題が増加し，2011年には
性ホルモン療法やその開始年齢を引き下げて対応するなど，二次性徴抑制治療のガイド
ラインへの追加などが検討され，治療と社会制度が共に進展し現在に至っている．

　2018年6月世界保健機関（WHO）が国際疾病分類第11版（ICD-11）を発表し，性
同一性障害が精神疾患から外れ，「性の健康に関する状態」という分類のなかのGender
incongruence　という項目になった．厚生労働省では「性別不合」と仮訳を示し，今後
正式な和訳を検討することになった．

b. DSM-5（アメリカ精神医学会診断）による疾患分類

　2013年に公表されたDSM-5（アメリカ精神医学会診断）による精神疾患の分類で
は，①性器の生理学的な機能障害，性的活動時の困難に関連した障害「性機能不全群」，
②正常な性的行動からは逸脱し，攻撃性や虐待などの行動により，反社会行動やわいせ
つなどの犯罪にも関連し，人道的・社会的問題になっている「パラフィリア障害群」，
③決められた性別と本人が体験している性が異なっている状態で，社会からの孤立や偏
見の対象になることで精神的苦痛を感じる「性別違和」の3カテゴリがある．

c. 性別違和とは

　性別違和とは，決められた性別と本人が体験している性が異なっている状態である．
自分の性別に対して嫌悪感を持ったり，反対の性別として役割を持とうとすることに
よって，例えば，男児の女装化，女児のスカート着用拒否，性器への違和，排尿姿勢の
不快感などを示し，それらの行動が他者からのいじめや仲間外れの体験につながること
も少なくない．青年および成人では，異性の容姿（服装，装飾など）や行動を示し，社
会からの孤立や偏見の対象になることで精神的苦痛を感じることもある．

d. セクシュアリティに関連した生きにくさ

　LGBTQは，レズビアン：女性同性愛者，ゲイ：男性同性愛者，バイセクシャル：両
性愛者，トランスジェンダー：身体上の性別に違和感を持ち，外科的手術を受けていな
い人，クエスチョニング/クイア：自身の性自認や性的傾向が定まっていない人々であ
る．また，身体上の性別に違和感を持ち，性別適合手術を受けた人をトランスセクシャ
ルとよぶ．こうしたセクシャルマイノリティ（性に関する少数派）は，社会で生きてい

JCOPY 498-17502

く上で周囲に相談できる環境が少ないことから精神的な悩みを抱えることが多い．社会的な環境では，例えば男女が分かれている公衆トイレや入浴施設，性別専用車両，病院では男性病室，女性病室と分けられていることによる生活のしづらさによる問題も生じている．

また，自らの性を隠したり，違和感をもちながら生活するために多くの不安によって心身が疲弊し，孤立したり，理解されない周囲とのトラブルに発展することもある．親を悲しませてしまう，裏切ってしまうというような心理的葛藤を抱えながら生きている人々もいて，心的外傷（**PTSD**）に陥っている場合もある．1人1人異なる過去の背景を理解して関わる必要がある．

3. 看護師としての自己認識

性的行動について，何が正常で何が異常か，適応か不適応かの基準は，社会が何を受け入れ，何が受け入れがたいかによって変化する．セクシュアリティのテーマについては，文化・社会的背景が影響し，羞恥の内容として隠さざるえないデリケートな面も多い．正確なデータや事実が少なく漠然とした偏見や恐怖，知識不足によるものが大きいため，社会の不理解を招き，理解されない不安によって様々な心理的問題や健康問題を起こしていることがある．

看護師は，性的なテーマについて患者と話し合う際に，性的なテーマは個人的なことで踏み入れることではないと考えてしまう先入観を持つことが多い．不快を感じたり，性的な話題をさけたりしてしまうこともあるだろう．その背景には，自分自身の性に関する知識不足への不安，あるいは，強姦，中絶，性虐待，セクハラなどの，社会を揺れ動かす問題への怒りや軽蔑といったネガティブな感情が存在する．自分自身の知識や感情が原因で，患者に対して十分なケアを提供できないようなことになりかねない場合もある．そこで，まずは，自身を含めて，誰にでも性に関する不確かさや，不安定さがあり，疑問を持ったり問題を抱える可能性があることを理解しておく必要がある．それによって，悩みを打ち明けられる場面があったとき，親身になって前向きに話を聞き，守秘を保ちながら信頼関係を構築していくことができる．

看護師は，価値観の選択・価値観の尊重の幅を広げられるように，①生じている問題についてよく調べ，②本人や重要他者と意見を交わし，③どのようにありたいか，活動していきたいかの思いを知ることが必要である．性に関する認識，感覚，価値観や存在を大切にすることをお互いが分かち合えるような関係を構築していくことを心がけること，本人が自分らしく生きられる性の認識（セクシュアルアイデンティティ）は何かを共に考えていけることが丁寧なケアにつながる．

文献
1) ゲイル・W・スチュアート，ミシェル・T・ララィア，著．安保寛明，宮本有紀，監訳．精神科看護—原理と実践．原著第8版．東京：エルセビア・ジャパン；2007．
2) 井上令一，監修・カプラン臨床精神医学テキスト DSM-5 診断基準の臨床への展開．日本語版第3版／原著第11版．東京：メディカル・サイエンス・インターナショナル；2016．

〈山田浩雅〉

8 身体療法と看護

A 薬物療法を受ける患者の看護

1. 精神科における薬物療法の概観

a. ストレス-脆弱性-保護因子モデル（図4-4）

精神疾患の発症を説明しやすくするモデル．脆弱性のあるヒトは少ないストレスで発症しやすい．

1）精神科における治療の考え方

近年の医療の進歩により，脳にどのような変化や病態が生じているのか以前より解明されつつある．これに伴い，薬物療法により効果が出現する機序も明らかになってきている．脆弱性に対して，薬物療法が実施されるので，その作用と副作用を捉えていくことが重要である．

薬物療法によって精神症状が軽減したのちに，再燃を防ぐために患者自身が何に気を付けて生活すればよいのかをふりかえる必要性が出てくる．患者が1人で十分にふりかえれない場合は，看護師が支持的に関わりながらふりかえりを促す．ストレスに対して具合が悪くなるきっかけや引き金となる気分，思考の癖などがある場合は，認知行動療法他，精神療法が行われる．社会的側面として，家庭や職場などの生活環境の調整も図る必要がある．このように薬物療法，精神療法，社会環境の調整を組み合わせた"包括療法"を進めることが精神科における治療の基本であり，もっとも治療効果が表れやすい．この過程を看護師として観察し，支援することが必要である．

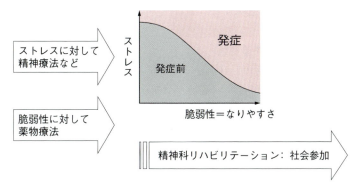

図4-4 ストレス-脆弱性-保護因子モデル
(https://ameblo.jp/positivementalhealth/entry-12168225518.html)

362　4. 精神保健看護

　　　　精神科における治療と看護は，精神症状が目立たなくなったら終わるわけではない．
他の慢性疾患と同様に，QOL（quality of life）"生活の質"を高めることが精神科治療
の目的であり，看護の目標であり，患者が目指すところである．社会参加しやすくなる
ように精神科リハビリテーションを行い，心理的な支援（リカバリー，ストレングス，
レジリエンスなど）を提供する．また，社会参加にあたり，受診継続は必要であるが，
平日昼間の受診や服薬回数が患者の QOL を低下させていないかなど，きめ細やかな視
点で援助する．

b. 精神科における薬物療法の位置づけ・治療効果

　　　　初発精神病性障害（幻覚，妄想，興奮，昏迷，緊張病症状などの著しい行動障害を初
めて呈した状態）に抗精神病薬（クロザピン，オランザピン，クエチアピン，リスペリ
ドン＝非定型抗精神病薬）は，短期（≦ 13 週），長期（24 ～ 96 週）ともに，治療効果
が高い．特に，日本人を対象としたオランザピンの非盲検試験（4 週）では治療反応率
は 71.6％であった．一方で副作用に対する感受性が高い[1]．

c. 精神科における治療法の比較

　　　　次に成人のうつ病における治療法の比較をする．認知行動療法と薬物療法の治療反応
率（効果）は，認知行動療法約 50％，薬物療法約 50％であり，認知行動療法と薬物療
法を併用すると治療反応率は 70 ～ 80％と高まることが知られている．
　　　　認知行動療法と薬物療法を併用することの利点について，以下が知られている[2]．
①症状の改善や日常生活の機能改善につながる．
②認知行動療法が薬物療法の受け入れを向上させ，治療のアドヒアランスを引き上げ
　る．
③長期間にわたって再発予防に効果を示すことから維持治療に有効である．

2. 薬物療法とアドヒアランス

a. アドヒアランスが重要な精神科

①コンプライアンス：「他人の依頼（命令）に従い服薬すること」を意味する．
②アドヒアランス：患者本人が病気や治療を受け入れて，「みずから同意して納得して
　服薬する」ことを指す．
③コンコーダンス：治療者である医師と治療を受ける患者とのパートナーシップにおけ
　る医療を意味するコンコーダンス（concordance：調和）という概念も提唱されてき
　ている．

b. アドヒアランスに影響する要因

①客観的副作用（OAE：objective adverse events）＝目に見える身体的副作用
　・錐体外路症状（振戦，小刻み歩行など），高血糖など
　・水中毒
②主観的副作用（SAE：subjective adverse events）＝目には見えないけれど患者が日常
　で感じている不快感
　・便が出にくい
　・のどが渇く
　・体重が増えた

JCOPY 498-17502

§ 8. 身体療法と看護　　*363*

・眠い

・体がだるい

③主観的副作用と QOL の関係

　主観的副作用の有害事象が多いほど，QOL が低下することが知られている．

④アドヒアランスと服薬回数

　1 日の服薬回数が多ければ，飲み忘れることが多くなり，アドヒアランスは低下する．1 日の服薬回数が 1 回のときに，いちばん飲み忘れが少なかったという報告がある．

⑤アドヒアランスと看護師側の要因

　患者が服用していること，または本心は服用したくないが服用していること，についての共感不足が生じていることがある．

⑥アドヒアランスと患者側の要因

　患者自身の理解の不十分さ，インターネットなどでの誤った情報，薬は良くないという信念などがあげられる．

　これらを踏まえて，看護師は薬物療法の作用・副作用の観察に加えて，主観的副作用の体験や動機づけ，不安などの心理的側面を観察して支援する必要がある．

3. 精神科における薬物療法の看護の特徴

a. 心理教育

　精神科では，病識が乏しいため，服薬をする必要性や継続する必要性を実感しにくい．そこで患者教育を行っている．

①目的は，病気のこと，薬物療法，精神療法，日常生活について理解を深め，実践できるようにすることである．

②具体的な例をあげると，1 クールで 4 ～ 5 回開催し，「統合失調症とは」「薬物療法について」「精神療法とは」「活用できる社会資源」「退院してからの通院と服薬の必要性について」などのテーマで医師や看護師，精神保健福祉士，薬剤師，心理士などが講義を行うことが多い．前半は講義，後半には患者自身の心当たりを振り返る時間を設定するといった方法で行う．終了後には受け持ち看護師と一緒に振り返りをして深めている．

③看護師の観察の視点は，講義中は患者が関心をもって聴講しているか，集中しているか，精神症状（患者の精神症状，緊張，不安，落ち着きのなさなど）が出現していないか，講師や他の患者との交流はどのようにしているのかなどである．講義終了後には，感想，疑問の有無，理解度のほかに，自分のことと関連づけて捉えているか，これまでの自分に該当するところはあったか，今後取り入れていこうと思っているかなどを聞いて，退院が近い場合は，退院後に具体的にどのようにしていくのかを患者とともに考えていく．

④この際の注意点として，話しやすい場所を患者と選んで，支持的な雰囲気のなかで，ゆっくりと患者のペースで，患者の言葉で語れるよう十分に配慮する．

⑤情報は看護記録に残し，多職種と連携して共有し，ケースカンファレンスなどで検討していく．

JCOPY 498-17502

b. 精神科における与薬

　　内科病棟や外科病棟に入院している患者は，内服薬を床頭台などに保管して自己管理をしている．医師の指示に沿って患者自らが服用している．精神科では，さまざまな精神症状や強い信念などにより拒薬が起こったり，逆に床頭台などで自己管理している内服薬を大量に服用してしまい，安全を保てないことがある．その場合，内服薬や貼布剤などの薬剤を看護室の与薬車に保管して管理することがある．

①具体的な与薬方法としては，与薬時間になったら，看護師が医師の指示に基づいて，患者に薬剤を手渡し，看護師が内服を確認する．

②手指振戦により開封できなかったり，シートに残ったままごみ箱に捨てたり，手に握って隠したりする場合があるので，よく観察する．飲み終わった後の薬包やシートを回収し，飲み残しがないことを観察することが多い．また，薬剤を口腔内に入れたまま飲み込まないこともときとしてある．隠している場合や，飲み込まない場合は，よく理由を聞き，個別的に対応方法を考える．

③アドヒアランスに向けて患者の拒薬や大量服薬に対する思いをよく聴くことが重要である．患者の個別性に応じて，毎日服用することについて肯定的な声掛けをすることも服薬継続に向けて重要である．

c. 服薬自己管理

　　前述のような場合，精神科病棟では，看護師が服薬の管理をしていることが多い．しかし，いつまでも看護師が管理していては，退院後に急に服薬を自己管理することは難しい．そこで，急性期を脱し，退院の準備を始める時期になったら，心理教育を経て，入院中から服薬自己管理を開始する．

①目的は，服薬の必要性を理解し，正確に服薬でき，自宅で継続できる方法を見出すことである．ときには，服薬の必要性を十分に理解できないことがある．そのような場合は服薬する利点について患者と話し合い，動機づけにしている．例えば，「薬を飲むと緊張しにくくなる」「夜によく眠れるようになる」「頭のもやもやが楽になる」「服薬すると重要他者が喜んでくれる」などである．患者が服薬して良かったと思った体験を足掛かりにして動機づけをしている．

②具体的な方法はさまざまあるが，一例をここに紹介する．

　　医師からの説明の後に，看護師が自己管理の方法を説明する．薬局から処方された薬剤は通常1週間分ある．それを看護師とともに，月曜日の朝薬，昼薬，夕薬，就前薬というように，服薬する1回分ごとに組み直す．市販の服薬箱にセットしてもよい．それを看護室に保管する．患者は服薬時間になったら，自ら看護室に来訪し，看護師に声をかけて見守りの下に，自分で薬を取り出して服用する．はじめは，1日分ごとに行うが，慣れてきたら3日分，1週間分というようにしていく．そこまでできるようになったら，患者が管理する鍵のかかるロッカーなどに，1週間分を管理し，服薬時間になったら看護師に声をかけてもらい，見守りの下で服薬する方法を取ることもある．さらに，薬局から処方された薬剤1週間分を患者主導で，1回分ごとに組み直す作業をしてもらい，いよいよ退院後に自立して服薬できるよう準備を進める．

③看護師の観察の視点としては，前記の与薬の注意事項に加えて，服薬を1日分ごと

に組み直す際に間違いはないか，服薬時に間違えて取り出していないか，飲み残しはないかを観察する．また，自己管理を開始して，患者に負担感や不安や疑問がないか，帰宅したときの保管方法や保管場所についてどのように考えているのか，などを確認する．

文献

1) 日本神経精神薬理学会．統合失調症薬物治療ガイドライン．http://www.asas.or.jp/jsnp/img/csrinfo/togoshiccho_01.pdf　p23（2017.6.19 閲覧）
2) 国立精神・神経医療研究センター．うつ病に対する認知行動療法の効果．http://www.ncnp.go.jp/cbt/cbtcenter.pdf（2017.6.19 閲覧）

〈髙野幸子〉

B　電気けいれん療法を受ける患者の看護

全身麻酔下で行われる修正型電気けいれん療法 mECT が主流となっている．

1. インフォームド・コンセントのサポート

・患者本人から文書による同意を得ることを原則とする．
・対象疾患が薬物治療抵抗性うつ病，重症躁病，緊張型統合失調症などで，自殺の危険が高く迅速な治療が必要な場合に実施されるため，患者の意思決定能力や理解力が著しく低下している場合は，保護者から文書で同意を得ることもある．
・電気けいれん療法の必要性と効果，他の治療法の選択可能性，治療後の薬物療法など治療継続の必要性，治療前後の処置，重大なリスクと緊急時の体制，起こりうる副作用について，医師から説明されるため，同席し，患者や家族からの疑問や不安の表出などの反応を観察し，理解の上の意思決定を支える．

2. 実施時および実施後の看護援助（表 4-10）

・不安の緩和を図り，医師の指示により，6 時間以上の禁食となる．抗けいれん薬は一次中止となる．排尿後，義歯を除去，静脈確保，モニター装着を行う．実施中の進行と援助については，表 4-10 に示した．
・十分覚醒するまで，バイタルサイン，意識，行動について，密に観察を行う．
・有害事象として，徐脈，血圧上昇，もうろう状態，せん妄，頭痛，筋肉痛，嘔気，火傷，記憶障害などがあるため，医師に情報を伝え，個別に対処し苦痛を緩和する．

3. 患者，家族の意思決定への援助

・有害事象の出現や，治療効果が継続しないことへの不安などによって，抵抗感が強いため，意思決定への援助が重要である．
・乱用され，倫理的な問題が発生していたことへの反省から全廃された時代を経て，科学的で安全性が高い方法への技術革新によって再普及してきた歴史的事実を知っておく．

表4-10 修正型電気けいれん療法の治療と援助

・バイタルサイン測定
　（指示により前投薬）
・バイタルサイン測定，心電図モニター装着
・指示により睡眠導入剤を静注
・通電部位の皮膚の清浄化（火傷防止）
・右下肢駆血による筋弛緩薬流入阻止（運動性発作を発現させ
　けいれんを確認するため）
・筋弛緩薬与薬後，人工換気開始
・人工換気一時中止し，通電3〜5秒
・人工換気再開
・脳波上の発作，運動性発作を観察し，時間を計測
・自発呼吸再開（場合によってはリバース実施）
・バイタルサイン測定
・副作用（高血圧，呼吸抑制，不整脈など）の有無
・覚醒状況，意識レベル観察
・覚醒後，病棟へ申し送り

〈髙野幸子，榊　惠子〉

地域生活における精神看護 9

A 「入院医療中心から地域生活中心」に向けた動き

　　厚生労働省が 2004 年に発表した「精神保健医療福祉の改革ビジョン」の"入院医療中心から地域生活中心へ"の基本理念に基づき，長期入院患者の地域移行支援と精神病床の適正化に向けてさまざまな取り組みが展開されたが，計画どおりには進まなかった．そのため厚生労働省は 2014 年に「長期入院精神障害者の地域移行に向けた具体的方策の今後の方向性」を取りまとめ，さらなる具体的な方向性を示した．そしてそれを実現するための長期入院患者支援として最初に掲げられたのは，"退院に向けた意欲の喚起"であった．そこには病院スタッフへの地域移行の重要性についてなどの研修の促進も含まれていた．つまり意欲の喚起は，長期入院患者のみならず，病院スタッフに対しても含まれているのである．

1. 長期入院による弊害

　　入院医療中心の看護においては，長期入院患者への地域移行支援として，患者の日常生活能力や対人関係能力の低下などの"問題"に着目し，患者を"問題をもっている人"ととらえ，その解決を図る援助が中心の「問題解決モデル」であった．

　　閉鎖的で管理的な病院に長らく入院していた患者は，病院での生活が長くなればなるほど，その人らしさという個性や意欲は失われ，管理されたなかでしか安心して生活できないという，いわゆる施設病（インスティテューショナリズム）の問題を抱えている．医療者の視点からの患者の"問題"にだけに着目してしまうと，長期入院患者の地域移行支援のためには，さまざまな問題を解決していく必要がでてくる．そして問題解決のために患者は医療者からの援助を受け続けていると，自分の力を信じられなくなる．また医療者も無限に患者の問題解決に向けて援助をしていくように思え，疲弊していき，患者の地域移行支援に希望を見出せなくなる．結果，長期入院がさらなる長期入院の要因となってしまうのである．

2. 地域生活への移行に向けての考え方の転換

　　「問題解決モデル」におけるさまざまな問題が指摘されるようになるにつれ，患者にのみ変化を期待するのではなく，医療者の考え方自体を変えることに関心が寄せられるようになった．それがストレングスモデルとリカバリー recovery（回復）である．

　　ストレングスモデルは，患者を"患者"という役割からはずし，1 人の人間としてとらえる．またすべての人にはストレングス strength（強み）があるという前提のもと，

368　4. 精神保健看護

医療者は支援者として，患者のもっている「性質／性格」「技能／才能」「環境のストレングス（資源・社会関係・機会）」「関心／熱望」という4つ側面からなるストレングスに着目する．そしてそれぞれの強みを引き出し，これらが相互に作用しあうことを生かして，患者自らが希望の実現に向かえるよう支援していくという考え方である[1]．例えば，"病識がない入院患者"がいたとする．しかしその患者が服薬することで，自分の調子が楽になると感じることができ，服薬が継続できているならば，まずは病識がないことよりも，その服薬ができていることを強みとして注目し，地域生活への支援を展開していくのである．

3. リカバリーとは

　ストレングスモデルの目標はリカバリーである．リカバリーとは，精神障害者が，障害をもちながらも，主体的に自らの人生に新しい価値を見出し，希望をもち，社会に貢献できる生き方を獲得する過程のことである．つまりその過程は，単に医学モデルの症状の消失，といったような目標に向かう直線的な過程ではない．レーガン Ragins M はリカバリーには，①希望をもつ段階，②エンパワメント empowerment される段階，③自己責任をもつ段階，④生活のなかの有意義な役割をもつ段階の4つの段階があるとしている[2]．

　リカバリーの最初の段階は希望をもつことである．しかし希望をもつということは，患者が自らを信じることができなければ難しい．とりわけ長期入院患者は施設病の問題を抱え，セルフスティグマの強化によりさらに自己効力感や自尊心が低下している．そこで，患者にリカバリーに向かう力があることを信じてくれる存在が必要となってくる．患者は自分ですら信じられないことを，信じてくれる他者の存在に励まされ，やがて自分の力を信じていくようになる．そして退院後の地域での生活など将来のビジョンを描き，希望を抱いていく．このように医療や福祉の関係者である支援者が，患者が自らの力を信じ，十分な情報に基づき自分の意向にそった意思決定と行動を起こすことができるよう支援することをエンパワメントという．

B　リカバリーを支える力—レジリエンス

1. レジリエンス resilience とは

　統合失調症をはじめ多くの精神障害者は，発病前後または治療の過程でさまざまの心的外傷を体験している[3,4]．心的外傷は，その人を無力化し，人への不信感を募らせ孤立化させる[5]．とはいえ，すべての外傷体験を受けた人が心的外傷後ストレス障害を発症するわけではない．その差にはレジリエンスが関係している．

　レジリエンスとは，「弾力」「回復力」などと訳されるが，逆境をしなやかに乗り越えて成長する能力である．そしてリカバリーを支える大きな力でもある．ウォーリン Wolin SJ らは，レジリエンスには，①洞察：難しい問題について考え，誠実な答えを出す習慣，②独立性：問題のある家族と自分自身の間に境界を引くこと，つまり情緒的かつ身体的な距離を置くこと，③関係性：他の人々との親密で，充足的な絆，④イニシアティヴ：問題に立ち向かうこと．コントロールすること，⑤創造性：悩ましい経験や

§9. 地域生活における精神看護　*369*

痛ましい感情の混沌に，秩序，美しさ，それに目的を持ち込むこと，⑥ユーモア：悲劇のなかにおかしさを見つけること，⑦モラル：よい人生を送りたいという希望を全人類にまで拡大していく良識，の7つあるとしている[6]．そしてすべての人間には強弱の差はあれ，これらの能力が備わっており，また育むことができるという．

2. レジリエンスを育む

リカバリーの過程は人とのつながりによる信頼関係があってこそ進んでいくものである．そのためレジリエンスのなかでも特に「関係性」が重要となってくる．

長期入院患者は，たとえ医療者の視点から施設病であったとしても，病院を居場所として今日まで過ごしてきた．そこに医療者の思惑だけで地域生活への移行を進めることは，居場所を奪われる恐怖を与えることになり，人への不信感や孤立化を強化させることになりかねない．長期入院患者の地域移行支援にあたっては，まずは医療者が，いつ終わるともわからない入院生活を生き延びてきた患者のレジリエンスを信じることである．そして患者1人1人に希望や退院への思いなどについて丁寧に問いかけ語りを聴き，安全感が得られるような環境を提供する．それは，患者の人への信頼を回復していくことへの糸口となり，「関係性」を育むことにつながるのである．

文献

1) Rapp CA, Goscha RJ, 著. 田中英樹, 監訳. ストレングスモデル—リカバリー志向の精神保健福祉サービス—. 3版. 東京: 金剛出版; 2014. p.130-5.
2) Ragins M, 著. 前田ケイ, 監訳. ビレッジから学ぶ　リカバリーへの道　精神の病から立ち直ることを支援する. 東京: 金剛出版; 2005. p.28-30.
3) Herman JL, 著. 中井久夫, 訳. 心的外傷と回復. 増補版. 東京: みすず書房; 1999. p.191.
4) 中井久夫, 山口直彦. 看護のための精神医学. 2版. 東京: 医学書院; 2004. p.218.
5) Herman JL, 著. 中井久夫, 訳. 心的外傷と回復. 増補版. 東京: みすず書房; 1999. p.205.
6) Wolin SJ, Wolin S, 著. 奥野 光, 小森康永, 訳. サバイバーと心の回復力　逆境を乗り越えるための七つのリジリアンス. 東京: 金剛出版; 2002. p.13-4.

〈今泉亜子〉

C 病院-地域連携

1. 病院-地域連携が求められている理由

長期にわたり入院加療中心に行われてきた日本の精神医療だが，厚生労働省は2004年9月の「精神保健医療福祉の改革ビジョン」[1]において，受け入れ条件が整えば10年間で約7万人の社会的入院患者の退院が可能であるとし，「入院生活から地域生活中心へ」という基本方針を打ち出した．また2009年の改革ビジョンの中間報告である「今後の精神保健医療福祉のあり方に関する検討会報告書」[2]（厚労省）では，地域精神医療の強化が明確に方向づけられており，2011年の「良質かつ適切な精神障害者に対する医療の提供を確保するための指針」[3]（厚労省）においては，地域生活を支えるための精神医療の実現に向け，外来やデイケアなどの外来医療の充実や地域医療機関の連携，在宅の精神障害者が入院加療を要した際に速やかな対応を可能とする精神科救急医

療体制の整備，そしてアウトリーチ（多職種による訪問支援）を行うことのできる体制の整備をあげている．以上からもわかる通り，わが国の精神医療は地域生活中心へと移行しようとしており，そのために精神科病院や地域医療機関がそれぞれの目的と機能を持って活動するだけでなく，各機関の連携が求められている．

また，精神障害者が地域のなかで生き生きと暮らすためには福祉によるサポートが必須であり，よって医療機関同士だけでなく，医療と福祉との連携が求められているともいえる．

本項では病院‐地域連携の一例としてデイケアの事例をあげて，看護師の役割や多職種連携に求められるものについて説明していく．

2. 精神科デイケアとは

精神科デイケアは精神科通院医療の一形態であり，地域で生活する精神障害者に対して昼間の一定時間（6時間程度）を標準に，医師の指示および十分な指導のもと，看護師，作業療法士，精神保健福祉士，臨床心理士などがチームを構成して実施している．デイケアでは精神障害者の生活能力の回復・向上を目的としたリハビリテーションとして集団精神療法，創作活動，料理作りやスポーツなどの幅広いプログラムが用意されており，通所者は自分自身の選択と決定により，これらのプログラムに参加していく．

3. デイケアにおける看護師の役割と多職種連携

デイケアにおける看護師の役割として，服薬管理や健康相談および必要時の医療的処置があげられるが，実際の各デイケアで求められる役割や仕事内容には大きな差がある．例えば，精神科クリニック所有のデイケアでは精神科病院所有のデイケアに比べ，組織の構造やマンパワーの都合上，看護師は様々な業務を兼務することが多い．つまり，看護師をはじめ各職種がそれぞれの専門的な知識や技術を活用した仕事をすることに加え，共通の仕事もこなしており，具体的にはデイケア導入時の面接，プログラムの運営などがそれにあたり，デイケアによってはケースワークを行う場合もある．よって，まずデイケア内で様々な職種との連携が求められ，さらに必要に応じて生活保護担当・障害支援担当・相談支援専門員・ケアマネージャー・訪問看護師・ホームヘルパー・就労移行支援事業所・他の病院の相談員・グループホーム・救護施設・更生施設といった外部の各機関とも連携し，話し合いの場を設定したり通所者の受けるサービス内容の調整をしたりする．

ここで，デイケアと各機関との連携の一例としてMさんの事例を見てみよう．

4. 事例：Mさんの入退院とその後の生活

Mさんは70歳代前半の統合失調症の男性で，生活保護を受給しながら単身で生活をしており，精神科クリニックに通院するとともに，そのクリニックが所有しているデイケアを利用していた．また，Mさんはll型の糖尿病も患っているため，精神科クリニック以外に内科にも通院していた．デイケアには週3回のペースで通っており，プログラムのない時間は他の通所者とのんびり過ごすというのがお決まりになっていて，精神症状はおおむね安定していた．だが，加齢のためか，ここ1年ほどで食事が不規

§9. 地域生活における精神看護　*371*

則になったり服薬の状況が不明瞭になったりしていた.

　あるとき M さんの血糖が高値を示すようになり, ケアマネージャーからデイケアに「血糖値コントロールのための入院をする」と連絡が入った. そして, 入院して 2 週間が過ぎた頃に, ケアマネージャーからデイケアの T 看護師宛に連絡が入り, M さんの退院が近づいていることに加え, 「私は福祉関係の仕事しかしたことがないので, 医療的なことがよくわかりません. なので, 入院先の病院で開かれる退院前のカンファレンスに同席してもらえませんか?」という相談があったため, T 看護師はカンファレンスに参加することにした.

　退院前のカンファレンスは M さん, 病棟看護師, ケアマネージャー, T 看護師で行われ, 病棟看護師より検査データの報告に加え, 規則正しい食事と適度に体を動かすこと, および服薬の必要性が説明された. また, 入院中の様子として, 時折 M さんが小声で独語をしていたという報告があった. T 看護師がそのことを M さんに確認すると, 金属音のような幻聴が聞こえることがあり, 幻聴をごまかすために独語をしていたとのことだった. また, 退院が近づくことに関しては, 嬉しい反面, 最近物忘れが多く疲れやすいため不安だと話していた.

　T 看護師がカンファレンスの内容をクリニックの主治医に伝えたところ, 多少の幻聴があっても薬の量は増やさずに様子をみるという回答があった. T 看護師はその内容をケアマネージャーに連絡するとともに, カンファレンス中の M さんの不安な様子が気になったことを伝えた. するとケアマネージャーも同意見であり, 各機関の関係者に連絡を入れて, M さんの退院日に M さん宅で今後についての話し合いを開いてはどうかという話になった.

　M さんの同意のもと話し合いは開かれ, ケアマネージャーと T 看護師に加え, 入院前より利用していたホームヘルパーも同席した. T 看護師がカンファレンス時の M さんの不安な様子が気になったとことを伝えると, M さんは薬の飲み忘れが増えたこと, そして昔低血糖を起こした怖い経験があるため服薬の有無が曖昧なときは薬を飲まないようにしていたことを話した. また, 最近は疲れやすいため, 食事を買いに行くのも億劫なことが多いとのことだった. だが, できることなら, これまで通りデイケアを利用しながら 1 人暮らしを続けていきたいと M さんは語った. 結果として, 服薬に関しては服薬カレンダーを使用すること, ホームヘルパーには服薬したかどうかの確認の声かけと昼食に加え夕食作りをしてもらうこと, そしてホームヘルパーの訪問がなくデイケアにも行かない日には配食サービスを利用することが決まった. また, M さんから, いつも持ち歩いているメモ帳に血糖値や体調を記載して T 看護師にみてほしいという希望があったため, T 看護師は M さんの希望があればいつでも相談に乗ると説明した.

　その後 M さんはさらに訪問看護を導入し, 結果デイケアを利用しながらの単身生活を今も続けている.

5. 多職種連携に求められるもの

　M さんの事例には様々な機関と職種の連携が存在しているが, そういった多職種の連携を可能にしているポイントは何だろうか? T 看護師とケアマネージャー双方が医療と福祉それぞれの観点ばかりに捉われることなく, M さんの気持ちや望む生活を捉

えようという姿勢で意見を共有していることや，T看護師のフットワークの軽さとそれを可能にしている職場風土というのもあるかもしれない．また，まめに連絡を取り，素直に相談や提案をするケアマネージャーの持ち味も影響しているだろう．一見当然のように行われている連携だが，そこには様々なポイントが存在し，それは個々の価値観やコミュニケーション能力に加え，所属機関といった環境も影響を与えている．よって，普段から様々な施設と関わりを持つことで連携しやすい状態を作っておくとともに，自分自身や所属機関の役割や特性という点について自覚的であることが重要といえる．

また，福田[4]は精神障害者の地域生活移行・定着を推進させるものについて，福祉や雇用行政におけるサービスに医療が関与し，それらのサービスが適切にコーディネートおよびマネージされることが重要かつ必要であると述べている．つまり，ただやみくもに連携しようとするのではなく，ケースごとに必要なサービスを選び，それらを効果的に組み合わせて運用してはじめて精神障害者の地域生活を支える有益な連携といえるのである．

多くの場合，サービスをコーディネートおよびマネージするのはケアマネージャー，もしくは相談支援専門員ということになるだろう．だが，一般的にケアマネージャーや相談支援専門員は抱えているケースが多いため，各ケースすべてを把握するのは困難といえる．そこで，デイケア看護師が通所者の日頃の様子をよく観察し，気になる点や通所者からの要望があった際に，通所者本人および職場で話し合い，その結果をケアマネージャーや相談支援専門員に繋げることはできるのではないだろうか．そして，そういった日常的な関わりの積み重ねが，精神障害者の地域生活を可能にする医療と福祉を包括した有益な連携を生んでいくものと考えられ，これはデイケア看護師だけでなく地域で活動する看護師の多くに当てはまることではないだろうか．

文献

1）2）3）厚生労働省HP．"地域精神保健医療体制の現状について"．
www.mhlw.go.jp/file/05-Shingikai.../0000118923.pdf．（参照2018年7月20日）．
4）福田祐典．多機能垂直統合を精神科医療政策との関わりから考える．In: 窪田　彰，編．多機能型精神科診療所による地域づくり—チームアプローチによる包括的ケアシステム．東京：金剛出版：2016. p.59-67.

〈細谷　陽〉

D 精神障害者を支える家族

1. 精神障害者と家族

わが国には，精神障害者の生活の支え手を家族に求めてきた長い歴史がある．社会制度が整い障害者の自立が可能になった現代でも，いまだその傾向は強い．自らを主役とする人生があるにもかかわらず，精神障害者の支え手として生きなければならないと思う家族は少なくない．精神の障害によって生活に困難を抱える親族を生涯支え続けなければならないと考えることは，家族の反応として自然なことだと思えるかもしれない．しかし，その認識は日本の社会に根強くある家族への期待に影響を受けたものでもあ

§9. 地域生活における精神看護　　*373*

る.

　精神障害者の家族がときにみせる「支え手として頑張り続ける姿」を，単に熱心でよい家族の証拠とすべきではない．重要なのは，家族が選択した行為の維持可能性と精神障害者本人にとっての生活の支えとしての妥当性であり，精神障害者を含む家族成員間の健康的な共存にとっての有効性である.

2. 家族の当事者性

　精神障害者の家族は，精神障害の発症に伴う様々な生活の混乱と関係性の混乱を経験している．精神の不調は，認知パターンと行動や言動の変化に現れる．病状の進行とともに生活障害も著しくなり，陽性症状による奇異な行動などもみられるようになる．身近に暮らす家族は，その変調の原因や顛末を心配するだけでなく，精神症状に巻き込まれることも少なくない．精神疾患を発症したことによる著しい人物像の崩壊と関係性の変化は，家族にとって，大切な親族とのそれまでの絆を失うかのごとく過酷な経験であり，家族自らも混乱に陥ってしまうことが多い．また，陽性症状が強い場合には，生活全体が混乱するだけでなく，ときに，近隣世帯との関係性が脅かされることもある．発症した本人の病識のなさと強い抵抗から相談や受診の機会を逸してしまうこともあり，大きな問題が起こってから医療につながる事例もある．こうした背景を持つがゆえに，精神障害者が医療によって回復し，家族のもとへ生活の場を移したとしても，家族成員それぞれとの関係性の再構築には時間がかかることがある．医療機関への入院が長くなるほど，この問題は深刻化しがちである.

　以上のような背景から，精神障害者の家族は，多かれ少なかれ当事者性を持っていることが理解できる．家族成員どうしが生命を維持するために共同し，深い感情的な関わりで結ばれているからこそ生じる苦悩があり，深い外傷体験を抱えていることもある．支援者は，家族を単に精神障害者の生活の支え手として捉えることなく，精神障害者とともにリカバリーし，ともに生き，支え合う生活の共同体と捉える必要がある.

3. 家族支援の目的

　家族支援の目的は，精神障害者を含む家族全体が地域のなかでともに健やかに生きられる状態を実現することである．ここでの健やかさとは，様々な社会関係や変化のなかで幸福に在りつづけようとする自助力も含んだ良好な状態（well-being）を意味しており，単に疾病や症状の有無によって規定される健康を意味するのではない．精神障害者も，ともに暮らす家族も，各々が人間としての健やかな状態を求めており，個人としてそれが保障されなければならない．しかし，その家族全体が生活の共同体として維持され続けるためには，家族成員の個々の要求（精神障害に対する医療や福祉などの要求も含まれる）について互いに折り合いをつけなければならず，葛藤も生じる．深い感情的な関わりで結ばれた関係性における葛藤は，強いストレス状態を引き起こし，互いの心理社会的不調を生じさせることもある．そのような状態を調整しながら，精神障害者と家族，双方のリカバリーとエンパワーメントを支えることが支援者の役割である.

JCOPY 498-17502

374   4. 精神保健看護

4. アセスメントの視点

　以上の目的と役割をはたすためには，2つの視点からの観察とアセスメントが必要である．その1つ目は，家族の生活世界を捉える視点である．家庭訪問における技術提供など生活の場に入り込んで支援を担うことの多い看護職にとって，支援の対象となる家族の視点から，家族自身が捉えている生活世界の理解につとめることはきわめて重要である．家族のありのままの生活をうけとめ，家族と課題を共有することが，支援の入口となるからである．家族の生活世界に接近することは，家族の視点から現在と近未来を見つめ，家族がどのような困難や課題を抱えているのかを家族の現実として理解することである．これは，家族の機能を理解する上でも欠くことができない．理解のための対話を重ねることによって，家族の認識や対処能力，家族が活用している社会資源などについても明らかになる．

　2つ目は，1つ目の視点で得た情報を統合し，精神障害者を含むその家族全体を1つの単位として捉える視点である．この際，看護職の視点は，家族の生活世界を捉える視点から，家族全体を客観的かつ俯瞰的に捉える視点に移すことになる．情報を統合しながら，家族成員の関係性と家族全体の機能（意思決定や対処のパターンを含む），および，つながりのある社会資源など地域との関係性について，家族全体を俯瞰的に捉える．情報の整理には，ジェノグラム・エコマップなどのツールを使うとよい（これらについては他の資料を参照されたい）．

　家族全体を社会システムとして捉え情報を整理することで，問題の構造や健康課題を客観的かつ明確に捉えることができ，困難の解消や家族が抱える課題の克服において鍵となる人物（キーパーソン）も特定できる．また，2つの視点を駆使した観察とアセスメントは，現実の生活背景を含んだ理解を可能にするため，必要な変化を家族の内側から促すための具体策がたてられるようになる．

5. 支援者としての関わり方

a. 支援関係の構築

　看護職のみならず支援者は，精神障害者を含む家族成員の意思決定を助け，生活の困難を解消するための方法を提案したり，家族と社会資源をつないだり，直接的な支援技術を提供したりしながら，家族全体を支える立場をとる．そのような関係性の構築にあたって最も重要な過程は，先に述べた生活世界の理解の過程である．

　家族の在り方は多様で個別的なものであり，正常・異常の区別は存在しない．家族機能や家族の発達などに関する知識は，家族の理解の助けとなるが，知識を適用して単にその家族を評価することは支援にならない．家族の生活世界と家族が紡いできた物語を尊重し，その家族の持てる力を引き出し，与えられた資源と環境のなかで自律的に生きられる方法を，ともに模索していくことが何よりの支援である．家族が主体的に変化を求められるようになるまでの一定期間，支援者が理解の姿勢を示しながらゆるやかに伴走していくことは，それ自体が，家族の生活世界に広がりと変化を生じさせるものである．そのような時間の効果（精神障害者と家族の側からみれば経験を積むこと）によって，精神障害者の病状の安定や家族の対処力の高まりなどプラスの効果を引き出すこと

もある．必要性を見極めた上で，専門職としての観察を絶やさず，あえて特別なことは何もせずに生活世界の理解に徹して伴走するということも支援方法の1つとしてあることを理解しておく必要があるだろう．

このような過程は，課題を乗り越えるための，信頼を伴ったパートナーシップを構築することでもある．一方で，家族全体の機能に巻き込まれてしまっては支援者として機能できなくなることに留意しなければならない．理性を働かせて理解するために，面接の技術を磨く必要があるだけでなく，同じ事例に関わっている他の専門職との連携をはかり，多様な角度から事例を捉えられるよう心掛ける必要がある．

b. 家族全体の自律を支える支援と危機を想定した支援

家族支援にとってきわめて重要なのは，どのように困難を抱えている家族であろうとも，基本は，家族自ら課題を乗り越えられるように働きかけることである（これを可能にするのが前述のパートナーシップである）．緊急事態（生命の危機や自傷他害の可能性がきわめて高い場合）においてはやむを得ないが，基本は，支援者が家族の認識や対処力を補い，家族主体で解決に向かえるように支えなければならない．認識を補うには，情報提供や家族自身がおよばない考え方の提示など，また，対処力を補うには，直接的な生活支援を通した教育的な関わりや，看護職以外の資源の提供，自助グループ的な支援の場の提供などがある．どのような方法をとるにせよ，精神障害者と家族，それぞれの認識と行動がより健やかさに近づくものとなるよう気づきを促し，自律した行為の選択を支えることが肝要である．

自律した行為の選択を支え，家族全体が生活のなかで生じる様々な出来事に対処する経験を積むこと，同時に，支えられる経験や支援を求める経験を積み，そのたびに社会とのつながりをもつことは，その後の家族に訪れる危機を乗り越える糧となり得る．長い経過においては，良好な状態を保持してきた家族でも，健康障害，経済的問題や介護問題など新たな課題を抱えることがある．このようなライフイベントによって，精神障害者を含む家族関係に変化が生じ，それが，精神の不調や症状再燃の引き金となることもある．複数の問題が重なることによって対処能力が低下すると，対処の遅れが生じ，想定外の大きな問題に発展することもある．家族機能の変化はどのような事例にも起こり得るということを念頭に置き，平素から様々な社会資源（専門職だけとは限らない）との紐帯を構成できるよう支援し，いざというときに誰かが手をさしのべられる環境を構成していくことが求められる．

〈新納美美〉

精神看護専門看護師と精神医療

1. 精神看護専門看護師の歴史

a. 米国

クリニカルナース・スペシャリスト（clinical nurse specialist：以下，CNS）は米国で発祥し，発展した．大学院レベル（修士または博士）の教育において，より高度な看護実践を行うための学習を深め，スーパーバイザーの指導下に臨床実習を行った者で，特定の看護領域において卓越した知識と実践能力をもつ看護師（アメリカ看護師協会，1980）である．コンサルテーション・リエゾン精神医学とは，身体疾患をもち精神疾患症状を有する患者について，精神科医が，他科と協力して診断，治療，相談などを行うことをいい，略して，リエゾン精神医学ともよばれている．この概念と発展に続く形でリエゾン精神看護学は発展してきた．米国では，欧州における心身医学の考え方の影響を受け，1930年頃から一般看護の教育コースに精神科の知識が重要であることが認知されるようになった．1940年代初頭には，看護の専門分化の必要性が論じられ，1950年代から各専門領域の看護師同士が相談しあう活動が行われるようになり，CNSという役割が誕生した．1960年代に入ると医師不足の影響もあり，精神科領域に限らず，複数の看護領域で大学院教育が始まった．米国では，質の高いケアを提供することを目的として，CNSの制度と実践を発展させてきた．

b. 日本

CNSの概念が日本に導入されたのは1980年代半ばである．医療の高度化・複雑化，在院日数の短縮，生活習慣病の増加に伴う疾病の複雑化に伴い，高度看護実践の重要性が望まれるようになってきた．日本において「専門看護師」（certified nurse specialist：CNS）は，1996年，制度が確立した．

専門看護師制度は，複雑で解決困難な看護問題をもつ個人，家族および集団に対して水準の高い看護ケアを効率よく提供するための，特定の専門看護分野の知識・技術を深めた専門看護師を社会に送り出すことにより，保健医療福祉の発展に貢献し併せて看護学の向上をはかることを目的としている．

看護系大学院を修了し，日本看護系大学協議会が定める専門看護師教育課程基準の所定単位を取得し，実務経験が通算5年以上を要件に，日本看護協会の認定を受けて活動を行う．さらに，専門看護師のレベル保持のために，認定後5年ごとの更新審査が実施されている．2012年より，教育内容を38単位に増加させた教育課程の認定を開始

し，実践力の強化をはかった．現在，がん看護，精神看護，地域看護，老人看護，小児看護，母性看護，慢性疾患看護，急性・重症患者看護，感染症看護，家族支援，在宅看護，遺伝看護，災害看護の 13 分野 2,104 名が専門看護師認定を受けている．専門看護師の認定者数は年々増加し，精神看護専門看護師は 294 名である．精神看護専門看護師は，精神疾患患者に対して水準の高い看護を提供すること，一般病院で心のケアを行う「リエゾン精神看護」の役割を提供すること，の 2 方向の専門性を有している．

2. 精神看護専門看護師の役割と実践

a. 専門看護師の 6 つの役割

①実践（直接ケア）：個人，家族および集団に対して卓越した看護を実践する．
②相談（コンサルテーション）：看護者を含むケア提供者に対し，コンサルテーションを行う．
③調整（コーディネーション）：必要なケアが円滑に行われるために，保健医療福祉に携わる人々の間のコーディネーションを行う．
④倫理調整：個人，家族および集団の権利を守るために，倫理的な問題や葛藤の解決をはかる．
⑤教育：看護者に対しケアを向上させるため教育的役割を果たす．
⑥研究：専門知識および技術の向上ならびに開発をはかるために実践の場における研究活動を行う．

b. 精神看護専門看護師の役割

精神看護専門看護師は，複雑で解決が難しい健康問題を抱えた人々に対して，精神看護の知識や技術を用いながら水準の高い看護ケアを効率よく提供する．精神科病院や地域で精神疾患を抱える患者・家族へ，また一般病院や総合病院で身体疾患を抱える患者・家族へ精神看護の専門性を発揮した支援を提供している．

c. 精神看護専門看護師の活動と実践

精神看護専門看護師の活動の場は，大学病院や総合病院，民間病院などの医療施設や地域精神保健の現場，大学などの教育機関と多岐にわたる．さまざまな場で，健康問題を抱える人々のニーズを速やかに把握し，効果的なケアを提供するとともに，医療チームのケア能力が向上するようサポート・教育，機能的なケアシステムの構築と変革の促進など，高度看護実践家として多様な役割を担っている．

1）効果的なケアの提供

・身体疾患の治療中に精神的にも不安定になった患者・家族への療養相談や生活の調整
・深刻な精神障害をもつ患者への直接ケア
・長期入院患者の退院促進
・倫理的問題解決を目指したケアや医療スタッフ間の調整など

2）医療チームへのサポートや教育

・医療スタッフに対するメンタルヘルスサポート
・コンサルテーション活動による看護ケアの質の向上
・院内教育プログラムの企画，セミナー講師
・医療スタッフに対する研究サポート

・組織における委員会活動活性化への支援など

3) ケアシステムの構築・変革の促進
　　　　・新しいケアモデルの導入
　　　　・地域支援体制づくり
　　　　・医療事故に遭遇した医療スタッフのメンタルヘルスサポート体制の整備など

d. 精神看護専門看護師の活動によってもたらされる効果
　　　　・精神症状の改善・状態悪化の予防
　　　　・再入院予防
　　　　・患者満足度向上
　　　　・退院促進
　　　　・チーム力の向上
　　　　・スタッフの意欲向上・ケア能力の向上

3. 今後の高度看護実践と医療

　　超高齢化社会の進行，疾病構造の変化，医療の地域偏在などが顕在化する日本の保健医療状況において，生活の質を重視した医療が求められている．同時に，医療の高度化・複雑化に伴い，患者に安全で安心な医療を保証する上で看護ケアの質保証を促進することも火急の課題となっている．そのため，エビデンスに基づく看護ケアの推進者として，「高度実践看護師」(advance practice nurse：APN)，「看護系大学院の教育を受け，個人，家族および集団に対して，ケアとキュアの融合による高度な看護学の知識，技術を駆使して，疾病の予防および治療・療養過程の全般を管理・実践することができる者」の役割は重要である．さらに，総合的な判断力と組織的な問題解決力を持って新しい課題に挑戦し，教育や政策への課題にも反映できる開発的役割がとれる変革推進者としての機能も望まれている．日本の高度実践看護師は，現行では，専門看護師とナースプラクティショナーの2種類から構成される．高度看護実践を担う専門看護師として，社会や医療のニーズに対応すべく，さらに専門性を深化させていく必要がある．以下，課題について述べていきたい．

a. 実践能力の向上
　　卓越した知識と技術，人間性を備え，患者のストレングスやレジリエンスに着目しながら精神状態査定，セルフケアの把握，包括的に医療の質に関わる課題を把握する．エビデンスに基づくデータから理論と実践を統合し，アセスメントする．組織メンバー間のダイナミクスを考慮する．対象である患者・家族に最も適した介入方法を選択し，コミュニケーション技術を駆使して介入するなど実践能力を磨く．患者が経験している現象に対して，実践，理論，研究にわたる広域な能力を活用する．生じている現象を言葉にして患者の体験を共有し，対象である患者・家族，看護師の感情を言語化しつつ，ケアを再評価する．これらの経験を積み重ね，コンサルテーションの力を強化することも必要である．

b. 活動の可視化
　　精神看護専門看護師の活動は，目に見えにくく，測定も困難で，経済的有効性の立証には多くの課題が存在する．専門看護師が十分に活用されるために全体を見据えて動く

§ 10. 精神看護専門看護師と精神医療　*379*

ことのできる臨床能力をもち，自発的な行動をもって組織へ働きかけ，管理者や組織を動かす系統的で確固としたアプローチと組織変革の手法を持って組織のニーズに応え，実践を示していく必要がある．そして，日々の実践を可視化し，医療の質向上や改善を学術的，科学的に示していくことが肝要である．

c. 役割拡大

　精神看護専門看護師の役割は，施設内における活動のみならず，外来医療，在宅医療，患者・家族・医療者の負担や不安の高い高度先端医療においても重要であると思われる．インフォームドコンセントや外来からの一貫したかかわりを患者・家族・医療チームに対し持ち続けることで情報集約をはかり，精神状態悪化を防止し，何が起こっているかわからないというスタッフの曖昧さを軽減するといった役割も期待される．複雑な病態を有する患者・家族に対して外来を持ったり，積極的に開業医やステーションと提携することにより，予防的な活動をしながらチーム医療の推進者としての役割を積極的に担い，医療専門職間の連携を強化することも重要である．日本の医療に貢献できる高度看護実践とは何か，社会とともに変わりゆく看護職の教育と能力にマッチした役割範囲を明確にして，他職種と相互的な役割をもち協働およびケアコーディネートし，質の高いヘルスケアサービスの提供に貢献できるよう努めたいものである．

文献

1) 森山美知子．スペシャリストの行方．インターナショナルナーシングレビュー．1995；18：4-39．
2) アメリカ看護師協会．アメリカ公衆衛生協会公衆衛生看護部，編．小玉香津子，高崎絹子，訳．いま改めて看護とは．東京：日本看護協会出版会；1984．
3) 加藤令子．日本におけるスペシャリストの役割拡大の背景．インターナショナルナーシングレビュー．2003；26：10-3．
4) G.W. スチュアート，S.J. サンディーン，編．樋口康子，他監修，稲岡文昭，訳．リエゾンナーシング―看護実践のための1モデル，新臨床看護学体系　精神看護学Ⅱ．東京：医学書院；1986．p.643-56．
5) 宇佐美しおり．精神看護専門看護師の現状と課題．In：宇佐美しおり，編．精神科看護の理論と実践―卓越した看護実践をめざして―．東京：ヌーヴェルヒロカワ；2010．p.215-9．
6) 野末聖香．精神看護専門看護師およびリエゾン精神看護学の歴史．In：宇佐美しおり，編．精神科看護の理論と実践―卓越した看護実践をめざして―．東京：ヌーヴェルヒロカワ；2010．p.10-3．
7) 日本学術会議健康・生活科学委員会看護学分科会．提言　高度実践看護師制度の確立に向けて―グローバルスタンダードからの提言―．日本学術会議；2011．p.1-21．
8) 宇佐美しおり．精神科における退院支援・地域支援．日本の精神医療・精神看護の現状と課題，地域生活移行支援の実態．地域連携入退院支援．2012；5：85-9．
9) 日本看護科学学会．第15回公開シンポジウム「わが国における高度看護実践看護師のグランドデザイン．日本看護系学会協議会，日本学術会議．2012.12.1．http://www.jana-office.com/sympo/sympo15_20130304.pdf
10) 宇佐美しおり．精神看護の発展と精神看護専門看護師の役割．現代のエスプリ；2010；1：115-22．
11) 宇佐美しおり．CNSが考える看護職の役割拡大．インターナショナルナーシングレビュー．2009；32：21-3．
12) 平成30年度版．高度実践看護師教育課程基準．高度実践看護師教育課程審査要項．日本看護系大学協議会：2018．http://www.janpu.or.jp/download/pdf/cns.pdf

13）日本看護協会．専門看護師とは．http://nintei.nurse.or.jp/nursing/qualification/cns
14）宇佐美しおり．精神看護専門看護師の役割と活動．病院・地域精神医学．2010; 52: 23-5.
15）日本専門看護師協議会: 精神看護専門看護師の活動．
http://www.jpncns.jp/ch5/poster/2012_08_01/seisinn_08_poster.pdf
16）田中美恵子．高度実践看護師の役割拡大のために修士課程のあり方について．実践を変革する高度実践看護師の発展をめざして．学術の動向．2014; 9: 66-71.
17）宇佐美しおり．精神看護専門看護師および専門看護師育成者の立場から．高度実践看護師を核とした新たな医療提供システムへの提言．APN 看護卒後教育における Mid-level provider 育成と医療提供イノベーション事業機関誌．2014; 3: 4-6.

〈阿保真由美〉

5

法と精神医療

精神保健医療と法制度

1

A 精神保健ケアに関する国際的な原則

1. 精神疾患を有する者の保護およびメンタルヘルスケアの改善のための原則（いわゆる国連原則）

　　　国際連合は，世界人権宣言（1948）をはじめ，さまざまな国際社会の人権擁護に取り組んできた．精神障害者の人権については，1991 年に国連総会で「精神疾患を有する者の保護およびメンタルヘルスケアの改善のための原則」（以下，「国連原則」）が採択されている．

　　　「国連原則」は，精神疾患を有する人の基本的人権を保障するため，インフォームドコンセントに関する規定，強制的治療や非自発的入院の条件，手続きや情報へのアクセスを保障すること，不服審査のあり方，など 25 の原則からなる．

2. 精神保健ケアに関する法: 基本 10 原則

　　　「精神保健ケアに関する法: 基本 10 原則」（以下，「基本 10 原則」）は，世界保健機関（WHO）が「国連原則」の内容に沿って，普遍性のある精神保健分野の法原則を 10 にまとめて 1996 年に公表したものである．各国は，プライバシーの保障など，保健ケア一般の原則や国情や文化を加味し，「基本 10 原則」に抵触しないように精神保健に関する国内法の整備を進めることが期待されている．「基本 10 原則」の要点を表 5-1 に示した．

3. 精神保健に関する法制度の世界的状況と日本の法制度

　　　世界保健機関（WHO）が発行した Mental Health Atlas 2011（註）によると，世界の約 4 割の国にはいまだ独立した精神保健法制度がなく，法制度を有する国の約 4 割が 2005 年以降に制度を創設したり改正したりしているという．

　　　日本の精神保健に関する法律も精神衛生法改正（1987）以来，度重なる改正を経ている．2013 年 6 月に成立した改正精神保健福祉法では保護者に関する規定が廃止され，医療保護入院の手続きも変更になった．今回の改正は 2006 年国連総会において採択された「障害者の権利条約」を批准する上での国内法整備の一環という側面がある．

　　　註: http://www.who.int/mental_health/publications/mental_health_atlas_2011/en/

§ 1. 精神保健医療と法制度　*383*

表 5-1　「基本 10 原則」の主旨

1. 精神保健の推進と精神障害の予防
   すべての人は，自らの精神的健康を増進し，精神障害を予防するため，可能な限り最良の手段を利用し，利益を得られるべきである．
2. 基本的精神保健ケアへのアクセス
   すべての人は，必要なときに，基本的な精神保健ケアを受けることができる．
3. 国際的に承認された原則に則った精神保健診断
   精神保健診断は国際的に承認された医学的原則に則って行われなければならない．
4. 精神保健ケアにおける最小規制の原則
   精神障害者への精神保健ケアは，行動制限などの規制を最小限にして行なわれなければならない．
5. 自己決定
   いかなる形態の介入であれ，事前に本人の同意を求めることが要請される．
6. 自己決定の過程を援助される権利
   患者が，自己決定するという事態を受け入れることに困難を覚えているのみで，できないわけではない場合，その人にとって知識のある第三者機関の援助は有効である．
7. 審査手続きの利用
   判事や後見人ら代理人，保健従事者による決定に対しては，必ず審査手続きがなくてはならない．
8. 定期的審査のメカニズム
   患者本来の状態に影響を及ぼす治療や自由を束縛する入院が長期にわたる場合，求めがなくても定期的に審査する機構がなければならない．
9. 有資格の決定者
   公権による決定者（判事など）や代諾権者（親族，友人，後見人など）は，法に則って資格を与えられ，決定を行う．
10. 法の遵守
    決定は，他の基準や自由裁量によらず，現行法に則って行なわれなければならない．

（木村朋子，訳．精神保健ケアに関する法：基本 10 原則．精神看護．1998; 1: 7 より一部引用）

〈白石弘巳〉

B　精神保健及び精神障害者福祉に関する法律（以下，精神保健福祉法）

1.　法律の沿革

　　日本で最初に作られた精神障害者に関する法律は，**精神病者監護法**（1900）である．この法律に基づいて監護義務者による私宅監置が行われた．呉秀三はその実態を調査し，精神科病院設置を訴え，精神病院法（1919）が制定されたが設置は進まなかった．
　　1950 年に両法は廃止され，現在の**精神保健福祉法**に連なる精神衛生法が制定された．この法律から現行の精神保健福祉法に至るまでにしばしば改正が行われてきた．その概要を表 5-2 に示した．

2.　精神保健福祉法の基本理念としての人権の尊重

　　日本の精神科医療は，**精神保健法**（1987）以前は，精神障害者の隔離収容施策の色が濃く，措置入院や同意入院等の非自発的な入院が主流であった．しかし，閉鎖的な病

384   5. 法と精神医療

表 5-2　精神衛生法から 2013 年までに行われた改正

精神衛生法（1950）	私宅監置を廃止．精神障害者の医療および保護を謳う．措置入院，同意入院，仮入院の制度化．保護義務者の制度化．
同法改正（1965）	ライシャワー大使刺傷事件を受けて改正．緊急措置入院の制度化．保健所を地域精神保健活動の第一線機関とした．通院医療公費負担制度の導入．
精神保健法（1987）	宇都宮病院における人権侵害事件などを受け，精神衛生法が改正された．人権尊重と社会復帰を謳う．任意入院と応急入院の新設．同意入院は医療保護入院に．精神衛生鑑定医から精神保健指定医に呼称や職務を変更．精神医療審査会の創設．入院時の書面での告知規定．行動制限に関する規定．社会復帰施設の法定化．
同法改正（1993）	保護義務者は保護者に．新たに精神障害者地域生活援助事業（グループホーム）の法定化．
精神保健福祉法（1995）	障害者基本法（1993）において精神疾患による障害が法的に認められたことを受けての改正．精神障害者保健福祉手帳制度の創設．精神障害者福祉ホーム，精神障害者社会適応訓練事業の法定化．
同法改正（1999）	保護者の自傷他害防止のための監督義務を削除．移送制度の創設．精神障害者居宅生活支援事業として，精神障害者地域生活援助事業に加え，精神障害者地域生活介護事業（ホームヘルプ），精神障害者短期入所事業（ショートステイ）が法定化．
同法改正（2005）	障害者自立支援法の制定に併せて改正．通院医療公費負担制度，通院精神障害者居宅生活支援事業，精神障害者社会復帰施設に関する規定は，障害者自立支援法の規定として再編された．精神分裂病を統合失調症と呼称変更．特定医師の診察による医療保護入院等の特例措置の導入．
同法改正（2013）	保護者の義務規定の削除．医療保護入院の保護者の同意が家族等のいずれかの者の同意に変更．病院の管理者に退院後生活環境相談員の設置等を義務付け．

　院内における人権を無視した処遇（1984 年の宇都宮病院事件等）などが明らかになり，精神保健法施行以降，精神障害者の人権に配慮した取り組みがなされるようになった．本人の同意に基づく任意入院，入院時や行動制限時の書面による告知，行政機関の職員や代理人との通信および面会の保障，精神医療審査会への処遇改善や退院請求の制度化などがそれに該当する．しかし，精神保健福祉法による入院治療は，多かれ少なかれ行動や自由の制限を伴うのが実態であり，医療に関わる者は，法の基本理念に則り，非自発的入院や行動制限などの治療上の必要性を本人が納得できるように丁寧に説明するとともに，行動制限等は必要最小限に抑えるべく最大限の努力を払うことが求められる．

3. 精神保健指定医

　精神保健法施行時に新設された．5 年の臨床経験（精神科で 3 年以上）の後に審査に合格すると，精神保健指定医（以下，指定医）として指定される．その後も 5 年ごとの更新が義務付けられている．指定医の職務として，1）医療保護入院の入院決定時の診察，2）応急入院の入院決定時の診察，3）入院患者の行動制限の判定，4）医療保護

§ 1. 精神保健医療と法制度　　*385*

入院や措置入院患者の定期病状報告にかかる診察，5) 任意入院患者の退院制限にかかる診察，6) 措置入院患者の措置症状消失の判定のための診察，などがある．こうした職務を行ったときは，診療録に記載する義務も負う．また，入院患者の処遇が不適切と判断した指定医は，病院管理者に報告する義務を負う．その他，措置入院の入院決定時の診察，医療保護入院のための移送の決定時の診察，あるいは精神医療審査会の委嘱による診察と審問など，いわゆる公務員としての職務もある．指定医には，臨床医師としての経験に加え，優れた人権意識が求められる．

なお，2005年の改正で，通常指定医のみが行える，任意入院患者に対する退院制限，医療保護入院，応急入院の診察について，緊急その他やむを得ない場合に12時間を限度として行うことができる特定医師の制度が導入された．

4. 精神科入院形態

a. 任意入院

精神障害者本人の同意に基づく入院である．任意入院の同意とは，本人が自らの入院について積極的に拒んでいない状態を含むとされている．いわゆる自由入院と異なり，指定医の診察で72時間の退院制限が可能である．1999年の精神保健福祉法の改正において，任意入院患者は原則として開放的な環境で処遇されることとされた．

b. 医療保護入院

指定医の診察により，精神障害者であり，医療および保護のため入院の必要があると判定されたが，精神障害者本人が入院の必要性を理解できず，任意入院が行われる状態にない場合に，家族等の同意で入院させる制度である．ここに家族等とは配偶者，親権者，扶養義務者，後見人または保佐人であり，家族等が存在しないか意思表示できない場合，住居地の市町村長が同意を行う．従来，医療保護入院の同意は保護者が行うとの規定であったが，2013年の法改正で保護義務規定が削除されたことに伴い変更となった．

c. 応急入院

医療保護入院が相当とされる者のうち，単身者や身元が判明しないなど家族等の同意を得ることができない場合であって，直ちに入院させなければ医療および保護を図る上で著しく支障があると，指定医が判定した場合に，応急入院指定病院に72時間を限度に入院をさせる制度である．

d. 措置入院

一般人からの申請や，警察官，検察官による通報を受けて調査の上必要と認められた人について，行政職員立ち会いのもと，都道府県知事が指定する指定医2名が診察を行い，精神障害者であって，自傷他害の恐れがあり，医療および保護のために入院させる必要があると2名の指定医が一致して認めた場合に都道府県知事の命令（行政処分）として行われる入院である．入院は，措置入院の病床指定を受けている病院に限られる．指定医は入退院時の届出，定期病状報告の義務を負う．入院後，指定医が措置の必要がないと認めた場合は，直ちに措置を解除する必要がある．

緊急措置入院は，夜間や休日などに都道府県知事が指定する指定医1名が診察を行い，精神障害者であって直ちに入院させなければ自傷他害の恐れが著しいと認められた

場合に，72時間を限度に緊急の入院措置をとることができる制度である．その後速やかに措置入院が必要か否かを判定する診察を行わなければならない．

現行の精神科入院制度の概要を表5-3に示した．

表5-3 精神科医療機関への入院制度の概要

	指定医の診察	告知	同意	行政への届出	その他
任意入院	指定医に限定せず	文書で	本人同意	不要	指定医による72時間以内の退院制限あり
医療保護入院	指定医の診察	文書で	家族等の同意	要 10日以内	
応急入院	指定医の診察	文書で	不要	要 直ちに	72時間以内
措置入院	指定医2名の診察	行政職員が行う	不要	要	
緊急措置入院	指定医1名の診察	行政職員が行う	不要	要	72時間以内に措置入院の要否の決定

e．移送制度

1999年の改正によって新設された制度である．移送とは，医療保護入院等による入院が必要と判断されるが，医療機関を受診しない者を一定の手続きに従って入院させることをいう．この制度により，都道府県知事は「その指定する精神保健指定医による診察の結果，直ちに入院させなければ医療及び保護を図る上で支障がある精神障害者であって，本人の同意に基づく入院が行われる状態にない」と判定された場合，家族等の同意の有無に応じて医療保護入院または応急入院させることができる．

5．入院中の行動制限，隔離，身体的拘束について

精神科病院の管理者は，「入院中の者につき，その医療又は保護に欠くことのできない限度において，その行動について必要な制限を行うことができる」（法36条）．

隔離の対象は，「他患者への身体的，精神的攻撃や自傷行為，急性精神運動興奮等で一般の病室で医療や保護を行うことが困難である者」で，身体的拘束は，上記の状態でそのまま放置すれば患者の生命にまで危険が及ぶおそれがあると認め，他に代替方法がない場合に行うこととされる．隔離を行う場合には12時間以内に，身体的拘束の場合は，その場で指定医が診察を行うことが義務づけられている．その他，処遇，行動制限に伴う手続等を表5-4に示した．

医療機関職員は，隔離や身体的拘束を実施する際に適正な手続きを踏むだけではなく，いかにして必要最小限に止めるかに努めなければならない．このため，診療報酬として「医療保護入院等診療料」を算定するためには，行動制限に関する院内指針を設け，行動制限最小化委員会において，少なくとも月1回定期的な評価を行うことが義務づけられている．また，財団法人日本医療機能評価機構では，隔離室設備や身体拘束器具，行動制限に関する手順の整備の他，隔離では1時間に2回，身体拘束では同4回の観察など，より厳格な基準で運用することを求めている．

§ 1. 精神保健医療と法制度　*387*

表 5-4　処遇・行動制限

	指定医診察	告知文	同意書	制限時の診断録記載義務 （署名を要する）	行動制限開始以降の 診察義務と記録
隔離 （12 時間超）	○	○	×	指定医 ①隔離　②理由 ③開始と終了日時	少なくとも毎日 1 回の診察と記載．指定医に限定されない．
隔離 （12 時間以下）	限定せず	○	×	指定医に限定せず ①隔離　②理由 ③開始と終了日時	（診察義務としてはない）
入室 （本人が希望）	限定せず	×	○	（特に規定はないが，症状や理由が記載されるべき）	（特に規定はないが，毎日診察されるべき）
身体的拘束	○	○	×	指定医 ①身体的拘束（部位の記載が望ましい） ②理由 ③開始と終了日時	毎日 2 回以上の診察と記載．指定医に限定されない．
通信・面会の制限	限定せず	口頭で説明	×	指定医に限定せず ①制限の内容　②理由	（特に規定はない）

＊信書の発受，人権擁護に関する行政機関の職員や代理人である弁護士との電話や面会などは，いかなる場合でも制限することはできない．

〔金子晃一，他編．精神保健福祉法（2002 年施行）—その理念と実務．東京: 星和書店; 2002. p.23 を一部改変〕

6. 精神障害者の人権擁護のための制度など

a. 保護者制度の廃止と今後に向けた取り組み

　　　　2013 年の法改正により保護者制度が廃止されるまで，後見人や保佐人，配偶者，未成年の両親などのほか，精神障害者が成人の場合は家庭裁判所の選任を受けた 3 親等以内の家族が精神障害者の保護者に就任してきた．保護者には患者に治療を受けさせることなどの義務が課せられ，重い負担となっていた．また，入院制度においては医療保護入院患者の早期退院を図るため精神保健福祉士，看護職員（保健師を含む），作業療法士などの職種が退院後生活環境相談員として選任され，地域援助事業者の紹介などを含む退院調整業務を行うこととなった．入院患者の意思決定の支援を行う人の導入も模索されている．しかし，家族等のうちいずれかの者がおり，判断能力があるもののその同意が得られない場合は，区市町村長同意ができないといった病状悪化の際の円滑な治療が導入ができないといった事態も起こっている．

b. 精神医療審査会

　　　　精神科病院に入院中の患者の人権擁護と適切な医療が行われていることをチェックするために設けられた制度である．全国の精神保健福祉センターに事務局が置かれ，医療，法律，有識者など 5 名の委員からなる合議体によって審査が行われる．その主な役割は，医療保護入院や措置入院に関する書面審査と，退院および処遇改善請求の審査である．保護者制度の廃止に伴い，機能強化が求められており，2013 年の法改正で委員として「精神障害者の保健又は福祉に関し学識経験を有する者」が加えられた．

388   5. 法と精神医療

c. 実地指導と実施審査

精神科医療機関において入院医療や入院制度が適正に行われているかを，国や自治体がチェックするために設けられた精神保健福祉法上の制度である．実地指導では，自治体の職員や指定された指定医などが，審査対象の精神科医療機関におもむき，医療環境，隔離や身体拘束の状況などの指導項目に従って審査し，改善すべき点を指摘する．実地審査では，措置入院している患者の診察を実際に行うことにより入院が適正に行われているか否かを審査する．

7. 精神障害者保健福祉手帳

精神疾患を有する者のうち，長期にわたり日常生活または社会生活に制約がある者が対象となる．1級から3級までの3等級がある．都道府県によって交付され，取得者は，税制の優遇措置や，生活保護の障害者加算，公共交通機関の運賃割引や各種施設の利用料割引などの経済的支援が受けられる．しかし，身体障害者手帳，療育手帳（知的障害）との支援格差が現状でも存在している．

8. 精神保健福祉法改正案についての追加事項

現在，精神保健福祉法の改正が議論されており，不正取得が問題となった精神保健指定医制度や家族の不同意による迅速な医療を行うことができないといった医療保護入院の手続きの見直しと併せて，措置入院患者の退院後の医療や地域支援に関する仕組みの整備が法律案として提出されている．特に措置入院患者への医療や支援に関しては，2016（平成28）年に起こった相模原障害者施設殺傷事件が措置解除後に適切な支援がなされなかった者によることを契機に議論されている．一方で，改正案では措置解除以降も退院後支援計画によって患者の監視強化につながること，またその際に医療や障害福祉サービスだけでなく警察などの関係機関も含まれることなど「保安」要素が浮き上がるような内容であり，障害者団体や関係者などからは人権問題であると批判の声が高く上がっている．

〈三木良子〉

C 障害者総合支援法（障害者の日常生活及び社会生活を総合的に支援するための法律）

1. 法律の沿革

わが国の障害者福祉施策は，児童福祉法（1947），身体障害者福祉法（1949），精神薄弱者福祉法（現・知的障害者福祉法）（1960）などによって行われてきた．2003年から身体障害者・知的障害者，障害児の福祉サービスに導入された支援費制度が財政上の理由で改正されることとなり，後継制度として2005年に障害者自立支援法が制定された．この法律によって精神障害を含む3障害に対し共通の仕組みによってサービスが支給されることとなったが，利用者負担や事業者報酬などについて見直しを求める声が上がり，激変緩和措置や一部改正など紆余曲折を経て，2013年に名称も変更された．

2. 障害者総合支援法の概要

　障害者総合支援法は，①すべての国民が，障害の有無にかかわらず，等しく基本的人権を享有するかけがえのない個人として尊重されること，②すべての国民が，障害の有無によって分け隔てられることなく，相互に人格と個性を尊重し合いながら共生する社会を実現すること，③すべての障害者および障害児が可能な限りその身近な場所において必要な日常生活または社会生活を営むための支援を受けられること，④社会参加の機会が確保されること，⑤どこで誰と生活するかについての選択の機会が確保され，地域社会において他の人々と共生することを妨げられないこと，⑥日常生活または社会生活を営む上で障壁となるような社会における事物，制度，慣行，観念その他一切のものの除去に資することを法の基本理念に掲げている．

　障害者の範囲は，精神障害者（発達障害者を含む），身体障害者，知的障害者に加え，難病患者なども追加されることとなった．また，障害の多様な特性その他の心身の状態に応じて必要とされる標準的な支援の度合いを総合的に示す「障害支援区分」に改められた．障害支援区分は，支援の度合いに応じて6段階に区分されている．

3. サービスの種類と利用手続き

　障害者総合支援法による障害福祉サービスは，自立支援給付（介護給付，訓練等給付）と地域生活支援事業で構成されている（図 5-1）．前者は，支給に要する費用を国と都道府県が義務的に負担する事業で，後者の多くは市町村が地域の実情に応じて実施する事業である．

　障害福祉サービスを利用する場合，利用を希望する障害者または障害児の保護者（代理人も可）が居住地の市町村に申請を行い，市町村が，①障害者の心身の状況，②社会活動や介護者，居住等の状況，③サービスの利用意向，④訓練，就労に関する認定調査を行い，市町村審査会での総合的な判定（障害支援区分）を踏まえて，サービスの種類や量などの支給決定に至る．「訓練等給付費」は，サービス内容に適合しない場合を除いて，障害支援区分によらず，原則対象となる．障害福祉サービスは原則1割の定率負担とされ，所得に応じた負担上限額が設定されている．

　精神科外来通院患者のうち，統合失調症，躁うつ病，うつ病，てんかん，認知症等の脳機能障害，薬物関連障害等と診断されている場合，自立支援医療が利用できる．利用に当たっては市町村の窓口で申請を行い，精神保健福祉センターが判定を行い，市町村を経由して「自立支援医療受給者証」が交付される．有効期間は1年間で，更新することができる．更新手続きのうち，医師意見書の提出は2年に1度である．

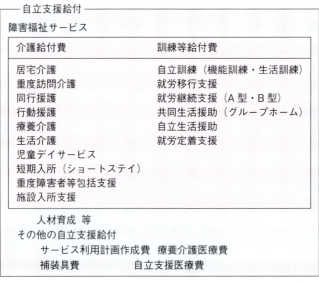

図 5-1　障害者総合支援法のサービス

4. その他障害者に関連する法規

a. 障害者基本法

心身障害者対策基本法（1970）の一部改正および名称変更により，わが国の障害者施策の基本的事項を定めた法律で，1993年に成立し，2011年に改正された．障害者を「身体障害，知的障害，精神障害（発達障害を含む），難病等に起因する障害等のその他の障害があるため，継続的に日常生活または社会生活に相当な制限を受ける者をいう」と規定している．新たな改正では「障害の有無にかかわらず，等しく基本的人権を享有するかけがえのない個人として尊重されるものである」との基本理念に基づき，国および地方公共団体，および国民の責務について規定し，障害者週間の実施や自治体で障害者基本計画を策定することを義務づけている．

b. 障害者雇用促進法（障害者の雇用の促進等に関する法律）

精神障害者を含むすべての障害者の雇用についての具体的な施策を定め，雇用の促進を図ることを目的とした法律である．2006年の改正により，**精神保健福祉手帳**を所持する精神障害者も適用対象となった．障害者雇用率制度とそれを達成できない企業から納付金を徴収する障害者雇用納付金制度，さらには，公共職業安定所（ハローワーク）における職業紹介や障害者職業センターにおける職場適応支援，職業センターによる職業訓練の実施，障害者雇用支援センターや障害者就業・生活支援センターの設置等に関する規定が含まれている．2018年4月から障害者雇用義務の対象として，身体障害者，知的障害者に精神障害者が加わり，あわせて法定雇用率が見直された．

c. 発達障害者支援法

「自閉症，アスペルガー症候群その他の広汎性発達障害，学習障害，注意欠陥多動性障害その他これに類する脳機能の障害であってその症状が通常低年齢において発現する

ものとして政令で定めるものをいう」と規定した発達障害を有する者への援助について定めた法律で，2005年に施行された．児童の発達障害の早期発見，早期の発達支援，保育・教育・放課後児童健全育成事業や，就労・地域生活支援など，生涯にわたる支援について規定している．発達障害者支援センターが，本人・家族への相談，就労支援，医療・福祉職などへの情報提供や連絡調整などの業務を行うことと規定されている．2016年の改正では，発達障害者支援センターに加え，発達障害者支援地域協議会が新設された．

d. 障害者虐待防止法（障害者虐待の防止，障害者の養護者に対する支援等に関する法律）

2012年10月1日施行．障害者に対する虐待の禁止，国等の責務，障害者虐待を受けた障害者に対する保護および自立の支援のための措置，養護者に対する支援のための措置等を定めることにより，障害者虐待の防止，養護者に対する支援等に関する施策を促進し，もって障害者の権利利益の擁護に資することを目的としている．「障害者虐待」とは，①養護者による障害者虐待，②障害者福祉施設従事者等による障害者虐待，③使用者による障害者虐待をいう．行政，障害者福祉施設従事者，使用者等に障害者虐待の防止等のための責務を課すとともに，障害者虐待を受けたと思われる障害者を発見した者に対する通報義務を課すなどとしている．

e. 障害者差別解消法（障害を理由とする差別の解消の推進に関する法律）

2016年4月1日施行．障害を理由とする差別の解消の推進に関する基本的な事項，行政機関等および事業者における障害を理由とする差別を解消するための措置等を定めることにより，障害を理由とする差別の解消を推進し，もって全ての国民が，障害の有無によって分け隔てられることなく，相互に人格と個性を尊重し合いながら共生する社会の実現に資することを目的とする法律である．国および地方公共団体は，この法律の趣旨にのっとり，障害を理由とする差別の解消の推進に関して必要な施策を策定し，およびこれを実施しなければならないとしている．これら（a〜e）の障害者に関連する法律の制定，改正により，2014年に障害者の権利に関する条約（障害者権利条約）が批准されることとなった．

〈伊藤千尋〉

D 医療観察法（心神喪失の状態で重大な他害行為を行った者の医療及び観察等に関する法律）

1. 法律の沿革

わが国では，精神障害の結果，重大な他害行為を行い，刑法39条の心神喪失ないし心身耗弱により不起訴または無罪判決となった場合，措置入院制度が適用されてきた．しかし，附属池田小事件（2001）の実行犯に措置入院歴があったことなどがきっかけとなり，新たな制度が必要との意見が急速に高まり，2003年に医療観察法が制定された．

2. 医療観察法の概要

医療観察法は，心神喪失などの状態で重大な他害行為を行った者の病状の改善およびこれに伴う同様の行為の再発の防止を図り，その者の社会復帰を促進することを目的と

している.

　対象となるのは，重大な他害行為（殺人，放火，強盗，強姦，強制わいせつ，傷害の6罪種）を行い，心神喪失ないし心神耗弱を理由に不起訴処分ないし無罪となった場合である．検察官の申立に基づき，鑑定などを経て，地方裁判所の裁判官と精神保健審判員（必要な学識経験を有する医師）各1名からなる合議体により審判が行われる．この手続きは，通常の裁判とは異なるものであるが，対象者には弁護士が付添人として付く．審判の内容は，入院医療，通院医療，医療を行わない，却下のいずれかとなる．入院と決定された者は，指定入院医療機関に入院する．指定入院医療機関としては，医療観察法の医療が公共性，専門性の高い医療であることから，国立，自治体立ないしそれに準じる独立行政法人が厚生労働省によって指定されている．通院と決定された者は，指定通院医療機関に通院し，決められた期間，保護観察所の社会復帰調整官が保護観察を行う．入院や通院を終了する決定は医療機関からの申請に基づき，地方裁判所が開始時と同様の手続きを踏んで決定する.

3. 医療観察法による医療の実績

　2017年10月末の時点で，指定入院医療機関は全国で33施設，計833床となっている．2005年の法律施行開始時点から2017年9月末までの入院件数は延べ2,992名であり，法施行から入院者は増加しており，2008年から入院者は750名前後で推移している．また，このうち退院決定となった者は2,247名である．2017年2月の診療報酬データでは，入院中の74.5％が男性であり全体の平均年齢は46.4歳，統合失調症が多数である状態が続いている．入院中は，多職種からなるスタッフ（multidisciplinary team）が治療計画に沿った医療を展開し，外部委員を加えた倫理会議や医療評価会議が開催されている．その結果，外来通院になるもの，処遇終了となる者など一般の精神科医療に移行することになる．医療観察法における入院処遇は標準18カ月とされているが，2017年7月末までの全入院者の平均入院処遇期間は951日と非常に長く，その要因として退院後の居住先の確保が困難であることなど入院の長期化が課題として指摘されている.

〈三木良子〉

E その他の関連法規

1. 自殺対策基本法

　「自殺対策に関し，基本理念を定め，及び国，地方公共団体等の責務を明らかにするとともに，自殺対策の基本となる事項を定めること等により，自殺対策を総合的に推進して，自殺の防止を図り，あわせて自殺者の親族等に対する支援の充実を図り，もって国民が健康で生きがいを持って暮らすことのできる社会の実現に寄与することを目的」として2006年に施行された．基本的施策として，国民の理解，自殺防止の調査研究，情報収集，さらには自殺の恐れがある人が受けやすい医療体制の整備，自殺の危険性が高い人の早期発見と発生回避，自殺未遂者と自殺者の親族に対するケア，自殺防止に向けた活動をしている民間団体の支援等の施策が規定されている．また，内閣府に自殺対

§ 1. 精神保健医療と法制度　　*393*

策の大綱案を作成し，自殺対策の実施を推進するなどの役割を担う自殺総合対策会議を設置することが規定されている．

　自殺対策のさらなる推進に向けて，2016年に改正自殺対策基本法が成立した．

2. 犯罪被害者等基本法

　「犯罪被害者等のための施策に関し，基本理念を定め，並びに国，地方公共団体及び国民の責務を明らかにするとともに，犯罪被害者等のための施策の基本となる事項を定めること等により，犯罪被害者等のための施策を総合的かつ計画的に推進し，もって犯罪被害者等の権利利益の保護を図ること」を目標として，2004年に施行された法律である．

　関連法として，犯罪被害者給付金に関する措置を定めた法律があり，犯罪に巻き込まれた被害者に対して支援金の支給や自治体での相談窓口を設置，あるいは裁判手続き費用についての支援制度などの規定がある犯罪被害者等支援条例が各地で制定されている．

3. 児童虐待の防止等に関する法律

　「児童に対する虐待の禁止，児童虐待の予防及び早期発見その他の児童虐待の防止に関する国及び地方公共団体の責務，児童虐待を受けた児童の保護及び自立の支援のための措置等を定めることにより，児童虐待の防止等に関する施策を促進し，もって児童の権利利益の擁護に資すること」を目的として2000年に施行された．「児童虐待」とは，現に監護する親権者などによる児童（18歳に満たない者をいう）に対する，身体的虐待，性的虐待，ネグレクト，心理的虐待等の行為をいう．子の面前で行われる配偶者に対する暴力（ドメスティック・バイオレンス）も心理的虐待に当たるとされる．学校，児童福祉施設，病院その他児童の福祉に業務上関係のある団体および学校の教職員，児童福祉施設の職員，医師，保健師，弁護士その他児童の福祉に職務上関係のある者は，児童虐待の早期発見に努め，発見した場合，速やかに，市町村や都道府県の設置する児童相談所等に通告しなければならない．

　この法律の施行後も毎年増加し続けており，痛ましい死亡事件も後を絶たない．

4. 高齢者虐待の防止，高齢者の養護者に対する支援等に関する法律

　「高齢者虐待の防止等に関する国等の責務，高齢者虐待を受けた高齢者に対する保護のための措置，養護者の負担の軽減を図ること等の養護者による高齢者虐待の防止に資する支援（以下「養護者に対する支援」という）のための措置等を定めることにより，高齢者虐待の防止，養護者に対する支援等に関する施策を促進し，もって高齢者の権利利益の擁護に資すること」を目的として，2006年に施行された．

　ここにいう虐待とは，身体的虐待，性的虐待，ネグレクト，心理的虐待，および経済的虐待等をいう．養護者による高齢者虐待のほか，介護施設従事者等による高齢者虐待もあげられている．虐待を受けたと思われる高齢者を発見した者には，市町村への通報努力義務が課せられ，特に当該高齢者の生命または身体に重大な危険が生じている場合は，速やかに通報しなければならない．この他，養護者の負担軽減のため，養護者に対

する相談，指導および助言その他必要な措置を講じることが規定されている．

　高齢者虐待の通報件数は増加傾向にあり，家庭でも施設でも高齢の女性が身体的虐待を受ける事例が多くなっている．

5. 配偶者からの暴力の防止及び被害者の保護に関する法律（DV法）

　配偶者からの暴力に係る通報，相談，保護，自立支援等の体制を整備し，配偶者からの暴力の防止および被害者の保護を図ることを目的として，2001年に制定された．事実婚や離婚後の場合も対象とされる．配偶者等からの身体に対する暴力を理由に，配偶者暴力相談支援センターまたは警察での相談や保護依頼を経て，地方裁判所に申立てを行うと，加害者に対し，接近禁止命令（6カ月間）や退去命令（2カ月）を出す．未成年の子がいる場合には，子に対するつきまといや親族に対する接近も禁止される．加害者がこの命令に違反した場合，1年以下の懲役または100万円以下の罰金に処せられる．

　配偶者暴力相談支援センターにおける配偶者からの暴力が関係する相談件数は89,490件と法施行後増加の一途をたどっているが，保護命令申立件数は年間3,000件前後で横ばいに近い値となっている．

6　健康増進法

　2002年に栄養改善法を引き継ぐ形で，「国民の健康の増進の総合的な推進に関し基本的な事項を定めるとともに，国民の栄養の改善その他の国民の健康の増進を図るための措置を講じ，もって国民保健の向上を図ることを目的」として制定された．

　国民，国および地方公共団体，健康増進事業実施者の責務が規定されている．健康増進事業実施者は，さまざまな関係法でかかわってくる事業者で，健康保険組合や共済組合，給食や健康診断などを実施する業者も含まれる．特に，多数の者が利用する施設の管理者に対し，受動喫煙を防止するために必要な措置を講ずるよう求めている第25条などが注目されている．

〈若林ちひろ〉

索引

あ

アートセラピー	215
愛着障害	107
アイデンティティ	276
アウトリーチ	252
アカシジア	89, 219
アカンプロサート	132
悪性症候群	89, 219, 335
アスペルガー障害	155
アドバンスケアプランニング	
	281
アドヒアランス	96, 362
アメンチア	50
アルコール健康障害対策基本法	
	128
アルコール離脱	131
アルツハイマー型認知症	
	51, 144
アントン症候群	55
アンビヴァレンス	86, 300

い

怒り	288
意識	23
意識狭窄	49, 50
意識混濁	48
意識障害	48
意識水準	185
意識変容	49
いじめ	164, 283
異常酩酊	129
異食症	47
維持療法	100
依存	131
依存性パーソナリティ障害	170
一次妄想	84
一過性全健忘	53
逸脱行動	331

う

ウィーデンバック	294
ウィリアム テューク	4
ウエスト症候群	140
ウェルニッケ失語	74
ウェルニッケ脳症	130
うつ状態	26, 306
宇都宮病院事件	8
うつ病	150
うつ病性仮性認知症	52
運動失語	74
運動発作	137

一般システム理論	244
意欲・行動の低下	23
医療保護入院	15, 385
インスティテューショナリズム	
	233, 306, 367
陰性感情	326
陰性症状	83
インフォームド・コンセント	15

え

エイズ脳症	124
エコノミークラス症候群	355
エリクソン	311
円環的因果関係	244
演技性パーソナリティ障害	170
嚥下性肺炎	353
援護寮	90
エンパワメント	303, 368

お

オープンダイアローグ	234, 253
オーランド	294
応急入院	385
汚言	162
音の外皮	304
音楽幻聴	151

か

概日リズム	65
外傷体験	108
外傷の再体験	108
改正精神保健福祉法	16
回避性パーソナリティ障害	170
回復	234
解離	111
解離症群／解離性障害群	111
解離性健忘	112
解離性同一性障害	44
解離性遁走	112
過活動型せん妄	345
過換気症候群	118
学習指導要領	285
隔離	386
影の被災者	289
過呼吸発作	321
仮性認知症	24, 52
家族関係	212
家族支援	373
家族の在り方	374
家族の感情表出	83, 245
家族へのケア	256
家族療法	243
カタレプシー	86
学校	282
学校教育法	282
活動電位	57
渇望期	132
家庭内暴力	164, 165
カナダ作業遂行モデル	240
過眠	174
感覚過敏	156
感覚失語	74
感覚発作	139
がん患者	183
環境調整	160

環境療法	238
関係妄想	42
ガンザー症候群	52
患者会	257
患者の安全確認	304
感情失禁	19
感情障害	83, 92
感情鈍麻	19, 45, 85
感情の平板化	85
感情リテラシー	293
感情労働	242, 314
間代発作	140
観念奔逸	21, 39
鑑別不能型	87
緩和ケアチーム	183

き

記憶	24
危機	273
危機介入	256
既視感	39
気質	167
器質性精神障害	120
希死念慮	340
記念日反応	288
気分安定薬	98, 100, 223
気分障害	92, 93
基本的感情	292
基本的想定グループ	299
記銘力障害	52
逆転移	171, 194
ギャマノン	136
ギャンブラーズ・アノニマス	136
救援者のこころのケア	288
急性ジストニア	89
急性ストレス障害	109
教育基本法	282
共依存関係	245
境界性パーソナリティ障害	170
共感疲労	290, 317
凝集性	209
強直間代発作	140
強直発作	140
協同関係	198
共同作業所	90

共同体	209
強迫観念	21, 106
強迫行為	21, 106
強迫行動	328
強迫症／強迫性障害	106
強迫性パーソナリティ障害	170
恐怖（症）	41, 320
拒食	325
居宅介護	248
拒薬	325
起立性低血圧	89
緊急措置入院	385
筋弛緩法	115
近時記憶障害	185
緊張型	87
緊張病	229
緊張病症候群	86

く

クッシング症候群	125
クラーク	7
クリエイティブ・アーツセラピー	213
クリューヴァー–ビューシー症候群	78
グループ	298
グループホーム	90, 248
グループワーク	208
グルタミン酸	88
グルタミン酸 NMDA 型受容体	82
呉 秀三	6
クレッチマー	167
クレペリン	4, 81
クロイツフェルト–ヤコブ病	124

け

芸術療法	90, 213
傾聴	319
軽度認知障害	52
ゲシュタルト療法	116
血管性認知症	149
欠神発作	140
幻覚	19, 25, 37, 334
衒奇	25

衒奇症状	86
言語中枢	73
言語優位半球	73
幻視	20, 37
幻嗅	20, 84
幻触	20
幻聴	19, 37, 83
見当識	185
見当識障害	24, 53
健忘	53
幻味	20
権利擁護	307

こ

抗うつ薬	59, 98, 221
攻撃的行動	327
高次機能	28
抗酒薬	132
恒常性	60
亢進した覚醒の症状	108
抗精神病薬	59, 216
向精神薬	59, 216
抗てんかん薬	142, 226
行動	196
行動制限	342, 384
行動制限最小化委員会	308, 386
行動と心理症状	144
行動療法	116
高度実践看護師	378
広汎性発達障害	155
公費負担	17
抗不安薬	224
興奮	23
交流分析	116
高齢者虐待	393
誤嚥性肺炎	354
国際生活機能分類	13
個人精神療法	190
コタール症候群	150
誇大妄想	95
こだわり	156
言葉のサラダ	85
コミュニティ	209
コミュニティミーティング	209, 241
コルサコフ症候群	54, 123, 130

混合型せん妄　346
昏迷　23, 46, 86, 343

さ

災害後の急性ストレス反応　287
災害発生時の看護　305
猜疑（妄想性）パーソナリティ
　障害　169
再構成　296
罪業妄想　21
サイコエデュケーション　96
サイコオンコロジー　63
サイコドラマ　207
サイトカイン　63
再取り込み部位　58, 59
催眠療法　207
作業記憶　78
作業グループ　299
作業検査法　32
作業療法　90, 239
作為症 / 虚偽性障害　111
作為体験　43, 85
させられ体験　85
錯覚　19
サバイバー・ギルト　287
サリバン　292
残遺型　87
3-3-9度方式　23, 48, 122

し

シアナミド　132
自我　191
自我機能　344
自我境界　214
自我障害　22
自己愛性パーソナリティ障害
　170
思考化声　20, 84
視交叉上核　67
思考吹入　22, 85
思考制止　21, 39
時効性注射剤　89
思考奪取　22, 85
思考伝播　22, 40, 85
思考途絶　21, 85
思考の貧困化　85

思考滅裂　39
自己決定　302, 309
自己抗力　89
自己視線恐怖症　91
自己臭恐怖症　38, 91
自殺　183
自殺企図　47, 331, 340
自殺総合対策会議　393
自殺と精神疾患　262
自殺念慮　47, 331
自殺の危険因子　260
自殺未遂歴　260
自殺予防プログラム　340
支持的精神療法　89
思春期妄想症　91
自助　302
視床下部-下垂体-副腎系　94
視床下部-下垂体-副腎皮質系
　60
自傷行為　331, 333
自傷他害　335, 341
自助グループ　132, 258
静かな療養環境　304
ジスルフィラム　132
死生観　281
施設病　233, 324, 367
シゾイドパーソナリティ障害
　169
失語　28, 73
失行　28, 76
失認　28, 75
疾病逃避　110
疾病無認知　55
疾病利得　110, 330
質問紙法　32
指定通院医療機関　392
指定入院医療機関　392
児童虐待　393
自動思考　198
シナプス　58
自閉　83, 85
自閉スペクトラム症 / 自閉症
　スペクトラム障害　155, 309
　重症度　156
社会参加　256
社会的コミュニケーション　156

社会的ひきこもり　169
社会復帰調整官　392
社会療法　241
社交不安症 / 社交不安障害　104
シャルル ボネ症候群　55, 151
醜形恐怖症 / 身体醜形障害
　91, 106
修正型電気けいれん療法
　90, 229, 365
集団精神療法　90, 190, 208
集団力動　213
周辺症状　349
12 ステップアプローチ　133
自由連想法　193
就労移行支援事業　250
就労支援　352
主観的副作用　362
熟眠障害　172
受動喫煙　394
シュナイダー　81
シュナイダーの一級症状　83
守秘義務　212
受容体　58
純粋健忘症候群　55
ショートステイ　248
障害支援区分　389
障害者基本法　390
障害者虐待防止法　391
障害者雇用促進法　390
障害者差別解消法　391
障害者自立支援法　9
障害者総合支援法　17, 248, 389
障害者の権利に関する条約　391
小集団精神療法　210
使用障害　131
症状性精神障害　10, 120
小精神療法　97
衝動行動　344
常同症状　86
衝動性　160
ジョン コノリー　4
自律訓練法　115, 205
自立支援医療　389
自立支援給付　389
自律神経系　60
自律神経発作　139

自立生活援助	249
思路障害	21, 85
心因	10
人格検査	34
人格荒廃	86
人格水準の低下	86
心気妄想	21, 95
神経細胞	57
神経症	101
神経性過食症	118
神経性無食欲症	117
神経伝達物質	58
神経発達障害仮説	82
神経ベーチェット症候群	127
心身医学	113
心身耗弱	391
心身症	113
診断	114
治療	115
心身相関	312, 337
心神喪失	391
真正妄想	84
振戦せん妄	130
身体依存	129
身体因	10
身体症状症	109
身体的拘束	386
心的外傷後ストレス障害	108
新フロイト派	4
心理教育	363
心理検査	32
心理社会的療法	238

す

遂行機能	78
錐体外路性副作用	219
随伴性マネジメント	133
髄膜炎	31
睡眠-覚醒スケジュール障害	175
睡眠記録表	176
睡眠時随伴症	176
睡眠時無呼吸症候群	174
睡眠障害	339
睡眠相後退症候群	69
睡眠パターン	322

睡眠ポリグラフ	30, 66, 174
睡眠薬	183, 225
睡眠リズム	318
スキーマ	198
スクールカウンセラー	285
スクールソーシャルワーカー	285
ストーリー	293, 302
ストレス-脆弱性-保護因子モデル	237, 361
ストレス-脆弱性モデル	82
ストレス	60
ストレスケア	211
ストレス反応	272
ストレッサー	272
ストレングス	234, 294, 302, 367

せ

性	358
性格検査	34
生活技能訓練	90, 336
生活世界	374
生活保護法	251
性機能不全	179
性機能不全群	359
性虐待	360
脆弱性-ストレス-保護因子モデル	307
脆弱性-ストレスモデル	72
正常圧水頭症	125
精神依存	129
精神医療審査会	16, 307, 384
精神運動興奮	45, 85
精神運動制止	46
精神衛生法改正	382
精神科デイケア	252, 370
精神科的診察	16
精神科における身体合併症のケア	357
精神科訪問看護	254
精神科リエゾンチーム加算	180
精神看護専門看護師	376
精神作用物質	128
精神疾患の診断・統計マニュアル第5版	168

精神疾患を有する者の保護およびメンタルヘルスケアの改善のための原則	382
精神腫瘍学	63
精神生理性不眠	70
精神遅滞	50
精神病院法	6
精神病後の抑うつ	86
精神病者監護法	6, 383
精神分析的精神療法	193
精神分裂病	81
精神保健指定医	384
精神保健福祉士	90
精神保健福祉センター	387
精神保健福祉手帳	390
精神保健福祉法	16, 382, 383
精神保健法	383
精神発作	139
精神力動的精神療法	193
生存者の罪悪感	287
成長促進的な機能	212
性同一性障害	47, 177, 359
性倒錯	179
生物-心理-社会的アプローチ	71
性別違和	177, 359
脊髄小脳変性症	125
セクシュアリティ	358
セクシュアルアイデンティティ	360
セクシュアルマイノリティ	358
セクハラ	360
摂食障害	117, 325
絶食療法	116
セルフヘルプグループ	258
セロトニン	88
前言語的な感覚器官	215
全身性エリテマトーデス	126
全人的苦痛	280
全生活史健忘	53
全体的評定尺度	13
選択性緘黙	105, 163
前頭側頭型認知症	51, 148
全般発作	140
せん妄	23, 49, 121, 180, 345

そ

ソーシャルインクルージョン	
	238
双極性うつ病	100
双極性障害	92, 93
相互扶助的要素	212
躁状態	326, 341
早朝覚醒	172, 339
続発性妄想	84
ソクラテス式質問法	199
素行症 / 素行障害	161
措置入院	16, 385
疎通性の欠如	85

た

退院後生活環境相談員	387
退院前訪問	254
体感幻覚	20, 38, 84
退行	330
胎児性アルコール症候群	131
対人恐怖	105
対人接触欠乏性パラノイド	151
耐性	129
タイダルモデル	302
多飲症	356
多重人格障害	44
多職種との情報共有	212
脱力発作	140
多動	342
多動性	160
多発性硬化症	125
ダブルバインド	243
ためこみ症	107
ダルク	133
短期入所	248
単純型	87
単純部分発作	137
単純酩酊	129
ダンス / ムーブメントセラピー	
	213
断眠療法	99
断薬症候群	223

ち

チーム医療	315

ち（続き）

地域活動支援センター	250
チック症 / チック障害	162
知的障害	24, 152
知能検査	32
知能指数	32
遅発性ジスキネジア	89
遅発パラフレニア	151
注意欠如・多動症 / 注意欠如・	
多動性障害	158, 309
中核症状	144, 349
中枢ドパミン過剰仮説	82
中途覚醒	172, 339
中毒	131
中毒性精神障害	10
昼夜逆転	319
中立性	194
治療可能な認知症	52
治療共同体	233, 241
治療抵抗性統合失調症	218
治療的な対人関係	309

つ

通過症候群	184

て

低活動型せん妄	182, 346
デイケア	90
定型抗精神病薬	89, 218
ディスクレパンシー	33
デイナイトケア	90
適応障害	109
デスカンファレンス	282
テスト・バッテリー	36
転移	194
てんかん	31, 136
国際分類	137
てんかん発作	137
国際分類	137
重積	141, 227
電気けいれん療法	
	98, 229, 342, 365

と

トータルペイン	280
ドーパミン仮説	228
同一性	276

と（続き）

投影法	32
動機づけ面接法	133
東京府癲狂院	6
統合失調型パーソナリティ障害	
	169
統合失調症	80
当事者活動	257
当事者性	373
糖尿病	354
東洋医学的治療	116
トゥレット症 / トゥレット障害	
	162
ドロシア リンド ディックス	4
鈍麻反応	108

な

内観療法	117, 196
ナチュラルキラー細胞	63
ナルコレプシー	174

に

二次的外傷性ストレス	290
二次的被害者	289
二次妄想	84
日本昏睡スケール	23
入眠障害	172
任意入院	15, 385
認知	196
認知（行動）療法	97
認知機能検査	33
認知行動療法的スキル	
トレーニング	133
認知再構成法	202
認知症	
	24, 25, 26, 50, 143, 182, 349
認知のアンバランス	198
認知療法	116

の

脳炎	31
脳器質性精神障害	10
脳脚幻覚症	55
脳血管性認知症	51
脳内報酬系	128
ノンレム睡眠	66

は

パーキンソン症状	219
パーキンソン病	27, 125
パーソナリティ（人格）障害	167
パーソナリティ変化	167
パートナーシップ	375
バイオフィードバック療法	116
配偶者暴力相談支援センター	394
肺動脈血栓塞栓症	355
排尿困難	338
排尿障害	89
破瓜型	87
バセドウ病	125
発達障害	351
発達障害者支援法	251, 390
抜毛症	106, 162
パニック症／パニック障害	103
パニック発作	103
パラフィリア障害	179
パラフィリア障害群	359
反響言語	86
犯罪被害者等支援条例	393
反社会性パーソナリティ障害	169
半側空間無視	75
反跳現象	348
ハンチントン舞踏病	125
反応性アタッチメント障害／反応性愛着障害	107

ひ

ビアーズ	4
ピア	258
ピアサポート	257, 258
ピアジェ	311
被影響体験	43
被害（迫害）妄想	42
光療法	99
ひきこもり	163, 309, 323
非言語的コミュニケーション	321, 323
皮質下認知症	51
微小妄想	21

ヒステリー球	110
悲嘆反応	288
ピック病	148
非定型抗精神病薬	89, 218
人-環境-作業の相互作用	240
被毒妄想	334
皮膚寄生虫妄想	38, 91
皮膚むしり症	107
ヒポクラテス	3
肥満	354
憑依体験	85
憑依妄想	43, 85
病感	24
病気不安症	109
病識	24, 54
病識の欠如	90
標準練習	206
病前性格	94
病棟文化	309
広場恐怖症	104
貧困妄想	21, 95

ふ

不安	101, 320
不安症群／不安障害群	103
不安に対する防衛	328
フィリップ ピネル	4
賦活症候群	223
複雑部分発作	139
福祉ホーム	248
服薬自己管理	364
不随意運動	28
不注意	158
不登校	163, 284, 309
部分発作	137
不眠	172
不眠症	318
振り返り	210
プレコックス感	25
ブローカ失語	74
フロイト	4, 311
ブロイラー	81
プロセスレコード	270
プロラクチン	89
分離不安症／分離不安障害	105

へ

ペプロウ	270, 294
ベルタランフィ	244
変換症／転換性障害	110
ベンゾジアゼピン系薬剤	60, 103
便秘	338

ほ

ホームヘルプ	256
包括型地域生活支援プログラム	251
包括的暴力防止プログラム	308
包括療法	361
訪問看護	90
暴力へのマネジメント	305
ボウルビィ	311
保続	21, 39
ホメオスタシス	60
ホリスティックケア	312

ま

マーラー	311
巻き込まれ	330
マタニティー ブルース	126
マック	133
麻痺性イレウス	353
慢性自殺	263

み

ミオクロニー発作	140
水中毒	89, 220, 356
ミュージックセラピー	214

む

無為	23, 85
無意識	191
無断離院	308

め

滅裂思考	85
メラトニン	68

も

妄想	21, 25, 41, 334

妄想型	86
妄想気分	21, 84
妄想知覚	21, 41, 84
妄想着想	21, 84
もうろう状態	23, 49
持ち越し効果	320
モノアミン仮説	93
もの想い	210
物語としての家族	246
森田療法	117, 195

や

薬剤性パーキンソニズム	89

ゆ

遊戯療法	207

よ

ヨーガ療法	117
陽性症状	83
予期不安	44, 104
抑うつ	184, 326
抑うつ障害群	93
抑うつ状態	337

ら

来談者中心療法	195
ライフイベント	375
ライフサイクル	274
ラポールの欠如	85
乱用	131

り

リカバリー	234, 257, 367
リカバリーモデル	302
離人感・現実感消失症 / 離人感・現実感消失障害	112
離人症	22, 43
離人症状	85
離脱症状	129
離脱状態	348
リチウム	99
リハビリテーション	232
両価性	19, 83, 86
リラクセーション	313
リワークプログラム	90

れ

レジリエンス	89, 234, 368
レビー小体型認知症	145
レム睡眠	66
レム睡眠行動障害	30
連合弛緩	21, 83, 85
レンノックス - ガストー症候群	140

ろ

ロールモデル	255

A

A10 神経	128
AA（alcoholics anonymous）	132
ACP（Advance Care Planning）	281
ACT（Assertive Community Treatment）	90, 234, 251
ADHD（attention-deficit/ hyperactivity disorder）	108, 158
AD（Alzheimer's disease）	144
ARP（Alcoholism Rehabilitation Program）	133
autism spectrum disorder	155

B

Bleuler E	81
BPSD（behavioral and psychological symptoms of dementia）	144, 349

C

CAM-ICU	347
client-centered therapy	195
CNS（certified nurse specialist）	376
CO_2 ナルコーシス	26
conduct disorder	161
crisis	273
CVPPP	308

D

depersonalization	43
DLB（dementia with Lewy bodies）	145
DSM-5	13, 81, 168
DSM（Diagnostic and Statistical Manual）分類	11
DUP	284

E

expressed emotion	83

F

FAS	131
FTD（frontotemporal dementia）	148

G

GA	136
GAF	13

H

HPA 系	94

I

ICD-10	13, 81
ICD-11	359
ICDSC	347
ICD（International Classification of Disease）分類	11
ICF	13
IP（identified patient）	245
IQ（intelligence quotient）	32
IR 法	134

J

Japan Coma Scale	122

K

Kraepelin E	81

L

LGBTQ	358

M

MCI（mild cognitive impairment）	143
mECT	365
Morita therapy	195

N

Naikan therapy	196
NA（narcotics anonymous）	132
non-directive therapy	195

O

occupational therapy	240

P

Pick disease	148
PTSD	108

Q

QOL（quality of life）	362

S

Schneider K	81
selective mutism	163
SLE	126
SOGS	135
SSRI	59
SST	90
stressor	272

T

TALK の原則	266
tic disorder	162

V

VD（vascular dementia）	149

W

well-being	373
WHO（World Health Organization）	2

ナースの精神医学　　　　　　　　　　Ⓒ

発　行	2003 年 3 月 10 日　　初版 1 刷
	2005 年 4 月 5 日　　2 版 1 刷
	2006 年 3 月 15 日　　2 版 2 刷
	2011 年 4 月 1 日　　3 版 1 刷
	2015 年 1 月 15 日　　4 版 1 刷
	2019 年 1 月 30 日　　5 版 1 刷

編著者　　上　島　国　利

　　　　　渡　辺　雅　幸

　　　　　榊　　　惠　子

発行者　　株式会社　中外医学社

　　　　　代表取締役　青　木　　滋

　　　〒 162-0805　東京都新宿区矢来町 62
　　　電　　話　　03-3268-2701(代)
　　　振替口座　　00190-1-98814 番

印刷・製本／横山印刷(株)　　　　　〈MS・YT〉
ISBN 978-4-498-17502-0　　　　Printed in Japan

JCOPY　＜(社)出版者著作権管理機構　委託出版物＞

本書の無断複写は著作権法上での例外を除き禁じられています.
複写される場合は, そのつど事前に, (社)出版者著作権管理機構
(電話 03-5244-5088, FAX 03-5244-5089, e-mail: info@jcopy.
or.jp) の許諾を得てください.